DISTÚRBIOS DO SONO
na Criança e no Adolescente

Uma Abordagem para Pediatras

2ª Edição

PEDIATRIA, PUERICULTURA E NEONATOLOGIA

AAOS/SBOT – Atualização em Conhecimentos Ortopédicos: Pediatria
AAOS/SBOT – Ortopedia Pediátrica
Accioly e Aquino – Práticas de Nutrição Pediátrica
Aires – Práticas Pediátricas 2ª ed.
Allen – Prática Pediátrica
Ancona e Brasil – Nutrição e Dietética em Clínica Pediátrica
Andrade – Nefrologia para Pediatras
Anselmo Lima – Série Atualizações Pediátricas SPSP – Otorrinolaringologia para o Pediatra
AMIB – Série Clínicas Brasileiras de Medicina Intensiva
Vol 17   Carvalho e Proença – Emergências em Pediatria e Neonatologia
Araújo – Avaliação Clínico-Neurológica do Recém-nascido Normal e Subnutrido
Assumpção – Situações Psicossociais
Assumpção – Tratado de Psiquiatria da Infância e da Adolescência
Assumpção Júnior – Autismo Infantil: Novas Tendências e Perspectivas
Barba Flores e Costa Vaz – Imagem em Pediatria
Barros – Adolescência – Uma Abordagem Prática
Bello, Macedo e Palha – A Criança Que Não Come – Guia de Tratamento e Prevenção
Bicalho Lana – Leite Materno – Como Mantê-lo Sempre Abundante – 2ª ed.
Bicalho Lana – O Livro de Estímulo à Amamentação – Uma Visão Biológica, Fisiológica e Psicológico-Comportamental da Amamentação
Bonomi – Pré-natal Humanizado – Gerando Crianças Felizes
Brandão Neto – Prescrição de Medicamentos em Enfermaria
Brunow de Carvalho e Matsumoto – Terapia Intensiva Pediátrica
Bruschinni – Ortopedia Pediátrica 2ª ed.
Capella – Alarme Cirúrgico do Recém-Nascido – Sinais Clínicos
Carvalho – Cardiologia Pediátrica
Carvalho – Cuidados Intensivos no Paciente Oncológico Pediátrico
Carvalho – Perguntas e Respostas Comentadas em Pediatria 3ª ed.
Carvalho – Ventilação Pulmonar Mecânica em Neonatologia e Pediatria 2ª ed.
Carvalho e Barbosa – Ventilação não Invasiva em Neonatologia e Pediatria – Série Terapia Intensiva Pediátrica e Neonatal (Vol. 1)
Carvalho e Brunow – Terapêutica e Prática Pediátrica 2ª ed. (2 vols.)
Carvalho e Jiménez – Ventilación Pulmonar Mecánica en Pediatria (edição em espanhol)
Carvalho, Hirschheimer e Herwig – Primeiro Atendimento nas Emergências em Pediatria
Carvalho, Hirschheimer e Matsumoto – Terapia Intensiva Pediátrica 2ª ed. (2 vols.)
Carvalho, Lee e Mângia – Cuidados Neurológicos em Terapia Intensiva Pediátrica
Carvalho, Pauling e Moreira – Manual de Terapia Intensiva Pediátrica
Carvalho, Proença e Hirschheimer – Ventilação Pulmonar Mecânica na Criança
Carvalho, Souza e Souza – Emergência e Terapia Intensiva Pediátrica
Carvalho, Troster e Bousso – Algoritmos em Terapia Intensiva Pediátrica, Neurologia e Emergências Pediátricas
Cat e Giraldi – Terapia Intensiva e Reanimatologia Pediátrica
César Bevilacqua – Emergências Pediátricas – Instituto de Pediatria e Puericultura da Faculdade de Medicina da UFRJ 2ª ed.
Clemax – Tuberculose na Infância e na Adolescência 2ª ed.
Coelho – Avaliação Neurológica Infantil nas Ações Primárias da Saúde (2 vols.)
Constantino – Bioética e Atendimento Pediátrico
Constantino – Cuidando de Crianças e Adolescentes sob o olhar da Ética e da Bioética
Costa Auler – Anestesia Pediátrica

Outros Livros de Interesse

Costa Vaz, Antranik e Zugaib – Assistência à Gestante de Alto Risco e ao Recém-Nascido nas Primeiras Horas
Costa Vaz e Diniz – Infecções Congênitas e Perinatais
Coutinho – Clínica Pediátrica – Manual de Bolso
Del Ciampo – Puericultura – Princípios e Prática: Atenção Integral à Saúde da Criança 2ª ed.
De Angelis – Alergias Alimentares
De Ávila – Socorro, Doutor! Atrás da Barriga Tem Gente
Diament e Cypel – Neurologia Infantil 4ª ed. (2 vols.)
Dias Rego – Aleitamento Materno 2ª ed.
Dias Rego – Guia de Aleitamento Materno - 2ª ed.
Dias Rego – Reanimação Neonatal
Diniz – O Leite Humano – A Sua Importância na Alimentação do Recém-Nascido
Dorina e Koda – Doenças Gastrenterológicas em Pediatria
Farhat, Carvalho e Succi – Infectologia Pediátrica 3ª ed.
Farhat e Kopelman – Infecções Perinatais 2ª ed.
Feferbaum – Nutrição do Recém-Nascido
Fernanda Moreira – Dilemas Modernos – Drogas
Fisberg – Obesidade na Infância e na Adolescência
Fisberg e Medeiros – Adolescência... Quantas Dúvidas!
Flehmig – Texto e Atlas do Desenvolvimento Normal e seus Desvios no Lactente – Diagnóstico e Tratamento do Nascimento até o 18º Mês
Flores Barba – Atlas de Imagenologia Pediátrica
Garcia e Azoubel – A Placenta Humana – Morfologia e Patologia Fetal e Perinatal
Gauderer – Autismo 3ª ed.
Gesell e Amatruda – Psicologia do Desenvolvimento – Do Lactente e da Criança Pequena – Bases Neuropsicológicas e Comportamentais
Grisi e Escobar – Prática Pediátrica 2ª ed.
Grumach – Alergia e Imunologia na Infância e na Adolescência 2ª ed.
Grumach – Nefrologia Pediátrica
Grunspun – Crianças e Adolescentes com Transtornos Psicológicos e do Desenvolvimento
Grunspun – Criandos Filhos Vitoriosos – Quando e Como Promover a Resiliência
Grunspun – Distúrbios Neuróticos da Criança 5ª ed.
Grunspun – Distúrbios Psicossomáticos da Criança 2ª ed.
Grunspun – Distúrbios Psiquiátricos da Criança 3ª ed.
Grunspun – Psicoterapia Lúdica de Grupo com Crianças
Gurgel – Saúde Materno-Infantil – Auto-avaliação e Revisão
Hirschheimer, Carvalho – Primeiro Atendimento nas Emergências Pediátricas
Hospital Moinhos de Vento – Procedimentos em Pediatria
Huault – Pediatria e Neonatologia de Urgência
Jácomo – Assistência ao Recém-Nascido – Normas e Rotinas 3ª ed.
Klein – Atlas de Pediatria em Cores – O Recém-Nascido e o Primeiro Trimestre de Infância e Adolescência – Síndromes Especiais – Neoplasias
Knobel – Série Terapia Intensiva
    Vol. 8   Pediatria
Knobel – Terapia Intensiva – Pediatria e Neonatologia
Kopelman – Diagnóstico e Tratamento em Neonatologia
Kopelman e Almeida – Rotinas Médicas da Disciplina de Pediatria Neonatal da Escola Paulista de Medicina (EPM)
Kopelman e Grinsburg – Distúrbios Respiratórios no Período Neonatal
Krugman – Doenças Infecciosas em Pediatria 8ª ed.
Leone e Tronchin – Assistência Integrada ao Recém-Nascido de Alto Risco
Levin – Terapia Respiratória Intensiva em Pediatria
Lima – Pediatria Essencial 4ª ed.
Lopes e Cruz – Série Clínica Médica – Asma
Lopes e Tanaka – Emergências em Cardiopatia Pediátrica
Maculevicius – Manual de Organização do Lactário
Maranhão – Livro da Criança
Marinella – Manejo Clínico da AIDS Pediátrica
Marinho – Como Amamentar o seu Bebê
Marinho – Desvendando os Mistérios da Amamentação
Martins e Cury – Temas de Cirurgia Pediátrica

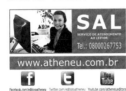

Distúrbios do Sono
na Criança e no Adolescente

Uma Abordagem para Pediatras
2ª Edição

EDITORES

José Hugo de Lins Pessoa

José Carlos Pereira Júnior

Rosana Souza Cardoso Alves

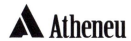

EDITORA ATHENEU

São Paulo —	Rua Jesuíno Pascoal, 30
	Tel.: (11) 2858-8750
	Fax: (11) 2858-8766
	E-mail: atheneu@atheneu.com.br
Rio de Janeiro —	Rua Bambina, 74
	Tel.: (21)3094-1295
	Fax: (21)3094-1284
	E-mail: atheneu@atheneu.com.br
Belo Horizonte —	Rua Domingos Vieira, 319 — conj. 1.104

CAPA: Equipe Atheneu
PRODUÇÃO EDITORIAL: MWS Design

Dados Internacionais de Catalogação na Publicação (CIP)
(Câmara Brasileira do Livro, SP, Brasil)

Distúrbios do sono na criança e no adolescente :
uma abordagem para pediatras / editores José Hugo
Lins Pessoa, José Carlos Pereira Jr., Rosana S.
Cardoso Alves. -- 2. ed. -- São Paulo : Editora
Atheneu, 2015.

Bibliografia.
ISBN 978-85-388-0670-7

1. Adolescentes - Sono 2. Crianças - Sono
3. Distúrbios do sono nos adolescentes 4. Distúrbios
do sono nas crianças I. Pessoa, José Hugo Lins.
II. Pereira Junior, José Carlos. III. Alves,
Rosana S. Cardoso.
15-07953 CDD-618.928498

Índices para catálogo sistemático:
1. Adolescentes : Distúrbios de sono :
Pediatria : Medicina   618.928498
2. Crianças : Distúrbios de sono :
Pediatria : Medicina   618.928498

PESSOA JHL, PEREIRA JC JR., ALVES RSC
Distúrbios do Sono na Criança e no Adolescente: uma Abordagem para Pediatras – 2ª Edição

©Direitos reservados à EDITORA ATHENEU – São Paulo, Rio de Janeiro, Belo Horizonte, 2015.

Editores

José Hugo de Lins Pessoa

Professor Titular Emérito de Pediatria da Faculdade de Medicina de Jundiaí – FMJ. Doutor e Mestre em Pediatria pela Faculdade de Ciências Médicas da Santa Casa São Paulo – FCMSCSP. Certificado de Área de Atuação em Medicina do Sono. Ex-presidente da Sociedade de Pediatria de São Paulo – SPSP. Fundador do Departamento Científico de Medicina do Sono da Criança e do Adolescente da SPSP.

José Carlos Pereira Júnior

Professor Emérito da Faculdade de Medicina de Jundiaí. Ex-encarregado do Setor de Sono do Departamento de Pediatria da Faculdade de Medicina de Jundiaí – FMJ.

Rosana Souza Cardoso Alves

Neurologista Infantil, Departamento de Neurologia da Faculdade de Medicina da Universidade de São Paulo – FMUSP. Coordenadora do Grupo de Neurofisiologia Clínica do Centro Diagnóstico Fleury.

Colaboradores

ALICE HATSUE MASUKO

Neurologista e Neurologista Infantil. Mestre em Neurologia pela Universidade Federal de São Paulo – Unifesp.

BEATRIZ NEUHAUS BARBISAN

Mestre em Ciências pela Universidade Federal de São Paulo – Unifesp. Especialista em Medicina do Sono e Pneumologia Pediátrica. Médica Assistente do Setor de Pneumologia Pediátrica da Unifesp.

CLARISSA BUENO

Médica Neurologista Infantil do Hospital das Clínicas da Faculdade de Medicina da Universidade de São Paulo – FMUSP. Doutora em Fisiologia Humana.

ERASMO BARBANTE CASELLA

Graduação em Medicina pela Faculdade de Medicina da Universidade de São Paulo – FMUSP. Doutorado em Medicina (Clínica Cirúrgica) pela FMUSP. Livre-docente pela FMUSP. Docente da FMUSP, Vice-diretor Científico da Sociedade Brasileira de Angiologia e Cirurgia Vascular – SBACV - Regional São Paulo.

GUSTAVO ANTÔNIO MOREIRA

Especialista em Pediatria, Terapia Intensiva Pediátrica e Medicina do Sono. Doutor em Ciências pela Universidade Federal de São Paulo – Unifesp. Médico do Setor de Pneumologia Pediátrica na Unifesp. Pesquisador do Instituto do Sono, São Paulo, AFIP. Coordenador do Centro de Ventilação Mecânica Não Invasiva, AFIP. Presidente do Departamento de Medicina do Sono da Sociedade de Pediatria de São Paulo – SPSP.

HEIDE HAUEISEN SANDER

Neurologista. Neurofisiologista Clinica. Especialista em Medicina do Sono. Médica Assistente do Departamento de Neurociências e Ciências do Comportamento da Faculdade de Medicina de Ribeirão Preto da Universidade de São Paulo – FMRP-USP.

LAÍS FERNANDA BERRO

Biomédica. Mestre em Psicobiologia, Área de Medicina e Biologia do Sono, pela Universidade Federal de São Paulo – Unifesp.

Leila Azevedo de Almeida

Neurologista. Neurofisiologista Clinica. Especialista em Medicina do Sono. Médica Assistente do Departamento de Neurociências e Ciências do Comportamento da Faculdade de Medicina de Ribeirão Preto da Universidade de São Paulo – FMRP-USP.

Leticia M. S. F. Azevedo Soster

Neurologista Infantil - Departamento de Neurologia da Faculdade de Medicina da Universidade de São Paulo – FMUSP. Coordenadora do Grupo de Neurofisiologia Clínica do Centro Diagnóstico Fleury.

Luciane Bizari Coin de Carvalho

Psicóloga. Doutora em Psicologia pelo Instituto de Psicologia da Universidade de São Paulo – IPUSP. Pós-doutora em Distúrbios do Sono pela Escola Paulista de Medicina da Universidade Federal de São Paulo – EPM-Unifesp. Professora Afiliada da Disciplina de Neurologia Clínica da EPM-Unifesp.

Lucila Bizari Fernandes do Prado

Médica Pediatra e Neurofisiologista Clínica, Setor Neuro-Sono. Disciplina de Neurologia na Escola Paulista de Medicina da Universidade Federal de São Paulo – EPM-Unifesp.

Magda Lahorgue Nunes

Professora Titular de Neurologia da Faculdade de Medicina da Pontifícia Universidade Católica do Rio Grande do Sul – PUCRS.

Márcia Pradella Hallinan

Neurologista. Neuropediatra. Especialista em Medicina do Sono. Especialista em Acupuntura. Mestre e Doutora em Ciências. Professora Convidada da Disciplina de Medicina e Biologia do Sono do Departamento de Psicobiologia da Escola Paulista de Medicina da Universidade Federal de São Paulo – EPM-Unifesp.

Maria Cecilia Lopes

Neuropediatra Médica do Sono. Doutora em Ciências pelo Departamento de Psicobiologia da Escola Paulista de Medicina da Universidade Federal de São Paulo – EPM-Unifesp. Pesquisadora do Programa de Transtornos Afetivos (PRATA) - Serviço de Psiquiatria da Infância e Adolescência (SEPIA) - Instituto de Psiquiatria (IPq) do Hospital das Clínicas de São Paulo-USP.

Maria Ligia Juliano

Ortodontista e Ortopedista Facial. Doutora em Ciências da Saúde pela Escola Paulista de Medicina da Universidade Federal de São Paulo – EPM-Unifesp. Professora Afiliada da Disciplina de Neurologia da EPM-Unifesp. Responsável pelo Atendimento Odontológico Infantil do Ambulatório Neuro-Sono-Unifesp.

MARINA CARDEAL

Neurologista Infantil. Centro Diagnóstico Fleury.

MONICA LEVY ANDERSEN

Professora Livre-docente do Departamento de Psicobiologia, Área de Medicina e Biologia do Sono, da Escola Paulista de Medicina da Universidade Federal de São Paulo – EPM-Unifesp.

REGINA MARIA FRANÇA FERNANDES

Neurologista. Neurofisiologista Clinica. Docente do Departamento de Neurociências e Ciências do Comportamento da Faculdade de Medicina de Ribeirão Preto da Universidade de São Paulo – FMRP-USP.

ROSA HASAN

Médica Neurologista, Coordenadora do Ambulatório de Sono (ASONO) do Instituto de Psiquiatria do Hospital das Clínicas da Faculdade de Medicina da Universidade de São Paulo – IPq-HC-FMUSP. Assistente do Laboratório de Sono do IPq-HC-FMUSP.

RUBIA NATASHA MAESTRI

Doutoranda da Pós-graduação em Medicina e Ciências da Saúde da Faculdade de Medicina da Pontifícia Universidade Católica do Rio Grande do Sul – PUCRS.

SERGIO TUFIK

Professor Titular do Departamento de Psicobiologia, área de Medicina e Biologia do Sono, da Universidade Federal de São Paulo – Unifesp.

STELLA TAVARES

Médica Neurofisiologista Clínica do Laboratório do Sono do Instituto de Psiquiatria do Hospital das Clínicas da Faculdade de Medicina da Universidade de São Paulo – HC-FMUSP.

TERESA PAIVA

Médica Neurologista. Licenciada e Doutorada pela Faculdade de Medicina de Lisboa. Especialista em Medicina do Sono com Reconhecimento Europeu. Pioneira em Portugal na Investigação e no Tratamento de Problemas de Sono. Docente do Mestrado em Engenharia Biomédica no Instituto Superior Técnico.

Dedicatória

À minha esposa, Marisa, aos meus
filhos e noras, Roberto, Eduardo, Mônica
e Regina, aos meus queridos netos,
Cecília, Maria Eduarda e Bernando.

José Hugo de Lins Pessoa

Aos meus pais, Antônio Cardoso Alves e
Conceição Souza Alves, e ao meu companheiro,
Robert Skomro, que sempre me apoiaram e
incentivaram nas várias etapas da minha carreira.

Rosana Souza Cardoso Alves

À minha querida família, Marina, Ana
Maria, Mariana, Maria Clara, Thales e Thiago.

José Carlos Pereira Júnior

Apresentação à 2ª Edição

O livro *Distúrbios do Sono na Criança e no Adolescente: Uma Abordagem para Pediatras* chega hoje à sua 2ª edição; a 1ª foi lançada em 2008 e encontra-se esgotada. Este livro foi elaborado para o pediatra geral, para os residentes em pediatria e para todos os médicos que trabalham com a criança e o adolescente.

A importância do sono para a saúde, o desenvolvimento e o bem-estar da criança e do adolescente está consolidada em inúmeros trabalhos e publicações científicas. A medicina pediátrica do sono teve um grande progresso científico nos últimos anos e constitui hoje uma disciplina autônoma na Medicina. Uma área de atuação da Pediatria. A prevenção, o diagnóstico e o tratamento dos distúrbios do sono da criança e do adolescente representam nos dias de hoje, diferentemente de tempos passados, um importante papel no exercício da clínica pediátrica.

Os editores – José Hugo de Lins Pessoa, Rosana Souza Cardoso Alves, José Carlos Pereira Júnior –, com a colaboração inestimável de renomados e experientes colegas na área de sono de crianças e de adolescentes, buscaram produzir um livro renovado, atualizado, abrangendo a fisiologia do sono, a puericultura do sono e os distúrbios do sono na criança e no adolescente, com o objetivo de uma visão, ao mesmo tempo, teórica e de uso prático imediato no dia a dia da pediatria.

Agradeço a todos que participaram deste trabalho e que, com sua competência e dedicação, contribuíram para que essa 2ª edição se tornasse realidade. Realço e agradeço o competente e comprometido trabalho da Editora Atheneu na organização desta obra. Renovo votos para que este livro possa de algum modo ser útil para todos aqueles que cuidam de nossas crianças e adolescentes, razão da profissão de pediatra.

São Paulo, Setembro de 2015.

José Hugo de Lins Pessoa

Apresentação à 1ª Edição

Muitos anos de exercício diário da Pediatria ensinaram-me a importância das desordens do sono das crianças no dia a dia do consultório pediátrico. Não raramente, o pediatra se depara com mães e pais fatigados por causa do distúrbio do sono dos seus filhos. Isso conduziu meu interesse para o estudo dos distúrbios do sono nas crianças.

As alterações do sono da criança representam um problema noturno e diurno para todos os membros da família, podem prejudicar o seu desenvolvimento físico, psíquico e cognitivo e algumas vezes podem evoluir com complicações graves. Em nosso meio, alguns pediatras não incluem rotineiramente em sua anamnese questões sobre o sono da criança. Isso ocorre porque desafortunadamente ainda não existe, de modo sistemático, o ensino da medicina do sono da criança tanto no curso de graduação médica quanto na residência em pediatria.

Nesse contexto, o projeto de escrever um livro sobre os distúrbios do sono com abordagem para os pediatras tornou-se um propósito a ser perseguido. Para concretizar este antigo projeto convidei a professora Rosana Souza Cardoso Alves, neuropediatra, especialista em Sono e o professor José Carlos Pereira Júnior, médico pediatra com ampla experiência em pediatria geral e estudioso do sono em crianças e adolescentes. Juntos, trabalhamos com dedicação. Ainda mais, reunimos uma plêiade de grandes especialistas em medicina do sono de crianças para escreverem diretamente para os pediatras. E assim o fizeram, e com grande esmero. O resultado é este livro: *Distúrbios do Sono na Criança e no Adolescente: Uma Abordagem para Pediatras.*

Agradeço a todos e a Editora Atheneu que acreditou no projeto. Oxalá este trabalho seja útil aos pediatras brasileiros na missão de cuidar de modo integral da saúde de nossas crianças.

São Paulo, Julho 2008
José Hugo de Lins Pessoa

Prefácio

An infant at birth spends 80% of his time asleep and sleep is still more than 50% of the life of infants during the first months of life. The controls of all vital functions are different during wake and sleep, and despite the many changes that occur during the 2 very different sleep states of rapid eye movement REM) or Active sleep and non-rapid eye movement (NREM) or Quiet sleep as far as controls of somatic functions, very little is still taught about sleep in medical schools. Growth hormone is secreted during slow-wave sleep, hypoventilation may develop only during sleep and even abrupt and, in appearance, sudden and unexplained deaths may occur at time when a child is supposedly asleep. Many advances have been made in Pediatric Sleep Medicine and it is crucial that all pediatricians be aware of the majors issues associated with sleep health and diseases in children. Many behavioral syndromes observed during wakefulness are secondary to disruption of sleep and sleep stages in children. As example the importance of sleep disordered breathing- sometime apparently mild- in the origin of sleep terrors, sleep walking, nocturnal enuresis is by now well demonstrated, but many child specialists will still treat attention deficit hyperactivity disorder with stimulant medications such as methylphenidate or atomoxetine without first investigating presence of sleep disordered breathing, chronic enhancement of nasal resistance and treating the syndrome and associated allergies that would cure the child better than drugs. Pediaticians may ignore presence of bruxism and abnormal development of teeth with appearance of cross-bites despite the fact that they are aware that 60% of the adult face is built by 4 years of age and that abnormal growth will have an impact on upper airway size and my be responsible at a much later age for the development of high blood pressure, cardiac arrhythmias and even stroke in the 40 to 60 years individuals.

To ignore sleep physiology and pathologies and consequences of sleep disturbances is not possible to day for any pediatric health care provider. Better understanding of sleep related syndromes allow better approach to the young individual: Who thought that anxiety and depression may be linked to abnormal nasal resistance, and that failure in school could be related to so many sleep syndromes? And who would have imagine that presence of sleep terrors, sleepwalking, bruxism, enuresis, hyperactivity, inattention could be treated with orthodontic approaches and that the symptomatic treatment of the syndromes and ignorance of its underlying cause could be responsible for earlier death in adulthood, increase in driving accidents and cardio and cerebral vascular accidents near 50 years of age. We have not deciphered all the mysteries of sleep related pathologies but many efforts are done in many directions.

This book authored by Brazilian pediatric sleep experts brings a very large amount of information in an organize, didactic way and should help any individual involved in pediatric health care to have a better approach to the many challenges brought by the caring of children.

Christian Guilleminault MD DM BIOLD
Stanford University School of Medicine
Sleep Medicine Program

Sumário

1 Mecanismos do Sono, 1
Laís Fernanda Berro
Monica Levy Andersen
Sergio Tufik

2 Ontogênese do Sono e Ritmos Circadianos, 21
Clarissa Bueno

3 Polissonografia Normal, 31
Rosana Souza Cardoso Alves
Marina Cardeal

4 Puericultura do Sono, 37
José Hugo de Lins Pessoa

5 Higiene do Sono, 45
Luciane Bizari Coin de Carvalho

6 Prevenção da Síndrome da Morte Súbita do Lactente – SMSL, 53
Magda Lahorgue Nunes
Rubia Natasha Macstri

7 Cólicas do Lactente e Sono, 63
José Hugo de Lins Pessoa
José Carlos Pereira Júnior

8 Prevenção Secundária dos Distúrbios do Sono, 71
Lucila Bizari Fernandes do Prado

9 Epidemiologia das Doenças do Sono, 75

Teresa Paiva

10 Classificação Internacional dos Transtornos do Sono, 83

Rosa Hasan
Stella Tavares

11 Anamnese e Exame Físico nos Distúrbios do Sono da Criança, 87

Beatriz Neuhaus Barbisan

12 Distúrbios Respiratórios do Sono em Crianças e Adolescentes, 97

Gustavo Antônio Moreira

13 Respiração Oral: Um Importante Distúrbio da Respiração, 109

José Carlos Pereira Júnior
José Hugo de Lins Pessoa

14 Síndrome da Apneia Obstrutiva do Sono na Criança – Abordagem Odontológica, 119

Maria Ligia Juliano

15 Insônia na Infância, 133

Márcia Pradella Hallinan

16 Parassonias, 139

Leticia M. S. F. Azevedo Soster
Rosana Souza Cardoso Alves

17 Sono e Epilepsia, 149

Heidi Haueisen Sander
Leila Azevedo de Almeida
Regina Maria França Fernandes

18 Distúrbios dos Movimentos Relacionados ao Sono, 169

José Carlos Pereira Júnior

Márcia Pradella Hallinan

Rosana Souza Cardoso Alves

19 Sonolência Excessiva Diurna, 189

Lucila Bizari Fernandes do Prado

20 Narcolepsia na Criança, 203

Márcia Pradella Hallinan

21 Síndrome de Kleine-Levin e Hipersonia Idiopática, 207

Alice Hatsue Masuko

22 Distúrbios do Ritmo Circadiano do Sono, 211

José Carlos Pereira Júnior

José Hugo de Lins Pessoa

23 Transtorno do Déficit de Atenção – Hiperatividade e Distúrbios do Sono em Crianças, 235

Erasmo Barbante Casella

24 Sono nas Doenças Neuropsiquiátricas, 243

Maria Cecilia Lopes

25 Introdução à Farmacologia das Drogas que Influenciam o Sono, 257

José Carlos Pereira Júnior

Rosana Souza Cardoso Alves

Márcia Pradella Hallinan

Glossário de Alguns Termos de Uso Comum em Medicina do Sono, 269

Índice Remissivo, 281

Mecanismos do Sono

Laís Fernanda Berro
Monica Levy Andersen
Sergio Tufik

INTRODUÇÃO

A maioria dos seres humanos passa pelo menos um terço de suas vidas dormindo. Apesar de diversas hipóteses e teorias terem sido levantadas como explicações teleológicas sobre as funções do sono, uma teoria unificada permanece elusiva. Mesmo que ainda não tenhamos entendido o motivo de dormirmos, o sono desempenha uma função importante para o organismo. Isso é claramente indicado pelas graves consequências cognitivas, físicas e fisiológicas da privação de sono, pela conservação evolucionária do sono em mamíferos, pelo forte rebote após períodos de perda de sono e, especialmente, pelo fato de apresentarmos uma quantidade tão grande de sono durante nossa fase de desenvolvimento infantil. De fato, a todos os que já observaram um recém--nascido fica claro que, diferentemente de nós, adultos, os bebês dormem a maior parte do ciclo de 24 horas.

O sono é definido como um estado cerebral ativo normalmente caracterizado por imobilidade, postura típica ao dormir e um limiar sensório reduzido, o que leva à diminuição na habilidade de resposta a estímulos. De importância, o sono é um comportamento intimamente relacionado e regido pelo cérebro. O desenvolvimento dos estados de sono e vigília tem início na vida fetal e continua no período pós-natal, em estreita relação com a maturação do sistema nervoso central. Dessa forma, a evolução do ciclo vigília-sono que ocorre do nascimento até a adolescência envolve dois processos: uma transição de um sono fragmentado para um sono consolidado e uma redução gradual na necessidade de sono do organismo. Essas mudanças acarretam diferentes padrões de sono ao longo dos anos de vida, aspectos que serão abordados de maneira mais ampla no próximo capítulo (Capítulo 2: Ontogênese do Sono e Ritmos Circadianos).

Não obstante, com exceção de maiores diferenças na fisiologia do sono do recém-nascido, independentemente da fase da vida em que um indivíduo se encontra o sono é dividido majoritariamente em fases NREM e REM. Cada estágio apresenta mecanismos neurais e indicadores eletrofisiológicos, periféricos e comportamentais distintos que, na grande maioria, não se alteram com as variações ontogênicas do sono. Nesse contexto, no presente capítulo iremos apresentar os mecanismos fisiológicos específicos relacionados às distintas fases do sono, bem como as bases neurais subjacentes a essas fases e a suas características e, quando existentes, as diferenças específicas de cada idade nesses parâmetros.

BASES NEURAIS DO SONO
O sistema neural da vigília

O tema sono tem fascinado tanto filósofos como clínicos desde os tempos primórdios. Porém, apenas quando neurologistas começaram a pensar sobre os sistemas cerebrais que suportam a vigília, e sobre como danos a esses sistemas podem levar a estados de coma, uma base mecanicista para o sono e a vigília pôde ser estabelecida. Assim, em meados de 1930, Frédéric Bremer demonstrou que a transecção do tronco cerebral de gatos induzia um coma irreversível, estabelecendo a origem do sistema ascendente que mantém o cérebro acordado. Posteriormente, novos estudos demonstraram que esse sistema é constituído de duas vias ascendentes principais: a via colinérgica e a via monoaminérgica (Figura 1.1).

Os neurônios colinérgicos que se projetam para o tálamo (especialmente para o núcleo reticular) estão situados em núcleos da ponte cerebral, que disparam mais rapidamente durante a vigília e o sono REM, e mais lentamente durante o sono NREM, sugerindo que sua transmissão ajuda a conduzir a ativação cortical. Adicionalmente, o núcleo reticular é constituído por neurônios GABAérgicos que se projetam de volta para o tálamo, inibindo-o. Assim, o sistema neural da vigília inibe o núcleo reticular, permitindo a transmissão tálamocortical. Já a segunda via ascendente da vigília é composta principalmente de grupos celulares monoaminérgicos da região mesopontina que se projetam para o prosencéfalo basal e o córtex cerebral através do hipotálamo. Normalmente, os neurônios desses grupos celulares disparam mais ativamente durante a vigília, diminuem sua atividade durante o sono NREM e permanecem silentes durante o sono REM.

Além das vias ascendentes, diversos outros sistemas neuronais do prosencéfalo também sustentam a vigília, como o sistema orexinér-

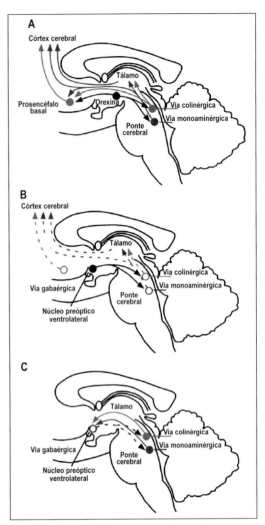

Fig. 1.1 – Desenhos esquemáticos dos sistemas promotores da vigília (A) e do sono (B), bem como da interação inibitória mútua entre esses dois sistemas (C). As vias ascendentes colinérgica e monoaminérgica partem de diferentes regiões da ponte cerebral, inervando o hipotálamo e o tálamo, bem como o prosencéfalo basal. Todos esses sistemas inervam o córtex cerebral direta ou indiretamente, contribuindo para a sua excitação e mantendo-o acordado (A). O núcleo preóptico ventrolateral GABAérgico inerva os componentes do sistema da vigília, ativamente inibindo-os durante o sono (B). Os sistemas da vigília também inervam os grupos celulares promotores do sono na área preóptica ventrolateral, inibindo-os. Esse sistema fornece a condição para o sistema de troca flip-flop que assegura uma rápida e completa transição entre a vigília e o sono (C).
Adaptado de Saper CB e cols., Neuron. 2010.

gico do hipotálamo e os sistemas colinérgico e GABAérgico do prosencéfalo basal. Finalmente, o córtex cerebral é o alvo comum de todos os componentes do sistema da vigília. Todas as vias citadas atuam ativando o córtex para que ele possa processar as demandas sensoriais de maneira eficiente. Essa estrutura, por sua vez, também contribui para a regulação da vigília, enviando projeções descendentes de volta para o prosencéfalo basal, hipotálamo e componentes do tronco cerebral do sistema da vigília. A excitação recíproca permite que o córtex pré-frontal rapidamente atinja a vigília na presença de um estímulo comportamental importante.

Uma vez detalhados todos os sistemas que contribuem para a manutenção da vigília, é importante compreender que a qualidade da vigília tem um efeito marcante sobre a qualidade do sono. Existe uma pressão homeostática que é acumulada durante a vigília e se dissipa ao longo da noite de sono. Esse processo representa a necessidade de sono do organismo, o que, somado ao controle circadiano das funções cerebrais, define a propensão do indivíduo a dormir.

A transição vigília-sono

Uma explicação sobre como a propensão homeostática ao sono se acumula durante a vigília prolongada surgiu com a introdução da teoria dos fatores do sono. De acordo com essa teoria, certas substâncias – os fatores do sono – são acumuladas no cérebro durante a vigília. Dentre as moléculas candidatas para esse papel, a adenosina tem sido apontada como principal fator do sono. A taxa de formação de adenosina é regulada pela própria atividade cerebral, sendo diretamente liberada sob ativação neuronal. Assim, durante o sono espontâneo a concentração de adenosina extracelular diminui uniformemente em diversas regiões cerebrais, enquanto durante a vigília prolongada seus níveis aumentam seletivamente no prosencéfalo basal e também, de maneira mais tardia e menos proeminente, no córtex. Esse padrão suporta a hipótese de que a adenosina promove a transi-

ção da vigília para o sono de ondas lentas por inibir a atividade de neurônios do prosencéfalo basal que se projetam para o córtex.

A segunda influência principal para a troca de estados vigília-sono é a regulação circadiana desse ciclo. Organismos vivos, de bactérias a plantas e animais, possuem em comum relógios biológicos intrínsecos que determinam o padrão circadiano de alterações bioquímicas, fisiológicas e comportamentais, incluindo o ciclo vigília-sono. Em mamíferos, o ritmo circadiano é gerado pela atividade do núcleo supraquiasmático, estrutura necessária para carregar a informação circadiana para os neurônios que controlam as transições vigília-sono. O principal sincronizador circadiano do ciclo vigília-sono é a luz, por meio da inibição da secreção de melatonina. A secreção dessa substância pela glândula pineal é modulada pela luz, tendo início com a redução da luz no fim da tarde e sendo interrompida pela luz da manhã. O núcleo supraquiasmático determina o ritmo diário de secreção de melatonina, e a sinalização da melatonina nesse núcleo é necessária para a sincronização dos ritmos circadianos comportamentais. Assim, o ritmo circadiano, associado ao ciclo claro-escuro, diz ao corpo quando é um momento adequado para dormir: a temperatura corporal diminui e muitos processos metabólicos desaceleram. O mesmo acontece para o momento certo de despertar: a temperatura corporal aumenta, bem como o tônus autonômico simpático e o cortisol plasmático.

Melatonina no recém-nascido
Estudos em crianças têm estabelecido que o ritmo circadiano da melatonina endógena não está presente em neonatos logo após o nascimento. O aparecimento desse ritmo ocorre a partir do terceiro mês de vida. Esse padrão é um dos mecanismos determinantes para as mudanças que ocorrem no ciclo vigília-sono conforme o crescimento da criança. Por volta de um mês de idade, o sono começa a mudar para um padrão mais noturno, mas as oscilações circadianas não estão presentes. Portanto, apesar de crianças mais velhas e adultos responderem a pistas externas associadas ao dia e à noite como, por exemplo, padrões de luz e atividade, o recém-nascido não é capaz de responder neurologicamente a essas pistas.

Uma das características mais notáveis dos sistemas que controlam a transições entre estados é que tanto os neurônios promotores da vigília como os promotores do sono parecem se inibir mutuamente. Nesse contexto, tem sido proposto um modelo de transição vigília-sono chamado de troca *flip-flop*. De acordo com esse modelo, essa relação mutuamente antagônica faz com que ocorra um rápido colapso na atividade cerebral e uma troca de estágio quase imediata quando um sistema inibe o outro ao adquirir uma mínima vantagem. Em termos práticos, esse modelo faz com que haja uma estabilidade na vigília e no sono, prevenindo episódios de sono durante atividades tediosas ou despertares durante a noite frente a mínimos estímulos externos.

Porém, nem todos os neurônios de uma população irão trocar de estado no mesmo instante. Centenas de células promotoras da vigília e do sono devem mudar suas atividades, e o estado comportamental emergente provavelmente reflete uma somatória das atividades desses neurônios. Com relação a essas trocas específicas, estudos recentes apontam para uma regulação local do sono. Durante a vigília prolongada, conjuntos locais de células corticais entram em uma oscilação lenta enquanto outros permanecem ativos, fenômeno que tem sido chamado de "sono local" (*local sleep*). Durante esses períodos, cujas incidências aumentam com a duração da vigília, indivíduos aparentam vigilância e exibem um EEG característico de vigília, porém apresentam um prejuízo cognitivo na realização de tarefas.

Em suma, o sono normalmente é direcionado por sistemas fisiológicos que acumulam a necessidade de sono (homeostase) e por ritmos que variam ao longo do dia (circadianos). Esses sinais mudam local e lentamente em um período de horas, mas devido ao sistema de troca rápida denominado de *flip-flop* a transição da vigília para o sono (e vice-versa) acontece em minutos ou até mesmo segundos.

Ocorre, então, uma desaceleração progressiva das ondas cerebrais e o indivíduo dorme, entrando a princípio em sono NREM.

O SISTEMA NEURAL DO SONO
O sistema neural do sono NREM

Durante uma epidemia de encefalite letárgica na época da Primeira Guerra Mundial, em meados de 1930, von Economo relatou que um grupo específico de pacientes apresentava uma grande dificuldade em dormir. Esses indivíduos com insônia profunda apresentavam uma lesão específica na região preóptica próxima ao terminal rostral do terceiro ventrículo. Posteriormente, Sherin e colaboradores identificaram que a população de neurônios responsável por essa resposta estava situada no núcleo preóptico ventrolateral, que está ativo seletivamente durante o sono, mas não durante a vigília. Assim, ficou definido o núcleo do sono, cujos neurônios inibitórios, principalmente GABAérgicos, constituem uma via promotora do sono que sai da área preóptica e inibe a maioria dos sistemas da vigília durante o sono. As próximas ao núcleo preóptico ventrolateral também contêm outras populações de neurônios dos quais cerca de 75% estão seletivamente ativos durante o sono.

Nesse contexto, apesar de ser provável que outros neurônios atuem como promotores do sono NREM, participando da sua indução e manutenção, os neurônios da região preóptica desempenham um papel particularmente importante nesse processo. Especificamente, o núcleo preóptico ventrolateral é a região central reguladora do sono, sendo que lesões nessa área podem substancialmente reduzir o sono por meses, o que o caracteriza como o núcleo do sono.

A transição NREM-REM

No decorrer da noite as fases do sono se alternam em ciclos. Atualmente, sabe-

-se que a ponte cerebral é a estrutura que desempenha um papel essencial no sono REM, possuindo regiões promotoras dessa fase do sono cujas populações de neurônios são chamadas *REM-on*. Dentre essas áreas, o núcleo sublaterodorsal é a estrutura central para a regulação do sono REM. Os neurônios desse núcleo normalmente se encontram sob inibição GABAérgica oriunda de interneurônios do mesencéfalo inferior que permanecem ativos durante estágios não REM para bloquear a entrada no sono REM, o que os caracteriza como neurônios *REM--off*. Já durante o sono REM, os neurônios *REM-off* estão inibidos por uma população de neurônios GABAérgicos da própria região sublaterodorsal. Essa relação inibitória mútua caracteriza uma segunda troca do tipo *flip-flop*, que governa a entrada e saída do sono REM, favorecendo a transição rápida e completa entre as diferentes fases do sono.

O sistema neural do sono REM

O sono REM é, portanto, regulado principalmente pela cadeia de neurônios *REM-on* e *REM-off*. Muitos dos neurônios *REM-on* do núcleo sublaterodorsal enviam projeções ascendentes para o hipotálamo e o prosencéfalo basal, o que promove as atividades oníricas presentes nessa fase do sono. Essa mesma região cerebral envia projeções descendentes para o tronco cerebral e para os sistemas inibitórios espinais. Essas estruturas, por fim, hiperpolarizam os neurônios motores, causando a atonia muscular característica do sono REM, que previne a efetuação da atividade onírica. Adicionalmente, existem populações de neurônios *REM-off* cujas projeções espinais suportam o tônus motor durante o sono NREM. A inibição desses neurônios durante o sono REM pode inibir o tônus motor, contribuindo para a atonia em alguns conjuntos de neurônios motores.

> **Atonia muscular no sono do recém-nascido**
> A atonia muscular presente no sono REM torna-se clara a partir da quadragésima semana gestacional. Esse fato reflete o aparecimento de uma redução tônica do tônus muscular nessa fase do sono. Adicionalmente, uma inibição fásica pode ser observada em associação aos movimentos oculares rápidos. Estudos têm demonstrado que enquanto a inibição muscular tônica do sono REM aumenta com o passar dos anos, a inibição fásica apresenta uma diminuição com o aumento da idade. Essa inibição parece ser produzida por um aumento agudo na atividade do sistema inibitório que bloqueia os motoneurônios de forma tônica durante o sono REM. As mudanças cronológicas que ocorrem com as inibições motoras tônica e fásica durante o sono REM indicam que os sistemas neurais humanos envolvidos em ambas inibições aumentam as suas atividades com a progressão da idade. A atonia muscular torna-se, então, constante após a quadragésima semana de vida.

DESENVOLVIMENTO DOS ESTADOS DE SONO NA INFÂNCIA

Como pode-se observar, o sistema nervoso central (SNC) está intimamente relacionado ao controle da transição vigília-sono e à ocorrência do sono em suas diferentes fases. Devido à imaturidade e crescimento rápido do cérebro logo após o nascimento, a análise polissonográfica utilizada para determinar os estágios do sono em neonatos apresenta suas próprias classificações e descrições pertinentes até o primeiro ano de vida, após o qual os critérios adultos são utilizados. Dessa forma, os estados de consciência na criança de zero a seis meses são divididos em vigília, sono ativo, sono quieto e sono indeterminado, enquanto o sono pode passar a ser dividido em REM e NREM a partir dos seis meses de idade.

O sono quieto reflete a atividade comportamental característica do sono NREM no cérebro maduro, enquanto o sono ativo refere-se ao sono REM. A mulher grávida já pode distinguir esses estágios, que estão relacionados aos momentos em que o feto está quieto ou se movendo ativamente no útero. Assim, o sono quieto pode ser caracterizado pela ausência de movimentos corporais com estremecimentos ocasionais, que se tornam raros após o período neonatal, enquanto o sono ativo é definido pela presença de movimentos oculares rápidos (mais bem evidenciados a partir da 32ª semana de idade gestacional), movimentos corporais, tônus muscular reduzido (inibição predominantemente fásica) e manifestações comportamentais, tais como choro, sorriso ou gemidos. Adicionalmente, há momentos em que a análise polissonográfica e comportamental do recém-nascido não se enquadram nas características de sono quieto ou ativo. Quando o estágio do sono não pode ser definido, essa fase é denominada de sono indeterminado, que ocorre geralmente quando a criança está adormecendo ou acordando. Conforme os estados do sono tornam-se mais organizados, a proporção de sono indeterminado diminui.

Os neonatos iniciam seu sono com o sono ativo (REM), diferentemente de crianças mais velhas e adultos, que iniciam o sono pelo sono quieto ou NREM. Esse padrão do recém-nascido desaparece em torno dos nove meses de idade. Isso é um reflexo do fato de que, conforme poderemos verificar no próximo capítulo, aproximadamente metade do tempo de sono de um recém-nascido é desprendido na fase ativa (REM) do sono, diminuindo progressivamente com o passar do tempo de vida. O predomínio de sono REM na infância tem sido atribuído ao seu papel facilitador sobre o processamento das informações e a maturação cerebral. Roffwarg e colaboradores foram os primeiros a proporem que a função primária do sono REM seria atuar como um indutor do desenvolvimento do SNC do feto e do recém-nascido. Com base na mielinização precoce das áreas do processamento sensorial, eles posteriormente propuseram que o sono REM fornece uma estimulação endógena a essas áreas, uma vez que os movimentos fetais que são antecipatórios por natureza (respiração, sucção, deglutição, bocejos, alongamentos e movimentos oculares) ocorrem durante o sono ativo (REM). A partir dos três a seis meses de idade, o sono NREM passa, então, a ser mais

expresso na criança como evidência do cérebro em desenvolvimento.

O conhecimento dos estados do sono no recém-nascido é de extrema importância, principalmente devido ao fato de que, uma vez que nessa fase, crianças dormem a maior parte de um ciclo de 24 horas, muitas anormalidades do período neonatal ocorrem, primariamente, durante o sono. Diversos desses problemas podem estar relacionados às particularidades fisiológicas de cada uma das fases do sono. A seguir, iremos explorar esses distintos parâmetros fisiológicos de cada sistema, que podem ser identificados logo no início da vida e perduram até a vida adulta.

FISIOLOGIA DO SONO

As diferentes modulações neurais de cada fase do sono acarretam distintas respostas fisiológicas que oscilam ao longo da noite, acompanhando as variações características dos sonos NREM e REM. A seguir, serão expostas as principais características da fisiologia do sono (resumidas na Tabela 1.1), com ênfase em diferenças observadas na criança e no adolescente.

Sistema respiratório

Durante a vigília, a respiração é controlada pelos comandos ventilatórios voluntários ou comportamentais, regidos pela atividade do córtex cerebral, e comandos involuntários ou metabólicos, comandados pelo tronco cerebral. A respiração responde a três principais medidas, hipoxemia, hipercapnia e acidose, além de sofrer influência mecânica da atividade dos músculos torácicos e do parênquima pulmonar.

Uma vez que o sono é caracterizado como um estado de ausência de consciência, no seu decorrer ocorre perda do controle ventilatório voluntário. Adicionalmente, a resposta ventilatória de controle involuntário está diminuída e pode-se observar uma hipotonia dos músculos respiratórios. Em indivíduos saudáveis,

Capítulo 1 – Mecanismos do Sono

Tabela 1.1
Resumo das principais características fisiológicas das diferentes fases do sono

Sistema		Sono NREM	Sono REM
Cardiovascular		↓ 10% pressão arterial ↓ Frequência cardíaca ↓ Tônus vascular periférico	↑ 20% pressão arterial Padrão irregular
Respiratório		Relaxamento dos músculos da via aérea superior	
		Respiração periódica Aprofundamento: estabilização	Padrão irregular
		Recém-nascido: imaturidade → apneias e respiração periódica	
Renal		↑ Renina ↑ Aldosterona ↓ Produção de urina ↑ Concentração da urina	↓↓ Produção de urina ↑↑ Concentração da urina
		Criança: ↑ hormônio antidiurético → controle da enurese noturna	
Gastrointestinal		Inibição do fluxo salivar ↓ Número de deglutições ↓ Pressão do esfíncter gastroesofágico	
		Recém-nascido: imaturidade do reflexo do esfíncter esofágico ↑ Susceptibilidade a reflexo e aspiração aerodigestivos	
Endócrino	Hormônio de crescimento (GH)	> Pulso após início do sono 70% pulsos na fase NREM	–
		Criança: produção tônica Pré-púbere: padrão pulsátil Puberdade: ↑ amplitude de liberação à noite	
	Hormônio tireoestimulante (TSH)	↑ Final do dia > Durante a noite	
	Prolactina	> 2ª Metade da noite	
		Ondas lentas → prolactina	Início REM → ↓ secreção
	Esteroides Cortisol	> Antes do início do sono < Antes do despertar	
		Recém-nascido (até 3 - 6 meses) 24 horas → 2 picos	
	Estrógenos	Mulher (fase lútea) ↓ Latência e eficiência do sono, ↑ sonolência diurna	
		–	Mulher (fase lútea) ↓ Tempo total de REM
	Progesterona	Efeito hipnótico	
	Testosterona	–	↑ Tônico
Reprodutor		–	Ereções relacionadas ao sono Homem ↑ Fluxo sanguíneo peniano ↑ Atividade músculos penianos Mulher ↑ Fluxo sanguíneo vaginal ↑ Atividade uterina
		Homem Pré-púbere e puberdade: ↑ tempo total de intumescimento peniano	
Imunológico		> Níveis de IL-6	
		> Níveis de IL-1 e TNF-α	–
Temperatura corporal		↓ Antes do início do sono ↑ Antes do despertar	
		–	Perda do controle da temperatura
		Recém-nascidos: manutenção do controle da temperatura ao longo da noite	

a transição da vigília para o sono envolve o relaxamento muscular, incluindo dos músculos faríngeos, que mantêm a abertura da via aérea superior em indivíduos acordados, e dos músculos intrínsecos e extrínsecos da língua, que atuam enrijecendo a via aérea superior durante a vigília. Esse relaxamento resulta em uma maior chance de colapso da via aérea e em uma maior resistência do fluxo aéreo. Essas alterações levam ao aumento da pressão de CO_2 devido à hipoventilação em indivíduos saudáveis durante o período de sono.

Especificamente durante o sono NREM, a fisiologia respiratória tem períodos instáveis e estáveis. Logo no início do sono, é comum a presença de um padrão respiratório que varia entre episódios de hiper e de hipoventilação, sendo que esta pode vir acompanhada de curtas apneias centrais, caracterizando o sono NREM instável. Esse padrão é conhecido como respiração periódica, ocorre em 40% a 80% dos indivíduos normais e costuma ter duração de 10 a 20 minutos. A frequência de respirações periódicas é atenuada com o aprofundamento do sono, processo ao longo do qual a diminuição da ventilação é progressiva devido a um aumento da contribuição da caixa torácica na ventilação e a um aumento da resistência da via aérea superior. Com isso, a ventilação gradativamente torna-se regular em frequência e amplitude, as respirações periódicas desaparecem e o o respiração passa a ser caracterizada como estável.

Com a passagem para o sono REM, o padrão respiratório volta a tornar-se irregular. Esse padrão é caracterizado por súbitas alterações na frequência e amplitude da respiração, interrompidas por apneias centrais curtas de 10 a 30 segundos e períodos de hiperventilação que coincidem com os surtos de movimentos oculares rápidos. De importância, alguns parâmetros do sono REM são divididos em tônicos e fásicos. Os processos tônicos do sono REM são tanto excitatórios como inibitórios para o sistema respiratório. Efeitos inibitórios são resultado de um

processo que inclui a atonia dos músculos toracoabdominal e extratorácico da via aérea. Já os efeitos excitatórios incluem aumentos na frequência respiratória, no comando central da respiração e na frequência de aumento da atividade diafragmática. A combinação desses efeitos antagônicos variáveis determina os níveis de ventilação do indivíduo.

Sistema respiratório no sono do recém-nascido
Pais frequentemente relatam que seus filhos apresentam respiração ruidosa ao dormir. Uma sucção prejudicada pode ocorrer devido à fadiga ou à hipotonia dos músculos da via aérea superior, o que pode predispor o desenvolvimento de distúrbios respiratórios do sono na criança. O controle da respiração passa por uma importante maturação durante os primeiros anos de vida. Respostas a estímulos importantes, como a hipóxia e a hipercapnia, mudam ao longo dos anos e apresentam interações diferentes entre si na criança e no adulto. Por exemplo, adultos apresentam uma hiperventilação persistente durante a hipóxia, enquanto a imaturidade das respostas ventilatórias predispõe recém-nascidos à hipoventilação frente à mesma exposição. A maturação dessa resposta ventilatória à hipóxia normalmente ocorre no primeiro ano de vida. Durante o desenvolvimento das respostas à hipóxia e às concentrações de CO_2, ambas permanecem plásticas. Isso significa que a exposição dos controladores periféricos e centrais a níveis anormais de oxigênio ou gás carbônico durante doenças no recém-nascido pode afetar permanentemente essas respostas.
Uma das características da imaturidade do sistema respiratório é a presença de respiração periódica. A apneia da respiração prematura e periódica é uma manifestação comum das mudanças de maturação do controle ventilatório. A apneia prematura normalmente é de origem central, mas pode incluir um componente obstrutivo. Respostas inibitórias também são frequentes, portanto a estimulação de reflexos laríngeos pode precipitar apneia e bradicardia em neonatos, enquanto adultos respondem com tosse, expiração e deglutição. Tanto a apneia como as respirações periódicas são espontaneamente solucionadas nos primeiros meses de vida. Um grande problema que tem sido extensivamente relacionado à imaturidade do sistema respiratório em recém-nascidos é a síndrome da morte súbita infantil. Apesar do sucesso de campanhas recentes visando à diminuição desse problema, essa síndrome permanece como a principal causa de morte entre o primeiro mês e o primeiro ano de vida. O maior risco é observado entre o segundo e o quarto meses.

> Enquanto a morte súbita em adultos é geralmente atribuída a doenças cardíacas, em crianças a etiologia subjacente é mais provavelmente multifatorial, com diversas causas sugeridas para uma maior vulnerabilidade. Diversos fatores de risco para o desenvolvimento da síndrome da morte súbita infantil já foram identificados: fatores sociodemográficos (baixa condição socioeconômica, idade materna mais jovem, menor nível de educação materna e estado civil solteiro), prematuridade (com um maior risco em gestações precoces, mas com morte pós-natal ocorrendo mais frequentemente em idades mais avançadas), sexo masculino, posição de dormir (dormir de bruços), ambiente de sono inapropriado e exposição à fumaça do tabaco. A falha de despertar na posição prona tem sido documentada devido à menor reatividade da criança a estímulos externos. Assim, a asfixia por compressão das vias aéreas ou inalação excessiva do gás carbônico exalado na posição de pronação e a imaturidade dos mecanismos cardiorrespiratórios têm sido apontadas como potenciais contribuintes.

Sistema cardiovascular

O controle cardiovascular durante o sono é um campo que tem sido muito negligenciado. Há muito tempo, sabe-se que o sono noturno promove uma proteção contra eventos cardiovasculares agudos, enfatizando a importância do conhecimento de seus mecanismos fisiológicos nesse período do dia. Analisada de uma forma geral, a atividade cardiovascular basal é maior durante a vigília e diminui ao longo do período de sono, sendo que diversos fatores podem modificar a atividade do sistema cardiovascular durante o sono. Dentre eles, destacam-se a profundidade do sono e as diferentes suas fases, além do próprio tempo de sono, uma vez que o indivíduo tende a perder líquidos ao longo da noite, reduzindo o volume intravascular e estando sujeito a maiores variações hemodinâmicas.

Com o início do sono, ou seja, durante o sono NREM, a pressão arterial sanguínea diminui em 10% em relação àquela observada durante a vigília. Essa diminuição ocorre de maneira lenta, gradual e paralela à redução da atividade metabólica, caracterizando o descenso pressórico noturno. Ainda, ocorre uma diminuição da frequência cardíaca e do tônus vascular periférico durante o sono NREM. Todos esses parâmetros atingem seus níveis mais reduzidos durante o sono de ondas lentas (N3). O débito cardíaco também está reduzido no sono normal. Porém, ouros parâmetros cardiovasculares, como, por exemplo, pressão da artéria pulmonar e fração de ejeção ventricular não se modificam de maneira significativa. Portanto, a redução do débito cardíaco durante o sono NREM parece estar mais relacionada com a diminuição da frequência cardíaca.

De maneira geral, a atividade cardiovascular é maior durante a vigília do que durante o sono. Porém, picos nessa atividade podem ser observados ao longo da noite. Durante o sono REM, devido à já descrita ativação cortical, o metabolismo global do sistema nervoso central pode aumentar em até 20%. A pressão sanguínea e a frequência cardíaca voltam aos valores característicos da vigília, podendo ainda atingir níveis mais elevados, adquirindo padrões irregulares. Em contraste com o sono NREM e a vigília, o fluxo simpático muda de uma maneira muito diferenciada durante o sono REM. Durante essa fase, a pressão sanguínea aparentemente é mantida por um balanço entre aumentos e diminuições na resistência vascular de diferentes regiões.

Para a maioria dos seres humanos, a pressão sanguínea e a frequência cardíaca naturalmente apresentam mudanças diurnas, com uma diminuição durante os períodos de repouso em relação aos períodos de atividade. Quando o ritmo circadiano e o ciclo vigília-sono são dissociados, o efeito de redução da pressão sanguínea é principalmente relacionado ao ciclo vigília-sono, particularmente aos períodos nos quais o sono NREM é predominante, e não ao ritmo circadiano endógeno. Outro possível mecanismo que pode contribuir para as alterações cardiovasculares relacionadas ao sono é a mudança postural ou as diminuições na atividade motora somática que acompanham o sono. Porém, a mudança postural em humanos não pode explicar por si só a diminuição na pressão sanguínea durante o sono NREM, uma vez que essa diminuição ocorre de forma gradual e também durante o sono REM, no qual o aumento na pressão sanguínea ocorre concomitantemente à ausência ou diminuição muito acentuada do tônus muscular. Portanto, tem sido demonstrado que as alterações na função cardiovascular relacionadas ao sono são predominantemente uma consequência de um comando central.

Mudanças na atividade de neurônios centrais que regulam os diferentes estágios do sono levam a alterações na atividade de neurônios pré-gangliônicos simpáticos ou cardíaco-vagais da medula espinal. Esse efeito parece ser mediado por conexões diretas ou indiretas de neurônios reguladores do sono com neurônios autonômicos pré-motores. De fato, o controle barorreflexo da atividade simpática está alterado em diferentes estados comportamentais, incluindo o sono. Ainda, a análise de flutuações espontâneas da frequência cardíaca e da pressão sanguínea indica que o impacto desses comandos centrais no controle cardíaco está diminuído de forma marcante durante o sono NREM com relação ao sono REM e à vigília.

Sistema renal

Em indivíduos saudáveis, a regulação renal está intimamente relacionada à regulação cardíaca, sendo o mesmo verdadeiro durante o sono. O sono tem um papel crucial na regulação das funções renal e cardíaca, havendo uma redução na atividade simpática e um aumento no tônus vagal durante o sono, especialmente durante o sono NREM, conforme já descrito. De importância, o sistema renina-angiotensina-aldosterona é um dos principais mecanismos pelos quais os rins modulam a pressão arterial e vice-versa, sendo a sua via iniciada pela liberação de renina pelos rins. Com o início do sono, o balanço simpato-vagal é finamente modulado pelo ciclo NREM-REM. As oscilações eletroencefalográficas impulsionam uma oscilação da atividade da renina plasmática

e de aldosterona durante o sono, com níveis maiores desses dois hormônios durante o sono NREM em relação ao sono REM. Quando o sono é superficial ou fragmentado, o aumento nos níveis de renina e aldosterona induzido pelo sono também é afetado.

Adicionalmente, a produção de urina é reduzida durante o sono, um processo fisiológico necessário para um sono contínuo e ininterrupto. Durante o sono NREM são formadas menores quantidades de urina em relação à vigília, acarretando uma urina mais concentrada. Ainda, o sono REM é associado a uma diminuição ainda maior no fluxo urinário quando comparado ao sono NREM.

> *Sistema renal no sono da criança*
> Em crianças saudáveis, observa-se um aumento plasmático no hormônio antidiurético durante o sono, contribuindo para o controle do fluxo urinário. Porém, a ausência de diminuição do fluxo urinário durante o sono pode levar à enurese noturna na criança, problema que tem sido extensivamente associado a distúrbios de sono ou à própria privação de sono. A privação de sono leva à natriurese e à diurese excessiva em crianças saudáveis, efeito possivelmente mediado por meio de alterações proeminentes em hormônios reguladores do metabolismo do sódio, prostaglandinas e na pressão sanguínea. A privação de sono atenua a queda noturna da pressão arterial e suprime o aumento normal nos níveis de hormônios de retenção de sódio. Portanto, a poliúria noturna tem sido relacionada a um aumento da pressão sanguínea em crianças com enurese. Adicionalmente, estudos indicam distúrbios na arquitetura do sono em crianças com esse problema.

Sistema gastrointestinal

Durante o sono, diversas mudanças importantes podem ser observadas no funcionamento do aparelho digestório. As principais alterações referem-se ao trato gastrointestinal superior, com a motilidade intestinal permanecendo estável durante o sono. De uma forma geral, o sono provoca uma diminuição da atividade do aparelho digestório, levando a uma inibição do fluxo salivar, com menor número de deglutições (inibição das deglutições voluntárias), o que prejudica a neutralização do ácido intraesôfago, e a uma diminuição acentuada da pressão do esfíncter esofágico superior. Ainda, a função motora gástrica está diminuída durante sono.

Devido a essas modificações, um dos principais problemas relacionados ao sistema gastrointestinal superior durante o sono é o refluxo gastroesofágico. Durante a vigília, esse é um evento pós-prandial comum, sendo uma resposta fisiológica normal à distensão gástrica, que induz um relaxamento transiente do esfíncter esofágico superior. Uma vez que o sono leva a um relaxamento da pressão do esfíncter esofágico, seu aparecimento durante o sono, diferentemente daquele observado durante a vigília, não está relacionado às refeições, mas sim ao padrão de resposta fisiológica do sistema gastrointestinal. De importância, indivíduos que relatam queimação noturna devido à ocorrência de refluxo gastroesofágico durante o sono apresentam diversas queixas relacionadas a um sono perturbado.

Sistema gastrointestinal no sono do recém-nascido
O sono é um estado fisiológico tanto crucial como vulnerável para o recém-nascido. O reflexo de contração do esfíncter esofágico superior, o reflexo de relaxamento do esfíncter esofágico inferior e os reflexos peristálticos durante o sono evoluem com a maturação. Ainda, o sono modula a frequência de recrutamento e o tipo de reflexo aerodigestivo em recém-nascidos. Dessa forma, o sono de neonatos é frequentemente interrompido por estímulos viscerais como o refluxo gastrointestinal, o que leva a consequências fisiológicas e patológicas variáveis. Adicionalmente, apesar de ser essencial para a conservação de energia e para o crescimento, o trato aerodigestivo também torna-se gradativamente mais suscetível à aspiração retrógrada e anterógrada durante os períodos de sono do recém-nascido.

Sistema endócrino

Durante o sono, a maioria das funções fisiológicas sofre um processo de reparação. Esse fenômeno é mediado principalmente pelo sistema endócrino por meio da síntese e liberação de hormônios, que, por sua vez, exercem uma influência recíproca sobre o sono. Como um de seus principais papéis, o sono acarreta um efeito modulatório importante na maioria dos componentes do sistema endócrino. Em contrapartida, diversos estudos determinaram diferentes hormônios que são responsáveis pela regulação do ciclo vigília-sono. Portanto, o sono e o sistema endócrino apresentam uma relação bidirecional. Dentre os hormônios secretados pelo nosso organismo, abaixo estão destacados aqueles que apresentam um padrão de liberação diretamente relacionado ao ciclo vigília-sono.

Hormônio de crescimento (GH)

O perfil de 24 horas de liberação do hormônio de crescimento (GH) em adultos normais consiste na manutenção de níveis baixos e estáveis interrompidas por pulsos de secreção desse hormônio. O pulso mais reprodutível ocorre logo após o início do sono, em associação com a primeira fase de sono de ondas lentas. O início do sono promove um pulso de secreção de GH independentemente de o sono ser continuado, adiado, interrompido ou reiniciado. Subsequentemente, após o início do sono noturno normal, a atividade de ondas lentas consistentemente precede a elevação nos níveis plasmáticos de GH. Aproximadamente 70% dos pulsos de liberação de GH durante o sono são correlacionados com os estágios de ondas lentas.

GH no sono da criança e do adolescente
A quantidade total e a distribuição temporal da liberação de GH são fortemente dependentes da idade. A secreção espontânea desse hormônio é detectável em recém-nascidos, que apresentam altos níveis de secreção tônica de GH. Na medida em que a criança amadurece, a frequência e a amplitude dos pulsos de liberação de GH diminuem, e a secreção tônica é atenuada. Um padrão pulsátil de liberação desse hormônio com maiores amplitudes durante o sono pode ser visto em meninos e meninas em idade pré-púbere. Posteriormente, durante a puberdade a amplitude, mas não a frequência, dos pulsos é aumentada, particularmente à noite.

> Concentrações máximas de GH são atingidas no início da puberdade em meninas e na puberdade tardia em meninos, com a maior concentração de liberação desse hormônio no período noturno, durante o sono. Em homens jovens no final dos 20 e início dos 30 anos, a liberação diurna de GH é praticamente interrompida, havendo um único grande pulso de liberação logo ao início do sono, acompanhado de outros menores ao longo da noite. Com o avanço da idade, a quantidade de GH secretada diariamente em homens jovens com mais de 65 anos de idade é geralmente menos que um terço daquela observada em homens menores de 30 anos. Adicionalmente, a quantidade total de sono de ondas lentas também é drasticamente reduzida em adultos idosos. Portanto, a diminuição da secreção de GH e a redução do tempo de sono de ondas lentas ao longo da idade ocorrem em paralelo, com ambos declínios estando essencialmente completos ao término da quarta década de vida.

Adicionalmente, apesar de o sono de ondas lentas ser o principal determinante do perfil de liberação de GH em 24 horas, existem evidências para a existência de uma modulação circadiana, com um efeito intrínseco do horário do dia.

Hormônio tireoestimulante (TSH)

O hormônio estimulante da tireoide (TSH) é um hormônio secretado de forma pulsátil com uma evidente ritmicidade circadiana e um aumento noturno característico baseado em uma maior liberação pulsátil. Os níveis séricos de TSH aumentam no final do dia, com um máximo sendo atingido durante a noite, mais especificamente por volta das duas horas, havendo, posteriormente, uma progressiva diminuição. De importância, estímulos fisiológicos como o sono ou mudanças nutricionais alteram a secreção de TSH, tendo sido demonstrado que a privação de sono aumenta de maneira significante os níveis sanguíneos de TSH em até 200%.

Prolactina

Está bem estabelecido que a secreção de prolactina é altamente dependente do sono.

As concentrações plasmáticas de prolactina são maiores durante o sono e menores durante a vigília, com o pico de secreção desse hormônio ocorrendo entre as cinco e as sete horas da manhã. Sob condições normais, 50% da produção diária total de prolactina ocorre durante o período de sono. Ainda, existe uma forte evidência indicando que a organização temporal da secreção de prolactina é parcialmente controlada pela ritmicidade circadiana, o que parece ser de maior amplitude em mulheres que em homens. Como contrapartida, sabe-se que existe uma associação temporal consistente entre o início do sono REM e uma baixa atividade de secreção desse hormônio. Adicionalmente, as taxas de secreção de prolactina e a atividade de ondas delta sofrem variações simultâneas durante o sono. Portanto, o sono e o ritmo circadiano interagem determinando a organização temporal da secreção de prolactina durante o período de 24 horas.

Hormônios esteroides

Uma das ações não sexuais mais notáveis dos hormônios esteroides é a influência que eles exercem sobre a regulação do sono. Evidências sólidas demonstram que o ciclo vigília-sono é fortemente prejudicado em condições fisiológicas ou patológicas nas quais há uma liberação anormal de hormônios esteroides. Esse fenômeno é particularmente notável em mulheres ao longo de seu ciclo reprodutivo e mesmo no decorrer do ciclo menstrual. Apesar de homens não apresentarem alterações hormonais tão marcantes como mulheres, mudanças nesses hormônios acontecem e também podem influenciar o sono. De importância, alguns aspectos da função endócrina são sexualmente dimórficos. Essa diferença entre gêneros pode explicar a existência de alterações de sono específicas para cada sexo. Nesse contexto, a análise dos efeitos de hormônios sexuais no sono é de grande importância.

> **Diferenças de gênero no sono da criança**
> Até o momento, nenhum estudo em humanos investigou diretamente se hormônios reprodutivos influenciam de maneira diferente o ciclo vigília-sono do sexo masculino e do sexo feminino no início do desenvolvimento. Porém, existem diversos relatos de diferenças nos padrões vigília-sono de meninos e meninas recém-nascidos. As diferenças entre sexos nas ondas eletroencefalográficas são evidentes logo após o nascimento e podem ter o papel de preparar o cérebro para as diferenças sexuais dos padrões da atividade de ondas lentas no adulto. Em crianças, as diferenças de sexo na arquitetura do sono são desenvolvidas por volta dos dez meses, com as meninas passando a apresentar um maior tempo total de sono. O ritmo de sono infantil masculino se desenvolve mais tarde do que o feminino, sendo que meninos também apresentam ataques de sono com menor duração quando crianças.

Cortisol

Os mecanismos homeostáticos e circadianos já citados também sofrem a influência da regulação endócrina. O núcleo supraquiasmático regula as oscilações circadianas desempenhadas pela maioria dos hormônios, incluindo o eixo hipotálamo-hipófise-adrenal, que é o principal mecanismo ativado durante as respostas de estresse. A cascata de ativação desse eixo envolve a participação de diversos fatores, sendo que seu principal produto final é o hormônio cortisol.

O cortisol tem um claro ritmo circadiano intimamente influenciado pelo sono. Antes do início do sono, os níveis de cortisol atingem seus níveis mais baixos, enquanto próximo ao fim do período de sono há um aumento que atinge o pico máximo minutos antes do indivíduo acordar. Esse padrão de liberação do cortisol suporta a noção de que esse hormônio desempenha um papel importante para a reação de despertar. A partir do momento de início do aumento de cortisol, em aproximadamente 20 a 30 minutos o indivíduo irá atingir o estado de alerta, no qual estruturas corticais e subcorticais são rapidamente ativadas. Ainda, uma vez que a relação entre sono e cortisol é recíproca, alterações nos padrões de sono afetam a secreção circadiana de cortisol.

Indivíduos que sofrem uma restrição de sono crônica apresentam um aumento significante do cortisol ao longo da tarde, similar ao efeito observado após eventos estressores, o que prejudica o início do sono, caracterizando um ciclo vicioso de prejuízos.

> **Cortisol no sono do recém-nascido**
> O ritmo de liberação do cortisol, com níveis mais baixos antes do início do sono e pico máximo antes do acordar, é estabelecido entre o terceiro e o sexto meses de vida em íntima relação com o ciclo vigília sono. Antes dessa idade, recém-nascidos apresentam dois picos de cortisol a cada 24 horas sem uma clara correlação com as horas do dia.

> **Cortisol no sono da criança e do adolescente**
> O estilo de vida moderno normalmente envolve situações em que o sono é cronicamente restrito devido a diversas condições, especialmente sociais e lúdicas para crianças e adolescentes. Com a disponibilidade da tecnologia, um elevado número de jovens deixa de dormir por diversas horas para desprendê-las com eletrônicos e mídias sociais. Os impactos dessa restrição de sono drástica envolvem a participação do aumento nos níveis de cortisol. Esse hormônio tem sido associado a alterações de humor, em uma relação que parece ser recíproca. Sentimentos de solidão, tristeza ou medo estão associados a um aumento nos níveis de cortisol na manhã seguinte. Por outro lado, baixos níveis de cortisol predizem situações de fadiga ou desconforto físico. Portanto, fica claro que o cortisol desempenha um papel principal no despertar diário, mas eventos que ocorram ao longo do dia também influenciam os níveis de cortisol do dia seguinte, que por sua vez influenciam a qualidade de sono. De importância, o cortisol interage com o sono para beneficiar a consolidação de memórias. Quando em níveis de repouso durante a aprendizagem, o cortisol está positivamente correlacionado à memória subsequente, mas apenas após um período de sono.

Estrógenos

Ao longo de suas vidas, mulheres vivenciam drásticas mudanças fisiológicas que são acompanhadas por grandes variações nas concentrações hormonais. Essas variações influenciam diretamente o sono, ao longo do mês (ciclo menstrual) e ao longo da vida (menopausa e pós-menopausa). Em mulheres, a administração exógena de estrógenos aumenta a duração do sono REM e diminui a latência para o início do sono e o tempo total de vigília após esse início. Portanto, desde seus primeiros ciclos menstruais, mulheres vivenciam mudanças no sono durante esse período. A variação circadiana da duração do sono REM é sensível às fases do ciclo menstrual, com uma diminuição no tempo de sono REM durante a fase lútea. De fato, diversas evidências demonstram que os padrões de sono exibem a maioria de seus distúrbios durante a fase lútea do ciclo menstrual. Essas mudanças são caracterizadas por um aumento na latência do sono, uma diminuição na eficiência do sono e um aumento significante da sonolência diurna. Porém, alterações subjetivas do sono foram mais comumente relatadas em associação com o período pré-menstrual, durante o qual nenhuma mudança objetiva nos padrões de sono foi detectada.

> *Estrógenos no sono da adolescente*
> Dentre as drásticas mudanças físicas e emocionais associadas à puberdade, o sono não é uma exceção. Porém, uma vez que as mudanças físicas estão associadas a alterações cognitivas e comportamentais, fica difícil determinar a influência de fatores extrínsecos e intrínsecos nas mudanças nos padrões de sono. Adicionalmente, como será discutido mais amplamente no próximo capítulo, adolescentes apresentam um padrão de sono caracterizado por um atraso de fase. Ou seja, adolescentes naturalmente apresentam uma mudança no padrão de sono, tendendo a dormir mais tarde e acordar também mais tarde.

Progesterona

A progesterona está intimamente envolvida com a regulação do sono, apresentando a capacidade de diminuir rapidamente a excitabilidade neuronal, efeito que caracterizou esse hormônio como um potencial hipnótico. Um efeito hipnótico dose-dependente da progesterona foi pioneiramente descrito em meados dos anos 1950, e a consistência desses achados vem sendo amplamente demonstrada. A administração exógena de progesterona

leva a efeitos sedativos, como diminuição de reflexos e aumento no limiar de excitabilidade cortical. Em mulheres, a relação entre sono e progesterona pode ser observada em situações que levam a mudanças fisiológicas nas concentrações desse hormônio, como o período de menopausa. Nessa condição, mulheres apresentam menor eficiência do sono, maior latência para o sono e dificuldade de manutenção do sono. Normalmente, terapias de reposição hormonal com progesterona aumentam a qualidade do sono e reduzem queixas de ronco, bruxismo e apneia. Com relação a estes efeitos, sabe-se que a progesterona é um potente estimulante respiratório, tendo sido utilizada no tratamento de distúrbios respiratórios do sono. Adicionalmente, relatos iniciais sobre os efeitos de progestinas na excitabilidade nervosa central de homens saudáveis indicam que há certas similaridades entre os padrões eletroencefalográficos induzidos por esses hormônios e por benzodiazepínicos, aumentando principalmente a quantidade de sono NREM.

Testosterona

A relação entre testosterona e sono tem sido um foco de estudos muito importante em homens, principalmente devido ao claro ritmo circadiano de liberação desse hormônio, que é facilmente detectável a partir dos quatro anos de idade. Ainda, o ritmo circadiano de secreção de testosterona também é dependente do ciclo vigília-sono. O aumento diário da testosterona tem início juntamente com o início do período de sono, atingindo níveis estáveis logo antes do primeiro episódio de movimentos rápidos de olhos característico do sono REM. Portanto, o aumento noturno da liberação desse hormônio parece estar relacionado com a ocorrência dos episódios de sono REM, sendo caracterizado, portanto, como um dos eventos tônicos que ocorrem durante essa fase do sono. Por outro lado, existe uma clara correlação entre os níveis de testosterona ao longo da vida e algumas características do padrão de sono. Em homens mais velhos, a testosterona apresenta uma drástica diminuição, o que tem sido associado à diminuição no número de episódios de sono REM e no tempo total de sono de ondas lentas. Finalmente, assim como a testosterona tem uma clara influência sobre o sono, o sono também desempenha uma importante influência sobre a liberação fisiológica de testosterona, uma vez que a fragmentação ou privação de sono leva a um distúrbio na liberação circadiana de testosterona, diminuindo a sua concentração.

> *Testosterona no sono do adolescente*
> Conforme já citado, adolescentes naturalmente apresentam um atraso de fase, normalmente dormindo mais tarde e acordando também mais tarde. Adicionalmente, a puberdade envolve o crescimento dos órgãos reprodutores masculinos, processo que é guiado por andrógenos, sendo que todos esses órgãos necessitam desses hormônios para tornarem-se completamente funcionais. Andrógenos desempenham um papel crucial no desenvolvimento das características sexuais secundárias, com ênfase para a testosterona em meninos. Nesse contexto, devido à importância da qualidade de sono para a regulação da secreção desse hormônio e ao papel que a testosterona exerce sobre a maturação sexual da criança, a falta de sono característica da adolescência, especialmente em seu início, é um assunto de extrema importância que merece atenção especial.

Sistema reprodutor

Conforme descrito acima, a regulação da fisiologia do sistema reprodutor ao longo do dia e ao longo da vida está intimamente relacionada à regulação endócrina. Em mulheres, os níveis de estrógenos variam com a maturação do sistema reprodutor, o que, por sua vez, pode influenciar diretamente o sono. Já a testosterona apresenta um padrão de liberação que acompanha a ocorrência da fase REM do sono, demonstrando uma regulação específica do próprio sono sobre a secreção circadiana desse hormônio. De importância, uma das principais características do sono REM é a ocorrência de ciclos de ereções penianas e clitorianas em indivíduos sadios.

Desde a descoberta da ereção peniana relacionada ao sono, sabe-se que esses eventos se repetem, em média, a cada 85 minutos e acontecem durante todo o sono REM, sendo caracterizados como um evento tônico dessa fase do sono. Os eventos eréteis durante o sono são verificados em todos os homens saudáveis desde o seu nascimento, ocorrendo em aproximadamente 20% do tempo de sono e 80% dos episódios de sono REM, independentemente do conteúdo do sonho. Os eventos de intumescimento peniano durante o sono são claramente relacionados a um aumento no fluxo sanguíneo peniano e a disparos na atividade dos músculos do pênis. Portanto, esse é um fenômeno involuntário, o que o torna uma importante ferramenta para a avaliação das alterações orgânicas da capacidade erétil em homens. De fato, o registro da ereção relacionada ao sono permite a distinção entre impotências fisiológicas e psicogênicas.

> *Ereção peniana relacionada ao sono ao longo da vida*
> Em virtude do amadurecimento sexual na adolescência, pode-se verificar um aumento no tempo total de intumescimento peniano durante os anos pré-púberes e no início da puberdade. Ainda, uma vez que a diminuição do tempo de sono ao longo da vida é principalmente relacionada à diminuição no tempo total de sono REM, e sabendo-se que os períodos de intumescimento ocorrem durante essa fase do sono, uma diminuição no tempo total de ereção ao longo da noite é esperada com o avançar da idade. De fato, entre os 13 e os 79 anos de idade, o tempo total de intumescimento peniano no sono diminui. Na população masculina entre os 20 e os 29 anos, um episódio de intumescimento peniano no sono REM tem duração de aproximadamente 38 minutos, passando para uma média de 27 minutos nas idades entre 67 e 67 anos.

Em mulheres, ciclos de intumescimento clitoriano e aumento do fluxo sanguíneo para a vagina também têm sido descritos durante o sono REM. Os níveis de amplitude de pulso vaginal são maiores durante essa fase do sono, indicando que as mulheres passam por mudanças no fluxo sanguíneo vaginal durante o sono REM similares àquelas observadas em homens durante as ereções penianas relacionadas ao sono. Adicionalmente, a atividade uterina também está aumentada durante o sono REM em relação às demais fases do sono, corroborando a noção de que o ciclo de atividade genital durante o sono REM na mulher é paralelo ao do homem.

Sistema imunológico

A regulação do sono é um processo extremamente complexo que envolve múltiplos sistemas. De importância, existe uma relação bidirecional entre o sono e o sistema imune, havendo uma regulação mútua entre ambos. Essa relação é comprovada tanto pelo aumento da sonolência observado em indivíduos que se encontram em quadros inflamatórios e/ou infecciosos como pela maior susceptibilidade a infecções após períodos de privação de sono. De fato, muitas citocinas intrínsecas à função da resposta imune e a infecções influenciam e regulam o sono. Adicionalmente, estudos recentes têm demonstrado que a duração do sono é de extrema importância para o funcionamento do sistema imune.

Diversas citocinas e outras moléculas envolvidas no sistema imune afetam o sono NREM. De importância, a interleucina 1 (IL-1) e o fator de necrose tumoral alfa (TNF-α) estão presentes no fluído cerebroespinal e apresentam ritmos diurnos no cérebro: os maiores níveis dessas substâncias são encontrados durante os períodos de sono. Tanto a IL-1 como o TNF--a promovem o sono, especificamente o sono NREM. Outras citocinas também têm sido relacionadas a uma regulação do sono. Por exemplo, níveis aumentados de interleucina 6 (IL-6) estão associados ao sono. Essa interleucina apresenta um padrão bifásico, com nadires entre oito e nove horas e picos entre 19 e cinco horas. A privação de sono adia esse padrão circadiano, fazendo com que o aumento da IL-6 ocorra durante o dia.

Sistema imunológico no sono da criança
A infância é a fase da vida na qual é realizada a maioria das imunizações por meio de campanhas de vacinação destinadas a faixas etárias específicas. A esse respeito, estudos recentes têm indicado que a privação de sono antes e/ou depois da vacinação inviabiliza a eficácia de vacinas como as contra as hepatites A e B, fortalecendo a importância do sono para a função ótima do sistema imunológico. Porém, estudos averiguando a relação entre a eficácia de vacinas e a qualidade/quantidade de sono na criança ainda não foram realizados. Tendo em vista a forte relação entre qualidade de sono e função imunológica, e uma vez que a criança apresenta um sistema imunológico imaturo e demanda um maior tempo de sono que o adulto, torna-se evidente a necessidade de uma monitoração especial do sono na infância antes e depois da aplicação de vacinas.

Temperatura corporal

A regulação circadiana da temperatura corporal está intimamente relacionada àquela do ritmo de propensão ao sono. Ao longo do dia, crianças e adultos apresentam dois momentos específicos de queda de temperatura corporal: uma queda menor por volta das 14 horas, após o almoço, e uma grande queda no final da tarde e início da noite. Portanto, as janelas de propensão ao sono são altamente correlacionadas aos períodos de temperaturas mínimas, o que demonstra que a queda na temperatura corporal no início da noite é um mecanismo que funciona como indutor fisiológico do início do sono. Ao longo da noite a temperatura corporal sofre algumas mudanças. O sistema hipotalâmico, responsável pelo controle da temperatura corporal por meio do equilíbrio entre a intensidade da perda de calor e a intensidade da produção de calor, está inativo durante o sono REM. Com isso, nessa fase do sono há uma perda do controle da temperatura corporal. No decorrer da noite, a temperatura segue em declínio, com as menores temperaturas sendo observadas na segunda metade da noite, quando, então, a temperatura começa a subir, favorecendo o despertar.

> *Temperatura corporal no sono do recém-nascido*
> A termorregulação em recém-nascidos é diferente daquela observada em adultos. Uma comparação entre os estágios do sono demonstrou que o prejuízo no controle da temperatura corporal observado em adultos durante o sono REM não ocorre em recém-nascidos. Nestes, os controles autonômico e comportamentais da temperatura permanecem funcionais frente às temperaturas ambientais impostas. Portanto, a interação entre o sono e a termorregulação parece ser menos importante em recém-nascidos do que em adultos, permitindo uma garantia de proteção para os processos do sono[57].

CONSIDERAÇÕES FINAIS

Na última década obteve-se um progresso notável sobre o entendimento da circuitaria neural subjacente à regulação dos estados vigília-sono e sobre o controle circadiano do comportamento. Vias neuronais, transmissores e receptores específicos foram identificados, sendo agora alvos, inclusive, de manipulações farmacêuticas para o tratamento de distúrbios de sono. A maneira como a circuitaria vigília--sono está profundamente embutida no cérebro, e intimamente relacionada às circuitarias que controlam o movimento, a motivação, a emoção e as funções fisiológicas do nosso organismo sugere que o sono é fundamentalmente importante para uma função cerebral normal e para uma vigília de qualidade.

Ao longo do período de desenvolvimento infantil, o sono passa a apresentar importância ainda maior, fornecendo as condições ideais para o desenvolvimento normal do SNC, além de exercer suas funções reparadoras. Por isso, torna-se de extrema importância a garantia da qualidade de sono na infância, o que permite um ótimo desenvolvimento, um desempenho escolar satisfatório e uma maior qualidade de vida, tanto para a própria criança como para os pais. Nesse cenário, o pediatra desempenha um papel essencial na conscientização dos pais a respeito da necessidade fisiológica de sono na infância. Garantir a qualidade e quantidade de sono no início da vida pode ser de extrema importância para prevenir futuros problemas de saúde.

BIBLIOGRAFIA

1. Abel GG, Murphy WD, Becker JV, Bitar A. Women's vaginal responses during REM Sleep. J Sex Marital Ther 1979;5:5-14.
2. Adam EK, Hawkley LC, Kudielka BM, Cacioppo JT. Day-to-day dynamics of experience--cortisol associations in a population-based sample of older adults. Proc Natl Acad Sci U S A 2006;103:17058-63.
3. Andersen ML, Alvarenga TF, Mazaro-Costa R, Hachul HC, Tufik S. The association of testosterone, sleep, and sexual function in men and women. Brain Res 2011;1416:80-104.
4. Andersen ML, Bittencourt LR, Antunes IB, Tufik S. Effects of progesterone on sleep: a possible pharmacological treatment for sleep-breathing disorders? Curr Med Chem 2006;13:3575-82.
5. Andersen ML, Tufik S. The effects of testosterone on sleep and sleep-disordered breathing in men: its bidirectional interaction with erectile function. Sleep Med Rev 2008;12:365-79.
6. Ardura J, Gutierrez R, Andres J, Agapito T. Emergence and evolution of the circadian rhythm of melatonin in children. Horm Res 2003;59:66-72.
7. Bach V, Telliez F, Krim G, Libert JP. Body temperature regulation in the newborn infant: interaction with sleep and clinical implications. Neurophysiol Clin 1996;26:379-402.
8. Behrends J, Prank K, Dogu E, Brabant G. Central nervous system control of thyrotropin secretion during sleep and wakefulness. Horm Res 1998;49:173-7.
9. Bennion KA, Mickley Steinmetz KR, Kensinger EA, Payne JD. Sleep and Cortisol Interact to Support Memory Consolidation. Cereb Cortex 2013 [in press].
10. Burgess C, Lai D, Siegel J, Peever J. An endogenous glutamatergic drive onto somatic motoneurons contributes to the stereotypical pattern of muscle tone across the sleep-wake cycle. J Neurosci 2008;28:4649-60.
11. Carno MA, Hoffman LA, Carcillo JA, Sanders MH. Developmental stages of sleep from birth to adolescence, common childhood sleep disorders: overview and nursing implications. J Pediatr Nurs 2003;18:274-83.
12. Elder GJ, Wetherell MA, Barclay NL, Ellis JG. The cortisol awakening response--applications and implications for sleep medicine. Sleep Med Rev 2014;18:215-24.
13. Geib LTC. Desenvolvimento dos estados de sono na infância. Revista Brasileira de Enfermagem 2007;60:323-6.

14. Jadcherla SR, Chan CY, Fernandez S, Splaingard M. Maturation of upstream and downstream esophageal reflexes in human premature neonates: the role of sleep and awake states. Am J Physiol Gastrointest Liver Physiol 2013;305:G649-58.
15. Kamperis K, Hagstroem S, Radvanska E, Rittig S, Djurhuus JC. Excess diuresis and natriuresis during acute sleep deprivation in healthy adults. Am J Physiol Renal Physiol 2010;299:F404-11.
16. Karacan I, Aslan C, Hirshkowitz M. Erectile mechanisms in man. Science 1983;220:1080-2.
17. Karacan I, Moore CA, Hirshkowitz M, Sahmay S, Narter EM, Tokat Y, Tuncel L. Uterine activity during sleep. Sleep 1986;9:393-8.
18. Karacan I, Salis PJ, Williams RL. The role of the sleep laboratory in the diagnosis and treatment of impotence. In: Williams RL, Karacan I, Frazier SH (ed.). Sleep Disorders: diagnosis and treatment. New York: John Wiley, 1978, p. 353.
19. Kohyama J, Tachibana N, Taniguchi M. Development of REM sleep atonia. Acta Neurol Scand 1999;99:368-73.
20. Lack LC, Lushington K. The rhythms of human sleep propensity and core body temperature. J Sleep Res 1996;5:1-11.
21. Lange T, Perras B, Fehm HL, Born J. Sleep enhances the human antibody response to hepatitis A vaccination. Psychosom Med 2003;65:831–5.
22. Leproult R, Van Cauter E. Effect of 1 week of sleep restriction on testosterone levels in young healthy men. JAMA 2011;305:2173-4.
23. Linkowski P, Spiegel K, Kerkhofs M, L'Hermite-Balériaux M, Van Onderbergen A, Leproult R, Mendlewicz J, Van Cauter E. Genetic and environmental influences on prolactin secretion during wake and during sleep. Am J Physiol 1998;274:E909-19.
24. Lu J, Greco MA, Shiromani P, Saper CB. Effect of lesions of the ventrolateral preoptic nucleus on NREM and REM sleep. J Neurosci 2000;20:3830-42.
25. Luboshitzky R, Zabari Z, Shen-Orr Z, Herer P, Lavie P. Disruption of the nocturnal testosterone rhythm by sleep fragmentation in normal men. J Clin Endocrinol Metab 2001;86:1134-9.
26. Mace JW, Gotlin RW, Beck P. Sleep related human growth hormone (GH) release: a test of physiologic growth hormone secretion in children. J Clin Endocrinol Metab 1972;34:339-41
27. Machado R, Woodley FW, Skaggs B, Di Lorenzo C, Splaingard M, Mousa H. Gastroesophageal reflux causing sleep interruptions in infants. J Pediatr Gastroenterol Nutr 2013;56:431-5.
28. Mahler B, Kamperis K, Schroeder M, Frøkiær J, Djurhuus JC, Rittig S. Sleep deprivation induces excess diuresis and natriuresis in healthy children. Am J Physiol Renal Physiol 2012;302:F236-43.
29. Monti A, Medigue C, Nedelcoux H, Escourrou P. Autonomic control of the cardiovascular system during sleep in normal subjects. Eur J Appl Physiol 2002;87:174-81.
30. Moon RY, Fu L. Sudden infant death syndrome: an update. Pediatr Rev 2012;33:314-20.
31. Murphy PJ, Campbell SS. Nighttime drop in body temperature: a physiological trigger for sleep onset? Sleep 1997;20:505-11.
32. Nobili L, De Gennaro L, Proserpio P, Moroni F, Sarasso S, Pigorini A, De Carli F, Ferrara M. Local aspects of sleep: observations from intracerebral recordings in humans. Prog Brain Res 2012;199:219-32.
33. Orem J, Lovering AT, Dunin-Barkowski W, Vidruk EH. Tonic activity in the respiratory system in wakefulness, NREM and REM sleep. Sleep. 2002 Aug 1;25(5):488-96.
34. Orem J. Excitatory drive to the respiratory system in REM sleep. Sleep 1996;19:S154-6.
35. Orr WC, Chen CL. Sleep and the gastrointestinal tract. Neurol Clin 2005;23:1007-24.
36. Parish JM. Genetic and immunologic aspects of sleep and sleep disorders. Chest 2013;143:1489-99.
37. Paul KN, Turek FW, Kryger MH. Influence of sex on sleep regulatory mechanisms. J Womens Health (Larchmt) 2008;17:1201-8.
38. Porkka-Heiskanen T, Kalinchuk AV. Adenosine, energy metabolism and sleep homeostasis. Sleep Med Rev 2011;15:123-35.
39. Porkka-Heiskanen T, Zitting KM, Wigren HK. Sleep, its regulation and possible mechanisms of sleep disturbances. Acta Physiol (Oxf) 2013;208:311-28.
40. Prather AA, Hall M, Fury JM, e cols. Sleep and antibody response to hepatitis B vaccination. Sleep 2012;35:106–39.
41. Robinson PD, Waters K. Are children just small adults? The differences between paediatric and adult sleep medicine. Intern Med J 2008;38:719-31.
42. Roffwarg HF, Muzio J, Dement WC. Ontogenetic development of the human sleep-wakefulness cycle. Science 1966;152: 604-619.
43. Sadeh A, Raviv A, Gruber R. Sleep patterns and sleep disruptions in school-age children. Developmental Psychology 2000;36:291-301.
44. Saper CB, Fuller PM, Pedersen NP, e cols. Sleep state switching. Neuron 2010;68:1023Y1042.
45. Saper CB, Scammell TE, Lu J. Hypothalamic regulation of sleep and circadian rhythms. Nature 2005;437:1257-1263
46. Saper CB. The central circadian timing system. Curr Opin Neurobiol 2013;23:747-51.

47. Saper CB. The neurobiology of sleep. Continuum (Minneap Minn) 2013;19:19-31.
48. Scher A, Hall WA, Zaidman-Zait A, Weinberg J. Sleep quality, cortisol levels, and behavioral regulation in toddlers. Dev Psychobiol 2010;52:44-53.
49. Schiavi RC, White D, Mandeli J. Pituitary-gonadal function during sleep in healthy aging men. Psychoneuroendocrinology 1992;17:599-609.
50. Shechter A, Varin F, Boivin DB. Circadian variation of sleep during the follicular and luteal phases of the menstrual cycle. Sleep 2010;33:647-56.
51. Sherin JE, Shiromani PJ, McCarley RW, Saper CB. Activation of ventrolateral preoptic neurons during sleep. Science 1996;271:216-9.
52. Silvani A, Dampney RA. Central control of cardiovascular function during sleep. Am J Physiol Heart Circ Physiol 2013;305:H1683-92.
53. Sinha D, Guilleminault C. Sleep disordered breathing in children. Indian J Med Res 2010;131:311-20.
54. Steininger TL, Gong H, McGinty D, Szymusiak R. Subregional organization of preoptic area/anterior hypothalamic projections to arousal-related monoaminergic cell groups. J Comp Neurol 2001;429:638-53.
55. Terán-Pérez G, Arana-Lechuga Y, Esqueda-León E, Santana-Miranda R, Rojas-Zamorano JÁ, Velázquez Moctezuma J. Steroid hormones and sleep regulation. Mini Rev Med Chem 2012;12:1040-8.
56. Turek NF, Ricardo AC, Lash JP. Sleep disturbances as nontraditional risk factors for development and progression of CKD: review of the evidence. Am J Kidney Dis 2012;60:823-33.
57. Van Cauter E, Plat L. Physiology of growth hormone secretion during sleep. J Pediatr 1996;128: S32-7.
58. Vetrivelan R, Fuller PM, Tong Q, Lu J. Medullary circuitry regulating rapid eye movement sleep and motor atonia. J Neurosci 2009;29:9361-9.
59. Vyazovskiy VV, Olcese U, Hanlon EC, Nir Y, Cirelli C, Tononi G. Local sleep in awake rats. Nature. 2011 Apr 28;472(7344):443-7.
60. Wall M, Dale N. Activity-dependent release of adenosine: a critical reevaluation of mechanism. Curr Neuropharmacol 2008;6:329-37.

Ontogênese do Sono e Ritmos Circadianos

Clarissa Bueno

INTRODUÇÃO: O QUE SÃO RITMOS BIOLÓGICOS?

Compreendemos os seres vivos quanto à sua organização espacial, com sua divisão em distintos órgãos e sistemas; entretanto, a organização temporal dos organismos, apesar de fundamental para a manutenção da vida, foi apenas recentemente reconhecida. Por exemplo, do mesmo modo que é importante termos um receptor e o seu metabólito ligante com uma conformação espacial adequada para permitir a ligação entre eles, também é necessário que ambos sejam expressos de modo sincronizado; do mesmo modo, os processos envolvidos na digestão dos alimentos precisam ocorrer não apenas em compartimentos específicos, mas de maneira sequencial, de modo a permitir o melhor aproveitamento dos nutrientes.

Na primeira metade do século XX, o conceito dominante de homeostasia de Walter B. Cannon postulava que o meio interno tendia a manter-se constante e oscilações seriam o resultado de fatores perturbadores externos, que o organismo procuraria corrigir de modo a retornar ao seu estado de constância normal. Desde 1729, entretanto, com os experimentos do astrônomo francês Jean Jacques de Mairan, vinham se acumulando evidências da existência de mecanismos osciladores internos. Jean Jacques de Mairan estudou os movimentos das folhas da planta *Mimosa pudica*, que permanecem abertas durante o dia e fecham-se à noite. Ao manter a planta em obscuridade constante por alguns dias o pesquisador demonstrou a manutenção do ritmo de abertura e fechamento das folhas com um período de cerca de 24 horas, independente da informação do claro/escuro ambiental, o que sugeria a presença de um mecanismo endógeno marcador de tempo. A partir de então foi possível identificar a presença de oscilações rítmicas endogenamente geradas na maioria dos organismos vivos. Apesar de diversos estudos já terem demonstrado a presença de ritmos endógenos em diferentes variáveis biológicas, foi a partir do simpósio sobre relógios biológicos realizado em *Cold Spring Harbor*, em 1960, que o conhecimento acumulado até então foi unificado, definindo-se uma nova disciplina, a cronobiologia (de *cronos*, tempo). A cronobiologia pode ser definida, assim, como a área da ciência que estuda a dimensão temporal dos organismos vivos.

A identificação de ritmos endogenamente gerados sugere a existência de mecanismos biológicos geradores e reguladores destes ritmos. Inicialmente utilizou-se o termo relógio biológico para definir estes mecanismos, procurando-se uma estrutura isolada no sistema nervoso responsável por esta regulação. Ao longo das últimas décadas, as pesquisas científicas, entretanto, têm revelado um intrincado sistema, composto não apenas por estruturas no sistema nervoso, mas também por osciladores periféricos, bem como vias moleculares distribuídas pelo organismo. Assim, o termo sistema temporizador endógeno em substituição ao termo relógio biológico anteriormente utilizado, tem se mostrado mais adequado.

Ritmos biológicos podem ser definidos como oscilações rítmicas ocorrendo na matéria viva e, na definição mais estrita de Franz Halberg, endogenamente geradas. Os ritmos biológicos são classificados de acordo com o seu período em ritmos circadianos (com período próximo às 24 horas, podendo variar entre 20 horas e 28 horas), ritmos ultradianos (com período inferior a 20 horas) e infradianos (com período superior a 28 horas). Estes ritmos podem estar sincronizados a um ciclo geofísico, o que é particularmente evidente para os ritmos circadianos, como o ciclo vigília-sono sincronizado ao dia/noite do ambiente. Outros ritmos, entretanto, não apresentam um claro correlato ambiental, como os processos envolvidos nos ciclos dos batimentos cardíacos ou na atividade oscilatória neuronal.

Ritmos biológicos endogenamente gerados podem ser sincronizados a ciclos ambientais por mecanismos de arrastamento, no qual pistas ambientais, denominadas *zeitgeberi*, promovem o ajuste da fase e do período do ritmo endógeno àquele do ciclo ambiental, estabelecendo uma relação de fase estável. Este é o tipo de relação que rege a sincronização entre o ciclo vigília-sono e o claro/escuro do ambiente. Este ajuste ocorre de forma progressiva ao longo de ciclos transientes e envolve modificações funcionais no sistema de temporização endógeno. O *zeitgeber* mais bem estudado e considerado por muitos o mais importante para a espécie humana é o ciclo claro/escuro representado pelo dia/noite.

Ciclos ambientais e ritmos biológicos também podem estar sincronizados por mecanismos de mascaramento, os quais envolvem a atuação direta dos ciclos externos sobre a expressão dos ritmos biológicos, de forma transitória e independente do sistema de temporização, cessando assim que esta atuação é suspensa. Podemos citar como exemplo a elevação da temperatura corpórea durante exercício físico ou com a elevação da temperatura ambiente, que atuariam diretamente sobre as vias efetoras da regulação da temperatura (aumentando a produção ou dificultando a perda de calor, respectivamente), sem atuar sobre o sistema temporizador endógeno.

Considerando a presença de ritmos circadianos em diversas variáveis fisiológicas, é necessário que estes diferentes ritmos endógenos estejam sincronizados não apenas em relação ao ambiente, mas também entre si, caracterizando o que se denomina organização temporal interna. Assim, ritmos como o ciclo vigília-sono, temperatura, secreção hormonal, entre outros, manteriam relações de fase estáveis entre si, o que garantiria condições de saúde adequadas. Acredita-se que o desconforto observado em situações de *Jet lag* ou no trabalho em turnos estaria relacionado à perda desta organização temporal interna.

NO MUNDO DOS OSCILADORES...

A geração e regulação da expressão dos ritmos biológicos e sua sincronização com o ambiente envolvem uma ampla rede de elementos oscilatórios, distribuídos pelo organismo. Os núcleos supraquiasmáticos são a estrutura mais bem estudada quanto ao seu papel neste sistema e, atualmente, a partir da identificação dos chamados genes do relógio, muitos avanços têm sido obtidos na elucidação dos mecanismos moleculares envolvidos na organização rítmica dos seres vivos.

Estudos de lesão em diferentes regiões do sistema nervoso central permitiram a identificação dos núcleos supraquiasmáticos (NSQs) em 1972. Trata-se de estrutura bilateral localizada no hipotálamo anterior cuja lesão promove perda da ritmicidade, em ratos, da secreção de corticosterona e do comportamento de atividade/repouso, entre outros. Os NSQs são formados por células com capacidade oscilatória intrínseca e que podem ser consideradas osciladores individuais. No nível molecular, este padrão oscilatório é determinado por alças de retroalimentação que regulam a expressão dos chamados genes do relógio, de modo que o nível intracelular das proteínas codificadas por estes genes varia de modo rítmico. Em mamíferos, foram identificados genes homólogos aos genes do relógio da *Drosophila* (como Per, Clock, Cry, além de Bmal 1 e Rev-ErbBα), que se associam formando dímeros que irão inibir ou regular a transcrição de outros genes da alça. Também foram identificados genes que, embora não participem da alça de retroalimentação, têm a sua expressão regulada por proteínas sintetizadas a partir dos genes do relógio, sendo denominados genes controlados pelo relógio. Além de serem expressos nos NSQs, também encontramos a expressão dos genes do relógio nos diversos órgãos, que podem estar sincronizados ao claro/escuro ambiental ou ter outros mecanismos de arrastamento. Em órgãos do sistema digestivo, por exemplo, a expressão dos genes do relógio está sincronizada aos ciclos de oferta de alimentos e atuam, assim, como osciladores periféricos.

Os núcleos supraquiasmáticos recebem informações fóticas do ambiente através do trato retino-hipotalâmico, composto por fibras provenientes de células fotorreceptoras, localizadas na camada de células ganglionares da retina, que têm sua ativação máxima no espectro da luz azul. Estas células contêm o pigmento melanopsina, que atuaria como fotopigmento. Os NSQs, por sua vez, enviam eferências para múltiplas áreas do hipotálamo e outras regiões do sistema nervoso; entre elas são enviadas projeções à glândula pineal, que tem a secreção do seu hormônio, a melatonina, inibida na fase clara e estimulada por via simpática na fase escura. A melatonina é produzida a partir da serotonina e tem como passo limitante a enzima N-acetiltransferase, que apresenta um ritmo circadiano robusto. Assim, a presença da melatonina durante a fase escura atuaria como um marcador temporal interno, sinalizando a condição ambiental de dia/noite para o restante do organismo e permitindo a sincronização dos diversos fenômenos fisiológicos. Estímulos não fóticos também podem atuar sobre os NSQs por uma via envolvendo o folheto intergeniculado. A elucidação das vias que envolvem a sinalização não fótica e o arrastamento de osciladores periféricos, entretanto, ainda é pouco conhecida e tem sido objeto de estudos mais recentemente.

RITMOS, SONO E BEBÊS

O padrão do ciclo vigília-sono (CVS) modifica-se desde o nascimento até a vida adulta. Assim, recém-nascidos apresentam episódios curtos de vigília entre os episódios de sono e, na somatória destes episódios, têm um tempo de sono total maior que os adultos. Os primeiros estudos em lactentes caracterizando a evolução do ritmo vigília-sono datam de meados do século XX, com o trabalho clássico de Kleitman e Engelman, 1953, demonstrando assimetria entre o dia e a noite no comportamento de sono de um grupo de crianças desde a 3ª semana de vida e que se tornou mais evidente a partir do segundo mês. Em 1961, Parmelee realizou o primeiro estudo longitudinal, descrevendo o comportamento de vigília-sono de uma criança desde o nascimento até 35 semanas de vida, identificando a emergência de um padrão de 24 horas a partir da 6ª semana e consolidação do mesmo após a 12ª semana, com um padrão de evolução não linear.

Posteriormente, Hellbrugge estudando crianças de diferentes idades definiu a evolução da ritmicidade do CVS como a transição de um padrão polifásico (composto por múltiplas frequências ultradianas) para um padrão monofásico (com predomínio do ritmo circadiano). Nesta ocasião foi identificado predominantemente um ritmo de cerca de quatro horas no CVS, atribuído por Hellbrugge ao comportamento alimentar. Estudos posteriores, entretanto, identificaram ritmos ultradianos de diferentes períodos (que podem varia de duas a oito horas) no CVS de crianças no primeiro ano de vida, sem predomínio de uma frequência em particular. Enquanto observamos um aumento progressivo da contribuição relativa do componente circadiano no contexto da ritmicidade do CVS, acompanhada por uma queda da contribuição das frequências ultradianas, o comportamento alimentar permanece com um predomínio ultradiano não necessariamente concordante com as frequências ultradianas do CVS. Assim, até o momento não foi possível demonstrar uma influência sincronizadora do comportamento alimentar sobre o CVS, ou seja, ao contrário do divulgado popularmente, os estudos científicos indicam que os horários de dormir e acordar dos bebês não são regulados pelos horários de alimentação em condição de livre demanda.

O momento de emergência de um padrão circadiano no CVS de bebês ainda é um assunto controverso. Embora tradicionalmente descreva-se um ritmo circadiano sincronizado ao ambiente a partir dos primeiros quatro meses de vida, vários autores demonstram a presença de um ritmo circadiano já ao final do primeiro mês. Certo é que a evolução para um padrão circadiano apresenta ampla variabilidade individual e ocorre de modo não linear, com épocas de aumento da potência do ritmo circadiano e outras de redução na sua potência ou até desaparecimento durante um intervalo de tempo variável ao longo do primeiro ano de vida. Este padrão de desenvolvimento é conhecido como padrão de progressão e regressão (*waxing and weaning*) do ritmo circadiano. A partir do estudo de Shimada em 1999, temos,

de modo genérico, que um ritmo circadiano sincronizado no CVS estaria presente em 50% dos bebês ao final do primeiro mês de vida, em 90%, aos dois meses e em 100% das crianças ao final dos três meses. A presença deste ritmo circadiano, entretanto, convive ainda com frequências ultradianas concomitantes.

Recentemente, os estudos sobre ritmo de vigília-sono receberam uma contribuição significativa com o uso de actímetros, sensores que detectam aceleração de movimento, realizando registro contínuo em intervalos predeterminados e armazenando-os em sua memória, o que permite a realização de coletas longitudinais. Algoritmos aplicados a esta série de dados permitem a definição de parâmetros de sono, tais como tempo total de sono e de vigília. A comparação do registro da actimetria com os dados de polissonografia mostram uma concordância de 89% a 94% nos primeiros seis meses de vida, porém com melhor valor preditivo para sono que para vigília. Este novo método de coleta permitiu que alguns autores acompanhassem famílias ao longo do final da gestação e após o nascimento, flagrando o surgimento de frequências ultradianas no comportamento de atividade/repouso materno no terceiro trimestre de gestação. Um achado interessante é que algumas mulheres apresentavam prolongamento do período do ritmo circadiano durante a gestação e, após o nascimento, havia uma alta concordância no espectro de frequências exibido pela mãe e pelo bebê, sendo que em alguns destes já era detectado ritmo circadiano entre três e 14 dias de vida (Figura 2.1).

Embora o ciclo vigília-sono seja provavelmente o ritmo biológico mais bem estudado em crianças, outras variáveis biológicas também têm sido caracterizadas quanto à presença de ritmicidade. O ritmo circadiano de temperatura, por exemplo, surgiria mais precocemente que o ritmo de atividade/repouso, ao longo da ontogênese, sendo identificado mesmo em recém-nascidos pré-termo.

O ritmo de melatonina, estudado a partir do seu metabólito excretado na urina, a 6-sul-

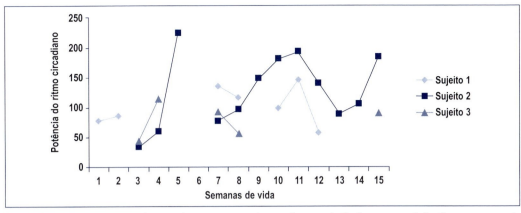

Fig. 2.1 – *Descreve a evolução do ritmo circadiano de atividade/repouso, definido por meio de actimetria, de três recém-nascidos a partir da primeira semana de vida até 15 semanas. O sujeito 1 terminou a coleta de dados com 12 semanas de vida. Podemos observar o padrão de progressão e regressão do ritmo circadiano e a significativa variabilidade entre os indivíduos.*

fatoximelatonina, estabelece-se entre nove e 15 semanas pós-concepcionais em recém-nascidos de termo e um atraso de duas a três semanas é observado no desenvolvimento deste ritmo em recém-nascidos pré-termo, bem como redução da sua amplitude. A melatonina também está presente no leite materno e observa-se ainda ritmo circadiano do aminoácido triptofano, necessário para sua síntese, postulando-se que a melatonina transmitida ao recém-nascido por esta via atuaria no desenvolvimento dos ritmos biológicos deste.

Apesar da ampla variabilidade individual no desenvolvimento de um ritmo circadiano sincronizado, a maioria das crianças apresenta um ritmo circadiano estabelecido ao final do primeiro ano de vida, com um padrão semelhante ao do adulto. Durante a infância ocorre uma progressiva redução do tempo total de sono, o qual passa a se concentrar na fase noturna, com aumento na duração do episódio de sono contínuo mais longo. A presença de despertares noturnos, que indicam fragmentação do sono, ocorre ainda em cerca de 30% das crianças entre nove meses e 11 meses e, habitualmente, restringe-se a apenas um episódio de despertar durante a noite. Cochilos durante o dia são preservados nos primeiros três anos de vida, inicialmente com dois episódios de cochilo, um matutino e outro vespertino e por volta dos três anos, com apenas um episódio de cochilo vespertino, que desaparece ainda na idade pré-escolar; embora aos quatro anos de idade, encontremos o cochilo vespertino ainda em cerca de metade das crianças. Há concordância entre diferentes estudos que a duração média do cochilo vespertino é de 75 minutos.

Ao longo da infância já podemos perceber certas preferências individuais quanto aos horários de dormir e acordar e para realização das atividades, no que deverá se consolidar posteriormente como os diferentes cronotipos. Cronotipo refere-se à preferência individual por horários de sono mais matutinos (aqueles que dormem e acordam cedo espontaneamente) ou mais vespertinos (aqueles que preferem dormir e acordar em horários mais tardios). Esta preferência tem uma distribuição na população segundo uma curva normal, em que a maioria dos indivíduos é classificada como indiferente e 20% como moderadamente matutino, 20% moderadamente vespertino e 5% como extremamente matutino ou extremamente vespertino, para cada lado da curva, respectivamente. Os cronotipos são identificados por meio de questionários específicos e, na infância, há um questionário que pode ser aplicado a partir dos quatro anos de idade, mas que ainda não está validado para a língua portuguesa.

Quadro 2.1
Ritmos no feto

A maior parte do conhecimento sobre o desenvolvimento do sistema de temporização fetal advém dos estudos em animais. Em primatas, a neurogênese nos NSQs ocorre entre 27 e 48 dias de gestação; os núcleos estão funcionalmente inervados no que seria correspondente a 25 semanas de idade pós-concepcional de um feto humano e a sua distribuição neuronal atinge um padrão semelhante ao do adulto ao final do primeiro ano de vida. Oscilações rítmicas na atividade metabólica dos NSQs em primatas são observadas intraútero e ritmo circadiano nos batimentos cardíacos fetais são identificados no terceiro trimestre de gestação em humanos. RNAs mensageiros de diversos genes do relógio são identificados nos NSQs fetais. Em primatas, foi encontrada expressão oscilatória de dois genes do relógio nos NSQs e na glândula adrenal fetal, enquanto em roedores a maioria dos genes deste grupo inicia sua expressão rítmica nos primeiros dez dias pós-natais, quando também é possível identificar ritmicidade em alguns genes controlados pelos genes relógio.

A ritmicidade fetal seria sincronizada pelo sistema de temporização materno por meio de sinais rítmicos transplacentários, onde supõe-se uma atuação da melatonina. Sugere-se que a o sistema temporizador fetal funcionaria como um oscilador periférico regido pelo sistema materno. Existem evidências de que os ritmos biológicos fetais intraútero estão indiretamente sincronizados ao claro/escuro do ambiente.

O desenvolvimento do ritmo de melatonina foi estudado em roedores, sendo possível detectar ritmo de melatonina circulante a partir do sexto dia pós-natal. Também em roedores foi estudado o desenvolvimento das células fotorreceptoras da camada ganglionar da retina, que exibem resposta à luz desde o primeiro dia pós-natal; muito antes do desenvolvimento da visão formadora de imagens. Em babuínos a atividade metabólica e expressão gênica nos NSQs são responsivas à luz desde o nascimento.

RITMOS ADOLESCENTES

Na adolescência ocorrem novas mudanças na expressão dos ritmos biológicos e, consequentemente, no ciclo vigília-sono. Os hormônios gonadotróficos sofrem modificações significativas no início da puberdade, não apenas com aumento dos seus níveis séricos, mas também alterações no seu padrão secretório rítmico. A secreção de LH e FSH exibe ritmo circadiano em meninos e meninas pré-púberes; já as gonadotrofinas exibem um padrão pulsátil de secreção, caracterizando um ritmo ultradiano. Na puberdade observamos aumento na amplitude do pulso noturno de LH e FSH e também são identificadas alterações nas relações de fase entre os diferentes hormônios, com uma redução do ângulo de fase entre os picos de LH e testosterona e de LH e estradiol.

Em relação ao comportamento de vigília-sono é característico da adolescência o fenômeno do atraso de fase. Enquanto crianças pré-púberes tendem a ser mais matutinas, na adolescência ocorre atraso de uma a duas horas no momento de início e de final do sono. É importante distinguir este fenômeno fisiológico das situações patológicas de Síndrome da Fase Atrasada (condição em que o indivíduo dorme e acorda sistematicamente em horários muito mais tardios que os da população geral, causando prejuízo social) e da Síndrome do Atraso de Fase, ou segundo a última classificação de Distúrbios do Sono, síndrome do ciclo vigília-sono não 24 horas (em que o comportamento de vigília-sono segue um período endógeno superior a 24 horas, de modo que o indivíduo dorme e acorda cada dia um pouco mais tarde). Esta distinção é importante, pois estas duas condições patológicas têm início mais frequentemente durante a adolescência. Já o atraso de fase da adolescência é observado na maioria da população nesta faixa etária e não costuma ser motivo de desconforto ou queixa por parte dos adolescentes; podendo ser relatado como inconveniente, sim, pela família.

O atraso de fase no ciclo vigília-sono é acompanhado por um atraso no ritmo de temperatura e no surto noturno de melatonina. Assim, também há um atraso de uma a duas horas no início do surto de melatonina, sendo que este surto ocorre cerca de duas horas antes do início do sono. A curva da temperatura central tem o seu vale durante a noite e o despertar está associado ao início da fase ascendente desta curva, assim, o atraso no ritmo de temperatura central levaria este vale para um horário mais próximo da manhã e estaria associado ao horário de despertar mais tardio e sonolência matutina.

O fato dos horários sociais, principalmente escolares, terem uma organização matutina, gera uma situação de conflito diante deste atraso de fase e, consequentemente, leva à privação de sono. Embora seja um fenômeno fisiológico, fatores ambientes poderiam potencializar o atraso de fase na adolescência. O estilo de vida moderno, como os atuais hábitos sociais, que criam um ambiente propício para o prolongamento da atividade humana durante a fase noturna e, particularmente, a presença de luz elétrica e seus derivados (televisão, computador, Internet) podem contribuir para acentuar a privação de sono.

O atraso de fase é mais acentuado entre os meninos, que durante e após a adolescência tornam-se mais vespertinos que as meninas. Este fenômeno atinge um pico por volta dos 16 anos para as mulheres e dos 21 anos para homens, sendo proposto, então, que o pico do atraso de fase poderia configurar um marcador do final da adolescência (Figura 2.2).

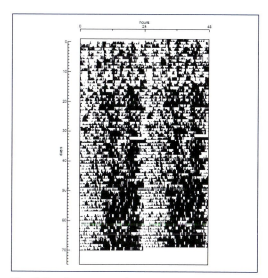

Fig. 2.2 – *Actograma de um sujeito nos primeiros 70 dias de vida. Os dados estão dispostos em dupla representação, com dois dias consecutivos em cada linha. As barras pretas indicam atividade e os intervalos em branco, indicam repouso. Observamos nos primeiros 15 dias o predomínio de um padrão ultradiano; a partir de então, já é possível distinguir um ritmo circadiano, que se consolida progressivamente.*

Quadro 2.2
Sono e horários escolares

Comentamos anteriormente que durante a adolescência os horários de dormir e acordar, assim, como variáveis fisiológicas, como temperatura e ritmo de melatonina, sofrem um atraso de fase. Este fenômeno resulta no fato de que adolescentes serão mais vespertinos que crianças pré-escolares. É comum nas famílias com crianças pequenas que os pais se queixem que são obrigados a despertar cedo, porque seus filhos pequenos já acordaram. Os adolescentes, por outro lado, são habitualmente despertados pelos pais, não sem alguma dificuldade.

Deveríamos nos perguntar, então, por que os horários escolares no Brasil seguem na contra mão das modificações fisiológicas do sistema de temporização. Ou seja, na maioria das escolas, a Educação Infantil e os primeiros anos do ensino fundamental iniciam as suas aulas durante a tarde, enquanto, os últimos anos do ensino fundamental e, em muitos casos, o ensino médio têm aulas durante a manhã. Esta organização do tempo social decorre da falta de conhecimento dos administradores públicos a respeito das pesquisas científicas realizadas nas últimas décadas. Em outros países o atraso no horário de início das aulas tem se mostrado bem-sucedido.

Enquanto a puberdade atrasa a ritmicidade biológica, a mudança para horários de estudo matutinos obriga a um avanço de fase, levando a um conflito temporal. A necessidade de acordar cedo impõe uma privação de sono ao adolescente, o que leva à sonolência diurna e prejudica o seu desempenho. Quando aulas de maior demanda cognitiva, como matemática, são colocadas nos primeiros horários é clara a queda de desempenho se comparada com a mesma aula administrada no final da manhã. A privação de sono ocorre porque devido ao atraso de fase, o aluno tem dificuldade em adiantar o seu horário de dormir, de modo que o tempo total de sono durante a noite será reduzido. Além disso, fatores relacionados ao mundo moderno, como televisão e Internet, afetam principalmente os adolescentes, que tendem a atrasar seu horário de dormir para poder usufruir das novas tecnologias.

Além de causar prejuízo ao aprendizado, a privação de sono também afeta o humor e o comportamento, facilitando, por exemplo, reações agressivas.

Além do ritmo vigília-sono, a atenção também apresenta ritmicidade. Podemos observar tanto um ritmo circadiano de atenção, que segue o atraso do ritmo vigília-sono, quanto um ritmo ultradiano, com duração de cerca de 90 minutos. Isto explica porque é difícil manter a atenção em uma mesma atividade por um tempo maior que este e justifica as posições contrárias à chamada "dobradinha", ou seja, duas aulas seguidas do mesmo professor com a mesma turma.

BIBLIOGRAFIA

1. Brown, R.L.; Robinson, P.R. Melanopsin – shedding light on the elusive circadian photopigment Chronobiology International, v. 21, n. 2, p. 189-204, 2004.
2. Carskadon, M.A; Wolfson, A.R; Acebo, C.; Tzischinsky, O.; Seifer, R. Adolescent sleep patterns, circadian timing and sleepiness at a transition to early school days. Sleep. v. 21, n. 8, p. 871-881, 1998.
3. Crowley, S.J.; Acebo, C.; Carskadon, M.A.A. Sleep, circadian rhythms, and delayed phase in adolescence. Sleep Medicine, v. 8, p. 602-612, 2007.
4. Cubero, J.; Valero, V.; Sánchez, J.; Rivero, M.; Parvez, H.; Rodríguez, A.B.; Barrigda, C. The circadian rhythm of tryptophan in breast milk affescts the rhythms of 6-sulfatoxymelatonin and sleep in newborn. Neuroendocrinology Letters, v. 26, n. 6, p. 657-661, 2005.
5. Hellbrugge, T. The development of circadian rhythms in infants. In Cold Spring Harbor Symposia on Quantitative Biology, v. 25, p. 311-323, 1960.
6. Kennaway, D.J. Melatonin and development: physiology and pharmacology. Seminars in Perinatology, v. 4, n. 4, p. 232-242, 2000.
7. Kennaway, D. J. Melatonin and development: physiology and pharmacology. Seminars in Perinatology, v. 4, n. 4, p. 232-242, 2000.
8. Kleitman, N.; Engelman, G. Sleep characteristics of infants. Journal of Applied Physiology, v. 6, p. 269-282, 1953.
9. Lohr, B.; Siegmund, R. Ultradian and circadian rhythms of sleep-wake and food-intake behaviour during early infancy. Chronobiology International, v. 16, n. 2, p. 129-148, 1999.
10. Louzada, F.; Menna-Barreto, L. O sono da sala de aula: tempo escolar e tempo biológico. 1 ed. Rio de Janeiro: Vieira e Lent Casa editorial Ltda, 2007.
11. Louzada, F.M.; Orsoni, A.; Mello, L.; Benedito-Silva, A.A.; Menna-Barreto, L. A longitudinal study of the sleep/Wake cycle in children living on the same school schedules. Biological Rhythms Research. v. 27, n. 3, p. 390-397, 1996.
12. Marques, N.; Menna-Barreto, L (Orgs). Cronobiologia: princípios e aplicações. 3. ed. São Paulo: Editora da Universidade de São Paulo, 2003.
13. Mello, L.; Louzada, F.M.; Menna-Barreto, L. Effects of school shedules transition on sleep/Wake cycle of Brazilian adolescents. Sleep and Hypnosis. v. 3, n. 3, p. 106-111, 2001.
14. Menna-Barreto, L.; Benedito-Silva, A.A.; Marques, N.; Andrade, M.M.M.; Louzada, F. Ultradian components of the sleep-wake cycle in babies. Chronobiology International, v. 10, n. 2, p. 103-108, 1993.
15. Menna-Barreto, L.; Isola, A.; Louzada, F.; Benedito-Silva, A.A; Mello, L. Becoming circadian – a one year study of the development of the sleep-wake cycle in children. Brazilian Journal of Medical and Biological Research, v. 29, n. 1, p. 125-129, 1996.
16. Mitamura R; Yano K; Suzuki N; Ito Y; Makita Y; Okuno A. Diurnal rhythms of luteinizing hormone, follicle-stimulating hormone, testosterone and estradiol secretion before the onset of female puberty in short children. Journal of Clinical Endocrinology and Metabolism v. 85, n. 3, p. 1074-1080, 2000.
17. Mitamura, R.; Yano, K.; Suzuki, N.; Ito, Y.; Makita, Y.; Okuno, A. Diurnal rhythms of luteinizing hormone, follicle-stimulating hormone and testosterone secretion before the onset of male puberty. Journal of Clinical Endocrinology and Metabolism. v. 84, n. 1, p.29-37, 1999.
18. Moore, R.Y.; Eichler, V.B. Loss of a circadian adrenal corticosterone rhythm following suprachiasmatic lesions in the rat. Brain Research, v. 42, p. 201-206, 1972.
19. Mrosovsky, N. Locomotor activity and non-photic influences on circadian clocks. Biological reviews of the Cambridge Philosophical Society, v. 71, n. 3, p. 343-372, 1996.
20. Parmelee, A.H. Sleep patterns in infancy. A study of one infant from birth to eight months of age. Acta Paediatrica, v. 50, p. 160-170, 1961.
21. Reinberg, A.; Ashkenazy, I. Concepts in human biological rhythms. Dialogues in clinical Neuroscience, v.5, n. 4, p. 327-342, 2003.
22. Rivkees, S.A; Hao, H. Developing circadian rhythmicity. Seminars in Perinatology, v. 4, n. 4, p. 232-242, 2000.
23. Robinson, I; Reddy, A.B. Molecular mechanisms of the circadian clockwork in mammals. FEBS Letters, v. 6, 2014.
24. Roenneberg, T.; Kuehnie, T.; Pramstaller, P.P.; Ricken, J.; Havel, M.; Guth, A.E.; Merrow, M. A marker of the end of adolescence. Current Biology v.14, n. 24, p. 1038-1039, 2004.
25. Ruggiero, L.; Allen, C.N.; Brown, R.L.; Robinson, D.W. The development of melanopsin-containing retinal ganglion cells in mice with early retinal degeneration. European Journal of Neuroscience, v. 29, p. 359-367, 2009.
26. Schibler, U.; Ripperger, J.; Brown, S.A. Peripheral circadian oscillators in mammals: time and food. Journal of Biological Rhythms, v. 18, n. 3, p. 250-260, 2003.
27. Serron-Ferre, M.; Valenzuela, G.J.; Torres-Farfan, C. Circadian clocks during embryonic and fetal development. Birth Defects Research (Part C), v. 81, p. 204-214, 2007.

28. Shimada, M.; Takahashi, K.; Segawa, M.; Higurashi, M.; Samejin, M.; Horiuchi, K. Emmerging and entraining patterns of the sleep-wake rhythm in preterm and term infants. Brain and Development, v. 21, p. 468-473, 1999.

29. So, K.; Buckley, P.; Adamson, M.; Horne R.S.C. Actigraphy correctly predicts sleep behavior in infants who are younger than six months, when compared with polysomnography. Pediatric Research, v. 58, n. 4, p. 761-765, 2005.

30. Valees, P.; Ramírez, C.; Garcia, A.; Talamantes, J.; Cortez, J. Circadian and homeostatic variation in sustained attention. Chronobiology International, v. 27, n. 2, p.393-416, 2010.

31. Ward, T.M.; Gay, C.; Anders, T.F.; Alkon, A.; Lee, KA. A. Sleep and napping pattern in 3-to5-year old attending full-day childcare centers. Journal of Pediatric Psychology, v. 33, n. 6, p. 666-672, 2008.

32. Werner, H.; Lebourgois, M.K.; Geiger, A; Jenny, O.G. Assessment of chronotype in four-to –eleven--year-old children: reliability and validity of the children´s chronotype questionnaire (CCTQ). Chronobiology International, v. 26, n. 5, p. 992-1014, 2009.

33. Wittman, N.; Dinnich, J.; Merrow, M.; Roenneberg, T. Social jet lag. Chronobiology International, v. 23, n. 1 e 2, p.497-509, 2006.

34. Wullf, K.; Siegmund, R. Circadian and ultradian time patterns in human behavior: Part 1: activity monitoring of families from prepartum to postpartum. Biological Rhythm Research, v. 31, n. 5, p. 581-602, 2000.

Polissonografia Normal

Rosana Souza Cardoso Alves
Marina Cardeal

O exame de polissonografia (sinonímia: polissonografia noturna, poligrafia de noite inteira ou video-polissonografia) é caracterizado pelo registro de múltiplas variáveis fisiológicas durante o sono do indivíduo. Dentre os vários parâmetros fisiológicos que são monitorados temos: a atividade elétrica cerebral através do eletroencefalograma (EEG), a movimentação ocular, a movimentação dos membros e da musculatura submentoniana (EMG), além da respiração, dos batimentos cardíacos e de gases sanguíneos (O_2 e CO_2). O registro do EEG é parâmetro de fundamental importância para o estagiamento do sono. Os movimentos oculares são registrados por meio de eletro-oculograma (EOG) e são importantes para a avaliação do estágio REM. Os registros dos movimentos dos membros e a monitorização da musculatura submentoniana são necessários para avaliar tônus e movimentos. Os registros dos movimentos respiratórios são realizados através de sensores ou captadores de fluxo colocados próximos ao nariz e boca (termístor e/ou cânula) e pelos movimentos respiratórios torácicos e abdominais os quais são registrados continuamente por cintas. Outras variáveis fisiológicas como CO_2 e pH esofágico também podem ser avaliadas. O ideal é que se realize a video-polissonografia, ou seja, a polissonografia completa com registro da noite inteira com vídeo o que possibilita o diagnóstico diferencial entre comportamentos anormais durante o sono.

Do ponto de vista histórico, vale citar que os primeiros registros da atividade elétrica cerebral datam de 1875, realizados por Richard Caton em animais. Entretanto, a compreensão moderna de sono começou a partir do trabalho de Hans Berger, em 1929, que realizou os primeiros registros da atividade elétrica cerebral em seres humanos, os quais denominou de eletroencefalograma – EEG. Na década de 1930, Loomis, Harvey e Hobart (1937) utilizaram o EEG para o estudo do sono em seres humanos, descobrindo que o sono era caracterizado por estagios distintos que se alternavam espontaneamente durante a noite, cuja diferenciação era regida pela morfologia e frequência dos potenciais, diferenciando estágios superficiais e profundos. A identificação do sono com movimentos oculares rápidos (sono REM do inglês *rapid eye movements*) por Aserinsky e Kleitman, em 1953, iniciou uma nova era na pesquisa de sono, seguindo-se uma profusão de trabalhos sobre fisiologia e fisiopatologia do sono.

Na década de 1960 ocorreu a expansão dos conhecimentos não somente sobre a polissonografia como também sobre a apneia do sono, após sua descrição por Gastaut e cols., em 1965. Ao final da década de 1960, surgiu a padronização da terminologia da classificação dos estágios de sono em adultos, com critérios de Rechtschaffen & Kales "*A Manual of Standardized Terminology, Techniques and Scoring System for Sleep Stages of Human Subjects*", a qual foi seguida pela uniformização dos traçados na infância por Anders, Emde & Parmelee "*A Manual of Standardized Terminology, Techniques and Criteria for Scoring of States of Sleep and Wakefulness in Newborn Infants*". Na década de 1970 ocorreu a classificação nosológica da *Association of Sleep Disorders Centers*.

A polissonografia, inicialmente feita apenas para fins de pesquisa, passou a ser utilizada rotineiramente como parte integrante dos exames disponíveis ao clínico. Esta década foi também marcada pelo conceito de que modificações fisiológicas ocorrem em todos os sistemas, e não apenas no sistema nervoso, durante os diversos estados do sono e que estes também diferem da vigília.

Em 2007, tivemos uma reavaliação das normas para estagiamento de sono, com a publicação do novo manual: *The AASM Manual for the Scoring of Sleep and Associated Events*, sendo em 2012, lançado uma atualização das especicações técnicas, terminologias e regras aplicadas ao estagiamento do sono (Tabela 3.1). Assim, a maior parte das informações deste capítulo baseia-se já no novo manual.

Tabela 3.1
Padronização da classificação dos estágios de sono a partir dos seis meses de idade

Estágios do sono	Rechtschaffen & Kales	Estágios do sono	AASM (2007, 2012)
0 ("estágio W")	Vigília. EEG com ritmo alfa (8 - 13 Hz), baixa amplitude, frequências variadas e movimentos oculares rápidos	W (wakefulness ou desperto)	Ondas agudas occipitais: - Negativa, > 65 µV, 150 - 250 ms: com movimento de varredura - Positiva inicial e negativa: < 200 µV, 200 - 400 ms)
1	Transição vigília-sono, EEG com frequência 4 - 7,5 Hz (teta), alfa em menos de 50% do tempo e presença de "ondas do vértex". Tônus muscular reduzido e movimentos oculares lentos	N1	Atividade mista de baixa amplitude 4 - 7 Hz; movimentos conjugados, regulares e sinusoidais dos olhos com depleção inicial > 500 ms; onda aguda do vértex (início aos 6 meses de idade; máximo aos 16 meses); teta rítmico anterior e 5 - 7 Hz (início aos 5 anos) e hipersincronia hipnagógica (30% aos 3 meses, 95% entre 6 - 8 meses, 10% aos 11 anos) Obs.: se não houver alfa da vigília, considerar alentecimento maior que 1 Hz da base entre 4 - 7 Hz.
2	EEG com ondas de baixa voltagem e frequência variada, até 20% de ondas delta (< 3,5 Hz e amplitude > 75 µV), presença de fusos do sono e complexos K	N2	Semelhante ao adulto e à norma de Rechtschaffen & Kales Fusos do sono com início entre 4 - 6 semanas, máximo entre 8 - 9 semanas, assíncronos em 50% até 6 meses e 30% até 1 ano. Complexo K com início aos 5 - 6 meses na região frontal.
3	EEG com ondas delta > 75 µV em no mínimo 20% e máximo 50% da época	N3 (sono de ondas lentas)	Ondas delta de 100 - 400 µV e frequência de 0,5 - 2 Hz predomínio frontal. Iniciando-se aos 2 meses, máximo aos 3 - 4,5 meses.

Continua...

Capítulo 3 – Polissonografia Normal

Tabela 3.1
Padronização da classificação dos estágios de sono a partir dos seis meses de idade – continuação

Estágios do sono	Rechtschaffen & Kales	Estágios do sono	AASM (2007, 2012)
4	EEG com ondas delta > 75 µV em mais de 50% da época: estágio profundo do sono	–	
REM	EEG dessincronizado com frequências variadas e de baixa voltagem; "ondas em dente de serra" (características deste estágio); abalos episódicos de movimentos oculares rápidos; supressão da atividade do EMG dentre outros eventos fisiológicos (labilidade da pressão arterial, flutuação da frequência cardíaca)	R (REM)	Semelhante à norma de Rechtschaffen & Kales Ondas dente de serra com início aos 5 meses, de 1 - 5 anos surtos de atividade teta 5 - 7 Hz e aos 5 - 10 anos tornam-se semelhante ao adulto

ESTAGIAMENTO DOS EVENTOS RESPIRATÓRIOS

Gastaut e cols. (1965), descreveram pausas respiratórias que ocorriam exclusivamente durante o sono, as quais foram posteriormente denominadas de apneias do sono. A apneia do sono é definida como uma cessação da passagem de ar pelas vias aéreas superiores (VAS), com duração de pelo menos dez segundos. A hipopneia é definida como uma redução do volume do fluxo ventilatório e podem determinar morbidades semelhantes aos eventos de apneia. São descritos três tipos de apneia do sono (Tabela 3.2):

Tabela 3.2
Critérios de estagiamento dos eventos respiratórios para a faixa etária pediátrica (AASM, 2012)

	Apneia obstrutiva	Hipopneia	Apneia mista	Apneia central	Hipoventilação	Respiração periódica
Duração	≥ 2 ciclos respiratórios	≥ 2 ciclos respiratórios	≥ 2 ciclos respiratórios	≥ 20 s e ausência de esforço inspiratório	$pCO_2 > 50$ mmHg por mais de 25% TTS	≥ 3 episódios de apneia central, duração > 3 s separados ≤ 20 s de respiração normal
Queda da amplitude do fluxo ventilatório	≥ 90%	≥ 30%	≥ 90%	Ou		
Esforço inspiratório	+	- ou +	Ausente em uma parte e presente em outra	≥ 2 ciclos respiratórios associado a despertar, microdespertar ou dessaturação ≥ 3%		
Despertar/microdespertar	- ou +	- ou +	- ou +			
Dessaturação	- ou +	≥ 3%	- ou +			

Microdespertar = alteração abrupta do EEG incluindo alfa, teta ou frequências > 16 Hz (excluindo-se fusos do sono) com duração queda ≥ 3 s, sendo precedido de ao menos 10 s de sono estável; Dessaturação = queda ≥ 3% da saturação de oxigênio basal; pCO_2 = pressão parcial de CO_2; TTS = tempo total de sono.

- Central: há ausência de esforço respiratório;
- Obstrutiva: persiste o esforço respiratório na ausência de passagem de ar pelas VAS;
- Mista: a pausa inicia como central e evolui para obstrutiva.

Considera-se para o diagnóstico da Síndrome da apneia-hipopneia do sono (SAOS) na criança um índice de apneia (IAO) maior que uma por hora de sono, podendo haver múltiplos despertares e microdespertares e dessaturação da oxihemoglobina

No caso das alterações respiratórias do sono, indica-se a PSG quando há presença de pelo menos dois dos itens a seguir:

- Quadro de ronco habitual associado a um ou mais dos seguintes sintomas: agitação, problemas de comportamento ou acadêmico, enurese, despertares frequentes e desnutrição;
- Apneia observada pela família;
- Sonolência excessiva diurna;
- Policitemia;
- *Cor pulmonale;*
- Aumento do esforço respiratório durante o sono;
- Paciente irá realizar qualquer cirurgia eletiva e apresenta sintomas sugestivos SAOS;
- Síndromes genéticas e malformações craniofaciais.

Recomenda-se a repetição da PSG:

- Na persistência de ronco e apneia dois meses após a adenotonsilectomia;
- No acompanhamento da terapia de emagrecimento;
- No acompanhamento da terapia com CPAP.

ESTAGIAMENTO DE OUTROS EVENTOS

O critério para microdespertares é uma mudança abrupta no EEG (frequência alfa, teta e/ou frequências maiores que 16 Hz) com duração de três a dez segundos.

Os critérios para ECG são semelhantes aos utilizados no ECG convencional.

Considera-se para o diagnóstico de movimentos periódicos dos membros: série de quatro ou mais episódios de contração muscular (duração: 0,5 a 10 s) separados por intervalo típico de 20 - 40 s, muitas vezes acompanhados por microdespertares.

TESTE DE LATÊNCIAS MÚLTIPLAS DE SONO

O teste de latências múltiplas de sono (TLMS) é o exame mais utilizado para a quantificação objetiva de sonolência diurna. Consiste em quatro ou cinco registros poligráficos durante o dia, realizados em intervalos de duas horas, sendo que em cada registro mede-se o tempo que o paciente demora para dormir. Este teste, além de quantificar o grau de sonolência excessiva, também tem a finalidade de detectar a presença de sono REM, importante para o diagnóstico de narcolepsia. A avaliação laboratorial exige uma polissonografia (PSG) seguida no dia seguinte do TLMS.

ESTAGIAMENTO DE SONO NO PRIMEIRO ANO DE VIDA

O primeiro ano de vida merece atenção à parte, pois apresenta características do ciclo vigília-sono que espelham a maturação fisiológica acelerada do sistema nervoso central (SNC), bem como nos padrões de sono e na função respiratória da criança (Anders, 1971). Os ciclos de sono em recém-nascidos (RN) a termo duram em torno de 60 minutos e no decorrer dos dois primeiros anos de vida prolongam-se. Por volta dos dois meses, metade dos bebês já consegue dormir cinco horas durante a noite; no final do primeiro ano, a maioria das crianças dorme a noite inteira, padrão que se mantém até a idade avançada. Cada ciclo de sono tem, nesta faixa etária, apenas dois estados claramente identificáveis e um intermediário (Anders, 1971):

Capítulo 3 – Polissonografia Normal

- Estado quieto: este estágio posteriormente originará o sono não REM (NREM). O RN está geralmente quieto, com os olhos fechados, respiração regular e não ocorrem movimentos oculares rápidos;

- Estado ativo: Este estágio é o precursor do sono REM. Caracteriza-se por grande atividade comportamental. Ocorrem movimentos faciais como sucção, sorriso e careteamento. Surgem movimentos discretos dos dedos intercalados com movimentos globais corpóreos, geralmente lentos. Ocorrem movimentos oculares rápidos, redução da atividade à eletromiografia (EMG) e respiração irregular;

- Estado indeterminado: Este corresponde à porção do traçado que não é típica de nenhum dos outros estágios.

Apesar de controvérsias, a classificação acima é utilizada para crianças com menos de seis meses de vida.

DIAGNÓSTICO POLISSONOGRÁFICO

Em muitos distúrbios do sono, o diagnóstico pode ser firmado do ponto de vista clínico. No entanto toda vez que houver necessidade de esclarecimento diagnóstico, a polissonografia é o exame de eleição. O ideal é que sempre se realize a video-polissonografia, ou seja, a polissonografia com vídeo, o que possibilita o diagnóstico diferencial entre comportamentos anormais durante o sono. Quando houver suspeita clínica de epilepsia, deve-se realizar a vídeo-polissonografia com montagem completa de EEG para registro de crises e/ou descargas epileptiformes.

Com a finalidade de revisão resumimos a seguir os principais achados polissonográficos nos distúrbios do sono mais frequentes na população pediátrica (Tabela 3.3). Essas patologias são abordadas neste livro em capítulos específicos.

Tabela 3.3
Achados polissonográficos nos principais distúrbios do sono na criança

Alteração do sono	Achados PSG
Síndrome da apneia-hipopneia do sono (SAOS)	Índice de apneia obstrutiva (IAO) > 1 por hora de sono, múltiplos despertares e microdespertares, dessaturação da oxihemoglobina
Síndrome da hiper-resistência das vias aéreas superiores – SHVAS	Aumento do número de microdespertares (> 10 por hora de sono); estes despertares são precedidos de aumento do esforço respiratório (documentado pelo registro da pressão intraesofágica negativa medida por balão esofágico), queda do volume corrente com limitação de fluxo aéreo
Insônia psicofisiológica idiopática	Aumento da latência de sono e de sono REM, aumento de estágio 1, aumento de despertares, redução de sono delta e sono REM, além de redução da eficiência de sono
Narcolepsia	Latências curtas de sono e de sono REM (SOREMP = sleep onset REM period), múltiplos despertares com aumento de tempo acordado após o início do sono, eficiência do sono baixa, e aumento de estágio 1; TLMS mostra latências curtas (< 5 min), com presença de 2 ou mais SOREMPs
Hipersonia idiopática	Sono noturno prolongado, sem despertares e com aumento de sono delta; TLMS revela latências curtas sem sono REM
Síndrome de Kleine-Levin	Alta eficiência de sono, estágios 3 e 4 reduzidos, latências de sono e de sono REM reduzidas
Síndrome da movimentação periódica dos membros (PLMS)	Série de 4 ou mais episódios de contração muscular (duração: 0,5 a 10 s) separados por intervalo típico de 20 - 40 s, muitas vezes acompanhados por microdespertares

Continua...

Tabela 3.3
Achados polissonográficos nos principais distúrbios do sono na criança – continuação

Alteração do sono	Achados PSG
Síndrome das pernas inquietas	Movimentos em MMII no início do sono; frequentemente há associação com PLMS
Distúrbios do despertar: Sonambulismo, terror noturno e despertar confusional	Aumento de microdespertares, hipersincronia de ondas delta durante o sono NREM, aumento da instabilidade do sono, aumento de sono delta; a macroestrutura do sono em geral é normal; muitas vezes é possível registrar um episódio de sonambulismo ou terror noturno; no caso do sonambulismo há atividade motora no final do 1° ou 2° período de sono delta; no terror noturno os episódios ocorrem usualmente no 1° terço da noite em sono delta com intensa atividade neurovegetativa
Transtorno comportamental do sono REM	Ausência de atonia durante o sono REM; no sono NREM pode haver também movimentos periódicos e não periódicos de membros inferiores.

BIBLIOGRAFIA

1. American Academy of Sleep Medicine. International classification of sleep disorders, 3rd ed. Darien, IL: American Academy of Sleep Medicine, 2014.
2. American Thoracic Society: Standards and Indications for Cardiopulmonary Sleep Studies in Children. Am. J. Respir. Care Med. 153: 866-878, 1996.
3. Anders, T., R. Emde, A. Parmelee : A Manual of Standardized Terminology Technique and Criteria for Scoring States os Sleep and Wakefulness in Newborn Infants. Los Angeles: UCLA Information Service/BRI Publication Office. Neurological Information Network (1971).
4. Aserinsky E, Kleitman N. Regularly occurring periods of eye motility, and concomitant phenomena during sleep. J Neuropsychiatry Clin Neurosci. 2003;15(4):454-5.
5. Berry RB et al. Rules for Scoring Respiratory Events in Sleep: Update of the 2007AASM Associated Events. Deliberations of the Sleep Apnea Definitions Task Force of the American Academy of Sleep Medicine. Journal do Clinical Sleep Medicine. Vol 15;8(5): 597-619, 2012.
6. Carskadon M, Rechtschafen A. Monitoring and Staging Human Sleep. Em: Kryger M.H.; Roth T. & Dement W.C. Principles and practice of sleep medicine 4th ed, Elsevier Saunders, pp. 1359-1377, 2005.
7. Gastaut H, Tassinari CA, Duron B. Étude polygraphique des manifestations épisodiques (hypniques et respiratoires), diurnes et nocturnes, du syndrome de Pickwick. Brain Res 2 :167-186, 1965.
8. Hossain JL, Shapiro CM. The Prevalence, Cost Implication, and Management of Sleep Disorders: An Overview. Sleep Breath. Vol 6(2):85-102, 2002.
9. Iber C et al. The visual scoring of sleep and arousal in infants and children. The AASM Manual for the Scoring of Sleep and Associated Events. Journal of Clinical Sleep Medicine, Vol 3 (2):32-5, 2007.
10. ICSD-2. The International Classification of Sleep Disorders, Diagnostic and Coding Manual, Second Edition, AASM, Westchester, IL, EUA. P. Hauri, Task Force Chair, 2005.
11. ICSD-3. The International Classification of Sleep Disorders, Diagnostic and Coding Manual, Second Edition, AASM, Westchester, IL, EUA. Berry RB et al, 2012.
12. Marcus, C.L; Omlin, K.J.; Basinki, D.j.; Bailey, S.L.; Rachal. A B.; Von Pechmann, W.S.; Keens, T.G.; Ward, S.L.D. – Normal Polysomnographic Values for Children and Adolescents. Am. Rev. Respir. Dis. 146: 1235-39, 1992.
13. Rechtschaffen, A.; Kales, A. A Manual of Standardized Terminology, Techniques and Scoring System for Sleep Stages of Human Subjects. Public Health Service. US Government Printting Office, Washington, DC, 1968.

Puericultura do Sono

José Hugo de Lins Pessoa

INTRODUÇÃO

A puericultura é uma ação essencial na atividade pediátrica. O sono é um importante processo fisiológico ativo influenciado por fatores ambientais e comportamentais. O desenvolvimento pós-natal das estruturas neurológicas responsáveis pelo sono ocorre rapidamente nos primeiros meses e anos de vida e a maturação desse sistema é um importante marco no processo do crescimento e desenvolvimento da criança. A puericultura do sono visa promover um ciclo vigília/sono adequado para o bom desenvolvimento, a saúde e o bem-estar da criança, bem como da sua família.

Durante muito tempo pouca atenção era dada ao estado de sono da criança porque a visão médica estava focada apenas com o que ocorria no período de vigília. Em que pese que a importância do sono para a saúde da criança é conhecida pela puericultura há quase um século, só recentemente a atenção com o sono da criança tem sido mais valorizada com os avanços científicos da medicina do sono pediátrica. Os complexos mecanismos neuroquímicos, neurofisiológicos e comportamentais do ciclo vigília-sono, bem como os ciclos eletrofisiológicos durante o sono são hoje cada vez mais estudados.

A disfunção do processo do sono, o débito crônico de sono, pode ter repercussões negativas na saúde da criança afetando o desenvolvimento cognitivo, emocional e físico. Acrescente-se o fato de que o distúrbio de sono da criança prejudica o sono dos pais, que com o cansaço diurno, tem sua função parental prejudicada. A gênese do distúrbio do sono na criança pode ser de causa médica, no entanto, causas comportamentais, resultantes da relação pais/filhos e do estresse social, são relevantes. A puericultura do sono representa, na prática, um conjunto de comportamentos e atitudes que visam ajudar e favorecer um sono fisiológico, seguro e reparador. Seu objetivo maior e estabelecer hábitos de sono saudáveis para toda a vida do indivíduo. Obter a adesão da família as orientações da puericultura do sono pode ser considerado tão importante para o bom crescimento e desenvolvimento da criança quanto obter a adesão para as orientações em outras áreas, como da nutrição e ao calendário vacinal.

A orientação antecipatória é um importante componente das consultas de puericultura. Para um melhor resultado da puericultura do sono (prevenção primária) a família deve ser orientada o mais precocemente possível, antes que surjam as manifestações dos distúrbios do sono. Desse modo, recomenda-se que desde a puericultura pré-natal o pediatra introduza a questão do sono da criança nas consultas de puericultura. Os primeiros meses de vida são fundamentais para o desenvolvimento de um ciclo vigília-sono saudável.

Considerando a grande influência dos pais no comportamento de seus filhos e da importância dos fatores comportamentais e ambientais na qualidade e na quantidade de sono das crianças é vital que *todas as famílias* recebam as orientações de como ajudar o sono de seus filhos. A experiência pediátrica mostra que a falta de informações dos pais, quanto à evolução do padrão normal de sono de seus filhos, de como proceder na hora da criança dormir ("rotina do sono") e nos despertares noturno, e da não valorização dos fatores ambientais onde a criança dorme contribui para distúrbios do sono tanto em lactentes quanto em crianças maiores.

A puericultura do sono abrange os seguintes tópicos (*que neste livro serão abordados em capítulos específicos*):

- Orientação sobre os padrões do sono nas diversas idades;
- Higiene do sono;
- Prevenção da síndrome da morte súbita do lactente;
- Prevenção dos distúrbios comportamentais do sono;
- Prevenção secundária dos distúrbios do sono.

VISÃO PRÁTICA DA PUERICULTURA DO SONO

A puericultura do sono faz parte do conjunto do atendimento de puericultura. A saúde da criança na vigília é importante para a saúde da criança no sono e vice-versa.

Os distúrbios do sono da criança representam uma das mais frequentes queixas na clínica pediátrica, em torno de 30% das crianças são afetadas, e ocorrem basicamente por: 1- *quantidade insuficiente de sono* para a idade ou, 2- *baixa qualidade do sono* (ruptura e fragmentação do sono). Quando existe dificuldade para iniciar e/ou para manter o sono continuo (insônia), ao longo do tempo, isso resulta em débito de sono crônico, com variadas repercussões clínicas. Débito de sono pode ser definido como as horas acumuladas perdidas de sono, em relação à necessidade diária de sono.

As causas para a dificuldade de iniciar e/ou manter o sono contínuo podem estar relacionadas a fatores primariamente comportamentais ou a causas médicas. Os distúrbios comportamentais do sono são muito frequentes e representam um problema, noturno e diurno, para a criança e para a sua família. A *insônia comportamental da infância*, o mais frequente distúrbio do sono em lactentes e preescolares, que tem origem no *distúrbio de associação para o início* do sono e/ou no *distúrbio da falta de limites*, pode ser prevenido com as orientações da puericultura do sono (prevenção primária).

A indução ao sono se relaciona aos mecanismos responsáveis pelo estado de alerta e de sonolência durante as 24 horas do dia. O ciclo vigília-sono é regulado pelo ritmo circadiano e pelo impulso homeostático do sono. O desenvolvimento da interação entre o processo homeostático e o circadiano é a chave da compreensão do comportamento vigília-sono na criança. O alinhamento correto dos dois processos nos primeiros meses de vida resulta na consolidação do sono noturno. Quando isso não ocorre noites acordadas são frequentes.

O marca-passo do sistema circadiano, "relógio biológico", se encontra no núcleo supraquiasmático hipotalâmico. O sistema circadiano é responsável pelo funcionamento de várias outras manifestações fisiológicas do organismo. Vários indicadores temporais, sincronizadores, conhecidos como *zeitgebers*, influenciam o sistema circadiano. Para o ciclo vigília-sono os mais importantes sincronizadores são a luminosidade e a escuridão. A escuridão estimula a produção de melatonina pela glândula pineal que é o hormônio indutor do sono e a claridade diminui a produção de melatonina. O ritmo circadiano do ciclo vigília-sono é regulado pela exposição à luz (dia ambiental) pela manhã e pela escuridão à noite. Esse processo resulta no clássico padrão: vigília de dia e sono de noite, ciclo circadiano – 24 horas. O ciclo circadiano começa a se desenvolver em torno de 6 a 12 semanas de idade. O ciclo circadiano pode ser modificado por uma decisão consciente de estilo de vida do indivíduo, que pode alterar a quantidade de sono noturno. Crianças escolares e adolescentes, com as modificações fisiológicas que ocorrem com o processo do desenvolvimento puberal, podem tolerar a pressão do sono e aumentar a tolerância para menos sono. Nesse grupo etário, em função de compromissos escolares e sociais, é comum a diminuição do tempo de sono. Com débito de sono eles procuram compensar dormindo mais nos fins de semana. A exposição à luz artificial em horários inadequados também pode interferir no ritmo circadiano.

Considera-se que o ritmo circadiano está "em fase" quando o relógio biológico interno está ajustado ao tempo ambiental (dia/noite) e há "avanço de fase" quando está ajustado mais cedo que o tempo ambiental (dorme mais cedo e acorda mais cedo) e "atraso de fase" quando está ajustado mais tarde que o tempo ambiental (dorme e acorda mais tarde). Os distúrbios do ritmo circadiano, o atraso de fase ou o avanço de fase, embora não afetem a quantidade e a qualidade do sono, representam um problema porque o sono ocorre em horários inadequados em função dos compromissos sociais do indivíduo. A manutenção da fase normal do sono é um dos objetivos da puericultura do sono.

A indução ao sono ocorre também pelo processo conhecido como impulso homeostático ao sono. Fatores metabólicos endógenos são produzidos durante a vigília e vão aumentando a concentração até que induzem sonolência por diminuição das atividades neuronais promotoras da vigília. Isso significa que quanto maior o tempo de vigília desde o último período de sono ou não dormir a quantidade necessária, por um sono fragmentado, pode produzir sonolência no indivíduo independentemente do ciclo circadiano.

Existem diferenças significativas na necessidade de sono nas diferentes idades. Estudos mostram que o ciclo circadiano e a homeostasia do sono apresentam modificações com o processo de maturação durante as duas primeiras décadas de vida. O processo de homeostasia diminui lentamente durante a infância a pressão para o sono permitindo que a criança consolide o sono diurno, ficando mais tempo acordada. A quantidade diária de sono necessária para a criança diminui progressivamente, desde recém-nascidos (RN) até adolescentes. As Tabelas 1 e 2 mostram a evolução do tempo de sono nas diferentes idades. É importante orientar as famílias quanto às necessidades de sono em cada idade, considerando a grande variabilidade biológica da necessidade de sono. Os pais devem ser orientados a conhecer e a respeitar o padrão de sono necessário para o seu filho. O RN e até três meses de idade tem um ritmo de sono ultradiano, não diferencia dia e noite, dormem 16 a 18 horas por dia, intercalando períodos de três a quatro horas de sono com uma a duas horas acordados. Nesse grupo etário, a quantidade de sono diurno é igual ao do sono noturno. A partir do 3º mês tem início o ciclo circadiano, que resultará na transformação de um sono fragmentado durante o dia para um sono consolidado durante a noite. As sonecas diurnas vão diminuindo, são três nos primeiros seis meses, duas até 18 meses e uma até três a cinco anos de idade, quando a grande maioria das crianças deixa de dormir durante o dia. O sono diurno após os cinco anos de idade deve alertar para a possibilidade de déficit de sono noturno (Figura 4.1).

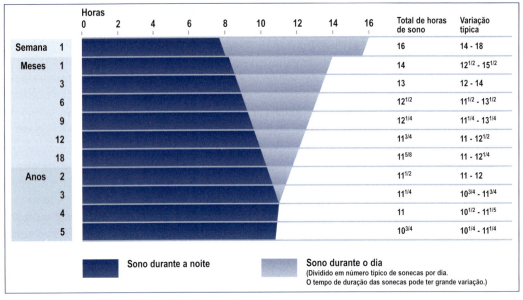

Fig. 4.1 – Variação típica do total de horas de sono até os cinco anos.

Com o desenvolvimento da criança observam-se modificações na *arquitetura* do sono. O sono REM (*rapid eye movement*) caracterizado por movimentos oculares rápidos, ativação cortical, dessincronizado, onde aparecem os sonhos, que no início da vida no RN representa 50% do tempo total do sono diminui até a idade preescolar para 25% - 30% do sono total, semelhante ao adulto. E o sono NREM (não REM), sincronizado, com ondas lentas, com quatro estágios (1 - 4) aumenta para 75% - 80% do tempo total de sono diário. Após a puberdade diminui o sono de ondas lentas (SWS) que tem seu pico no preescolar. O RN inicia o sono, diferentemente das crianças maiores e adultos, pelo sono REM que é um sono ativo onde podem existir movimentos (caretas) faciais e os pais se confundem pensando que o bebê ainda está acordado.

A puericultura do sono deve ser realizada em relação à idade da criança. Na prática, nas primeiras consultas orientar a família: *1- a criança precisa aprender a dormir de forma independente, 2- estabelecer horários para dormir e acordar, 3- criar uma rotina agradável, um "ritual do sono" antes da criança ir para a cama.* Os pais precisam ser orientados sobre o ritmo circadiano e a homeostasia do sono, os rápidos despertares normais durante a noite e da importância de evitar associações para o início do sono.

Desde os primeiros meses de vida recomenda-se colocar a criança na cama acordada (sonolenta, mas acordada) para evitar dependência da presença dos pais para iniciar o sono. Além disso, estabelecer horários regulares (limites) para a criança dormir e para acordar. Considera-se um fato relevante na puericultura do sono à orientação para a família não criar associações negativas para o início do sono. A criança não deve dormir mamando, sendo embalada no colo, assistindo televisão, andando no carro ou qualquer outra ação que exige a participação de terceiros para o início do sono. Isso resultará na necessidade desses mesmos estímulos para a criança voltar a dormir nos micros despertares fisiológicos que ocorrem durante a noite de sono. Objetos transacionais, como uma boneca, um ursinho, um "paninho", podem ser utilizados para crianças de um a cinco anos. Criar um ritual de sono (*Higiene do Sono*), uma rotina diária no horário de dormir até a criança ir para a cama, favorece aprender a dormir e é importante para a interação da família. Quando a criança aprende a rotina agradável no dia a dia, sente-se segura para dormir e acordar na hora habitual. É preciso compreender as dificuldades dos pais nesse momento. Ter empatia ajuda em obter uma melhor adesão à orientação.

A criança deve adormecer na mesma cama em que vai dormir a noite toda. Não se recomenda que a criança comece dormindo em outro lugar e seja transportada após para a sua cama (berço). Nos rápidos despertares fisiológicos o fato de a criança ter mudado do local em que iniciou o sono pode fragmentar o sono, dificultando a sua normal continuação imediata e espontânea. Respeitando-se características culturais da família, não é indicado de modo rotineiro o coleito – dormir na cama dos pais ou de irmãos. Recomenda-se evitar brincadeiras e atividades agitadas antes de dormir.

Não alimentar a criança de madrugada, após o 3º - 6º mês de idade. A nutrição da criança ocorre nas refeições diurnas. Acostumar a criança a mamar de madrugada (fome aprendida), fato frequente em nosso meio, que geralmente reflete a insegurança da família com a nutrição da criança, altera o ciclo de sono e termina por criar um hábito crônico que implicará em grandes dificuldades para a manutenção consolidada do sono noturno da criança, prejudicando inclusive a própria família (mãe). Essas crianças "treinadas para mamar de madrugada" representam um grande contingente das queixas nos consultórios pediátricos. Note-se, no entanto, que a criança não deve ir dormir com fome, os lactentes podem ser amamentados (estimular a importância do leite materno) antes de ir para cama, de preferência em outro lugar diferente do quarto de dormir. As crianças maiores podem receber um lanche leve antes de dormir. Evitar bebidas que contenham cafeína, como café, chá, refrigerante ou chocolate após as 17 horas. O quarto de dormir deve ter pouca luminosidade, temperatura agradável, sem ruídos, sem aparelhos eletrônicos ou televisão. Adaptar as orientações para as famílias de acordo com o seu perfil cultural e socioeconômico. Reforçar todas as outras orientações da puericultura geral como, por exemplo, atividades diurnas ao ar livre e nutrição adequada.

A questão da *síndrome da morte súbita do lactente (SMSL)* é uma importante responsabilidade da puericultura do sono. A principal medida de prevenção da síndrome da morte súbita do lactente é a orientação de que a criança deve dormir, durante o primeiro ano de vida, em decúbito dorsal ("barriga para cima"). Outras recomendações importantes são que o lactente deve dormir em seu próprio berço, próximo à cama dos pais, mas não na cama dos pais, colchão duro e firme, lençol preso sob a cama, sem travesseiros, mantas ou qualquer objeto no berço, evitar fumaça de cigarro (o tabagismo materno é um fator de risco, desde a gestação), evitar hipertermia e considerar o uso de chupeta no início do sono após a consolidação do aleitamento materno.

Embora muitos problemas de sono em lactentes e crianças sejam transitórios e autolimitados existem situações que podem predispor riscos para a saúde da criança e para a cronicidade do distúrbio do sono. A prevenção secundária dos distúrbios do sono também faz parte da puericultura do sono. O objetivo é diminuir a repercussão na saúde da criança de problemas do sono já existentes.

As queixas diretamente relacionadas aos distúrbios do sono podem ser catalogadas em três grupos: 1- dificuldade para iniciar ou manter o sono (insônia); 2- manifestações (eventos noturnos, parassonias, por exemplo, movimentos dos membros, roncos, apneia, outras) que ocorrem durante o sono; 3- sonolência diurna excessiva.

Por outro lado, existem manifestações diurnas do débito crônico de sono e que devem ser acrescentadas ao diagnóstico diferencial de muitos quadros pediátricos. O débito crônico de sono pode ser manifestado por, entre outras, dificuldades cognitivas e escolares, hiperatividade, irritabilidade, quadros comportamentais bizarros, sonolência diurna, distúrbios do humor, birra em crianças maiores, recusa em participar em brincadeiras, anorexia, alterações na curva pôndero-estatural.

A triagem dos distúrbios do sono na consulta de puericultura representa uma oportunidade impar para ajudar crianças e famílias. Nesse sentido, o puericultor deve incluir sempre na sua anamnese a questão de como é o sono da criança, inclusive com o uso de questionários. Questionar os hábitos de sono, diretamente à criança maior e ao adolescente pode ser útil, uma vez que muitos pais não estão atentos ao sono de seus filhos. A anamnese deve ser ampla, lembrando que os distúrbios do sono podem resultar de gênese comportamental, de doenças próprias do sono ou serem secundários a doenças sistêmicas, neurológicas, psiquiátricas, nutricionais ou ao uso de drogas. São exemplos de quadros clínicos que causam distúrbios do sono: afecções dolorosas agudas ou crônicas de qualquer etiologia, doenças crônicas como asma, artrite reumatoide, rinites, fibrose cística, refluxo gastroesofágico, alergias alimentares e cutâneas, doenças que produzem atrasos no desenvolvimento neuropsicomotor, depressão, transtorno com déficit de atenção e hiperatividade (TDHA), uso de medicamentos, abuso de drogas ilícitas, consumo excessivo de cafeína (café, refrigerantes) e outras. A partir da anamnese completa e do exame físico é possível diagnosticar a maior parte dos casos e o puericultor pode realizar a prevenção secundária indicada. A propedêutica dos distúrbios do sono na criança e os vários distúrbios do sono com suas terapêuticas estão apresentados nesse livro em capítulos específicos (Figura 4.2).

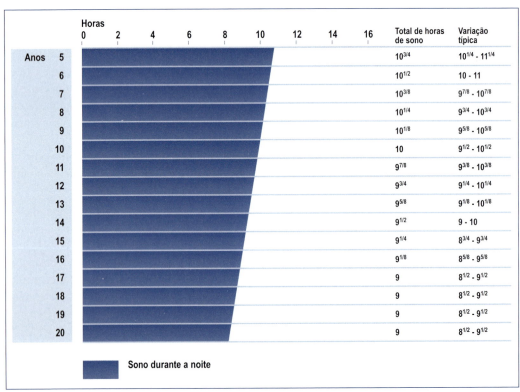

Fig. 4.2 – *Variação típica do total de horas de sono dos cinco anos em diante.*

BIBLIOGRAFIA

1. Iglowstein I Jenni OG, Molinari L, Largo RH. Sleep duration from infancy to adolescence: reference values and generational trends. Pediatrics. 2003 Feb, 111(2):302-7.
2. Oskar G. Jenni; Monique K. LeBourgeois Understanding sleep–wake behavior and sleep disorders in children: the value of a model *Curr Opin Psychiatry*. 2006 May ; 19(3): 282–287.
3. Owens JA. Medicina do sono. In: Nelson, Tratado de pediatria/ Kligman RM et al. 18 ed. Rio de Janeiro: Elsevier, 2009:91-100.
4. Pessoa JHL. Distúrbios do sono da criança: abordagem pediátrica. Pediatria Moderna 2013; 49(2):1-10.
5. Pessoa JHL. Distúrbios do sono em crianças. In: Freire LMS. Diagnóstico diferencial em pediatria. Rio de Janeiro: Ed. Guanabara, 2008. p 32-8.
6. Pessoa JHL. Puericultura: conquista da saúde da criança e do adolescente. São Paulo: Ed. Atheneu, 2013.
7. Pessoa JHL; Pereira Jr. JC; Alves RSC. Distúrbios do sono na criança e no adolescente: uma abordagem para pediatras. São Paulo: Ed. Atheneu, 2008.
8. Sheldon SH; Ferber R; Kryger MH. Principles and practice of pediatric sleep medicine. EUA: Ed. Elsevier Saunders, 2005.

Distúrbios do Sono na Criança e no Adolescente – Uma Abordagem para Pediatras

Higiene do Sono

Luciane Bizari Coin de Carvalho

Os distúrbios do sono em crianças podem ter um enorme impacto no desenvolvimento físico e na aprendizagem da criança, além de consequências na dinâmica familiar. A higiene do sono é importante não só para organizar o sono saudável da criança, mas também ajudar a evitar privação de sono e parassonias (sonambulismo, terror noturno, sonilóquio) e auxiliar na prevenção e tratamento de outros transtornos do sono, como a Síndrome da Apneia Obstrutiva do Sono e Síndrome das Pernas Inquietas. A Higiene do Sono é composta por uma série de comportamentos, hábitos e conhecimentos que auxiliam na adequação de uma boa noite de sono. Bons dormidores iniciam e mantém o sono em um processo natural, desenvolvendo um estilo de vida e hábitos que promovem uma noite tranquila de sono. A Higiene do Sono auxilia pais e filhos a encontrarem uma rotina adequada para dormir bem.

A rotina de sono está associada a fatores culturais, sociais e econômicos. É também influenciada por questões emocionais ligadas à família e a características individuais da criança ou do adolescente, que estão intrinsecamente relacionados aos fatores de desenvolvimento e à saúde.

Cada cultura, levando em conta seu momento histórico, apresenta padrões, aceitos e incentivados pelos indivíduos, tornando-os membros daquele grupo. Em relação ao sono, podemos observar que em algumas culturas orientais é esperado que crianças pequenas dormissem na cama com seus pais, por exemplo. Hábito que pode ser considerado inadequado em outras culturas. Nas famílias norte-americanas, por exemplo, é costume que as crianças pequenas durmam por volta das 19 horas, logo após o jantar. No Brasil, as crianças dormem por volta das 21 horas.

Fatores sociais apontam hábitos e costumes, dentro da sociedade onde se vive, e que são propagados pelas famílias. O horário de dormir, a rotina para dormir, são exemplos disso. O horário de dormir vai sendo modificado conforme a criança vai crescendo e a rotina também, desde ler de livros, contar histórias, até ver televisão ou computador. Esses fatores são influenciados pelas condições econômicas da família, que adicionam horário de trabalho, de escola e de lazer aos padrões sociais.

A estabilidade emocional da família também traz uma contribuição importante para o desenvolvimento das rotinas das crianças. Quanto maior a estabilidade e segurança experienciadas pelas crianças, mais fácil aprender a solucionar e enfrentar problemas e se desenvolver adequadamente.

Há dificuldade de alguns pais ou responsáveis em colocarem limites para seus filhos, tanto de dia quanto na hora de dormir e durante a noite, o que faz com que as crianças desenvolvam comportamentos inadequados e que tornam o horário de dormir um momento estressante e gerador de ansiedade. Muitos pais precisam de auxílio para entender suas funções no cuidado e desenvolvimento do filho. Os pais devem estar preparados e envolvidos com o cuidado da criança, sabendo separar seus problemas com trabalho ou problemas conjugais para poder ajudar os filhos a enfrentarem seus próprios problemas e evitar uma série de outros.

A família deve estar mobilizada para o horário de dormir, sem brigas e discussões, sem violência e com muita paciência e acolhimento. Alguns pais colocam suas crianças para dormir para ter tempo para trabalhar, cuidar da casa ou descansar. Outros aproveitam esse horário para resolver questões familiares. Em algumas situações, o momento de dormir é a única hora de interação com os filhos. Se esse momento é marcado por cobranças de tarefas e castigos, pode gerar ansiedade e medo da hora de dormir. Ou pode reforçar comportamentos inadequados da criança para receber essa atenção dos pais.

Pais que têm uma agenda de tarefas irregular tendem a sentir dificuldade em colocar limites e rotinas para seus filhos e acabam interferindo no sono deles. A hora de dormir não deve ser o único momento de interação com as crianças.

A rotina da hora de dormir, tanto de horário como da atividade, é um dos primeiros comportamentos aprendidos pela criança e é a base da sua noção de organização. Atividades de rotina para dormir e horários regulares facilitam a transição da vigília para o sono, propiciam uma noite tranquila de sono, desde o adormecer, sem acordares durante a noite,

até o despertar pela manhã. O sono saudável e reparador tem consequências no desenvolvimento físico, cognitivo e emocional.

CRIANÇAS DE 0 A UM ANO

Os primeiros anos de vida da criança dependem exclusivamente da interação com seus pais. Essa interação reflete a própria experiência dos pais que serve de guia para o cuidado do bebê, mas nem todos os pais estão preparados para essa tarefa e nem todas as crianças são fáceis de lidar. Por esse motivo, a orientação de Higiene do Sono deve ser oferecida à família, levando em conta as necessidades, desejos, possibilidades de todos os envolvidos e desmistificando crenças inadequadas quanto ao sono e ao dormir.

Os pais ou responsáveis pelas crianças têm um papel decisivo na formação das rotinas de sono. Para isso, devem ser orientados quanto ao seu conhecimento sobre sono (horário, duração do sono, cochilos e rotina para a hora de dormir), e como responder aos comportamentos de seus filhos que atrapalham o sono. No primeiro ano de vida, a criança passa por diversas mudanças conforme seu desenvolvimento. A cada uma delas, apresenta mudanças no seu sono que devem ser observadas na rotina da hora de dormir e adequadas para o novo momento do bebê.

Até aproximadamente dois meses de idade, o bebê apresenta um ciclo vigília-sono desorganizado, acordando aproximadamente a cada três horas para amamentação e higiene. Conforme o bebê vai se desenvolvendo, o ciclo vigília-sono vai se estabilizando, o sono noturno vai prevalecendo e o sono diurno, na forma de cochilos, vai diminuindo até a idade escolar.

Quando o bebê começa a apresentar um sono mais consistente durante a noite, manter o horário de dormir, um local adequado e seguro, e um ritual podem garantir uma boa noite de sono. Começando com a alimentação (amamentação), escovação dos dentinhos (conforme vão aparecendo) e a troca de fralda, o ritual da hora do sono deve incorporar o levar o bebê para o quarto e para o berço, com histórias ou música, em um ambiente com pouca iluminação, e com atitudes que mostrem que está na hora de dormir e que o preparem para isso. De preferência, o bebê deve adormecer no próprio berço, fazendo deste um momento bom, de contato e afeto dos pais, e sem a necessidade de colo, balanço ou alimentação. As crianças aprendem esse hábito rapidamente. As rotinas regulares da hora de dormir podem evitar problemas futuros como a insegurança de dormir sozinho, dormir com luz acesa ou a necessidade de ir para a cama dos pais (Quadro 5.1).

Quadro 5.1
Passos para uma boa higiene do sono em bebês

- Manter uma rotina para os cochilos diurnos. Evitar cochilos no final da tarde

- Criar uma rotina para a hora de dormir que contenha um momento bom com os pais (ler histórias, ouvir musica, etc.)

- Criar um ambiente que leve ao sono e recompensar as noites bem dormidas

- Manter o mesmo horário para dormir e acordar todos os dias

- Coloque a criança na cama ainda acordada

- Tente não deixar a criança adormecer mamando ou com mamadeira, nem em outro lugar que não seja sua própria cama

- Durante a noite, dê somente as mamadas programadas

- Evitar levar a criança para sua cama para dormir ou acalmar-se

- Se a criança acordar a noite, verifique fraldas, cólicas ou assaduras, fique no quarto dela até que ela se acalmar

- Quando lidar com a criança durante a noite, use uma luz fraca, fale baixo e o suficiente, sem estimulá-la

As crianças apresentam breve despertares durante a noite o que é esperado, e o voltar a adormecer desses despertares deve acontecer nas mesmas condições que as da hora de dormir, isto é, sozinha e na própria cama. Os pais que criam rotinas inadequadas da hora de dormir, como embalar as crianças, deitar junto delas, amamentar ou dar mamadeira para dormir, deixá-los adormecer na frente da televisão ou na cama dos pais para depois leva-las a suas próprias camas, criam hábitos inadequados que são solicitados quando as crianças despertam no meio da noite. Muitas vezes essas crianças despertam durante a noite e ficam confusas ou assustadas por não estarem no mesmo local onde adormeceram, depois vão solicitar os mesmos rituais para adormecer novamente. Desse modo, o breve despertar torna-se um acordar mais longo, que pode ser seguido de choro, birra e demanda dos rituais inadequados. A criança deve aprender a dormir sozinha com segurança, para quando despertar durante a noite, ela se senta segura e capaz de adormecer novamente por si só.

Os pais devem aprender a reconhecer as necessidades de seus filhos e o que está acontecendo naquele momento e como seu filho responde para aquela determinada situação. O choro e agitação são sinais de que algo não está bem, como um incômodo físico (cólicas, assaduras, febre) ou até mesmo insegurança e falta de contato com os pais. Se a criança acorda e chora, os pais devem reconhecer o motivo do choro da criança, se é fome, troca de fralda, cólica, ou algum outro incômodo. Qualquer mudança brusca na rotina da criança, tanto de dia como de noite (como viagens ou doenças) podem afetar o sono. Se a criança apresentar febre, resfriado, alergias, refluxo, cólica ou outras doenças, deve-se procurar orientações do médico. Algumas vezes, o bebê precisa de algum conforto e contato com os pais.

Mesmo que o bebê não responda verbalmente, ele entende e percebe as reações dos pais e seus sentimentos. Cansaço, problemas no trabalho ou na família, pode fazer com que o bebê perceba o clima tenso e tenha uma reação com choro e atrapalhar o sono. Nessas horas, os pais precisam se acalmar, ou pedir ajuda de outros familiares para manter a rotina do bebê. Pelo menos até que seus problemas estejam caminhando para uma solução.

Quando há choro junto do despertar, é necessário que os pais acalmem a criança, mas reforcem o adormecer sozinha. Deixar a criança chorando sozinha apenas reforça sua insegurança. Acalmá-la e reiniciar a rotina do sono promove segurança. Algumas crianças são mais difíceis de acalmarem e precisam de mais tempo para adormecer, nessa hora a paciência e conhecimento por parte dos pais são fundamentais para a segurança da criança. Os pais que não suportam ouvir a criança chorar ou que se desesperam nessa hora, precisam de ajuda, tanto para entenderem seus próprios medos como para se sentirem capazes de cuidar de seu bebê. Alguns entendem sua falta de conhecimento como abandono da criança. Esses pais acabam por reforçar o comportamento de choro da criança.

CRIANÇAS DE UM A CINCO ANOS

O anunciar que é hora da criança se acalmar, guardar seus brinquedos, colocar pijama, tomar leite, escovar os dentes, até ouvir uma música ou uma historinha contada pelos pais já debaixo das cobertas são exemplos de rotinas para essas crianças, que agora começaram a andar. O ritual para dormir que deve começar com a percepção dos sinais de sonolência e deve reforçar comportamentos que levem ao adormecer e rápido (Quadro 5.2).

A rotina do horário de dormir deve ter duração limitada, com atividades relaxantes, não vigorosas (como pular, correr) ou assustadoras (como filmes ou livros de terror). É importante fixar o fim desse momento com a hora de dormir. Adiar esse limite trazendo mais um copo de água ou lendo mais uma historinha podem reforçar que a criança pode transgredir os limites estabelecidos pelos pais. As crianças são muito criativas quando querem adiar o momento de dormir, e os pais devem estar bem seguros para perceberem quando isso ocorre. Para as crianças pequenas, dormir pode significar ter que se separar dos pais e isso pode causar ansiedade. A segurança dos

| **Quadro 5.2** |
| **Passos para uma boa higiene do sono para pré-escolares e escolares** |
| • Manter uma rotina para os cochilos diurnos das crianças pequenas. Evitar cochilos no final da tarde |
| • Criar uma rotina para a hora de dormir que contenha um momento bom com os pais (ler histórias, ouvir musica, etc.) |
| • Evitar bebidas (chocolate, refrigerante, chá mate) e medicações que contenham cafeína |
| • Criar um ambiente que leve ao sono e recompensar as noites bem dormidas |
| • Manter o mesmo horário para dormir e acordar todos os dias |
| • Coloque a criança na cama ainda acordada |
| • Tente não deixar a criança adormecer bebendo leite, assistindo televisão ou em um outro lugar que não seja sua própria cama |
| • Não alimente a criança durante a noite |
| • Evitar levar a criança para sua cama para dormir ou acalmar-se |
| • Se a criança acordar a noite para ir ao banheiro ou por causa de pesadelos, fique no quarto dela ate acalmar-se e avise-a que voltara para o seu quarto quando ela adormecer |
| • Quando lidar com a criança durante a noite, use uma luz fraca, fale baixo e o suficiente, sem estimulá-la |

pais em manter essa rotina auxilia as crianças a lidarem com essas e outras ansiedades.

Nessa idade, o comportamento de choro diminui e aparece o andar. O andar propicia um relacionamento com o ambiente muito diferente do que o bebê tinha. A vontade própria leva a lugares que o bebê não iria sozinho. As excursões às camas dos pais, durante a noite, são muito frequentes. E ainda mais quando começa a retirada de fraldas.

Não se deve repreender a criança, impedindo sua curiosidade e necessidade, mas também não se pode reforça-la, deixando-a que fique na cama dos pais. Ela deve ser reconduzida a sua própria cama e entendida na necessidade que a levou a procurar os pais. O ficar na cama dos pais não deve ser encarado como uma proibição total, mas como exceções para momentos especiais (viagens, férias, domingo de manhã, etc.) quando a criança sabe qual é o seu lugar e tem permissão dos pais para um momento de carinho e laser.

Se a criança sai de sua cama por medo (do escuro, dos barulhos da noite, pesadelos), ou ansiedade de separação (que vão aparecer normalmente durante o desenvolvimento da criança), resultados de emoções intensas e não compreendidas (como assistir a um filme assustador ou eventos estressantes, morte na família, nascimento de um irmão ou pais que discutem muito) podem ser resolvidos com orientação dos pais, conversas com a criança sobre o assunto em questão, conforto e segurança por parte dos pais, o que pode ser suficiente para a criança se acalmar e dormir. Nesses casos a criança deve ser reconduzida ao seu quarto, reassegurada com palavras confortantes de que os pais estarão por perto se ela precisar e que pode dormir tranquilamente. Isso deve ser feito quantas vezes for necessário até a criança se acostumar.

A criança deve ser encorajada a pensar nas coisas boas que fez durante o dia e evitar pensamentos ruins. Em outras situações, onde os problemas em questão são mais graves, a ajuda de um profissional pode ser necessária, principalmente em crianças muito deprimidas ou vítimas de violência ou abuso sexual.

O ambiente do quarto também deve ser adequado para a promoção do sono. Algumas crianças precisam de luz acesa para dormir por causa da insegurança que sentem, esse é um hábito comum, mas não necessário. A cama, temperatura do quarto, barulhos, travesseiro também devem ser adequados, com atenção a objetos que estimulam a criança como brinquedos, televisão, computador, jogos, telefone etc.

Dentro dos rituais para dormir, a ingestão de leite com chocolate, a presença de luz acesa e ter um objeto transicional, são comportamentos comuns em algumas crianças. Objetos transicionais são brinquedos, fraldas de pano, cobertores, ou qualquer objeto ao qual a criança se apega como forma de segurança.

Ter um objeto transicional não é necessário para o desenvolvimento, depende da criança, da família e da cultura onde estão inseridos. Os objetos transicionais geralmente acalmam a criança e ajudam a adormecer sozinhas. Eles são a transição entre a dependência dos pais e a autossuficiência. Eles podem se tornar um problema para o sono quando a criança que não consegue dormir sem ele.

Alguns pais estipulam arbitrariamente horários para as crianças dormirem que são diferentes das necessidades delas, e acabem reforçando comportamentos inadequados e fazendo com que a criança vá para a cama cedo demais e fique acordada por muito tempo. O horário adequado é aquele que propicia uma quantidade de sono suficiente para a criança acordar sem dificuldades, não apresentar sonolência ou cansaço durante o dia, e não afetar suas funções cognitivas, como memória e atenção.

Conforme a criança vai crescendo, os cochilos diurnos vão se tornando desnecessários e passam a atrapalhar o sono noturno, a não ser se o cochilo fizer parte da rotina da família ou da escola. O que deve ser observado é a rotina do cochilo: mesmo horário e duração, não superior a trinta minutos. A criança que frequenta berçário ou pré-escola, muitas vezes precisa seguir as rotinas impostas e não suas necessidades. Nessa situação, os pais devem manter um diálogo com a instituição para que essas rotinas não interfiram nas rotinas da família.

O horário das refeições também é importante. É necessário que a criança faça regularmente suas refeições durante o dia para na hora de dormir, não esteja com fome e nem alimentada em demasia. A criança deve jantar cedo e pode fazer lanche antes de dormir se estiver acostumado a isso. O bebê que está sendo amamentado no peito regula seu sono com suas refeições. É comum o bebê adormecer durante a amamentação, mas isso não deve ser encorajado em uma criança mais velha, o ritual para dormir deve prevalecer.

O prazer de ser alimentado facilmente se associa para a criança, um momento de interação com seus pais, mesmo depois de saciado. Essa atenção é importante para que os pais possam perceber quando seu bebê ou sua criança está realmente com fome ou precisa de carinho e interação. Se for realmente fome, o jantar ou o lanche devem ser suficientes. E se for necessidade de interação também deve ser considerada em outro horário que não aquele que precede o sono ou o próprio horário de dormir. As mamadeiras noturnas ou lanches durante noite não devem ser encorajadas, pois não são necessárias se a criança estiver bem alimentada, prejudicam a dentição e aumentam a diurese com interrupções do sono mais frequentes.

Deve-se também prestar atenção em alguns alimentos e medicações que contém cafeína e são estimulantes. Chá-mate, chá preto, chocolate, café, refrigerantes (guaranás e colas) devem ser consumidos até quatro horas antes da hora de dormir. Um lanche leve com leite, bolo simples, pão ou queijo branco podem ser benéficos na hora de dormir.

CRIANÇAS DE SEIS A 13 ANOS

Nessa idade, a criança já está mais acostumada a dormir na sua própria cama (Quadro 5.2), não sente medo do ambiente e já frequenta escola no ensino fundamental. E começam outros desafios de aprendizagem e de socialização. Aos seis a sete anos ainda é esperado que alguns conflitos não compreendidos e resolvidos durante o dia, deixem a criança agitada, desencadeando parassonias durante a noite. Nesses casos, entender a criança está sentindo, seus conflitos e ansiedades na escola e com os colegas, podem ajudar a resolver problemas e propiciar uma noite calma. Conforme a criança vai crescendo e desenvolvendo as habilidades de socialização, as parassonias vão desaparecendo. Para alguns, elas podem ressurgir em momentos de estresse e ansiedade.

Outros distúrbios de sono, como a Síndrome da Apneia Obstrutiva do Sono e Síndrome das Pernas Inquietas também podem desencadear parassonias, que desaparecem com o tratamento da doença de base. Excesso de atividades durante o dia também pode desencadear parassonias e devem ter suas necessidades reavaliadas pelos pais.

Nessa fase, a criança apresenta um desenvolvimento cognitivo mais intensificado pelo aprendizado na escola. Privação de sono, restrição de sono e outros transtornos de sono podem prejudicar a cognição levando a um desempenho escolar abaixo do esperado para a idade e consequentemente labilidade emocional e de humor.

ADOLESCENTE

Fatores biológicos como mudanças de ritmo circadiano e homeostático são comuns durante a adolescência. Além de precisar de mais horas de sono noturno, prefere dormir mais tarde e acordar mais tarde. Esses fatores, somados aos fatores ambientais (vida social, uso de eletrônicos, escola de manhã, uso de cafeína) faz com que o adolescente durma bem menos do que precisa e, por conta disso, apresenta sonolência excessiva diurna. Higiene do sono é um bom preditor de qualidade de sono bom. Programas de higiene do sono realizados com adolescentes mostraram melhora na qualidade do sono e no controle de peso. Privação de sono e restrição de sono estão diretamente correlacionadas a distúrbios metabólicos e de humor.

Como o adolescente não consegue dormir cedo para aumentar seu tempo de sono, e não pode dormir até tarde por causa de seus compromissos escolares, é necessário um grande esforço, muita compreensão e força de vontade para acertar esses horários. O adolescente e a família precisam estar cientes dos problemas da privação de sono para a saúde e no desempenho escolar.

A limitação dos horários de uso de aparelhos eletrônicos é essencial para o ganho de sono, em quantidade e qualidade. Além disso, o adolescente precisa aprender a controlar suas atividades sociais, na frequência, na duração e no consumo de bebidas alcoólicas e energéticos (Quadro 5.3).

Quadro 5.3
Passos para uma boa higiene do sono para adolescentes

- Manter o mesmo horário para dormir e acordar todos os dias, inclusive fins de semana

- Criar uma rotina para a hora de dormir que ajude a desligar os pensamentos

- Evitar bebidas (chocolate, refrigerante, chá mate) e medicações que contenham cafeína

- Evitar bebidas alcoólicas e cigarro

- Criar um ambiente que leve ao sono. Sem TV, computador e jogos estimulantes

- Se precisar fazer um lanche antes de dormir, dê preferências a bolos simples, leite, queijo branco

- Não faça atividades vigorosas antes de dormir

- Não faça cochilos durante o dia

Os outros pontos de higiene do sono devem ser incluídos para facilitar a rotina de sono. O final das atividades diurnas (lição de casa, contato com amigos, jogos) deve ser seguido de um período de descanso, com atividades relaxantes (música, programas de televisão, livros), e que não estejam associados às suas atividades escolares. Com isso, além da atividade relaxante induzir o sono, o descanso da mente auxilia a "desligar" pensamentos, reduz a ansiedade e auxilia o sono reparador.

Grande parte dessas mudanças será realizada pelo próprio adolescente, sem sua compreensão e cooperação, a higiene do sono não terá sucesso. Além disso, um ambiente tranquilo e acolhedor são fundamentais. Para isso a família deverá também colaborar.

Bebidas com cafeína, refrigerantes e chocolates devem ser ingeridas até quaro horas antes do horário de dormir. O uso de cigarro e bebidas alcoólicas deve ser desencorajado.

É muito importante para os adolescentes organizarem seus horários fora da escola para o melhor aproveitamento. Atividades extras, esportes, lições de casa, refeições, lazer, passeios, brincadeiras, jogos e tempo de descanso devem seguir também rotinas adequadas para a saúde e bem-estar. Muitas atividades extras acumulam cansaço e atrasam o horário de dormir. A atividade esportiva à noite também deve ser evitada. Preferencialmente deve ser realizada pela manhã ou até o final da tarde.

A organização do sono traz benefícios cognitivos, comportamentais, emocionais e de humor, que facilitarão o adolescente a enfrentar e solucionar seus problemas sem um sofrimento maior do que o esperado nessa fase.

BIBLIOGRAFIA

1. Hale L, Berger LM, LeBourgeois MK, Brooks-Gunn J. Social and demographic predictors of preschoolers' bedtime routines. J Dev Behav Pediatr.
2. McLaughlin Crabtree V, Beal Korhonen J, Montgomery-Downs HE, Faye Jones V, O'Brien LM, Gozal D. Cultural influences on the bedtime behaviors of young children. Sleep Med 2005;6:319-24.
3. Tan E, Healey D, Gray AR, Galland BC. Sleep hygiene intervention for youth aged 10 to 18 years with problematic sleep: a before-after pilot study. BMC Pediatr 2012;12:189.
4. Adam EK, Snell EK, Pendry P. Sleep timing and quantity in ecological and family context: a nationally representative time-diary study. J Fam Psychol 2007;21:4-19. Affect. J Child Psychol Psychiatr 2012;53:660-7.
5. Carvalho LB, do Prado LB, Ferreira VR, da Rocha Figueiredo MB, Jung A, de Morais JF, et al. Symptoms of sleep disorders and objective academic performance. Sleep Med 2013;14:872-6.
6. Carvalho LB, Prado LB, Silva L, Almeida MM, Silva TA, Vieira CM, et al.Cognitive dysfunction in children with sleep disorders. Arq Neuropsiquiatr 2004;62:212-6.
7. Carvalho LB, Prado LF, Silva L, de Almeida MM, Almeida e Silva T, Lora MI, et al.Cognitive dysfunction in children with sleep-disordered breathing. J Child Neurol 2005;20:400-4.
8. Cizza G, Marincola P, Mattingly M, Williams L, Mitler M, Skarulis M, et al. Treatment of obesity with extension of sleep duration: a randomized, prospective, controlled trial. Clin Trials 2010;7:274-85.
9. Cortesi F, Giannotti F, Sebastiani T, Vagnoni C, Marioni P. Cosleeping versus solitary sleeping in children with bedtime problems: child emotional problems and parental distress. Behav Sleep Med 2008;6:89-105.
10. Crabtree VM, Korhonen JB, Downs-Montgomery HE, Jones F, O'Brien LM, Gozal D. Cultural influen-

ces on bedtime behaviors of young children. Sleep Med 2005;6:319-24.

11. Dagys N, McGlinchey EL, Talbot LS, Kaplan KA, Dahl RE, Harvey AG. Double trouble? The effects of sleep deprivation and chronotype on adolescent

12. Dahl RE, Carskadon MA. Sleep and its disorders in adolescence. In: Ferber R, Kryger M (Eds.) Principles and practice of sleep medicine in the child. Philadelphia: WB Saunders, 1995, 19-27.

13. Dahl RE. Sleep in behavioral and emotional disorders. In: Ferber R, Kryger M (Eds.) Principles and Practice of Sleep Medicine in the Child. Philadelphia: WB Saunders, 1995, 147-53.

14. Eckberg B. Treatment of sleep problems in families with young children: effects of treatment on family well-being. Acta Ped 2004;93:126-34.

15. Garcia J, Wills L. Sleep disorders in children and teens. Helping patients and their families get some rest. Postgrad Med 2000;107:161-78.

16. Gelman VS, King NJ. Wellbeing of mothers with children exhibiting sleep disturbance. Aust J Psychol 2001;53:18-22.

17. Gibson E, Powles ACP, Thabane L, O'Brien S, Molnar DS, Trajanovic N, et al. 'Sleepiness" is serious in adolescence: two surveys of 3235 Canadian students. BMC Public Health 2006; 6:116.

18. Gregory AM, Caspi A, Moffitt TE, Poulton R. Family conflict in childhood: a predictor of later insomnia. Sleep 2006;29:1063-7.

19. Gregory AM, Sadeh A. Sleep, emotional and behavioral difficulties in children and adolescents. Sleep Med Rev 2012;16:129-36.

20. Heussler HS. Common causes of sleep disruption and daytime sleepiness: childhood sleep disorders II. MJA 2005;182:484-9.

21. Hiscock H. Wake M. Randomized controlled trial of behavioural infant sleep intervention to improve infant sleep and maternal mood. Brit Med J 2002;324:11062-5.

22. Kirby M, Maggi S, D'Angiulli A. School start times and sleep-wake cycle of adolescents: A review and critical evaluation of available evidence. Educ Res 2011;40:56-61.

23. Kuhn BR, Eliott AJ. Treatment efficacy in behavioral pediatric sleep medicine. J Psychosom Res 2003;54:587-97.

24. Lewandowski AS, Toliver-Sokol M, Palermo TM. Evidence-based review of subjective pediatric sleep measures. J Pediatr Psychol 2010;36:780-93.

25. Lozoff B. Culture and family: influences on childhood sleep practices and problems. In: Ferber R, Kryger M (Eds.) Principles and practice of sleep medicine in the child. Philadelphia: WB Saunders, 1995, 69-73.

26. MaKenna JJ. Cultural influences on infant and childhood sleep biology and the science that studies it – toward a more inclusive paradigm. In: Loughlin GM, Carroll JL, Marcus CL (eds.). Sleep and breathing I children – a developmental approach. New York: Marcel Dekker, 2000, pp. 99-130.

27. Medeiros M, Carvalho LB, Silva TA, Prado LB, Prado GF. Sleep disorders are associated with impulsivity in school children aged 8 to 10 years. Arq Neuropsiquiatr 2005;63:761-5.

28. Mindell JA, Kuhn B, Lewin DS, Meltzer LJ, Sadeh A. Behavioral treatment of bedtime problems and night wakings in infants and young children. Sleep 2006;29:1263-76.

29. Mindell JA, Meltzer LJ, Carskadon MA, Chervin RD. Developmental aspects of sleep hygiene: Findings from the 2004 National Sleep Foundation Sleep in America Poll. Sleep Med 2009;10:771-9.

30. Morgenthaler TI, Owens J, Alessi C, Boehlecke B, Brown TM, Coleman J Jr, et al. Practice parameters for behavioral treatment of bedtime problems and night wakings in infants and young children. Sleep 2006;29:1277-81.

31. Murris P, Merckelbach H Moulaert V. Fears, worries, and scary dreams in 4- to 12-year-old children: their content, developmental, and origins. J Clin Child Psychol 2000;29:43-52.

32. Sadeh A, Raviv A, Gruber R. Sleep patterns and sleep disruptions in school-age children. Develop Psyhol 2000;36:291-301.

33. Sadeh A. Cognitive-behavioral treatment for childhood sleep disorders. Clin Psychol Rev 2005;25:612-28.

34. Silva TA, Carvalho LB, Silva L, Medeiros M, Natale VB, Carvalho JE, et al. Sleep habits and starting time to school in Brazilian children. Arq Neuropsiquiatr. 2005;63:402-6.

35. Dewald-Kaufmann JF, Oort FJ, Meijer AM. The effects of sleep extension and sleep hygiene advice on sleep and depressive symptoms in adolescents: a randomized controlled trial. J Child Psychol Psychiatry 2014;55:273-83.

36. Anderson B, Storfer-Isser A, Taylor HG, Rosen CL, Redline S. Associations of executive function with sleepiness and sleep duration in adolescents. Pediatrics 2009;123:701-7.

37. Dewald JF, Meijer AM, Oort FJ, Kerkhof GA, B€ogels SM. The influence of sleep quality, sleep duration and sleepiness on school performance in children and adolescents: A meta-analytic review. Sleep Med Rev 2010;14:179-89.

38. Carskadon MA, Acebo C, Jenni OG. Regulation of adolescent sleep: implications for behavior. Ann N Y Acad Sci 2004;1021:276-91.

Prevenção da Síndrome da Morte Súbita do Lactente – SMSL

Magda Lahorgue Nunes
Rubia Natasha Maestri

INTRODUÇÃO

A definição oficial da Síndrome da Morte Súbita do Lactente (SMSL), proposta por um painel de especialistas reunidos pelo *National Institute of Child Health and Human Development*, é a morte súbita e inesperada de uma criança saudável, que ocorre durante o sono, e que permanece inexplicada após a revisão da história clínica, e uma minuciosa investigação do caso incluindo autópsia completa e investigação da cena do óbito.

Como a realização de autopsia, em muitos países, não é obrigatória nestes casos, para fins de normatização de estudos científicos, Beckwith propôs em 2003, a divisão do diagnóstico em três categorias distintas, na categoria I ficam os casos que apresentam todos os requisitos da definição, na categoria II ficam os casos que seguem todos os critérios da definição com somente uma exceção e na categoria III ficam os casos onde a história é sugestiva mas não foi realizado exame de necropsia.

A incidência é variável (de 0,09:1000 recém-nascidos vivos no Japão, uma das baixas no mundo a 0.80:1000 na Nova Zelândia, uma das mais altas), dependendo dos pais ou região e etnia. Entretanto, é considerada entre as principais causas de mortalidade infantil nos países desenvolvidos.

A SMSL é um distúrbio multifatorial e complexo. Sua etiologia ainda não está definida e da mesma forma, não há consenso estabelecido a respeito de sua fisiopatologia. Várias hipóteses têm sido sugeridas, a maioria relacionada a fatores ambientais em crianças com predisposição a patologia. O modelo do triplo risco proposto por Filiano & Kinney em 1994, parte da associação de três variáveis: período critico no desenvolvimento (idade entre dói a três meses), vulnerabilidade intrínseca (fatores genéticos, prematuridade) e estressor exógeno (fatores ambientais que afetam ou colocam em risco a homeostasia), e sugere que a morte por SMSL não ocorre em crianças "normais" mas somente naquelas com vulnerabilidade e com alguma alteração basal.

Segundo Hunt & Hauck e Fillano & Kinney em torno de 60% dos casos de SMSL apresentam evidências de hipoxemia crônica de baixo grau identificada por marcadores teciduais e bioquímicos, tais como o fator de crescimento endotelial. Adicionalmente também são descritas alterações em nível de tronco cerebral tais como sinais de imaturidade neuronal (nas sinapses do centro respiratório, no aumento de espinhas dendríticas, na diminuição de receptores de serotonina).

Na prática não existe como identificar de forma individual, o lactente que vai evoluir para SMSL. A prevenção da SMSL consiste em reconhecer os fatores de risco, educar a população, evitar a exposição a práticas dos cuidados gerais de lactentes consideradas de risco e modificações ambientais. Como não ocorre consenso sobre a fisiopatologia, não existe tratamento disponível. Entretanto, estudos demonstram que a prevenção da exposição a fatores de risco tem sido efetiva na redução da incidência.

Neste capítulo vamos abordar os fatores de risco conhecidos como predisponentes a SMSL assim como orientações para evitá-los.

FATORES DE RISCO PARA SMSL

Kinney & Thatch dividem os componentes do modelo do triplo risco em dois grandes grupos: os intrínsecos e os extrínsecos, sendo que o primeiro grupo é subdividido nas categorias, genética, desenvolvimento e ambiental (Tabela 6.1).

Em estudo de base populacional realizado no sul do Brasil, Geib e cols. construíram um modelo de risco para SMSL que permitiu identificar o uso de práticas de sono de risco em 42,4% dos lactentes avaliados. As variáveis com maior associação foram ≤ 6 visitas de prenatal (p < 0,001), idade materna ≤ 20 anos (p < 0,001), tabagismo durante a gestação (p = 0,041), doenças durante os primeiros dois meses de vida (p = 0,038), baixo peso de nascimento (p = 0,049) e baixo nível socioeconômico (p < 0,001). Nesta população 90% das crianças que morreram durante o primeiro ano de vida e 75% das com suspeita de SMSL eram regularmente expostas a práticas de sono de risco.

Hunt & Hauck dividem os fatores de risco para morte súbita em dois grupos, aqueles relacionados à mãe e os relacionados ao lactente (Tabela 6.2). A seguir vamos descrever as evidências de risco de cada fator baseado em achados descritos na literatura.

Posição de dormir

A posição prona (ventral) é atualmente considerada o principal fator de risco para SMSL. A avaliação da influência da posição do sono nos lactentes nascidos a termo tem evidenciado que a posição prona diminui o despertar dos

Tabela 6.1
Componentes do modelo do triplo risco de SMSL

1. Fatores intrínsecos	1.1 Genéticos	1.1.1 Sexo masculino
		1.1.2 Polimorfismo no gene transportador da serotonina
		1.1.3 Raças e etnias
	1.2 Desenvolvimento	1.2.1 Prematuridade
	1.3 Ambientais	1.3.1 Exposição perinatal ao tabaco
		1.3.2 Pais tabagistas ou uso de drogas ou álcool
		1.3.3 Baixo nível socioeconômico
2. Fatores extrínsecos	2.1 Dormir em posição lateral ou prona	
	2.2 Colchão macio, depressível	
	2.3 Coleito	
	2.4 Infecções ou IVAS	

Modificado de Kinney & Thatch, 2009.

Tabela 6.2
Fatores ambientais associados ao risco aumentado para síndrome da morte súbita do lactente

Fatores de risco maternos e pré-natais	Fatores de risco relacionados à criança
Tabagismo	Idade (pico entre 2 - 4 meses)
Uso de álcool (especialmente no período	Sexo masculino
periconcepcional e no primeiro trimestre)	Raça/etnia
Uso de drogas ilícitas (especialmente opioides)	Não utilizar chupeta para dormir
Cuidado pré-natal inadequado	Prematuridade
Baixo nível socioeconômico	Posição de dormir prona ou lateral
Pouca idade	Doença febril recente
Baixa escolaridade	Exposição à fumaça do cigarro
Ser solteira	Superfície de dormir ou colchão macio
Maior número de partos	Estresse térmico ou aquecimento excessivo
Menor intervalo entre gestações	Face coberta por roupas de cama
Hipóxia intrauterina	Compartilhar a cama com pais ou irmãos
Retardo do crescimento fetal	Dormir em seu próprio quarto ao invés do quarto dos pais
	Estação mais fria, falta de aquecimento central

Modificado de Hunt & Hauck, 2006.

neonatos, em ambos estágios do sono (REM e NREM), com maior impacto na faixa etária de dois a três meses. A posição lateral também acarreta maior risco para SMSL quando comparada à posição dorsal, em função de ser difícil de ser mantida durante a noite. Em estudo realizado em Porto Alegre, por Nunes e cols. (2001), 52% dos lactentes que evoluíram para SMSL dormiam habitualmente em decúbito lateral e foram encontrados mortos nesta posição e 19% dormiam em decúbito lateral e foram encontrados em posição prona.

Recomendações sobre posição para dormir de lactentes, em nosso meio, é um tema que passou a ser mais discutido nos últimos anos. Em estudo realizado em 2002 nas maternidades brasileiras de hospitais-escola, com Residência Médica em Pediatria reconhecida pelo Ministerio da Educação, foi observado que a posição recomendada na maternidade para o sono do recém-nascido (47% dos respondentes) e na alta hospitalar (67%) era o decúbito lateral.

Estudos avaliando hábitos de sono de lactentes no sul do Brasil também evidenciam que o decúbito lateral é a posição mais utilizada, e a incidência de posição prona é mínima.

Estudos realizados em diversos países que adotaram a recomendação da posição supina

para o sono demonstram que as campanhas foram seguidas por queda na mortalidade por SMSL. Nos Estados Unidos, a redução foi de 44% (de 1,20/1000 para 0,67/1000 nascidos vivos) após o programa *Back to Sleep*, na Austrália, a incidência de SMSL reduziu de 1,9/1000 nascidos vivos em 1990 para 1,1/1000 em 1992, na Nova Zelândia a redução foi de 4,1/1000 em 1989 para 2,5/1000 nascidos vivos em 1991, no Reino Unido, o número de óbitos/ano reduziu de 912 em 1991, para 456 em 1992, na Irlanda houve redução de 83% e na Argentina de 40%. Após as campanhas de mudança de posição para dormir não foi evidenciado aumento na prevalência de mortes por aspiração, questão que gera dúvidas nas famílias e também entre profissionais de saúde.

Diversas hipóteses justificam porque a posição prona é um fator de risco/gatilho para SMSL, risco de obstrução por compressão de VAS; reinspiração de gases exalados na posição de face para baixo (sufocação pela posição da face com inspiração de CO_2); hipertermia causada por alteração do controle térmico pela face comprimida sobre o travesseiro; estresse térmico levando a alteração do controle cardiorrespiratório e limiar de despertar aumentado.

Tabagismo

Estudos realizados em diferentes países evidenciam associação entre a exposição intrauterina ao cigarro e o risco para SMSL. A exposição ao tabaco no período pós-natal (inalação da fumaça) também é um fator de risco. A fisiopatologia provavelmente relaciona-se a alteração de funções autonômicas (controle autonômico) em nível do tronco cerebral. Fifer e cols. observaram baixa variabilidade da frequência cardíaca durante o sono quieto (NREM) de neonatos a termo cujas mães fumaram na gestação e redução da variabilidade global da frequência cardíaca em sono REM nos neonatos de mães que consumiram álcool. Após o nascimento, manter o lactente em um ambiente livre de fumaça de cigarro pode reduzir o risco de SMSL. Mitchell e Milerad compararam taxas de SIDS antes e depois de campanhas para redução de risco. Observaram que crianças cujas mães fumavam tinham uma probabilidade três vezes maior de morrer quando comparadas com crianças cujas mães não fumavam antes da campanha, e uma probabilidade cinco vezes maior após as campanhas de prevenção.

É importante salientar que tanto nos estudos realizados em Porto Alegre como no de Passo Fundo, o tabagismo materno foi um fator de risco significativo para SMSL.

Coleito

O coleito é definido como o hábito da criança dormir na cama com um cuidador, normalmente com a mãe. A cama compartilhada agrava o risco de superaquecimento do lactente devido ao calor proveniente do corpo dos pais sob as cobertas, além de favorecer a ocorrência de sufocação.

Sabe-se que esta prática tem forte componente cultural, e costuma ser mais frequente nas classes econômicas desfavorecidas e em algumas etnias.

Dados sobre coleito foram analisados em estudos realizados no sul do Brasil, na coorte estudos realizados no sul do Brasil, na coorte de Passo Fundo foi registrado ao final do primeiro ano de vida taxa de 45,8%, no estudo de Issler e cols., realizado em Porto Alegre, as taxas registradas aos três e seis meses foram, respectivamente, de 31,2% e 28,5%. No estudo de Baddock e cols. foi observado que lactentes saudáveis sem outros fatores de risco para SMSL vivenciam mais episódios de dessaturação de oxigênio precedidos por apneia central durante o sono em leito compartilhado. A dessaturação é geralmente leve e associada a uma temperatura mais elevada, as crianças saudáveis respondem apropriadamente a estes estressores, entretanto, as crianças vulneráveis possivelmente não. Cabe ressaltar que, por outro lado, o hábito de compartilhar o quarto com os pais, sem ocupar o mesmo leito, tem demonstrado efeito protetor para SMSL é uma recomendação da Academia Americana de Pediatria (AAP).

Neste aspecto, como este é um hábito que envolve uma questão cultural, não se trata apenas de orientar os pais para que evitem o coleito, devendo ser considerado os costumes e condição ambiental de cada família. Cada caso deve ser avaliado individualmente buscando garantir o bem-estar e a integridade física da criança, já que o coleito está associado a maior risco de SMSL quando os pais são também tabagistas e/ou usuários de drogas, quando existe superaquecimento pela cabeça do lactente por ficar embaixo das cobertas e quando este ocorre em sofás ou camas estreitas.

Superaquecimento

A alteração da temperatura corporal tem interação com os mecanismos do sono, do controle respiratório e do despertar, devido à incapacidade do lactente de acordar quando em ambiente com temperatura acima de 28 °C. Superaquecimento é um fator de risco independente associado à SMSL e existem evidências de que os recém-nascidos prematuros apresentam apneia mais frequente em temperaturas mais elevadas.

No estudo clássico de Ponsonby e cols. foi realizada uma avaliação da temperatura do quarto de casos de SMSL e comparado com controles, foi observado temperaturas mais elevadas, uso de roupas em demasia para a temperatura do ambiente e predomínio da posição prona.

Acessórios no berço

O uso de colchão macio, travesseiros, almofadas e cobertas moles constituem um fator de risco para SMSL em razão do estresse térmico ou da sufocação por inalação de gases expirados, quando estes cobrem a cabeça do lactente. Além disso, a combinação de acomodar o lactente em um colchão macio, e em posição prona aumenta em até vinte vezes o risco para SMSL. Existe registro da presença de almofadas posicionadoras no berço de crianças que morreram por sufocamento não intencional. Ainda que a *Food and Drug Administration* (FDA) tenha aprovado alguns dispositivos para manejo de refluxo e plagiocefalia, estes são erroneamente divulgados para o público como dispositivos para prevenção de morte súbita, e melhora do sono do recém-nascido.

Idade materna

A baixa idade materna também é um fator de risco associado à SMSL e nos estudos realizados no sul do Brasil este foi o fator de risco principal observado. A gestação na adolescência é fator de risco para diversos outros desfechos desfavoráveis e no caso específico de SMSL certamente existe relação com o uso de práticas de sono de alto risco.

Ausência de aleitamento

A amamentação está associada a redução de risco para SMSL e se possível esta deve ser exclusiva nos primeiros seis meses de vida. O efeito protetor da amamentação aumenta com a exclusividade, mas o aleitamento parcial é mais protetor em relação a SMSL do que nenhum aleitamento. Esta prática ajuda a melhorar o sistema imunológico e reduz a frequência de doenças respiratórias e gastrointestinais no primeiro ano de vida. Na última década os estudos se mostravam inconclusivos em relação à associação entre amamentação e SMSL, porém, em 2011, a força tarefa da AAP incluiu a amamentação como uma estratégia para redução de risco para a síndrome. Em 2012, a amamentação foi também incluída como fator protetor para SMSL na campanha pública nacional do sono seguro na infância realizada na Austrália.

Outros fatores de risco

Crianças nascidas prematuras, que apresentaram episódios prévios de ALTE (eventos com aparente risco de morte) sem diagnóstico etiológico definido e irmãos de crianças com SMSL são considerados uma população de maior risco.

Segundo Malloy e cols. mesmo com a redução geral da taxa de SMSL, o risco de ocorrência em prematuros aumentou, nos Estados Unidos, de 2,32 para 2,57. Possíveis fatores associados são a instabilidade no controle autonômico (temperatura corporal, cardíaco, respiratório), a maior prevalência de apneias da prematuridade e resposta cortical de despertar.

MEDIDAS DE PREVENÇÃO

Apesar do perfil epidemiológico da SMSL estar bem definido e ser consistente em diferentes populações, este não é preditor de vulnerabilidade individual e não é possível identificar ao nascimento, através de marcadores bioquímicos ou genéticos, crianças que vão evoluir para SMSL.

A principal intervenção é a identificação de crianças de risco. Para estas famílias as medidas educativas devem ser realizadas pela equipe de saúde a fim de que reconheçam os fatores de risco e tenham mais aderência para evita-los.

A AAP lançou em 2011, recomendações para um ambiente de sono seguro. Estas são baseadas em evidências científicas de diferentes níveis de especificidade e devem ser utilizadas pelas equipes de atendimento primário (Tabela 6.3).

Um dos pontos polêmicos desta recomendação é o incentivo ao uso de chupeta como fator de proteção. Dois estudos recentes evidenciaram o uso de chupeta como fator de proteção a SMSL. O estudo de Li e cols. evidenciou que o uso de chupeta é um fator de proteção a SMSL quando o lactente tem hábitos de sono de risco (ex.: posição prona, mãe tabagista, coleito). Moon e cols. observaram redução no risco em mães com idade > 20 anos, casadas, não tabagistas, com pré-natal adequado e que estavam amamentando e também em lactentes dormindo em decúbito prono/lateral, em coleito, e colchão macio. Possíveis mecanismos estariam relacionados a limiar de despertar mais baixo, conforme observado por Franco e cols., inibição da posição prona, proteção de colapso de VAS e redução de RGE por sucção não nutritiva. O uso da chupeta estimula a sucção, e este pode ser um importante fator de proteção. Em estudo realizado por Nunes e cols., com neonatos e lactentes com história de ALTE submetidos à polissonografia foi observado que a atividade fásica do sono REM (movimentos de sucção) reduzia a incidência de apneias centrais.

Campanhas de prevenção

A partir do início da década de 1990, várias são as iniciativas relatadas na literatura de campanhas nos diversos países desenvolvidos incentivando a troca da posição de dormir dos lactentes para posição supina (decúbito dorsal). A campanha *Back to Sleep* iniciada nos Estados Unidos em 1992, reduziu a mortalidade por SMSL em 44%, sendo que em diversos países que instituíram a campanha índices semelhantes ou até maiores de redução foram obtidos. Países como a Alemanha que não fizeram campanha nacional, mas apoiaram iniciativas locais e regionais, também obtiveram redução.

Tabela 6.3
Recomendações da Academia Americana de Pediatria para prevenção de SMSL

Recomendação nível A (baseadas em evidências científicas consistentes e de boa qualidade)

- Posição dorsal para o sono (qualquer sono)
- Utilizar superfície firme para o sono
- Compartilhar o quarto sem compartilhar o leito
- Manter objetos macios e lençóis soltos fora do berço
- Grávidas devem receber assistência pré-natal adequada
- Evitar exposição ao cigarro durante gestação e após o nascimento
- Evitar álcool e drogas ilícitas durante gestação e após o nascimento
- Amamentação é recomendada
- Considere oferecer uma chupeta nas sonecas e no sono noturno
- Evite superaquecimento
- Não utilize monitores cardiorrespiratórios domésticos para reduzir o risco de SMSL
- Amplie a campanha nacional de redução de risco para SMSL incluindo um foco maior no ambiente seguro para o sono e maneiras de reduzir os riscos de todas as mortes relacionadas ao sono nas crianças, incluindo SMSL, sufocamento e outras mortes acidentais; pediatras, médicos da família, e outros profissionais da saúde devem participar ativamente da campanha

Recomendação nível B (baseadas em evidências científicas limitadas ou inconsistentes)

- Crianças devem ser imunizadas de acordo com a recomendação da AAP e CDC
- Evite dispositivos comercializados para reduzir risco de SMSL
- Supervisionado, acordado, um tempo de posição prona é indicado para facilitar o desenvolvimento e minimizar plagiocefalia

Recomendação nível C (baseada em opinião de especialistas e/ou consensos)

- Profissionais da saúde, equipe da maternidade e CTI Neonatal e prestadores de cuidados infantis devem reforçar as recomendações para redução de SMSL
- Mídia e fabricantes devem seguir as recomendações para o sono seguro em suas mensagens e publicidade
- Continuar a pesquisa e investigação acerca dos fatores de risco, causas, mecanismos fisiopatológicos da SMSL e outras doenças relacionadas ao sono das crianças, com a meta de eliminar essas mortes

Adaptado de Task Force on SIDS – American Academy of Pediatrics, Pediatrics, 2011.

No Brasil, em 2009, foi lançada uma campanha nacional orientando a posição dorsal para o sono dos lactentes, iniciativa conjunta da Pastoral da Criança e Sociedade Brasileira de Pediatria. A campanha dirigida a todos os pediatras do Brasil, contou com estratégias diversificadas envolvendo divulgação em rádio, TV e internet, além de cartazes e material impresso. As ações mais intensivas da campanha foram realizadas nos anos de 2009 e 2010, entretanto, como não são disponíveis estatísticas nacionais de SMSL e os dados de prevalência estão restritos a estudos realizados no Rio Grande do Sul, não é possível verificar se houve redução na incidência.

Educação da população

A SMSL é ainda pouco estudada em países em desenvolvimento, com isto, a avaliação dos hábitos de sono também é limitada, bem como o conhecimento da orientação que é fornecida pelos profissionais de saúde aos pais dos lactentes.

Ampliar o conhecimento da população sobre um agravo que pode ser prevenido, com base em um conteúdo de informação atraente e de fácil compreensão, é uma ação estratégica de impacto que envolve a capacitação dos próprios profissionais de saúde. Neste caso a metodologia educacional a ser utilizada deverá estar de acordo com os conceitos da pedagogia crítica, com objetivo de transformação, onde os profissionais de saúde e a própria comunidade são participantes ativos do processo de aprendizagem.

A literatura sobre ações de *marketing* social em saúde pública enfatiza a importância de uma abordagem rigorosa destinada ao desenho e objetivo das mensagens, incluindo segmentação de mercado, pesquisa do público-alvo e o monitoramento das ações.

Mudança de atitude dos profissionais da saúde

Em 2003, a Academia Americana de Pediatria lançou como parte da campanha *Back to Sleep*, um programa de treinamento para cuidadores, orientando sobre os riscos da SMSL e orientando a posição correta para o sono de lactentes. A pesquisa demonstrou que o programa educacional implantado foi efetivo resultando na adoção de práticas corretas para posição de dormir. A efetividade dos programas norte-americanos foi medida em estudo randomizado em centros que receberam ou não intervenção educacional. Os resultados demonstraram que programas de treinamento incluindo multiplicadores foram efetivos para melhorar o conhecimento sobre SMSL.

Existem diversas evidências de que a exposição a informações e treinamento é um meio efetivo de influenciar o conhecimento, atitude e comportamento dos profissionais de saúde, ampliando as oportunidades de multiplicação desses conhecimentos entre os pacientes sob seus cuidados. Apesar dos aspectos culturais e familiares serem fortemente relacionados a escolha da posição do sono dos lactentes, a orientação dos profissionais de saúde influencia a conduta seguida pelos pais no domicílio.

Moon e cols. avaliaram o conhecimento, atitude e comportamento dos médicos a respeito da SMSL e suas medidas de prevenção. O estudo avaliou pediatras, médicos de família e clínicos gerais na Carolina do Norte e Washington - DC através de questionário. Os resultados mostraram que 86% dos médicos identificam a posição prona como fator de risco para SMSL, 79% identificam também o fumo durante a gestação, e 67% a exposição secundária ao fumo. Quando questionados a respeito da posição segura para o sono de uma criança até seis meses de idade, apenas 38% dos médicos respondeu posição dorsal, 50% respondeu posição dorsal ou lateral, 6% posição lateral e 7% responderam posição prona como a mais segura. Neste mesmo estudo, 79% dos pediatras afirmam que orientam os pais sobre a correta posição para o sono dos neonatos, entretanto menor porcentagem (56%) dos clínicos gerais e médicos de família fornecem orientação sobre esta questão. Os autores sugerem focar em esforços no sentido de reforçar as campanhas de orientação para este público-alvo.

No campo da atenção à saúde, é fundamental que os profissionais sejam críticos, capazes de aprender, de trabalhar em equipe, de considerar o ambiente e a realidade social dos indivíduos e coletividade para prestar uma assistência humana e de qualidade. Para se conseguir enfrentar os problemas relacionados aos aspectos culturais, é necessário adotar mudanças paradigmáticas, repensando a maneira de prestar o cuidado de modo a atingir o objetivo esperado.

O estudo de Issler e cols., realizado em Porto Alegre avaliou a eficácia de um programa de intervenção educacional sobre a posição de dormir em uma maternidade de grande porte de hospital-escola, tendo como sujeitos de pesquisa as mães de neonatos. No grupo que recebeu a intervenção, 42,9% das mães colocavam seus neonatos na posição dorsal na visita de três meses, comparado com 24% das mães do grupo controle, onde somente as orientações padronizadas da maternidade foram fornecidas.

O estudo de Maestri e Nunes, realizado com Pediatras membros da Sociedade Brasileira de Pediatria, através de questionário enviado pela internet, avaliou o impacto da campanha sobre a posição de dormir de lactentes, realizada no Brasil em 2009, buscando identificar o conhecimento dos pediatras sobre SMSL e a efetiva mudança de atitude dos mesmos após a campanha de orientação. Participaram desta pesquisa 1.654 pediatras, provenientes de todas as regiões do Brasil e com representação proporcional ao número de sócios na região. Os fatores de risco para SMSL reconhecidos foram em ordem de citação utilização de travesseiros, almofadas e cobertas; posição prona para dormir, coleito e fumo materno. A maioria dos pediatras tomou conhecimento das ações da campanha (88,2%), e 84,7% reconhecem que a atual recomendação da SBP sobre a posição do sono do recém-nascido é decúbito dorsal. Antes da campanha 67,5% dos pedia-

tras orientavam a posição lateral para o sono dos recém-nascidos, 23,1% a posição dorsal (maioria da região sul) e 9,3% orientavam a posição prona. Após a campanha 76,2% dos pediatras responderam que orientam a posição dorsal. A frequência de orientação dos familiares sobre posição de dormir e fatores de risco para SMSL, nas consultas de puericultura, também aumentou de forma significativa.

Concluindo, apesar de não ser possível prever qual lactente vai evoluir para SMSL, é possível baseado nas evidências epidemiológicas e através de escores de risco, identificar crianças com hábitos de sono de risco e através de intervenções sistemáticas tentar modificar estes hábitos. Todos os profissionais de saúde devem estar aptos a desenvolver ações de prevenção e promoção à saúde, mas a orientação do pediatra é fundamental neste contexto, e serve como norteador da conduta da mãe/pai com o neonato.

BIBLIOGRAFIA

1. American Academy of Pediatrics. Task Force on Sudden Infant Death Syndorme (policy Statement). The changing concept of Sudden Infant Death Syndrome: diagnostic coding shifts, controversies regarding sleep environment, and new variables to considered reducing risk. Pediatrics 2005; 116: 1245-1255.
2. American Academy of Pediatrics. Task Force on Sudden Infant Death Syndorme (policy Statement). SIDS and other sleep-related infant deaths: expansion of recommendations for a safe infant sleep environment. Pediatrics 2011; 128: 1030-1039.
3. Baddock SA, Galland BC, Bolton DP, Williams SM, Taylor BJ. Hypoxic and hypercapnic events in young infants during bed-sharing. Pediatrics 2012; 130: 237-44.
4. Beckwith JB. Defining the sudden infant death syndrome. Arch Pediatr Adolesc Med 2003; 157: 286-290.
5. Blair PS, Sidebotham P, Berry PJ, Evans M, Fleming PJ. Major epidemiological changes in sudden infant death syndrome: a 20-year population-based study in the UK. Lancet 2006; 367:314-9.
6. Bullock LF, Mickey K, Green J, Heine A. Are nurses acting as role models for the prevention of SIDS. MCN Am J Matern Child Nurs 2004; 29: 172-7.
7. Fifer WP, Fingers ST, Youngman M, Gomez-Gribben E, Myers MM. Effects of alcohol and smoking during pregnancy on infant autonomic control. Dev Psychobiol 2009;51:234-42.

Capítulo 6 – Prevenção da Síndrome da Morte Súbita do Lactente – SMSL

8. Filiano JJ, Kinney HC. A perspective on neuropathologic findings in victims of the sudden infant death syndrome: the triple-risk model. Biol Neonate 1994;65:194-7.

9. Franco P, Scaillet S, Valente F, Chabanski S, Groswasser J, Kahn A. Ambient temperature is associated with changes in infants' arousability from sleep. Sleep 2001; 24: 325-9.

10. Geib LTC, Nunes ML. The incidence of sudden death syndrome in a cohort of infants. J Pediatr (Rio J). 2006;82:21-6.

11. Geib LTC, Nunes ML. Sleeping habits related to sudden infant death syndrome: a population-based study. Cad Saude Publica 2006; 22:415-23.

12. Geib LTC, Aerst D, Nunes ML. Sleep Practices and Sudden Infant Death Syndrome: A New Proposal for Scoring Risk Factors. Sleep 2006; 29:

13. Hauck FR, Thompson JM, Tanabe KO, Moon RY, Vennemann MM. Breastfeeding and reduced risk of sudden infant death syndrome: a meta-analysis. Pediatrics 2011; 128:103-10.

14. Hunt CE, Hauck FR. Sudden infant death syndrome. CMAJ- JAMC 2006; 174: 1861-1869.

15. Issler RM, Marostica PJ, Giugliani ER. Infant sleep position: a randomized clinical trial of an educational intervention in the maternity ward in Porto Alegre, Brazil. Birth 2009; 36: 115-2.

16. Kinney HC, Thatch BT. Sudden infant death syndrome. N Engl J Med 2009; 361:795-805.

17. Li DK, Willinger M, Petitti DB, Odouli R, Liu L, Hoffman HJ.Use of a dummy (pacifier) during sleep and risk of sudden infant death syndrome (SIDS): population based case-control study. BMJ 2006; 332: 18-22.

18. Maestri RN; Nunes ML (orientadora). Avaliação do conhecimento e mudança de atitude de pediatras brasileiros resultante da campanha para troca da orientação sobre posição de dormir de lactentes. Tese de doutorado apresentada ao Programa de Pós-graduação em Medicina e Ciências da Saúde da Pontifícia Universidade Católica do Rio Grande do Sul, dezembro de 2014, Porto Alegre, RS.

19. Mitchell EA, Milerad J. Smoking and sudden infant death syndrome. In: International consultation on environmental tobacco smoke (ETS) and child health. Geneva: World Health Organization; 1999. p. 105-29.

20. Mitchell EA, Blair PS, L›Hoir MP. Should pacifiers be recommended to prevent sudden infant death syndrome? Pediatrics. 2006 ;117:1755-8.

21. Moon RY, Oden RP. Back to sleep: can we influence child care providers? Pediatrics 2003; 112: 878-82.

22. Moon RY, Calabrese T, Aird L. Reducing the risk of sudden infant death syndrome in child care and changing provider practices: lessons learned from a demonstration project. Pediatrics 2008; 122: 788-98.

23. Moon RY, Tanabe KO, Yang DC, Young HA, Hauck FR. Pacifier use and SIDS: evidence for a consistently reduced risk. Matern Child Health J 2012 ;16:609-14

24. Nunes ML, da Costa JC, Taufer L. Atividade fásica do sono REM em recém-nascidos e lactentes e sua relação com episódios de apneias. Arq Neuropsiquiatr 1997; 55: 213-19.

25. Nunes ML, Martins MP, Nelson EA, Cowan S, Cafferata mL, Costa JC. Orientações adotadas nas maternidades dos hospitais-escola do Brasil, sobre posição de dormir. [Instructions from teaching hospital maternity wards to parents concerning the sleeping position of newborns].Cad Saude Publica. 2002; 18:883-6.

26. Nunes ML, Pinho APS, Aerts D, Sant'Ana A, Martins MP, Da Costa JC. Sudden infant death syndrome: clinical aspects of an underdiagnosed disease. J Pediatr (Rio J) 2001; 77: 29-34.

27. Person TL, Lavezzi WA, Wolf BC. Co- sleeping and sudden unexpected death in infancy. Arch Pathol Lab Med 2002; 126: 343-5.

28. Pinho APS, Aerts D, Nunes ML. Risk factors for sudden infant death syndrome in a developing country. Rev Saude Publica 2008; 42: 396-401.

29. Pinho APS, Nunes mL. Epidemiological profile and strategies for diagnosing SIDS in a developing country: a case-control study. J Pediatr (Rio J). 2011;87:115-22.

30. Ponsonby AL, Dwyer T, Gibbons LE, Cochrane JA, Jones ME, McCall MJ. Thermal environment and sudden infant death syndrome: case-control study. BMJ 1992; 304: 277-82.

31. Price SK, Hillman L, Gardner P, Schenk K, Warren C. Changing hospital newborn nursery practice: results from a statewide "Back to Sleep" nurses training program. Matern Child Health J 2008; 12: 363-71.

32. Richardson HL, Horne RS. Arousal from sleep pathways are affected by the prone sleeping position and preterm birth: preterm birth, prone sleeping and arousal from sleep. Early Hum Dev 2013; 89:705-11.

33. Wilinger M, James LS, Catz C. Defining the sudden infant death syndrome(SIDS) deliberations of an expert panel convened by the National Institute of Child Health and Human Development. Pediatr Pathol 1991; 11:677-84.

34. Young J, Watson K, Ellis L, Raven L. Responding to evidence: breastfeed baby if you can--the sixth public health recommendation to reduce the risk of sudden and unexpected death in infancy. Breastfeed Rev 2012; 20: 7-15.

Distúrbios do Sono na Criança e no Adolescente – Uma Abordagem para Pediatras

Cólicas do Lactente e Sono

José Hugo de Lins Pessoa
José Carlos Pereira Júnior

Chorar é uma manifestação comum na idade pediátrica, sobretudo nos lactentes. O choro representa um importante meio de comunicação da criança com seus pais, sendo, dentre os comportamentos pré-verbais, o mais significativo. Da perspectiva evolucionista o choro da criança pode significar sinal de vigor, que envolve diminuir o risco da redução ou do abandono dos cuidados paternos. Na clínica pediátrica observa-se que as famílias, principalmente as mães, acreditam que conseguem distinguir três tipos de choro: 1) choro "normal ou fisiológico"; 2) choro "excessivo" causado por dor ou sofrimento de causa demonstrável (fome, doenças); 3) choro "excessivo" sem causa aparente. Entre o choro "normal" e o choro "excessivo" existem diferenças qualitativas e quantitativas. Geralmente, o chamado choro "normal" é consolável rapidamente, entretanto aqueles considerados "excessivos" são prolongados e inconsoláveis. O pediatra, para interpretar a queixa de choro, deve estar atento para as diferenças de tolerância de cada família. O clássico estudo de Brazelton mostrou que o lactente chora, na 6ª semana de vida, durante todo o dia, uma média de duas horas e quarenta e cinco minutos, diminuindo para uma hora por dia na 12ª semana.

A cólica do lactente encontra-se na categoria de choro "excessivo" sem causa aparente e, embora seja uma entidade autolimitada, prejudica o dia a dia da família, além de perturbar o sono da criança e dos seus pais. Caracteriza-se por choro severo e paroxístico, que pode ocorrer no bebê em quaisquer horas do dia, mas que tem preferência para manifestar-se no fim da tarde e nas primeiras horas da noite. Durante a crise, dificilmente consegue-se consolar o lactente, o qual aparenta fácies de grande dor, com frequência flexiona os membros inferiores contra o abdômen e apresenta os punhos cerrados. O choro devido a assim chamada cólica do lactente é em geral alto e estridente, sendo capaz de infundir acentuada preocupação, e, por vezes, angústia aos pais da criança. Note-se que as crianças afetadas são em geral saudáveis, exceto pelos extensos períodos de choro e agitação. A cólica do lactente é um sintoma complexo, ainda hoje não bem compreendido, presumivelmente de dor abdominal cuja origem é no intestino. Ressalte-se que a palavra cólica vem do grego *colon* sugerindo intestino, no entanto a localização anatômica da origem da dor, bem como sua etiologia precisa, não foi ainda convincentemente demonstrada. Ocorre em geral em lactentes com menos de três ou quatro meses de idade, e as crises em geral começam abruptamente com choro contínuo; os paroxismos podem durar várias horas. A face do bebê pode estar ruborizada e pode haver palidez perilabial. O abdômen em geral encontra-se distendido e tenso. A criança estende os membros inferiores, por vezes, mas, em geral, os mantém flexionados. Os pés costumam estar úmidos e frios. A crise pode não parar até que o bebê esteja completamente extenuado. Algumas vezes, aparentemente, a defecação ou a eliminação de flatos pode proporcionar alívio.

DEFININDO CÓLICA DO LACTENTE

Definir o que é cólica do lactente não é tarefa simples. Vários autores que se dedicaram ao estudo dessa entidade clínica têm utilizado parâmetros diferentes para o seu diagnóstico. Uma das definições mais aceitas é a de Wessel e cols., conhecida como Regra dos Três. É portador de cólica o lactente que, saudável nas outras avaliações, com peso adequado na curva ponderal, apresenta paroxismos de irritabilidade e/ou inquietude ou choro que duram mais de três horas por dia, mais do que três dias por semana e cuja condição persista além de três semanas. Além disso, classicamente a cólica começa na 3ª semana de vida e cessa no 3º mês. Seguindo esses critérios, Wessel e cols. constataram uma prevalência da cólica de 26%. Illingworth definiu cólicas como "ataques violentos de gritos que não cessam quando os bebês são carregados e para os quais não se encontram causas aparentes, como, por exemplo, fome". A tendência atual é considerar que lactentes com irritabilidade e/ou inquietude e acessos de choro significativo, e no restante sem alterações, como portadores da Cólica do Lactente. Na verdade, com frequência, muitos bebês mostram prolongada inquietude e irritabilidade, com choro baixo e inconstante, mais do que com choro estridente e alto. A impressão dos pais para com a irritabilidade e/ou inquietude de seus filhos varia muito, sendo que, para inúmeros familiares, se o lactente não chora alto, não se considera que a inquietude e/ou irritabilidade seja cólica. Tranquilizar o bebê com inquietude e/ou irritabilidade é mais facilmente conseguido do que quando o choro da criança é alto e contínuo. Para muitos bebês a sucção tem ação tranquilizadora, e muitos pais, quando seus filhos estão inquietos, tentam de todas as maneiras oferecerem alimentação como o leite materno e/ou mamadeiras. No estudo de Weissbluth, acompanhando 747 bebês, constatou-se que 16% deles tinham cólicas, mas que a grande maioria desses, de fato, tinha mais irritabilidade e/ou inquietude do que choro significativo. Na prática pediátrica nota-se que as famílias definem que a criança está com cólica quando continuam chorando mesmo após alimentação.

HISTÓRIA NATURAL DA CÓLICA DO LACTENTE

No dia a dia do pediatra é fato conhecido que os pais se preocupam com a possibilidade de seus filhos terem cólicas já nos primeiros dias de vida. Isso, no entanto, não é verdade. Tanto Wessel e cols. quanto Illingworth constataram que os ataques de cólica estão em geral ausentes nesse período de vida do recém-nascido (RN); 80% a 100% dos pacientes afetados manifestam a cólica com três semanas após o nascimento. Os RNs prematuros iniciam seu quadro de cólica em geral um pouco depois que os RNs termo, e isso independentemente de sua idade gestacional.

Quanto à disposição horária das crises durante um período de 24 horas, nota-se que as crises de choro ocorrem aleatoriamente no primeiro mês de vida, mas que, a seguir, têm tendência a se manifestar no fim do dia, com "hora marcada". Em 80% dos lactentes as crises ocorrem das 17 ou 20 horas até cerca de meia-noite. Em 12% dos lactentes as crises se iniciam entre 19 e 22 horas. Em apenas 8% dos bebês com mais de um mês de vida é que as cólicas continuam a ocorrer ao acaso durante as 24 horas. Em cerca de 50% dos lactentes as crises terminam em torno do segundo mês de vida, 30% entre os dois e os três meses de vida e 10% deles só aos quatro meses de vida. Em 84% dos bebês, as crises de cólica se iniciam quando estão acordados; em 8% quando estão dormindo, e nos outros 8% em condições variáveis. Quando as crises de cólicas terminam, a grande maioria dos bebês (83%) adormece.

PREVALÊNCIA DA CÓLICA

Na literatura médica a prevalência de cólica tem variado de 10% a 50%. Contudo, como aponta Weissbluth, a prevalência da cólica pode variar muito conforme os critérios que se usa para defini-la. Por exemplo, se a irritabilidade/ inquietude não for incluída como critério de cólica a prevalência diminui bastante e vice-versa. Aumenta bastante se o critério "duração de pelo menos três semanas" não for considerado. Overby estima que a prevalência da cólica oscile entre 10% a 30% dos lactentes. Wessel e cols. estimam que 26% dos lactentes apresentam cólica.

CHORO ENTRE RNS E LACTENTES JOVENS

Algum grau de irritabilidade e/ou inquietude é praticamente universal entre os lactentes, e isso ocorre com grande frequência por motivos ignorados. Assim, as cólicas parecem representar um extremo maior de uma condição de desenvolvimento que normalmente ocorre em todos os lactentes sadios. O estresse experimentado pelos pais, ao não saberem lidar com o choro de seus filhos pode ser muito grande. Existem riscos de violência dos pais contra seus filhos durante as crises de choro excessivo. Recente publicação no Lancet, reporta que 5,6% dos pais "sacodem" a criança pelo menos uma vez nas crises de cólica do lactente. Paulozzi e Sells comprovaram que o pico de incidência dos homicídios de lactentes coincide com o aumento de choro que ocorre entre as seis e oito semanas de vida.

ETIOLOGIA

O porquê de alguns lactentes chorarem bem mais que a média das crianças é, a rigor, um fato em discussão. Note-se que o choro pode ser considerado como uma vocalização completa, que se modifica à medida que a criança amadurece. A cólica poderia ser uma variante da normalidade.

Quando se questiona a etiologia da cólica do lactente historicamente já foram propostas várias causas, por exemplo: imaturidade ou alergia gastrintestinal, intolerância ao leite de vaca, alterações da microbiota intestinal, má absorção, refluxo gastroesofágico ou problemas comportamentais de interação entre o lactente e seu meio ambiente, incapacidade dos pais em acalmar a criança, distúrbio do sono e outras.

Uma questão vital, ao nosso vê, quando se procura estudar a etiologia da cólica do lactente é o fato de que o quadro desaparece, aos 3/4 meses de vida. Ou seja, a etiologia da cólica deve explicar o fato de que é uma doença autolimitada. Inclusive a definição de cólica do lactente inclui a duração do quadro até três meses de idade. O diagnóstico presuntivo de cólica é confirmado após sua resolução.

Alguns estudos, considerando a hipótese de que a cólica pode ser decorrente da intolerância ao leite de vaca, retiram a proteína do leite da alimentação materna, utilizam o leite de soja ou fórmulas extensamente hidrolisadas, chamadas hipoalérgicas, procurando mostrar redução dos sintomas. Entretanto, a relação alergia alimentar/ cólica permanece controversa. Na verdade, a incidência de cólicas intestinais em crianças com alergia alimentar comprovada, principalmente a proteína do leite de vaca, é elevada. Deve-se chamar a atenção ao fato de que essa é uma população bem selecionada e que apresenta outras manifestações que não fazem parte das cólicas do lactente, como diarreia, sangue nas fezes, vômitos, perda de peso, eczema, rinite, asma. Em estudo bem conduzido comprovou-se que a hipersensibilidade alimentar não é responsável pelo quadro caracterizado como cólicas do lactente.

Deve-se realçar que uma interessante pesquisa demonstrou que os bebês com cólicas, segundo os critérios de Wessel, têm níveis urinários mais elevados de ácido 5-hidroxi-indol-acético, um metabólico da serotonina, do que os bebês sem cólicas. Isso leva à hipótese de que um desequilíbrio entre a serotonina e a melatonina possa causar distúrbios tônicos dos músculos gastrintestinais. As concentrações de serotonina são altas nos lactentes durante o primeiro mês de vida, e após três meses elas declinam. Logo depois do parto, as concentrações de serotonina mostram um ritmo circadiano com os maiores níveis sendo registrados à noite. A melatonina derivada da placenta materna encontra-se em grandes concentrações nos primeiros dias do pós-parto, caindo nas primeiras semanas. A concentração de melatonina sobe discretamente entre um e três meses de vida, e, depois dos três meses de vida, aumenta muito e passa a demonstrar um ritmo circadiano com as maiores concentrações sendo encontradas à noite. A serotonina e a melatonina têm ações opostas na musculatura lisa intestinal. A serotonina induz a contrações e a melatonina induz a relaxamento na musculatura lisa. Esses efeitos opostos por produção maior de serotonina ou sensibilidade maior a ela, juntamente com diminuídas produções de melatonina, poderiam ser responsáveis por contrações dolorosas da musculatura lisa intestinal. A maior produção de melatonina durante a madrugada seria a responsável pelas cólicas "darem uma trégua" nessas horas. Outra observação, advinda de estudos endocrinológicos, é que a produção de cortisol nos bebês com cólicas é bem menos ritmada do que nos controles normais. Isso pode sugerir uma alteração no eixo hipotálamo-hipófiseadrenal, entretanto ainda não confirmada.

Alguns estudos constatam que a cólica não é apenas uma percepção materna. Além disso, a cólica, em geral, não surge por inabilidades da mãe em relação ao trato com seu filho. Desse modo, parece que as hipóteses de disfunção da díade mãe-filho e/ou desta com o ambiente familiar, bem como a depressão materna não foram confirmados. Ressalte-se que o fumo materno durante a gravidez, implica estatísticas aumentadas (o dobro) para a cólica.

Recentemente, uma elegante hipótese procura explicar a cólica do lactente à luz do desenvolvimento do processo vigília/sono. Jenni em 2004, explica que o choro excessivo do lactente reflete o desenvolvimento da interação entre o processo circadiano do sono e o processo homeostático do sono. O processo homeostático começa a emergir no segundo mês de vida e aumenta progressivamente nos meses seguintes. O processo circadiano e o processo homeostático do sono podem não desenvolver no mesmo ritmo. O choro excessivo ocorre quando o processo circadiano não é eficientemente oposto pelo processo homeostático do sono. Quando a criança desenvolve a capacidade de aumentar a pressão do sono durante a vigília, no terceiro ou quarto mês de vida, as cólicas diminuem e cessam porque o processo circadiano de alerta passa a receber a oposição do processo homeostático. Outros estudos reforçam essa hipótese. White e col., acreditam que a cólica possa estar associada a um retardo para a formação de um correto ritmo circadiano dia-noite. Com grande frequência, o período de maior dificuldade para consolar o bebê é nas primeiras horas da noite, entre 17 e 20 horas. Estudos polissonográfico em lactentes demonstraram que, tal como nos adultos, existe uma faixa horária "proibida para o sono", quando o nível de alerta e a "intensidade" da vigília estão mais ativas, dificultando o sono. Weissbluth sugere que o período de cólicas, acentuado entre 17 e 20 horas, pode ser interpretado como um "excesso da vigília".

CÓLICA E SONO

Existem conflitos em estudos quanto ao tempo de sono total nas crianças com cólica do lactente. Considerando-se como portadores de cólicas bebês com choro inconsolável com duração de três horas ou mais por dia e por três ou mais dias da semana, constatou-se em trabalho com boa metodologia que lactentes de 4,5 semanas de vida com cólicas dormem menos tempo que lactentes sem cólicas. As crianças com cólicas dormiram em média 12,7 horas/dia e as sem cólicas, 14,5 horas/dia. A maior diferença, entre os dois grupos, em horários de sono, foi entre as 18 horas e as seis horas do dia seguinte.

Em outro estudo, St. James-Roberts e col. também constataram tempo menor de sono (12,5 *versus* 13,8 horas/dia) para as crianças com cólicas do que as sem cólicas, por volta das seis semanas de vida. Interessante nesse estudo é que as maiores diferenças no tempo de sono foram no período diurno. Várias pesquisas concluíram que o choro intenso dos bebês com cólica é prejudicial para o sono, isto é, causa déficit de sono. A diferença de sono para menos, dos bebês com cólicas, em relação aos sem cólicas, verifica-se tanto durante o dia como à noite. Contudo, as diferenças são estatisticamente significativas apenas para o período noturno. Não obstante, dois estudos mostraram que aos seis, oito, e 12 meses não há mais diferença estatística no tempo noturno de sono dos que tiveram cólicas, comparados com os que não tiveram. Com relação aos despertares durante a noite notou-se que, aos quatro, oito e 12 meses de idade, as crianças com antecedentes de cólicas acordam mais do que as que não tiveram. Isso pode ser interpretado como um discreto retardo da maturação para a habilidade de dormir à noite e/ou inabilidade para retomar o sono espontaneamente, sem a assistência dos pais, durante os breves despertares noturnos. Entretanto, deve-se realçar que em estudo polissonográfico de 24 horas, citado por Jenni e LeBourgeois, não foi encontrado diferenças entre o tempo total de sono e a proporção dos estágios do sono entre crianças com choro excessivo e os controles normais. Esses achados em relação ao tempo de sono não interferem com a hipótese etiológica dos processos de biorregulação do sono.

CÓLICA E TEMPERAMENTO OU PERSONALIDADE DA CRIANÇA

Os pais dos bebês com cólicas referem que, mesmo quando não estão em períodos da cólica, são mais difíceis de lidar. Contudo, avaliações quanto ao temperamento dos lactentes aos cinco e dez meses de idade não mostram diferenças significativas entre os que tiveram cólicas e os que não tiveram cólicas. Isso significa que a cólica não parece implicar diagnóstico permanentemente de difícil temperamento das crianças.

SONO E TEMPERAMENTO OU PERSONALIDADE DA CRIANÇA

Avaliação do temperamento de lactentes aos três e seis meses de idade mostrou que as crianças com temperamento "difícil" tinham maiores dificuldades de organização de seus ritmos de vigília-sono. As mães sentem depressão, ansiedade, exaustão, lembranças mais intensas das dificuldades que tiveram com seus bebês e problemas com o marido. Também a dificuldade que muitas mães têm em relação às cólicas de seus filhos pode ser inconveniente ao estabelecimento de fortes laços entre mãe e filho.

SONO APÓS O PERÍODO DE CÓLICAS

Estudos mostram que lactentes que tiveram cólicas apresentam mais frequentemente despertares noturno e consequentemente maior necessidade de intervenção durante os mesmos, por parte de seus pais. Estudos de avaliação dos despertares mostraram que eles eram mais frequentes entre as idades de oito a 12 meses, bem como mais frequentes entre os 14 e 18 meses, quando as crianças tiveram cólicas segundo os critérios de Wessel e col. Acredita-se que os pais de bebês com cólicas tornam-se inábeis para o atendimento de seus filhos durante o sono noturno devido à fadiga ou ao estresse que experimentaram durante o período de cólicas. Frequentemente, excessiva indulgência em relação aos lactentes e irregularidade no atendimento da criança advém aos pais durante a época em que elas tiveram cólicas.

CONDUTA EM RELAÇÃO AOS LACTENTES COM CÓLICAS

Historicamente, vários tratamentos já foram utilizados para a cólica do lactente e, desafortunadamente, até hoje, não se encontrou um consenso ao longo do tempo. Nesse sentido, *deve-se evitar o apelo à terapia medicamentosa sem uma justificativa segura,* por exemplo, encontramos muitos pacientes utilizando drogas para refluxo gastroesofágico. O uso da dimeticona tem sido muito amplo nos últimos tempos, alguns usam durante uma semana, com resultados conflitantes, embora revisões sistemáticas não confirmem seu benefício na cólica do lactente. Medidas como dispositivos de embalo ou vibração mecânica e outras como passear de carro não têm indicação comprovada e podem resultar em frustração para os pais.

Em relação ao manejo da alimentação da criança com cólica, nos últimos tempos vários recomendações têm sido discutidas, sem consenso, por exemplo: nas crianças em aleitamento materno exclusivo restrição da proteína do leite de vaca da alimentação das mães e nas crianças que não estão em aleitamento materno o uso de fórmulas extensamente hidrolisadas, prebióticos e probióticos. Deve-se considerar que a cólica do lactente *ocorre também em crianças com aleitamento materno exclusivo e* o leite humano já é comprovadamente o alimento completo para esse grupo etário, sob qualquer ótica, inclusive de composição proteica e de prebióticos. Consideramos que o uso de fórmulas extensamente hidrolisadas pode ser uma opção de *teste diagnóstico* para alergia alimentar, naquelas que *não* estão em aleitamento materno, durante uma semana. Enfatizamos que não há justificativa para interromper o aleitamento materno. Acredi-

tamos que a questão central da alimentação no tratamento da cólica do lactente passa pela discussão etiológica do quadro, uma questão em aberto.

Considerando *a hipótese etiológica da* cólica do lactente *uma disfunção do balanço entre o impulso circadiano e o impulso homeostático do sono* é compreensível compreender o insucesso dos tratamentos utilizados ao longo dos tempos. A grande intervenção para o problema da cólica dos lactentes, situação autolimitada no tempo, ainda é tranquilizar a família e dar suporte, principalmente à mãe. Há mais possibilidade de tranquilizar a família da criança quando o pediatra procede a um exame minucioso do bebê, faz uma anamnese abrangente e põe na relação médico paciente a necessária empatia que ela deve ter. Também o pediatra deve certificar-se de que o lactente esteja bem e que esteja ganhando peso. O diagnóstico deve ser outro se constatar alterações como, por exemplo, não ganho de peso, vômitos, diarreia, dermatite ou alterações no exame físico.

O pediatra é muito pressionado pelas circunstâncias do quadro de choro da criança, mas deve considerar nas suas decisões a *história natural da cólica do lactente* e os riscos de iatrogenia. Realizar a puericultura e a puericultura do sono. Estimular a amamentação com leite materno é vital, a cólica pode intervir negativamente na alimentação exclusiva ao seio. Recomenda-se ensinar a técnica de alimentação da criança, diminuir o estímulo ambiental e usar medidas comportamentais de acalmar a criança durante o dia, não só no momento da crise. Reforçar que a criança não tem doença grave, que não é culpa da família, que os pais estão fazendo o melhor que podem. Em que pese que essas medidas possam ter eficácia limitada, como igualmente tem tido até hoje todas as outras intervenções, elas são inócuas, não expõe a criança a iatrogenia e ajudam a família a entender que a doença é autolimitada e que resolve em três meses.

BIBLIOGRAFIA

1. Aldrich CA, Sung C, Knop C: The crying of newly born babies: 1. The community phase. J Pediatr 1945;26:313-326.
2. Athalberg M-R. Infantile colic: Ocurrence and risk factors. Eur J Pediatr 1984;143:108-111.
3. Brazelton TG: Crying in infancy. Pediatrics 1962; 29:400-47.
4. Giganti F, Fagioli I, Ficca G, Salzarulo P. Polygraphic investigation of 24_h waking distribution in infants. Physiol Behav 2001;73:621-624.
5. Goldson E, Hagerman RJ, Reynolds A. Child Development &Behavior: in Hay WW, Hayward AR, Levin MJ, Sondheimer JM editors. Current Pediatric Diagnosis & Treatment. Lange/MacGraw-Hill. New York, 2003; pp. 84-85.
6. Heird WC. Colic; in Kliegman, Behrman, Jenson, Stanton, editors. Nelson Textbook of Pediatrics. Saunders-Elsevier. Philadelphia 2007; pp. 222- 223.
7. Hill DJ, Hosking CS. Infantile colic and food hypersensitivity. J Pediatr Gastrenterol Nutr 2000;30: S67-S76.
8. Illingworth RS: Three-months' colic. Arch Dis Child 1954;29:165-172.
9. Kirjavainem J, Kirjavainem T, Huhtala V, et al. Infants with colic have a normal sleep structure at 2 and 7 months of age. J Pediatr 2001;138:218-223.
10. Kurtoglu S, Uzum K, Hallac IK, Coskun A. 5 hydroxy- 3-indol acetic acid levels in infantile colic: Is serotoninergic tonus responsible for this problem? Acta Paediatr 1997;86:764-765.
11. Lehtonen L, Korhonen T, Korvenranta H. Temperament and sleeping patterns in colicky infants during the fi rst year of life. J Dev Behav Pediatr 1994; 15:416-420.
12. Overby KJ. Crying and Colic. In Rudolph CD, Rudolph AM, Hostetter MK, Lister G, Siegel NJ editors: Rudolph's Pediatrics 21st edition. McGraw Hill, New York 2002; pp 34-35.
13. Papousek M, von Hofacker N. Persistent crying in early infancy: A non-trivial condition of risk for the developing mother-infant relationship. Child Care Health Dev 1998;24:395-424.
14. Paulozzi L, Sells M. Variations in homicide risk during infancy-United States, 1989-1998. MMWR Morb Mort Rep 2002;51:187-189.
15. Raiha H, Lehtonem L, Korhonem T, Korvenranta H. Family life 1 year after infantile colic. Arch Pediatr Adolesc Med 1996;150:1032-1036.
16. Sondergaard C, Henriksen TB, Orbel C, Wisborg K. Smoking during pregnancy and infantile colic. Pediatrics 2001;108:342-346.
17. St. James-Roberts I, Plewis I. Individual differences, daily fl uctuations, and developmental changes in amounts of infant waking, fussing, crying, feeding, and sleeping. Child Dev 1996;67:2527-2540.
18. St. James-Roberts I, Conroy S, Hurry J. Links between infant crying and sleep-waking at six weeks of age. Early Child Dev 1997;48:143-152.
19. Weissbluth M. Sleep and Colic: in Sheldon SH, Ferber R, Kryger MH, editors. Principles and Practice of Pediatric Sleep Medicine. Elsevier Saunders, Philadelphia 2005; pp. 113-125.
20. Wessel MA, Cobb JC, Jackson EB et al. Pediatrics 1954;14:421-435.
21. White BP, Gunnar MR, Larson MC, et al. Behavioral and physiological responsivity, sleep, and patterns of daily cortisol production in infants with and without colic. Child Dev 2000;71:862-877.
22. Oskar G. Jenni; Monique K. LeBourgeois Understanding sleep–wake behavior and sleep disorders in children: the value of a model *Curr Opin Psychiatry*. 2006 May ; 19(3): 282–287.
23. Turner TL, and S Palamountain. Infantile colic: Clinical features and diagnosis. In: M Augustyn (ed).*UpToDate*. UpToDate; 2015.
24. Turner TL, and S Palamountain. Infantile colic: management and outcome In: M Augustyn (ed). *UpToDate*. UpToDate; 2014.

Prevenção Secundária dos Distúrbios do Sono

Lucila Bizari Fernandes do Prado

Distúrbios do sono em crianças têm significado médico e comportamental muito importante em nossos dias. Estudos prévios sobre prevalência mostram problemas de sono em crianças de até 30%. Alguns distúrbios de sono são mais comuns em certos estágios de desenvolvimento da criança, por exemplo sonambulismo. Crianças com dificuldades no sono experienciam problemas comportamentais, depressão, ansiedade, distúrbio na função cognitiva, dificuldades no aprendizado e no desenvolvimento emocional. Alguns problemas de sono são mais comuns com certas condições clínicas como dor crônica, déficit de atenção e hiperatividade e autismo.

Para avaliação adequada dos distúrbios de sono na prática clínica, anamnese visando especialmente o sono e suas condições em crianças se torna muito importante. Os estudos sobre hábitos de sono em escolares ainda são insuficientes, principalmente no Brasil e poucos relacionam fatores biológicos e comportamentais, psicológicos e características de desenvolvimento social e ambiental. Diferenças culturais também têm fator determinante sobre o sono, tonando um limite muito tênue entre o que é "normal" e o que é "problemático" em relação a hábitos de sono.

Sabe-se que problemas de sono não tratados trazem em crianças trazem consequências importantes como disfunção cognitiva e alterações emocionais e comportamentais.

Como reconhecer estes problemas de sono e trata-los adequadamente antes das consequências é que se torna um desafio. Neste sentido, o desenvolvimento de questionários adequados, abrangentes e com questões pontuais sobre o sono torna-se imperativo, além de educação de pais, professores e crianças para reconhecimentos dos distúrbios do sono e encaminhamento rápido ao profissional da saúde, como também a formação e informação de pediatras e outros profissionais como dentistas, psicólogos, fonoaudiólogos, por exemplo, torna-se muito importante hoje em dia.

QUESTIONÁRIOS

É de consenso geral que os questionários são utilizados para *screening* e não para diagnóstico dos distúrbios do sono.

Foram desenvolvidos uma série de questionários para distúrbios do sono em geral ou, mais específicos, para distúrbios respiratórios do sono, por exemplo em diversas línguas ou com traduções validadas e adaptadas culturalmente. Um dos limites do uso de questionário é a idade das crianças em que são aplicados oferecendo uma dificuldade em padronização pelas diferenças em si, da escolaridade dos pais e, em nosso meio, pela dificuldade do brasileiro em colaborar e responder questionários, além da variedade sociocultural e étnica de nosso país.

- *Sleep Disturbance Scale for Children* (SDSC) de Bruni e cols., muito utilizado em nosso meio, já validado e adaptado para o português do Brasil por Ferreira e cols. Que utiliza *scores* em cinco subdomínios: distúrbios de início e manutenção do sono, distúrbios respiratórios do sono, distúrbios do despertar, desordens da transição vigília-sono, desordens da sonolência excessiva e hiperhidrose no sono.

- *Children´s Sleep Habits Questionaire* (CSHQ) de Owewns e cols. É utilizado em crianças de quatro a dez anos para verificação de hábitos de sono. Este instrumento de *screening* abrange várias constelações associadas com a Classificação Internacional dos Distúrbios de Sono (ICSD), representando os seguintes grupos: Distúrbios do início do sono, limites, higiene do sono inadequada, distúrbios do ritmo circadiano, resistência em ir para a cama, atraso de fase do sono, duração do sono, parassonias, sonambulismos, ansiedades no sono, distúrbios respiratórios durante o sono, dentre outros.

- *Pediatric Sleep Questionaire* (PSQ) com 67 itens aplicáves em crianças de 4 a 18 anos, com respostas "sim/não/não sei".

- *Cleveland Adolescent Sleepiness Questionaire* (CASQ) aplicado entre 11 a 17 anos e *Pediatric Daytime Sleepiness Scale* (PDSS) de 11 a 15 anos são utilizados para avaliação de sonolência excessiva diurna.

INFORMAÇÕES

Outra forma de divulgar e instruir pais e professores sobre a importância dos distúrbios de sono nas crianças e adolescentes é através de palestras, material escrito em forma de *folders* escritos por profissionais especializados e, mais recentemente, em *sites* da internet através de informes específico divulgados, por exemplo, em sites de sociedades pediátricas ou de medicina do sono.

Recentemente uma tese de doutoramento foi bastante importante no sentido de divulgar para crianças a importância do sono e de seus distúrbios, tanto para se verificar crenças que são passadas pela família, como o que se sabe sobre sono. Criou-se e selecionou-se quatro personagens para representar o sono normal e três prevalentes distúrbios do sono: Soninha (normal), Ronco (roncador), Baba (SAOS) e Formiga (SPI), que protagonizarão futura série de HQ sobre distúrbios de sono. O estudo também demonstrou que a HQ "Ronco dorme em casa" foi eficaz em informar ao público infantil (seis a dez anos) sobre higiene do sono e ronco, temas abordados textual e iconograficamente na história, sugerindo que a HQ possa ser útil em políticas públicas e profissionais da saúde e educação envolvidos com crianças nesta faixa etária.

BIBLIOGRAFIA

1. Bruni O; Ottavianio S; Guidetti V; Romoli M; Innocenzi M; Cortezi F; Giannotti F. The Sleep disturbance scale for children (SDSC): construction and validation of na instrument to evaluate Sleep disturbances in childhood and adolescence. J Sleep Res 1996; 5:251-261.

2. Camargo EP. História em quadrinhos para educação em saúde. 2012. Tese (Doutorado em Medicina Translacional) - Universidade Federal de São Paulo, Coordenação de Aperfeiçoamento de Pessoal de Nível Superior.

3. Camargo EP; Carvalho LBC; Prado LBF; Prado GF. Is the population properly informed about sleep disorders? Arquivos de Neuro-Psiquiatria 2013; 71:92-99.

4. Carvalho LBC; Prado LBF; Silva L; Almeida MM; Silva TA; Vieira CMAM; Atallah AN; Prado GF. Cognitive dysfunction in children with sleep disorders. Arquivos de Neuro-Psiquiatria. 2004; 62(2A):212-216.

5. Carvalho LBC; Prado LBF; Silva L; Medeiros M; Silva TA; Lora mL; Prado GF. Cognitive Dysfunction in Children with Sleep-Disordered Breathing. Journal of Child Neurology 2005; 20(5):400-404.

6. Chervin RD, Hedger KM, Dillon JE, Pituch KJ. Pediatric Sleep Questionnaire (PSQ): validity and reliability of scales for sleep-disordered breathing, snoring, sleepiness, and behavioral problems. Sleep Med 2000; 1:21-32.

7. Chervin RD, Weatherly RA, Garetz SL et al. Pediatric sleep questionnaire: Prediction of sleep apnea and outcomes. Archives of Otolaryngology-Head & Neck Surgery 2007; 133(3):216-222.

8. Drake C, Nickel C, Burduvali E, Roth T, Jefferson C, Pietro B. The pediatric daytime sleepiness scale (PDSS): sleep habits and school outcomes in middle-school children. Sleep 2003;26(4):455-458.

9. Ferreira VF. Escala de Distúrbios do Sono em Crianças: tradução, adaptação cultural e validação. 2009. Dissertação (Mestrado em Medicina Interna e Terapêutica) - Universidade Federal de São Paulo.

10. Ferreira VR; Carvalho LBC; Ruotolo F; Morais JF; Prado LBF; Prado GF. Sleep Disturbance Scale for Children: Translation, cultural adaptation, and validation? Sleep Medicine 2009; 10:457-463.

11. van Litsenburg RRL; Waumans RC; van der Berg G; Gemke RJBJ. Sleep habits and Sleep disturbances in Duttch children: a population-based study. Eur J Pediatr 2010. DOI 10.1007/s00431-010-1169-8.

12. Medeiros MA. Impulsividade e Distúrbios do sono em crianças. 2004. 0 f. Dissertação (Mestrado em Medicina Interna e Terapêutica) - Universidade Federal de São Paulo, Fundação de Amparo à Pesquisa do Estado de São Paulo.

13. Medeiros M; Carvalho LBC; Silva TA; Prado LBF; Prado GF. Sleep disorders are associated with impulsivity in school children aged 8 to 10 years. Arquivos de Neuro-Psiquiatria 2005; 63(3):761-765.

14 Mohammadi M; Ghalebaghi B; Bandi FG; Amintehrani E; Khodaie S; Shoaee S; Ashrafi MR. Sleep patterns and Sleep problems among preschool and school-aged children in a primary care setting. Iran J Ped 2007; 17(3):213-221.

15. Moran CA. Distúrbios do sono, período escolar e equilíbrio em crianças de 5 anos de idade. 2005. 64 f. Dissertação (Mestrado em Medicina Interna e Terapêutica) - Universidade Federal de São Paulo.

16. Moran CA; Carvalho LBC; Prado LBF; Prado GF. Sleep disorders and starting time to school impair balance in 5-year-old children. Arquivos de Neuro-Psiquiatria 2005; 63(3): 571.

17. Moturi S and Avis K. Assessment and treatment of common pediatric Sleep disorders. Psychiatry (Edgemont) 2010; 7(6):24-37.

18. O'Brien LM; Gozal D. Neurocognitive dysfunction and Sleep in children: from human to rodent. Pediatr Clin N Am 2004; 51:187-202.

19. Owens JA, Spirito A, McGuinn M. The Children's Sleep Habits Questionnaire (CSHQ): psychometric properties of a survey instrument for school-aged children. Sleep 2000;23(8):1043-1051.

20. Pessoa JHL. Distúrbios do sono da criança: abordagem pediátrica. Pediatria Moderna 2013; 49(2):1-10.

21. Potasz C; Varela MJ; Ferraz PG; Carvalho LBC; Prado LBF; Prado GF. Prevalence of sleep disorders in children of a public hospital in São Paulo. Arquivos de Neuro-Psiquiatria 2010; (68):235-241.

22. Polimeni M; Richdale A; Francis A. The impact of children's Sleep problems on the Family and behaviors processes related to their development and maintenance. E-Journal Applied Psychology 2007; 3(1):76-85

23. Rosen GM. Evaluation of the patient who has sleep complaints: a case based method using a sleep process matrix. Primary Care Clinics in Office Practice 2005; 32:319-325.

24. Silva TA. Hábitos de sono em crianças de 7 a 10 anos de idade. 2003. 0 f. Dissertação (Mestrado em Medicina de Urgência) - Universidade Federal de São Paulo.

25. Silva TA; Carvalho LBC; Silva L; Medeiros M; Natale VB; Carvalho JEC; Prado LBF; Prado GF. Sleep habits and starting time to school in Brazilian children. Arquivos de Neuro-Psiquiatria 2005; 63(2): 402-406.

26. Spilsbury JC, Drotar D, Rosen CL, Redline S. The Cleveland adolescent sleepiness questionnaire: a new measure to assess excessive daytime sleepiness in adolescents. J Clin Sleep Med 2007;3(6):603 612.

27. Spruyt K; Cluydts R; Verleye GB. Pediatric Sleep disorders: exploratory modulation of their relatioships. Sleep 2004; 27(3):495-501.

28. Vaher H; Kasenomm P; Vasar V; Veldi M. A survey of parentally reported Sleep health disorders in estonian 8-9 year old children. Pediatrics 2013; 13:200.

Distúrbios do Sono na Criança e no Adolescente – Uma Abordagem para Pediatras

Epidemiologia das Doenças do Sono

Teresa Paiva

Epidemiologia é a ciência que estuda os padrões, causas e efeitos das condições de saúde e doença em populações específicas e definidas. Ele é a pedra angular da saúde pública e informa as decisões em política de saúde, de acordo com evidências, identificando fatores de risco e metas para a saúde preventiva[1].

As dificuldades dos estudos epidemiológicos, durante as primeiras duas décadas de vida, são devidas a vários fatores, a saber: a grande variabilidade interindividual, especialmente acentuada durante os primeiros dois anos de vida; a complexidade da definição de "sono normal" nestas idades; a existência de dados que principalmente se baseiam em questionários e que por isso mesmo são predominantemente subjetivos e, por último, mas não menos importante, as sucessivas modificações da classificação internacional de distúrbios do sono.

No entanto, a obtenção de dados robustos é essencial para implementar práticas clínicas adequadas e estabelecer políticas de saúde e de educação, e é inquestionável que alguns dados recentes da assustadora dimensão dos problemas de sono nas crianças e jovens reforçam a questão.

Na verdade, vejamos:

- A percentagem global de problemas/distúrbios do sono em crianças e adolescentes é bastante elevada, atingindo em algumas regiões de 80% das crianças[2];
- Problemas de sono em recém-nascidos preveem problemas de sono na idade escolar[3];
- A existência de problemas persistentes de sono na infância é um preditor de problemas psiquiátricos na vida adulta[4];
- Os comportamentos dos pais na hora de dormir preveem as características de sono nos bebês e nas crianças pequenas[5];
- Os padrões de vigília-sono dos pais estão entre os preditores dos padrões vigília-sono nas crianças[6];
- O estresse parental está associado a problemas comportamentais e a sonolência diurna nas crianças com insônia[7];
- Os distúrbios e os hábitos errôneos de sono aumentam o risco de doenças médicas e psiquiátricas, estão associados a acidentes e a mau desempenho acadêmico[8];
- Muitas condições médicas, neurológicas e psiquiátricas da infância aumentam o risco de um distúrbio do sono nessas mesmas crianças[8].

Como não existem dados utilizando a última classificação de doenças do sono, utilizaremos a ICSD2[9] analisando dados relativos a insônias, hipersônicas de origem central, distúrbios respiratórios do sono, parassonias, distúrbios do movimento associados ao sono, distúrbios circadianos do sono.

AS INSÔNIAS

Nos bebês e nas crianças em idade pré-escolar, as insônias são do tipo "distúrbios de associação no início do sono e nos acordares noturnos" e "limites insuficientes e resistência ao sono". Nas crianças em idade escolar e nos adolescentes será tratada a insônia crônica.

Distúrbios de associação no início do sono e nos acordares noturnos

Esta perturbação está presente em 25% - 50% (até 70%) das crianças entre os seis e os 12 meses; baixa para 30% das crianças até ao um ano e para 15% a 20% entre um e três anos.

Os fatores de risco são coleito; aleitamento materno; marcos do desenvolvimento normais; eventos desreguladores do sono; cólicas e doenças médicas; temperamento difícil da criança; insegurança e ansiedade dos pais e depressão materna.

Distúrbios por limites insuficientes e resistência ao sono

Estão presentes em 10% a 30% das crianças.

Os fatores de risco são: permissividade dos pais; conflitos parentais no que respeita a educação; expectativas erradas dos pais; idade; temperamento da criança; comportamentos de oposição durante o dia; ambiente doméstico; erros na organização circadiana.

Insônia nas crianças e nos adolescentes

A insônia crônica ocorre em 9% a 13% dos adolescentes. Nestes estudos há que distinguir entre insônia e sintomas de insônia, cuja prevalência é mais alta.

Os fatores de risco são: erros na higiene do sono; erros nos conhecimentos e percepções do sono; traços de personalidade; doenças médicas; percepção de saúde e problemas somáticos, principalmente para a insônia média e terminal[10]; Problemas psiquiátricos (53,5% dos jovens com depressão têm insônia[11]); Problemas psicológicos[10,12]; sexo feminino após a puberdade[13]; história familiar de insônia; baixo *status* socioeconômico; tabaco e álcool, televisão no quarto, comunicação com os pais insuficiente[12,14,15]; uso da internet[11].

A Tabela 9.1 sintetiza dados de prevalência da insônia em adolescentes.

HIPERSONIAS DE ORIGEM CENTRAL

Na infância há duas hipersonias, a narcolepsia e a síndrome de Klein-Levin, ambas são raras, principalmente a última, cuja prevalência é desconhecida.

A narcolepsia tem uma prevalência baixa, ocorrendo em três a 16 por 10.000 crianças ou jovens; a narcolepsia com cataplexia tem prevalência ainda mais baixa 0,2 - 0,5 por 10.000 crianças ou jovens; a prevalência é cerca de seis vezes maior no Japão.

As doenças autoimunes (com exceção da doença celíaca) são raras em crianças, mas sua incidência vem aumentando, e efetivamente a narcolepsia tem como fator de risco a vacinação da gripe com Pandemrix, devido ao adjuvante usado o AS03[19]; e em diversos países (China[20], Suécia, Finlândia, Noruega[21] e Portugal) houve um aumento muito significativo da ocorrência de narcolepsia (cerca de 13 vezes mais) nos seis meses após a vacinação de inverno para o H1N1, afetando principalmente crianças. Na China foi observada uma oscilação sazonal da prevalência, com aumentos significativos nos meses de março, abril, maio, ou seja após as infecções sazonais do inverno[20].

É fator de risco o ser HLA-DQB1 * 06:02 positivo.

Capítulo 9 – Epidemiologia das Doenças do Sono

Tabela 9.1
Insônia nos adolescentes

Autores	N	Idade	País	Prevalência	PSG	Diferenças de gênero
Roberts et al. 2008[10]	4.175	11 - 17	Estados Unidos da América	26,8% W2 W1 - 26,48 5,08% W2 W1 - 6,55	Não	
Siomos et al. 2009[12]	2.195	13 - 18	Grécia	11,43%	Não	Não
Zhang et al. 2009[15]	5.695	6 - 13	Hong Kong	4% no ano anterior	Não	Não
Pan et al. 2012[16]	816	12 - 18	Guandong	22,9	Não	
	618		Macau	16,5	Não	
Amaral et al. 2013[17]	6.919	12 - 18	Portugal	Sintomas de Insônia - 21,4 Insônia - 8,3	Não	Sim
Calhoun et al. 2014[18]	700	5 - 12	Estados Unidos da América	19,3%	Sim	Sim Meninas dos 11 - 12: 30,6%

DISTÚRBIOS RESPIRATÓRIOS DO SONO

A roncopatia primária de ronco e síndrome de apneia obstrutiva do sono. A prevalência geral de roncopatia ronda os 8%, sendo habitual entre os 1,5% - 6% e é mais frequente nos afro-americanos, referindo os hispânicos mais sintomas; ela também varia com a idade, existindo desde o nascimento, principalmente em prematuros.

A Tabela 9.2 mostra a prevalência de ronco nos bebês e a Tabela 9.3 em crianças e adolescentes. A Tabela 9.4 mostra a prevalência de SAOS.

O ressonar foi avaliado por múltiplos autores em recém-nascidos, bebês e crianças do pré-escolar[22-28]. Sendo o ressonar uma medida sem quantificação objetiva comumente aceite os dados epidemiológicos baseiam-se no relato dos pais e os resultados são muito variáveis variando a prevalência de ressonar "habitual" entre 3,2% e 34,6%; a maior parte dos trabalhos dá percentagens entre os 3% e

Tabela 9.2
Prevalência de ronco: bebês e crianças do pré-escolar

Autores	N	Idade	País	% Ronco
Gislason et al. 1995[22]	454	6 meses - 6 anos	Islândia	3,2 – habitual
Brunetti et al. 2001[23]	895	3 – 11 anos	Itália	4,9 – habitual
Castronovo et al. 2003[24]	604	3 – 6 anos	Itália	34,6 – habitual 12,0 – patológico?
Montgomery Downs et al. 2003[25]	1.010	3 – 5,3 anos	Estados Unidos da América	22,0 – habitual
Montgomery Downs et al. 2006[26]	944	2 semanas – 2 anos	Estados Unidos da América	5,3 – habitual
Liukkonen 2008[27]	1471	1 – 6 anos	Finlândia	6,3 – habitual
Li et al. 2013[28]	23.481	Nascimento até 3 anos	Ásia 14 países	Caucasianos – 6,2 Não caucasianos – 5,1 Au, NZ, Fil > 10%; Coreia = 2,4%

Tabela 9.3
Prevalência de ronco em crianças e adolescentes

Autores	N	Idade	País	% Ronco
Auntaseree et al. 2001[29]	1.142	6 – 13	Tailândia	8,5 – habitual
Ersu et al. 2004[30]	2.147	5 – 13	Turquia	7,0 – habitual
Kaditis et al. 2004[31]	3.680	1 – 18	Grécia	5,3 – habitual
Sogut et al. 2005[32]	1.215	3 – 11	Turquia	3,3 – habitual
Gozal et al. 2008[33]	16.321	5 – 7	Estados Unidos da América	11,3 – habitual
Ferreira et al. 2009[34]	976	6 – 10	Portugal	8,6 – habitual
Tafur et al. 2009[35]	890	6 – 12	Equador	15,1 – habitual
Sogut et al. 2009[36]	1.030	12 – 17	Turquia	4,0 – habitual
Kitamura et al. 2014[37]	170	6 – 8	Japão	12,9 – habitual

Tabela 9.4
Prevalência de SAOS

Autores	N	Idade	País	Prevalência	Diferenças de gênero
Auntaseree et al. 2001[29]	1.142	6 – 13	Tailândia	0,69%	Não
Brunetti et al. 2001[23]	895	3 – 11	Itália	1%	Sim/masculino
Rosen et al. 2003[38]	850	8 – 11	Estados Unidos da América	4,7% 2,2 da população	
Sogut et al. 2005[32]	1,215	3 – 11	Turquia	0,9% entre os ressonadores	Não
Kitamura et al. 2014[37]	170	6 – 8	Japão	3,5	–

os 10%[22,23,26-28]; para outros a prevalência é maior, é o caso de trabalhos feitos em Itália[24], e nos EUA[25]. Diferenças regionais foram efetivamente encontradas em países asiáticos sendo a prevalência do ressonar maior em crianças da Austrália, Nova Zelândia e das Filipinas[28].

A prevalência de ressonar habitual nas crianças e adolescentes varia entre 3,3% e 15,1%[29-37].

A prevalência de apneia obstrutiva do sono tem prevalências mais baixas variando entre 0,69% e 4,7%[29,38]; na maior parte dos estudos, não há nestas idades, diferenças na prevalência entre gêneros.

PARASSONIAS

Na avaliação epidemiológica do sonambulismo há a considerar as diferenças entre episódios ocasionais e persistentes, a prevalência dez vezes maior quando existe uma história familiar e também a confusão com epilepsias noturnas.

Os terrores noturnos estão geralmente associados com maior ansiedade[39]; outra doença do sono, problemas psiquiátricos[40]; também eles e os despertares confusionais são susceptíveis à confusão com epilepsias noturnas.

Muitas vezes há associação de parassonias no mesmo indivíduo, designadamente o sonambulismo, os terrores noturnos e sonilóquio.

Estudo retrospectivo em uma população significativa foi identificado a prevalência, a idade de início e de desaparecimento das diversas parassonias e a persistência aos 13 anos de idade[39].

A **enurese** é mais comum nos rapazes, aumenta significativa quando há história familiar (OR = 2,8); quando existem despertares con-

Capítulo 9 – Epidemiologia das Doenças do Sono

fusionais (OR = 2,4); quando a criança acorda confusa em um despertar noturno (OR = 3,4); quando há incontinência diurna (OR = 3,0)[41].

Os pesadelos são frequentes: 75% das crianças tem pelo menos um pesadelo durante a vida útil.

Os pesadelos crônicos ocorrem em 25% das crianças entre os dois a cinco anos; em 41% das crianças entre os seis a dez anos; não havendo diferença de gênero em idades mais jovens, surgindo ela apenas mais acentuada em meninas após os 12 anos; o pico de prevalência ocorre pelos dez anos de idade[42].

Os fatores de risco para pesadelos são: a existência prévia de pesadelos ou de sonhos ruins; o estresse ou eventos traumáticos; a ansiedade e transtornos de ansiedade; a privação do sono; a insônia; os medicamentos que aumentam o sono REM[5].

De acordo com alguns autores são fatores de risco a ansiedade; a ideação suicida; outros distúrbios do sono (sonambulismo e sono terrores); dificuldades comportamentais e ventos estressantes; não são condicionantes a exposição à violência nas mídia[43].

DISTÚRBIOS DO MOVIMENTO RELACIONADOS COM O SONO

Os dados epidemiológicos de síndroma das pernas inquietas em crianças derivam do Estudo REST[44], feito em 10.000 famílias EUA e no Reino Unido. A prevalência de RLS definitiva foi de 2% entre os oito - 11 anos e 3% entre os 12 - 17 anos; os sintomas são moderados a graves em um quarto a metade das crianças, não existindo diferenças de gênero em RLS Pediátrica; esta apenas foi encontrada em adolescientes depois dos 15 anos de idade[45].

Em estudos clínicos a prevalência varia entre 1,3% e 5,9%[46,47] respectivamente.

São fatores de risco: a genética, 70% - 80% das crianças tem pelo menos um dos pais e 16% de ambos os pais com a doença; a privação do sono; a existência de condições médicas, com referência especial para a doença renal crônica: prevalência entre 15,3% e 35%[48,49] respectivamente; a deficiência de ferro; a associação com PLMD em 74% dos casos de populações clínicas[50]; associações com dores de crescimento (23% dos gêmeos com dores de crescimento preencheram os critérios para a síndrome das pernas inquietas[51] e 54,5% de RLS preenchem critérios para dores de crescimento[45].

A prevalência PLMD que implica registros de PSG é mais alta: 5% - 27% em populações clínicas; a associação com a síndrome das pernas inquietas (28%)[50]; não há diferença de gênero; mais prevalente em caucasianos e é mais prevalente na PHDA (perturbação de hiperatividade e déficit de atenção).

Em populações clínicas, a prevalência é de 5,6; 23,0 e 26,0%[52-54] respectivamente.

Os fatores de risco são condições médicas (uremia e leucemia); anemia por deficiência de ferro; distúrbios neurológicos e do desenvolvimento (PHDA, síndrome de Williams, lesão da medula espinhal); enxaqueca[55]; distúrbios do sono (apneia e narcolepsia); medicamentos – ISRS (inibidores seletivos da recaptação da serotonina); história familiar positiva de síndrome das pernas inquietas[50].

Para o bruxismo, a prevalência oscila entre os 14% e 20% até aos 11 anos; prevalência igual nos dois sexos. São fatores de risco a ansiedade, depressão e estresse, má oclusão dentária; alergias e obstrução nasal; paralisia cerebral ou retardo mental; toxicos, estimulantes, SSRIs; a SAOS; a história familiar; a PHDA[5,44] (Mindell & Owens, 2010 e LaBerge et al. 2000).

ALTERAÇÕES CIRCADIANAS

Estudo efetuado na Itália, sobre as preferências circadianas dos adolescentes entre os 8 e os 14 anos, demonstrou que 10,3% são claramente notívagos e 10,9% claramente matutinos[56].

A prevalência da síndrome de atraso da fase do sono é de cerca de 10% (ICSD2), mas os dados variam, atinge cerca de 0,4% dos europeus entre os 15 - 18 anos[57]; 0,13% - 3,1% da população geral nos EUA[58]; 7% - 16% dos adolescentes[5] (Mindell e Owens 2010); 3,3% (16 - 18 anos) na Noruega, sendo mais altas nas adolescentes (3,7%) enquanto nos rapazes é de (2,7%)[59].

Em muitos estudos há uma sobreposição com a insónia (30% pelo menos um sintoma de insónia[57] ou a insónia está presente em 53,8% dos rapazes e 57,1% das adolescentes[59]; a idade de início é geralmente na adolescência.

Os riscos são sérios: não comparecimento a escola (OR = 3,22 para rapazes e 1,87 para as adolescentes[59]; insucesso escolar, perda de emprego, dificuldades sociais e depressão.

BIBLIOGRAFIA

1. http://en.wikipedia.org/wiki/Epidemiology
2. Sadeh A, Mindell J, Rivera L. "My child has a sleep problem": a cross-cultural comparison of parental definitions. Sleep Med. 2011 May;12(5):478-82. doi: 10.1016/j.sleep.2010.10.008. Epub 2011 Apr 7. PubMed PMID: 21478050.
3. Tikotzky L, Shaashua L. Infant sleep and early parental sleep-related cognitions predict sleep in presschool children. Sleep Med. 2012 Feb;13(2):185-92. doi: 10.1016/j.sleep.2011.07.013. Epub 2011 Dec 3. PubMed PMID:22137118.
4. Gregory AM, Caspi A, Eley TC, Moffitt TE, Oconnor TG, Poulton R. Prospective longitudinal associations between persistent sleep problems in childhood and anxiety and depression disorders in adulthood. J Abnorm Child Psychol. 2005 Apr;33(2):157-63. PubMed PMID: 15839494.
5. Mindell J, Owens J. A clinical guide to pediatric sleep: diagnosis and management of sleep problems. 2010. 2nd ed. Philadelphia: Lippincot WW
6. Zhang J, Li AM, Fok TF, Wing YK. Roles of parental sleep/wake patterns, socioeconomic status, and daytime activities in the sleep/wake patterns of children. J Pediatr. 2010 Apr;156(4):606-12.e5. doi: 10.1016/j.jpeds.2009.10.036. Epub 2009 Dec 21. PubMed PMID: 20022339.
7. Byars KC, Yeomans-Maldonado G, Noll JG. Parental functioning and pediatric sleep disturbance: an examination of fators associated with parenting stress in children clinically referred for evaluation of insomnia. Sleep Med. 2011 Oct;12(9):898-905. doi: 10.1016/j.sleep.2011.05.002. Epub 2011 Sep 21. PubMed PMID: 21940206.

8. Ferreira R and Paiva T – Clínica do Sono da Criança e do Adolescente – in "O Sono e a Medicina do Sono", eds T Paiva, M Andersen, S Tufik, Editora Manole, São Paulo, Brasil, 2014
9. AASM. The International Classification of Sleep Disorders. Diagnostic and Coding Manual. 2nd Edition ed. 2005.
10. Roberts RE, Roberts CR, Duong HT. Chronic insomnia and its negative consequences for health and functioning of adolescents: a 12-month prospective study. J Adolesc Health. 2008 Mar;42(3):294-302. doi:10.1016/j.jadohealth.2007.09.016. Epub 2007 Dec 21. PubMed PMID: 18295138; PubMed Central PMCID: PMC2488408.
11. Chong SA, Vaingankar J, Abdin E, Subramaniam M. The prevalence and impact of major depressive disorder among Chinese, Malays and Indians in an Asian multirracial population. J Affect Disord. 2012 Apr;138(1-2):128-36. doi: 10.1016/j.jad.2011.11.038. Epub 2011 Dec 29. PubMed PMID: 22209269.
12. Siomos KE, Braimiotis D, Floros GD, Dafoulis V, Angelopoulos NV. Insomnia symptoms among Greek adolescent students with excessive computer use. Hippokratia. 2010 Jul;14(3):203-7. PubMed PMID: 20981171; PubMed Central PMCID:PMC2943360.
13. dos Reis DC, de Almeida TA, Miranda MM, Alves RH, Madeira AM. Health vulnerabilities in adolescence: socioeconomic conditions, social networks, drugs and violence. Rev Lat Am Enfermagem. 2013 Mar-Apr;21(2):586-94. PubMed PMID:23797553.
14. Malta DC, Mascarenhas MD, Porto DL, Barreto SM, Morais Neto OL. [Exposure to alcohol among adolescent students and associated fators]. Rev Saude Publica. 2014 Feb;48(1):52-62. Portuguese. PubMed PMID: 24789637.
15. Zhang J, Li AM, Kong AP, Lai KY, Tang NL, Wing YK. A community-based study of insomnia in Hong Kong Chinese children: Prevalence, risk fators and familial aggregation. Sleep Med. 2009 Oct;10(9):1040-6. doi: 10.1016/j.sleep.2009.01.008. Epub 2009 May 1. PubMed PMID: 19410511.
16. Pan JY, Chou MF, Zhang J, Liu YP. Sleep patterns, insomnia and daytime sleepiness between Guangdong and Macau Chinese adolescents: a cross-cultural comparison study, Biological Rhythm Research, (2012) 43:5, 527-539, DOI: 10.1080/09291016.2011.614791
17. Amaral MO, de Figueiredo Pereira CM, Silva Martins DI, de Serpa Cdo R,Sakellarides CT. Prevalence and risk fators for insomnia among Portuguese adolescents. Eur J Pediatr. 2013 Oct;172(10):1305-11. doi:10.1007/s00431-013-2037-0. Epub 2013 May 24. PubMed PMID: 23703465.

18. Calhoun SL, Fernandez-Mendoza J, Vgontzas AN, Liao D, Bixler EO. Prevalence of insomnia symptoms in a general population sample of young children and preadolescents: gender effects. Sleep Med. 2014 Jan;15(1):91-5. doi:10.1016/j.sleep.2013.08.787. Epub 2013 Oct 16. PubMed PMID: 24333223; PubMed Central PMCID: PMC3912735.

19. Poli F, Overeem S, Lammers GJ, Plazzi G, Lecendreux M, Bassetti CL, Dauvilliers Y, Keene D, Khatami R, Li Y, Mayer G, Nohynek H, Pahud B, Paiva T, Partinen M, Scammell TE, Shimabukuro T, Sturkenboom M, van Dinther K, Wiznitzer M, Bonhoeffer J. Narcolepsy as an adverse event following immunization: case definition and guidelines for data collection, analysis and presentation. Vaccine. 2013 Jan 30;31(6):994-1007. doi: 10.1016/j.vaccine.2012.12.014. Epub 2012 Dec 16. Review. PubMed PMID: 23246545.

20. Han F, Lin L, Warby SC, Faraco J, Li J, Dong SX, An P, Zhao L, Wang LH, Li QY, Yan H, Gao ZC, Yuan Y, Strohl KP, Mignot E. Narcolepsy onset is seasonal and increased following the 2009 H1N1 pandemic in China. Ann Neurol. 2011 Sep;70(3):410-7. doi: 10.1002/ana.22587. Epub 2011 Aug 22. PubMed PMID: 21866560

21. Heier MS, Gautvik KM, Wannag E, Bronder KH, Midtlyng E, Kamaleri Y, Storsaeter J. Incidence of narcolepsy in Norwegian children and adolescents after vaccination against H1N1 influenza A. Sleep Med. 2013 Sep;14(9):867-71. doi: 10.1016/j.sleep.2013.03.020. Epub 2013 Jun 14. PubMed PMID: 23773727.

22. Gislason T, Janson C, Tómasson K. Epidemiological aspects of snoring and hypertension. J Sleep Res. 1995 Jun;4(S1):145-149. PubMed PMID: 10607191.

23. Brunetti L, Rana S, Lospalluti ML, Pietrafesa A, Francavilla R, Fanelli M, Armenio L. Prevalence of obstructive sleep apnea syndrome in a cohort of 1,207 children of southern Italy. Chest. 2001 Dec;120(6):1930-5. PubMed PMID: 11742924.

24. Castronovo V, Zucconi M, Nosetti L, Marazzini C, Hensley M, Veglia F, Nespoli L, Ferini-Strambi L. Prevalence of habitual snoring and sleep-disordered breathing in preschool-aged children in an Italian community. J Pediatr. 2003 Apr;142(4):377-82. PubMed PMID: 12712054

25. Montgomery-Downs HE, Jones VF, Molfese VJ, Gozal D. Snoring in preschoolers: associations with sleepiness, ethnicity, and learning. Clin Pediatr (Phila). 2003 Oct;42(8):719-26. PubMed PMID: 14601921

26. Montgomery-Downs HE, Gozal D. Sleep habits and risk fators for sleep-disordered breathing in infants and young toddlers in Louisville, Kentucky.Sleep Med. 2006 Apr;7(3):211-9. Epub 2006 Mar 27. PubMed PMID: 16564742

27. Liukkonen K, Virkkula P, Aronen ET, Kirjavainen T, Pitkäranta A. All snoring is not adenoids in young children. Int J Pediatr Otorhinolaryngol. 2008 Jun;72(6):879-84. doi: 10.1016/j.ijporl.2008.02.018. Epub 2008 Apr 8. PubMed PMID: 184003118

28. Li AM, Sadeh A, Au CT, Goh DY, Mindell JA. Prevalence of habitual snoring and its correlates in young children across the Asia Pacific. J Paediatr Child Health. 2013 Feb;49(2):E153-9. doi: 10.1111/jpc.12083. Epub 2013 Jan 18. PubMed PMID: 23331463.

29. Anuntaseree W, Rookkapan K, Kuasirikul S, Thongsuksai P. Snoring and obstructive sleep apnea in Thai school-age children: prevalence and predisposing fators. Pediatr Pulmonol. 2001 Sep;32(3):222-7. PubMed PMID: 11536452.

30. Ersu R, Arman AR, Save D, Karadag B, Karakoc F, Berkem M, Dagli E. Prevalence of snoring and symptoms of sleep-disordered breathing in primary school children in istanbul. Chest. 2004 Jul;126(1):19-24. PubMed PMID: 15249437

31. Kaditis AG, Finder J, Alexopoulos EI, Starantzis K, Tanou K, Gampeta S, Agorogiannis E, Christodoulou S, Pantazidou A, Gourgoulianis K, Molyvdas PA.Sleep-disordered breathing in 3,680 Greek children. Pediatr Pulmonol. 2004 Jun;37(6):499-509. PubMed PMID: 15114550.

32. Sogut A, Altin R, Uzun L, Ugur MB, Tomac N, Acun C, Kart L, Can G. Prevalence of obstructive sleep apnea syndrome and associated symptoms in 3--11-year-old Turkish children. Pediatr Pulmonol. 2005 Mar;39(3):251-6. PubMed PMID: 15668932.

33. Gozal D, Kheirandish-Gozal L, Capdevila OS, Dayyat E, Kheirandish E.Prevalence of recurrent otitis media in habitually snoring school-aged children. Sleep Med. 2008 Jul;9(5):549-54. Epub 2007 Oct 24. PubMed PMID: 17921061; PubMed Central PMCID: PMC2527176.

34. Ferreira AM, Clemente V, Gozal D, Gomes A, Pissarra C, César H, Coelho I, Silva CF, Azevedo MH. Snoring in Portuguese primary school children. Pediatrics. 2000 Nov;106(5):E64. PubMed PMID: 11061801

35. Tafur A, Chérrez-Ojeda I, Patiño C, Gozal D, Rand C, Ronnie M, Thomas G, Jaime S, Jacquelin C. Rhinitis symptoms and habitual snoring in Ecuadorian children. Sleep Med. 2009 Oct;10(9):1035-9. doi: 10.1016/j.sleep.2008.11.004. Epub 2009 May 8. PubMed PMID: 19427812

36. Sogut A, Yilmaz O, Dinc G, Yuksel H. Prevalence of habitual snoring and symptoms of sleep-disordered breathing in adolescents. Int J Pediatr Otorhinolaryngol. 2009 Dec;73(12):1769-73. doi: 10.1016/j.ijporl.2009.09.026. Epub 2009 Oct 20. PubMed PMID: 19846222

37. Kitamura T, Miyazaki S, Kadotani H, Suzuki H, Kanemura T, Komada I, Nishikawa M, Kobayashi R, Okawa M. Prevalence of obstructive sleep apnea syndrome in Japanese elementary school children aged 6-8 years. Sleep Breath. 2014 May;18(2):359-66. doi: 10.1007/s11325-013-0893-5. Epub 2013 Sep 17. PubMed PMID: 24043485.

38. Rosen G. Identification and evaluation of obstructive sleep apnea prior to adenotonsillectomy in children: is there a problem? Sleep Med. 2003 Jul;4(4):273-4. PubMed PMID: 14592298.

39. Laberge L, Tremblay RE, Vitaro F, Montplaisir J. Development of parasomnias from childhood to early adolescence. Pediatrics. 2000 Jul;106(1 Pt 1):67-74. PubMed PMID: 10878151.

40. Gau SF, Soong WT. Psychiatric comorbidity of adolescents with sleep terrors or sleepwalking: a case-control study. Aust N Z J Psychiatry. 1999 Oct;33(5):734-9. PubMed PMID: 10544999.

41. Nevéus T, Hetta J, Cnattingius S, Tuvemo T, LäckGren G, Olsson U, Stenberg A. Depth of sleep and sleep habits among enuretic and incontinent children. Acta Paediatr. 1999 Jul;88(7):748-52. PubMed PMID: 10447134.

42. Mindell JA, Barrett KM. Nightmares and anxiety in elementary-aged children: is there a relationship. Child Care Health Dev. 2002 Jul;28(4):317-22. PubMed PMID: 12211191

43. Gauchat A, Séguin JR, Zadra A. Prevalence and correlates of disturbed dreaming in children. Pathol Biol (Paris). 2014 Oct;62(5):311-8. doi: 10.1016/j.patbio.2014.05.016. Epub 2014 Aug 6. PubMed PMID: 25108315.

44. Picchietti D, Allen RP, Walters AS, Davidson JE, Myers A, Ferini-Strambi L. Restless legs syndrome: prevalence and impact in children and adolescents—the Peds REST study. Pediatrics. 2007 Aug;120(2):253-66. PubMed PMID: 17671050.

45. Turkdogan D, Bekiroglu N, Zaimoglu S. A prevalence study of restless legs syndrome in Turkish children and adolescents. Sleep Med. 2011 Apr;12(4):315-21. doi: 10.1016/j.sleep.2010.08.013. Epub 2011 Feb 19. PubMed PMID: 21339085

46. Kinkelbur J, Eckart R, Rothenberger A. [Indications for sleep laboratory studies in psychiatrically symptomatic children and adolescents]. Kinderkrankenschwester. 2003 Apr;22(4):166-9. German. PubMed PMID: 15984456

47. Kotagal S, Silber MH. Childhood-onset restless legs syndrome. Ann Neurol. 2004 Dec;56(6):803-7. PubMed PMID: 15505786.

48. Riar SK, Leu RM, Turner-Green TC, Rye DB, Kendrick-Allwood SR, McCracken C, Bliwise DL, Greenbaum LA. Restless legs syndrome in children with chronic kidney disease. Pediatr Nephrol. 2013 May;28(5):773-95. doi: 10.1007/s00467-013-2408-9. Epub 2013 Jan 20. PubMed PMID: 23334386

49. Applebee GA, Guillot AP, Schuman CC, Teddy S, Attarian HP. Restless legs syndrome in pediatric patients with chronic kidney disease. Pediatr Nephrol. 2009 Mar;24(3):545-8. doi: 10.1007/s00467-008-1057-x. Epub 2008 Dec 2. PubMed PMID:19048298.

50. Picchietti DL, Rajendran RR, Wilson MP, Picchietti MA. Pediatric restless legs syndrome and periodic limb movement disorder: parent-child pairs. Sleep Med. 2009 Sep;10(8):925-31. doi: 10.1016/j.sleep.2008.10.006. Epub 2009 Mar 21. PubMed PMID: 19332386.

51. Champion D, Pathirana S, Flynn C, Taylor A, Hopper JL, Berkovic SF, Jaaniste T, Qiu W. Growing pains: twin family study evidence for genetic susceptibility and a genetic relationship with restless legs syndrome. Eur J Pain. 2012 Oct;16(9):1224-31. doi: 10.1002/j.1532-2149.2012.00130.x. Epub 2012 Mar 13. PubMed PMID: 22416025.

52. Kirk VG, Bohn S. Periodic limb movements in children: prevalence in a referred population. Sleep. 2004 Mar 15;27(2):313-5. PubMed PMID: 15124728

53. Chervin RD, Archbold KH. Hyperactivity and polysomnographic findings in children evaluated for sleep-disordered breathing. Sleep. 2001 May 1;24(3):313-20. PubMed PMID: 11322714.

54. Martinez S, Guilleminault C. Periodic leg movements in prepubertal children with sleep disturbance. Dev Med Child Neurol. 2004 Nov;46(11):765-70. PubMed PMID: 15540638.

55. Esposito M, Parisi P, Miano S, Carotenuto M. Migraine and periodic limb movement disorders in sleep in children: a preliminary case-control study. J Headache Pain. 2013 Jul 1;14:57. doi: 10.1186/1129-2377-14-57. PubMed PMID: 23815623; PubMed Central PMCID: PMC3704667.

56. Russo PM, Bruni O, Lucidi F, Ferri R, Violani C. Sleep habits and circadian preference in Italian children and adolescents. J Sleep Res. 2007 Jun;16(2):163-9. PubMed PMID: 17542946.

57. Ohayon MM, Roberts RE, Zulley J, Smirne S, Priest RG. Prevalence and patterns of problematic sleep among older adolescents. J Am Acad Child Adolesc Psychiatry. 2000 Dec;39(12):1549-56. PubMed PMID: 11128333.

58. Wyatt JK. Delayed sleep phase syndrome: pathophysiology and treatment options. Sleep. 2004 Sep 15;27(6):1195-203. Review. PubMed PMID: 15532214.

59. Sivertsen B, Harvey AG, Pallesen S, Hysing M. Mental health problems in adolescents with delayed sleep phase: results from a large population-based study in Norway. J Sleep Res. 2015 Feb;24(1):11-8. doi: 10.1111/jsr.12254. Epub 2014 Oct 31. PubMed PMID: 25358244.

Classificação Internacional dos Transtornos do Sono

Rosa Hasan
Stella Tavares

A Classificação Internacional de Distúrbios do Sono - Terceira Edição (ICSD-3) é o texto clínico referência para o diagnóstico de distúrbios do sono. Atualizado em 2014, a terceira revisão do ICSD apresenta alterações importantes de conteúdo, incluindo nova nomenclatura, classificações e diagnósticos. A classificação também apresenta os códigos de diagnóstico para os correspondentes CID-9 e CID-10 no início de cada seção da ICSD-3. Os distúrbios são agrupados em seis categorias principais: insônia, distúrbios respiratórios do sono, hipersonias de origem central, transtornos do ritmo circadiano, parassonias e transtornos do movimento relacionados ao sono.

A ICSD-3, não diferindo muito das edições predecessoras, emprega uma abordagem híbrida que utiliza fisiopatologia, se for conhecida, mas também uma abordagem fenomenológica e dos sistemas orgânicos.

A estrutura geral da edição atual é semelhante a da Classificação Internacional de Distúrbios do Sono, 2ª Edição. As principais divisões clínicas permanecem inalteradas e os diagnósticos pediátricos são totalmente integrados aos principais diagnósticos clínicos, com exceção da apneia obstrutiva do sono na infância.

Os tópicos principais da ICSD-3 são:

INSÔNIA

- Transtorno de insônia crônica;
- Insônia aguda;
- Outras Insônias;
- Sintomas isolados e variantes da normalidade:
  - Tempo excessivo na cama;
  - Dormidor curto.

DISTÚRBIOS RESPIRATÓRIOS DO SONO

- Apneia obstrutiva do sono:
  - Adulto;
  - Criança.
- Síndromes da apneia central:
  - Apneia central do sono com respiração de *Cheyne-Stokes*.
  - Apneia central do sono decorrente de doença clínica sem respiração de *Cheyne-Stokes*.
  - Apneia central do sono decorrente de alta altitude com respiração periódica;

- Apneia central do sono decorrente de medicação ou substância;
- Apneia central do sono primária;
- Apneia central do sono primária da infância;
- Apneia central do sono primária do prematuro;
- Apneia central do sono decorrente do tratamento (*Treatment-emerged*).
- Transtornos da hipoventilação relacionada ao sono:
  - Síndrome da obesidade-hipoventilação;
  - Síndrome da hipoventilação alveolar congênita;
  - Hipoventilação central de início tardio com disfunção hipotalâmica;
  - Hipoventilação alveolar central idiopática;
  - Hipoventilação decorrente de medicação ou substância;
  - Hipoventilação decorrente de doença médica.
- Transtorno de hipoxemia relacionado ao sono:
  - Hipoxemia relacionada ao sono.
- Sintomas isolados e variantes da normalidade:
  - Ronco;
  - Catatrenia.

HIPERSONIAS DE ORIGEM CENTRAL

- Narcolepsia tipo 1;
- Narcolepsia tipo 2;
- Hipersonia idiopática;
- Síndrome de *Kleine-Levin*;
- Hipersonia decorrente de doença médica;
- Hipersonia decorrente de uso de medicação ou substância;
- Hipersonia associada a transtorno psiquiátrico;

- Síndrome do sono insuficiente;
- Sintomas isolados e variantes da normalidade:
  - Dormidor longo.

TRANSTORNOS DO RITMO CIRCADIANO

- Transtorno do atraso da fase de sono;
- Transtorno do avanço da fase de sono;
- Transtorno do ritmo vigília-sono irregular;
- Transtorno do ritmo vigília-sono não 24 horas;
- Transtorno do trabalho em turno;
- Transtorno do fuso horário (*Jet-lag*);
- Transtorno do ritmo circadiano vigília-sono não especificado.

PARASSONIAS

- Parassonias relacionadas ao sono NREM:
  - Transtornos do despertar (de sono NREM);
  - Despertares confusionais;
  - Sonambulismo;
  - Terror noturno;
  - Transtorno alimentar relacionado ao sono.
- Parassonias relacionadas ao sono REM:
  - Transtorno comportamental do sono REM:
    - Paralisia do sono isolada recorrente;
    - Transtorno do pesadelo.
- Outras parassonias:
  - Síndrome da cabeça explodindo:
    - Alucinações relacionadas ao sono;
    - Enurese do sono;
    - Parassonia decorrente de doença médica;
    - Parassonia decorrente de medicação ou substância;
    - Parassonia não especificada.

TRANSTORNOS DO MOVIMENTO RELACIONADOS AO SONO

- Síndrome das pernas inquietas;
- Transtorno dos movimentos periódicos dos membros;
- Câimbras das pernas relacionadas ao sono;
- Bruxismo relacionado ao sono;
- Transtorno do movimento rítmico relacionado ao sono;
- Mioclonia benigna do sono da infância;
- Transtorno do movimento relacionado ao sono decorrente de doença médica;
- Transtorno do movimento relacionado ao sono decorrente de medicação ou substância;
- Transtorno do movimento relacionado ao sono não especificado;
- Sintomas isolados e variantes da normalidade:
  - Mioclonia fragmentar excessiva;

- Sintomas isolados e variantes da normalidade:
  - Sonilóquio.

- Tremor hipnagógico do pé e ativação muscular alternante dos pés;
- Abalos hípnicos (*Sleep-starts*).

OUTROS TRANSTORNOS DO SONO

Apêndice A

- Insônia familiar fatal;
- Epilepsia relacionada ao sono;
- Cefaleias relacionadas ao sono;
- Laringoespasmo relacionado ao sono;
- Refluxo gastroesofágico relacionado ao sono;
- Isquemia miocárdica relacionada ao sono.

Apêndice B

- Codificação do CID-10 para transtornos do sono induzidos por substância.

BIBLIOGRAFIA

1. American Academy of Sleep Medicine. International classification of sleep disorders, 3rd ed. Darien, IL: American Academy of Sleep Medicine, 2014.

Distúrbios do Sono na Criança e no Adolescente – Uma Abordagem para Pediatras

Anamnese e Exame Físico nos Distúrbios do Sono da Criança

Beatriz Neuhaus Barbisan

Os distúrbios respiratórios do sono estão relacionados com diversas áreas da medicina e por isso a abordagem clínica ideal é multidisciplinar. A anamnese e o exame físico, ainda que dirigidos à queixa principal do paciente, devem incluir todos os aspectos que podem estar envolvidos, desde o ponto de vista socioeconômico, psicológico e comportamental, neurológico, respiratório, ortopédico, etc. Para muitas doenças, como a síndrome das pernas inquietas (SPI), o diagnóstico é eminentemente clínico. Para outras, como a síndrome da apneia obstrutiva do sono (SAOS), a polissonografia (PSG) é considerada o padrão-ouro. A hipótese diagnóstica, entretanto, sempre deriva da propedêutica clínica.

ANAMNESE
Idade

Os distúrbios do sono podem manifestar-se já no período neonatal, como é o caso da síndrome da hipoventilação central congênita (SHCC), distúrbio raro associado com mutação do gene PHOX2B. Esta síndrome, caracterizada por uma alteração da resposta ventilatória à hipercarbia e à hipoxemia, se manifesta com hipoventilação alveolar em neonatos, principalmente durante o sono. Alterações do sistema nervoso autônomo também estão presentes, como distúrbios na termorregulação. Formas mais leves da doença podem ter um diagnóstico tardio, até mesmo na idade adulta.

A síndrome da morte súbita do lactente (SIDS) ocorre no primeiro ano de vida, com pico de incidência entre dois e quatro meses. O evento de aparente risco de vida (ALTE), definido por episódio de apneia, engasgo, cianose ou palidez, hipo ou hipertonia e que assusta os pais, geralmente ocorre até os seis meses de idade. O pico de incidência é entre 1,5 e 2 meses. A SIDS ocorre exclusivamente durante o sono, enquanto o ALTE tende a predominar durante a vigília. A apneia da prematuridade é um distúrbio do desenvolvimento que se resolve espontaneamente entre 36 e 43 semanas de idade pós-concepção. Já a apneia do lactente é mais frequente até os seis meses de idade, com melhora progressiva até o final do primeiro ano.

A SAOS é mais prevalente entre três e sete anos, período em que ocorre o ápice do crescimento do tecido linfoide em relação ao espaço retrofaríngeo. A rinite alérgica, um dos fatores predisponentes à SAOS, é rara na criança menor de dois anos e se torna mais prevalente na idade escolar. Quando a SAOS acomete o lactente, malformações craniofaciais e alterações neuromusculares devem ser investigadas.

Em relação aos distúrbios não respiratórios do sono, a dificuldade para o estabelecimento do ciclo vigília-sono ou para iniciar e manter o sono (insônia comportamental) se inicia no primeiro ano de vida e pode se estender por vários anos. Já dentre as parassonias, as do sono NREM (distúrbios do despertar) são as mais frequentes em crianças. Os despertares confusionais acometem principalmente crianças menores de cinco anos, o terror noturno tem pico de incidência entre cinco e sete anos e o sonambulismo predomina na idade escolar. Todos os distúrbios do despertar diminuem muito na adolescência, sendo sua prevalência na idade adulta em torno de 4%. O distúrbio comportamental do sono REM é raro em crianças e adolescentes. Já o distúrbio de pesadelos pode se iniciar entre três e seis anos e tem pico de incidência na idade escolar. A narcolepsia se manifesta na adolescência e no adulto jovem, sendo muito rara em menores de cinco anos. No que se refere à epilepsia, 20% a 40% das crises epilépticas da criança ocorrem durante o sono. Os espasmos infantis ocorrem entre quatro e sete meses de idade. A epilepsia rolândica se inicia na idade escolar e a epilepsia mioclônica juvenil, na adolescência.

Os movimentos de cabeça (*headbanging*) e de corpo são considerados formas normais de se "autoninar", se iniciam entre seis e nove meses e geralmente desaparecem até os quatro anos. A persistência além desta idade ocorre em crianças com atraso do desenvolvimento neuropsicomotor e síndromes relacionadas a comportamento autista. O bruxismo é frequente em bebês a partir de dez meses de idade, ocorrendo outro pico de incidência a partir dos dez anos. A síndrome das pernas inquietas (SPI) tem sido cada vez mais diagnosticada em crianças, principalmente na puberdade e adolescência. Como a hereditariedade é importante para a condição de SPI, o histórico familiar deve ser investigado.

Sexo e raça

Em relação à SAOS, diversos estudos mostram prevalência maior na raça negra. O gênero masculino tem sido apontado como de maior incidência de SAOS ainda na infância. A diferença é discreta e os resultados não são conclusivos. A SIDS é mais comum em meninos e tem maior incidência em negros, aborígenes e índios norte-americanos. O terror noturno é mais frequente em meninos e o sonambulismo em meninas. A SPI, em adultos, tem uma ligeira prevalência no sexo feminino.

Período de sono

Na anamnese devem ser especificados o número de horas de sono, a ocorrência e a duração de sonecas diurnas, o horário de ida para a cama, o tempo para adormecer, o horário do despertar e a ocorrência de despertares noturnos.

A necessidade de sono da criança varia conforme a idade e os fatores individuais. A criança, quando nasce, dorme de 16 a 20 horas por dia, alternando períodos de sono e vigília em ciclos de três a quatro horas (sono polifásico). Com seis meses, o período de sono noturno pode chegar a seis horas e as sonecas diurnas vão diminuindo para duas horas por dia e, a partir de um a dois anos, para uma soneca diurna. O sono vespertino pode perdurar até os quatro anos. Entre um e três anos de idade o período de sono nas 24 horas deve ser em torno de 12 horas; na idade escolar, dez horas, e, na adolescência, nove horas. O adolescente apresenta um atraso de fase fisiológico de, aproximadamente, duas horas, exacerbado atualmente por fatores culturais.

Alterações nos padrões de sono podem ser sintomas de doenças, distúrbios de hábitos e comportamentos pessoais e familiares ou, apenas, diferenças individuais na necessidade de sono. O que deve guiar a distinção entre normalidade e doença, e a necessidade ou não de intervenção, é o prejuízo das funções normais do indivíduo e da família. Assim, o

Capítulo 11 – Anamnese e Exame Físico nos Distúrbios do Sono da Criança

lactente ou pré-escolar com dificuldade para iniciar o sono e/ou despertares frequentes durante a noite, que perturba o funcionamento da família ou manifesta ela própria irritação/sonolência diurna, provavelmente apresenta distúrbio associativo do sono ou distúrbio por falta de limites para o sono (os familiares não conseguem impor limites). A história detalhada pode evidenciar a prejudicial associação do sono com fatores externos como colo dos pais, embalo, mamadeira ou a falta de limites, refletida por barganhas exercidas pela criança (medos, abraços, beijos, água etc.). A criança em idade escolar que ainda necessita de sonecas diurnas, que não é normal para essa faixa etária, deve ser investigada para sono noturno insuficiente e narcolepsia. Na narcolepsia, curtos períodos de sono diurno têm efeito reparador temporário. Após algumas horas, a sonolência volta a imperar.

Higiene do sono

Especialmente nos casos de insônia, devem ser investigados os hábitos e rituais do sono, o quarto/cama em que a criança dorme, com quem dorme, alimentação noturna, presença de despertares e reação dos pais aos despertares e, finalmente, a expectativa dos pais em relação ao sono da criança e os seus conceitos de educação. Os pais são permissivos, autoritários, promovem a independência da criança ou acreditam que devem supri-la de todas as necessidades, são negligentes ou, pelo contrário, têm uma sensibilidade extrema ao choro da criança?

Sonolência diurna excessiva

Perguntar se a criança adormece em situações não usuais, como durante brincadeiras ou na escola (dependendo da idade), é uma forma genérica de investigar sonolência excessiva. A escala de sonolência modificada de Epworth quantifica melhor a sonolência diurna. A escala de Epworth é um questionário de oito itens que investiga a propensão de um indi-

víduo adormecer em situações habituais. Para adaptá-la ao uso em crianças, Melendres et al. (2004) modificaram dois itens da escala, um relativo ao uso de bebidas alcoólicas e, outro, à direção de veículos automotores. Em adultos, um escore a partir de dez é considerado como sonolência diurna excessiva (o escore máximo é de 24).

Alterações na eficiência e na qualidade do sono de qualquer etiologia podem levar à sonolência diurna excessiva. A causa mais frequente em nossa cultura é a privação de sono, principalmente em adolescentes, mas também já é comum em escolares. Na SAOS pediátrica, a sonolência não é tão frequente como nos adultos, ocorrendo em torno de 20% dos casos. A narcolepsia pode levar à sonolência excessiva diurna devido à má qualidade do sono noturno e, principalmente, às alterações neurofisiológicas específicas na regulação do sono REM.

Hiperatividade e déficit de atenção

Assim como a sonolência diurna excessiva, a hiperatividade, o déficit de atenção e o consequente distúrbio do aprendizado podem ser reflexos da falta de sono. O questionário de sintomas abreviado de Conners inclui dez itens para avaliação de hiperatividade e falta de atenção. O escore pode chegar a 30, e, a partir de 18 é considerado clinicamente relevante.

Agitação, movimentos noturnos e alucinações

Os movimentos devem ser especificados quanto ao seu tipo, se associados a despertares e o período da noite em que ocorrem. As crianças com SAOS, por exemplo, apresentam sono agitado durante todo o período noturno. Pode haver agravamento no final da noite, quando o sono REM predomina. Geralmente, a agitação é acompanhada de sudorese.

Os movimentos relacionados às parassonias são bastante característicos: atividade motora simples ou complexa, episódicos, costumam ocorrer na primeira metade da noite (quando associados ao sono NREM) e são seguidos por período de sono normal e amnésia do evento. Geralmente, é descrito um episódio único. No caso de sonambulismo, terror noturno e distúrbio comportamental do sono REM pode haver deambulação, embora no sonambulismo os movimentos sejam mais propositivos. O terror noturno é caracterizado por um grito de pavor e intensa atividade autonômica (tremores, sudorese e taquicardia). As parassonias são frequentemente associadas a sonilóquio. Desencadeantes da parassonia do sono NREM incluem privação de sono e todos os eventos que levam a aumento da fragmentação do sono como: ruídos, luzes, ambientes estranhos, SAOS, febre e estresse físico ou emocional. Medicações neurológicas ou psicoativas também podem desencadear. Já os episódios convulsivos se caracterizam por movimentos estereotipados, geralmente mais breves que as parassonias, ocorrem em qualquer idade e em qualquer período do sono. Podem ocorrer múltiplos episódios na mesma noite.

A SPI é diagnosticada por critérios eminentemente clínicos. Desconforto nos membros inferiores associado à necessidade de movimentar as pernas, com início ao entardecer ou à noite e ao repouso. O desconforto é aliviado rapidamente com a movimentação dos membros, mas reinicia com o repouso. A SPI se associa ao movimento periódico de membros (MPM) em até 90% dos casos. O MPM se constitui de movimentos repetitivos dos membros, geralmente inferiores, durante o sono. Os movimentos duram de 0,5 a 5 segundos, com intervalo de 20 a 40 segundos entre eles. O mais frequente é a extensão do primeiro dedo do pé e a dorsiflexão do tornozelo, algumas vezes acompanhada de flexão do joelho e do quadril.

Os movimentos rítmicos relacionados ao sono ocorrem ao adormecer ou em qualquer estágio do sono; são movimentos repetitivos e estereotipados e podem envolver qualquer parte do corpo (*head banging, head rolling* e *body rocking*). São movimentos de balanço e vai e vem, geralmente da cabeça. O bruxismo, outro distúrbio de movimento, é identificado pelo som de ranger de dentes ou deslizar dos mesmos, imitando movimentos de mastigação. Ocorrem predominantemente durante o estágio 2 do sono e podem causar dor na articulação temporomandibular, cefaleia e desgaste dentário.

Os movimentos associados às convulsões podem, eventualmente, ser confundidos com os movimentos rítmicos do sono ou com as parassonias. Nestes casos, a PSG pode ajudar identificando atividade epileptiforme no traçado eletroencefalográfico.

A paralisia do sono caracteriza-se pela incapacidade de se mover ou falar por alguns minutos, seja no início do sono (forma hipnagógica) ou ao despertar (forma hipnopômpica). É uma experiência assustadora, sendo por vezes acompanhada da sensação de não conseguir respirar. Pode estar associada a alucinações. As alucinações hipnagógicas ocorrem no início do sono e são percepções vívidas visuais, táteis, cinéticas e/ou auditivas; quando da transição do sono para a vigília, são chamadas hipnopômpicas. Tanto a paralisia do sono, como as alucinações hipnagógicas, podem ocorrer eventualmente em qualquer indivíduo. Se muito frequentes, entretanto, devem levar à suspeita de narcolepsia. Outro sintoma, este específico da narcolepsia, é a cataplexia. Ocorre na vigília e é caracterizada por uma súbita perda do tônus muscular bilateral, provocada por emoções fortes, positivas ou negativas. Pode ser localizada ou incluir todos os grupos musculares esqueléticos. Os músculos respiratórios nunca são afetados. Dura no máximo alguns minutos e a recuperação é completa.

Posição durante o sono

A posição prona em lactentes jovens tem sido fortemente relacionada à SIDS. Os sintomas de ronco e apneia podem estar associados à posição supina, embora menos frequentemente do que em adultos e, geralmente, em crianças obesas. Os pais de crianças com SAOS muitas vezes descrevem que a criança assume posições estranhas para dormir, como decúbito elevado ou hiperextensão do pescoço e, até mesmo, a posição sentada, na tentativa de facilitar a respiração.

Ronco

Ruído que ocorre durante o sono devido à vibração do palato mole e das paredes da orofaringe. Surge quando há um aumento da resistência à passagem do ar pela via aérea. É um som grave que ocorre durante a inspiração e, às vezes, também durante a expiração. O ronco, se presente, deve ser detalhado em relação à frequência e à intensidade (audível em outro cômodo). O ronco habitual (mais do que três noites por semana), intenso, que assusta os pais, associado à apneia ou resfôlego deve levar à suspeita de SAOS. Geralmente, existe associação com hipertrofia de amígdalas e adenoide (HAA), rinite alérgica, malformação craniofacial, macroglossia, obesidade ou doença neuromuscular. O resfôlego (ronco ressuscitativo) é um ronco mais intenso que ocorre logo após (na recuperação de) uma apneia.

Apneia

É a interrupção temporária da ventilação, pode ser de origem central ou obstrutiva. Na criança, considera-se o intervalo de dois movimentos respiratórios como o tempo mínimo para definir a apneia obstrutiva do ponto de vista polissonográfico. A apneia central será marcada na PSG somente quando maior que 20 segundos ou se maior que duas respirações e associada a bradicardia, despertar ou dessaturação. Na história, os pais observam a parada da ventilação, que pode ser associada a movimentos toracoabdominais, se for obstrutiva, ou não, no caso da apneia central.

O prematuro e o lactente nos primeiros meses de vida podem apresentar apneia de origem central devido à imaturidade do centro respiratório, assim como a chamada respiração periódica, que consiste de períodos de apneia central seguidos de taquipneia. A respiração periódica, na PSG, é definida pela sucessão de mais de três apneias centrais, separadas por pelo menos 20 segundos de movimentos respiratórios. A respiração periódica normalmente se resolve até 40 a 42 semanas de idade pós-concepção. Ela pode ocorrer durante a vigília ou o sono. O prematuro, com frequência, também apresenta apneias obstrutivas, devido à conformação óssea facial diminuída e falta de estímulos, como o aleitamento materno, que favorecem a respiração nasal e o desenvolvimento dos ossos da face. A SHCC se manifesta como apneia ou hipoventilação central, principalmente durante o sono NREM.

A apneia obstrutiva ocorre devido ao colabamento da faringe na inspiração durante o sono. A hipotonia muscular característica do sono é o fator responsável pelo desequilíbrio de forças que leva ao colapso. Os fatores predisponentes geralmente são uma somatória de obstrução anatômica e incompetência neuromuscular. A hipertrofia de adenoide e/ou amígdalas (HAA) é o principal fator para a apneia obstrutiva na criança.

Dificuldade respiratória

Essa é uma expressão inespecífica que configura qualquer tipo de respiração trabalhosa. Geralmente, a obstrução nasal, a dispneia e o esforço respiratório durante o sono são percebidos pelos pais, ainda que eles, muitas vezes, não consigam identificar a origem exata do fenômeno. O movimento paradoxal da caixa torácica pode ser referido pelos pais desta forma: "A barriga levanta quando a criança respira". Esse tipo de respiração caracteriza o aumento do esforço respiratório.

Obstrução nasal

A HAA e a rinite alérgica são as principais causas de obstrução nasal e consequente aumento da resistência à passagem do ar. Outros fatores como, desvio de septo, hipertrofia de cornetos e predisposição genética relacionada à estrutura craniofacial, podem estar associados. A HAA ocorre devido a infecções crônicas ou recidivantes dessas estruturas, atopia ou fatores genéticos.

Respiração oral

A obstrução nasal desvia a respiração para a via oral. A respiração oral pode levar à alteração do crescimento da face e da oclusão dentária, além de anular todos os mecanismos de defesa promovidos pela passagem do ar pelo nariz. A elevação do palato leva à diminuição do tamanho das cavidades nasais, alimentando um ciclo vicioso, que tem ainda a contribuição de uma atividade neuromuscular pouco desenvolvida. A hipertrofia de adenoide pode ser o fator inicial da obstrução nasal, assim como sua consequência, uma vez que a ausência de fluxo nasal pode também contribuir para a sua hipertrofia. Sinusites e otites de repetição podem ocorrer devido à alteração da ventilação da trompa de eustáquio e dos seios da face pelo aumento de adenoide.

A obstrução nasal e a respiração oral são sintomas essenciais na suspeita de SAOS. A sua periodicidade deve ser investigada: perene, somente na vigência de IVAS, predominantemente diurna ou noturna. Fatores desencadeantes que sugiram atopia como aeroalérgenos (ácaros, pelos de animais, insetos, pólen ou fungos) ou irritantes (fumaça de cigarro, odores fortes e poluição urbana), assim como aspirina e outros anti-inflamatórios não esteroides. Fatores inespecíficos como mudanças climáticas, infecções respiratórias, exercício e ansiedade também podem ser desencadeantes de rinite alérgica, e a associação com prurido nasal e espirros em salva é característica. Diminuição da olfação e da gustação, boca seca, dores de garganta frequentes e halitose podem acompanhar a respiração oral.

História familiar

A chance de um casal não alérgico ter um filho alérgico é em torno de 15%. Se um dos pais é alérgico, a chance é de 30% a 35%, e sobe para 50% a 70% se ambos o forem. A história familiar de ronco e distúrbio respiratório do sono também deve ser investigada, assim como alterações craniofaciais familiares. A SPI, as parassonias e outros distúrbios do sono também podem ter história familiar.

Prurido

É característico da rinite alérgica. O costume de coçar a ponta do nariz com a palma da mão ou com a ponta dos dedos em movimento de rotação é denominado "saudação do alérgico". Esse costume pode levar à formação de um sulco ou prega cutânea transversa, logo acima da ponta do nariz. Prurido ocular, acompanhado de lacrimejamento e hiperemia, assim como prurido do conduto auditivo e da orofaringe, também pode ocorrer.

Tosse

O gotejamento retrofaríngeo pode ocasionar tosse nas rinites crônicas. A tosse é geralmente noturna e pode ser tanto seca quanto produtiva, conforme a quantidade e qualidade da secreção.

Regurgitação e/ou vômitos

Pode ser um sintoma sugestivo de refluxo gastroesofágico. A esofagite resultante pode produzir dor e fragmentação do sono. O refluxo pode também ocasionar espasmo glótico e apneia obstrutiva, principalmente em lactentes.

Ambiente

Ambientes escuros, úmidos, com mofo e empoeirados são desfavoráveis, principalmente para indivíduos atópicos. A presença de animais, fumantes, insetos e plantas deve ser investigada. A SIDS está associada a fatores ambientais como tabagismo passivo e aumento da temperatura corpórea, tanto pelo uso de cobertas em excesso quanto pelo aumento da temperatura ambiente.

EXAME FÍSICO
Geral

Desânimo, hipoatividade e prejuízo de raciocínio, assim como hiperatividade e déficit de atenção podem estar associados à SAOS ou a qualquer outra alteração que predisponha à privação do sono.

Avaliação nutricional

O peso, a estatura e o índice de massa corpórea devem ser sempre aferidos e plotados nos respectivos gráficos em relação à idade. A desnutrição pode estar associada a infecções de repetição, HAA, respiração oral e SAOS. A fisiopatologia abrange a anorexia causada pelas infecções de repetição e pela respiração oral, o gasto energético despendido pelo esforço respiratório durante o sono e a diminuição de secreção do hormônio do crescimento devido à má qualidade do sono. A obesidade, por outro lado, pode ser um fator predisponente à SAOS e, atualmente, é mais frequente do que a desnutrição, nos casos de SAOS. A obesidade está associada, também, à narcolepsia.

Avaliação cardiorrespiratória

Hipertensão arterial pode ocorrer na SAOS, embora não seja tão comum em crianças como o é nos adultos. Em casos graves de SAOS pode haver sinais de insuficiência cardíaca e hipertensão pulmonar. A observação da frequência respiratória da criança pode evidenciar o padrão de respiração periódica no recém-nascido.

Fácies

A síndrome da face longa (anteriormente chamada fácies adenoideana) é consequência da respiração oral. Caracteriza-se por terço inferior da face alongado (crescimento craniofacial predominantemente vertical), queixo triangular, respiração oral, hipotonia de lábios e bochechas, lábio superior retraído ou curto e inferior evertido ou interposto entre os dentes, lábios secos e rachados e presença de olheiras. Observar se as características faciais sugerem outra síndrome, principalmente aquelas com alterações craniofaciais que levam à diminuição ou distorção da via aérea (Pierre Robin), hipotonia muscular (encefalopatia), hipertrofia de estruturas (macroglossia) ou depósito de substâncias (mucopolissacaridose). Todas elas predispõem à SAOS.

Cabeça

Examinar a estrutura óssea observando dimensões sagitais diminuídas da base do crânio, desvio de septo, micrognatia (mandíbula pequena) ou retrognatia (mandíbula retroposicionada) e hipoplasia da região maxilar da face (síndrome de Down). Todas essas características refletem diminuição do espaço ao fluxo aéreo e predisposição à obstrução nasal, ronco e apneia.

Nariz

A rinoscopia anterior deve ser realizada com espéculo ou levantando-se a ponta do nariz, sempre com foco de luz. Dessa forma, podem-se visualizar os cornetos inferiores, que são estruturas que emergem da parede lateral das cavidades nasais. Hipertrofia e palidez de cornetos acompanham a rinite alérgica (pode haver hiperemia, principalmente em quadros agudos infecciosos), assim como prega nasal transversa no dorso do nariz. A parede medial constitui o septo nasal que deve ser investigado quanto à presença de desvios. A patência nasal ao fluxo aéreo deve também ser observada, assim como presença de secreção hialina ou purulenta nas cavidades nasais.

Respiração ruidosa

Normalmente, a respiração deve ser silenciosa, tanto na vigília como durante o sono. Quando observamos ruído à respiração, tanto inspiratório quanto expiratório, significa que há uma importante resistência à passagem do ar. Não raro, observamos nestes indivíduos retrações supraclaviculares e supraesternal, que denunciam o grau de esforço respiratório requerido para a respiração. O estridor laríngeo (ruído grosseiro e inspiratório) geralmente é sinal de laringomalácia ou outra patologia da laringe, as quais podem predispor à SAOS.

Voz

Observar presença de voz anasalada (obstrução nasal), fanhosa (fenda palatina) ou rouca (acometimento laríngeo).

Boca e orofaringe

A boca deve ser avaliada, primeiro, quanto à oclusão (com os dentes fechados). Segundo a classificação de Angle: classe I, a oclusão entre os primeiros molares está correta, pode haver maloclusão entre os dentes anteriores; classe II, arcada inferior se encontra em relação distal a arcada superior (retroposicionada), e classe III, prognatismo mandibular (frequentemente é a arcada superior que está atresiada) (Figura 11.1). A mordida cruzada posterior ocorre quando os dentes da arcada superior ocluem internamente aos da arcada inferior, frequentemente refletem atresia maxilar. A mordida aberta ocorre quando os dentes incisivos permanecem afastados quando a boca está fechada (geralmente consequência de uso de chupeta e da respiração oral).

Com a boca aberta e ajuda ou não de espátula apoiada nos dois terços anteriores da língua, examinar palato duro, palato mole e orofaringe. O palato em ogiva denuncia respiração oral. Na orofaringe, o palato mole redundante (alongado e oclusivo), úvula alongada, hipertrofia de amígdalas grau III e IV e escore

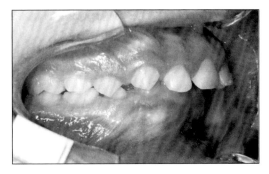

Fig. 11.1 – *Classificação de Angle: classe I, a oclusão entre os primeiros molares está correta, pode haver maloclusão entre os dentes anteriores; classe II, arcada inferior se encontra em relação distal a arcada superior (retroposicionada), e classe III, prognatismo mandibular (frequentemente é a arcada superior que está atresiada).*

de Mallampati III ou IV sugerem via aérea congestionada, ou seja, espaço retrofaríngeo pequeno. As amígdalas são classificadas em graus de I a IV, conforme ocupem menos de 25%, até 75%, ou mais do espaço retrofaríngeo. A classificação de Mallampati, originalmente utilizada por anestesistas para avaliar o grau de dificuldade para intubação, é utilizada, também, para avaliar o espaço retrofaríngeo. A classificação modificada é realizada com a língua dentro da boca. Grau I é considerado quando é possível visualizar inteiramente a parede posterior da orofaringe, os pilares amigdalianos, o palato e a úvula. No grau II, visualiza-se parte da parede da orofaringe, o palato e a úvula; no grau III, visualiza-se somente o palato e a base da úvula, e, no grau IV, se visualiza parte do palato mole e o palato duro (Figura 11.2).

Gânglios

Nas infecções de repetição, os gânglios se encontram aumentados cronicamente.

Avaliação cardiovascular

Atenção ao desdobramento fixo de segunda bulha em foco pulmonar, que pode

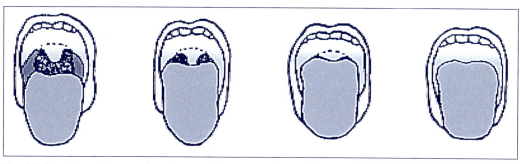

Fig. 11.2 – *Grau I é considerado quando é possível visualizar inteiramente a parede posterior da orofaringe, os pilares amigdalianos, o palato e a úvula. No grau II, visualiza-se parte da parede da orofaringe, o palato e a úvula; no grau III, visualiza-se somente o palato e a base da úvula, e, no grau IV, se visualiza parte do palato mole e o palato duro.*

significar hipertensão pulmonar nos casos graves de SAOS.

Avaliação postural

A respiração oral induz alterações no posicionamento da língua e da mandíbula, assim como da cabeça, a qual se projeta para frente na tentativa de melhorar a respiração. Consequente a essas alterações, vários grupos musculares da cabeça e pescoço tomam uma nova trajetória, para frente e para baixo. Com a musculatura da nuca e dos ombros nessa nova posição, pode ocorrer retificação da coluna cervical, modificando todo o eixo corporal do indivíduo. Os ombros acompanham a posição anteriorizada, rodando para frente. Clavículas ressaltadas, tórax deprimido, hipercifose torácica e hiperlordose lombar, assim como distensão e flacidez da musculatura abdominal sao característicos. O objetivo dessas alterações é o de sustentar o peso corporal, já que seu eixo sofreu mudanças.

Osteoarticular e neuromuscular

Todas as doenças neuromusculares podem levar à SAOS e/ou hipoventilação noturna. As doenças osteoarticulares restritivas da caixa torácica, como a cifoescoliose, podem levar à hipoventilação mais acentuada durante o sono. O *pectus excavatum* pode ser consequência da SAOS.

BIBLIOGRAFIA

1. Abrantes CT, Braga IP, Silva HJ. Alterações posturais nos respiradores orais. Jornal Brasileiro de Fonoaudiologia. 2002 Jul /Set; 12 (3):233-236.
2. American Academy of Sleep Medicine. International Classification of Sleep Disorders. 3nd Edition: Diagnostic and coding manual (ICSD-3). Darien, IL 2014.
3. Conners CK, Barkley RA. Rating scales and checklists for child psychopharmacology. Psychopharmacol Bull. 1985;21(4):809-43.
4. Fleetham JA, Fleming JA. Parasomnias.CMAJ 2014;186(8):E273-80.
5. Flores-Mir C, Korayem M, Heo G, Witmans M, Major MP, Major PW. Craniofacial morphological characteristics in children with obstructive sleep apnea syndrome: a systematic review and meta--analysis. J Am Dent Assoc 2013;144(3):269-77.
6. Goldstein NA(1), Abramowitz T, Weedon J, Koliskor B, Turner S, Taioli E. Racial/ethnic differences in the prevalence of snoring and sleep disordered breathing in young children. J Clin Sleep Med 2011;7(2):163-71.
7. Huang YS, Guilleminault C. Pediatric obstructive sleep apnea and the critical role of oral-facial growth: evidences. Front Neurol 2013;3:184
8. Jenni OG, Molinari L, Caflisch JA, Largo RH. Sleep duration from ages 1 to 10 years: variability and stability in comparison with growth. Pediatrics 2007;120(4):e769-76
9. Johns MW. A new method for measuring daytime sleepiness: the Epworth sleepiness scale. Sleep. 1991 Dec;14(6):540-5.
10. Lumeng JC, Chervin RD. Epidemiology of pediatric obstructive sleep apnea. Proc Am Thorac Soc 2008; 5(2):242-52.
11. Melendres MC, Lutz JM, Rubin ED, Marcus CL. Daytime sleepiness and hyperactivity in children

with suspected sleep-disordered breathing. Pediatrics. 2004 Sep;114(3):768-75.

12. Meltzer LJ, Johnson C, Crosette J, Ramos M, Mindell JA. Prevalence of diagnosed sleep disorders in pediatric primary care practices. Pediatrics. 2010;125(6):e1410-8.

13. Moon RY, Darnall RA, Goodstein MH, Hauck FR. Task Force on Sudden Infant Death Syndrome. SIDS and other sleep-related infant deaths: expansion of recommendations for a safe infant sleeping environment. Pediatrics. 2011;128(5):1030-9.

14. Pradela Hallinan M, Moreira GA. Sono normal e distúrbios de sono da criança e do adolescente. In: Tufik S (ed.). Medicina e biologia do sono. São Paulo: Editora Manole Ltda, 2008. p. 147-160.

15. Picchietti DL(1), Bruni O, de Weerd A, Durmer JS, Kotagal S, Owens JA, Simakajornboon N; International Restless Legs Syndrome Study Group (IRLSSG). Pediatric restless legs syndrome diagnostic criteria: an update by the International Restless Legs Syndrome Study Group. Sleep Med. 2013;14(12):1253-9.

Distúrbios Respiratórios do Sono em Crianças e Adolescentes

Gustavo Antônio Moreira

INTRODUÇÃO

Recentemente as instituições de saúde e de pesquisa reconheceram os distúrbios respiratórios do sono (DRS) como um problema importante de saúde. Assim como nos adultos, os DRS também acometem lactentes, crianças e adolescentes. Na faixa etária pediátrica, porém, as características clínicas, os fatores de risco, o diagnóstico e o tratamento são distintos daqueles descritos em adultos. A classificação internacional dos distúrbios do sono-3 (Capítulo 10) descreve diversos distúrbios respiratórios do sono em recém-nascidos, lactentes, crianças e adolescentes. Fazem para do espectro dos distúrbios respiratórios obstrutivos do sono o ronco habitual, a síndrome da resistência de vias aéreas superiores, a hipoventilação alveolar obstrutiva e a síndrome da apneia obstrutiva do sono.

DEFINIÇÃO

A síndrome da apneia obstrutiva do sono (SAOS) na criança é definida como um distúrbio da respiração durante o sono caracterizada por obstrução parcial prolongada da via aérea superior e/ou obstrução completa e intermitente (apneia obstrutiva) que interrompe a ventilação normal durante o sono e o padrão normal do sono, acompanhado por sinais e sintomas.

EPIDEMIOLOGIA

O ronco habitual, definido como ronco noturno com frequência de três ou mais vezes por semana, é o principal sintoma que sugere a presença da SAOS. Estudos utilizando questionário descrevem a prevalência de ronco habitual de 1,5% a 34,2%. Já a prevalência de SAOS é estimada de 1,2% a 5,7%. A alta variabilidade dos valores encontrados na literatura deve-se às diferenças dos critérios diagnósticos, dos instrumentos de avaliação (questionários ou polissonografia) e amostra de crianças estudadas.

FATORES DE RISCO

Diversas alterações anatômicas e/ou funcionais aumentam o risco da criança apresentar obstrução de vias aéreas superiores durante o sono. As mais importantes são a hipertrofia do tecido adenotonsilar, obesidade, síndromes genéticas, malformação craniofacial e doenças neuromusculares. O fator de risco mais frequente é a hipertrofia de amígdalas e adenoide (Tabela 12.1). Estudos mostram que não existe uma correlação direta da SAOS com o tamanho do tecido das amígdalas na inspeção de orofaringe (Figura 12.1) ou do tamanho a adenoide na nasofibroscopia/Rx Cavum. Acredita-se que exista uma interação entre disfunção neuromotora e tamanho da cavidade nasal. As dimensões das vias aéreas superiores podem ser estimadas em crianças maiores através da classificação de Mallampati (Figura 12.2).

Mesmo as crianças com fenótipo normal podem apresentar disfunção muscular e do controle respiratório que contribuam para a obstrução de vias aéreas superiores. Também é importante a interação do tamanho do tecido linfoide de vias aéreas com doenças preexistentes (malformação craniofacial, obesidade, síndrome genética). Um estudo

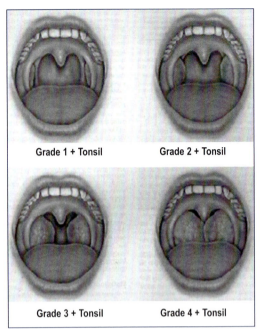

Fig. 12.1 – *Graduação do tamanho de amígdalas na oroscopia, segundo Brodsky.*

Tabela 12.1
Fatores de risco

Anatômicos
Hipertrofia de amígdalas e adenoide
Alterações craniofaciais
 Hipoplasia Maxilar (Síndromes de Apert, Crouzon, Pfeiffer, Treacher-Collins)
 Craniossinostose (Síndrome de Saethre-Crotzen)
 Retro/micrognatia (Sequência de Pierre-Robin, Síndrome de Goldenhar)
 Desvio de septo
 Atresia de coanas
 Acondroplasia
Macroglossia (Síndrome de Down, Beckwith-Wiedemann)
Infiltração de Tecidos Moles
Obesidade
Síndrome de Prader-Willi
Síndrome de Beckwith-Wiedemann
Mucopolissacaridose
Estenose subglótica
Laringomalácia
Atresia de coanas
Correção cirúrgica de fenda palatina

Neuromusculares
Paralisia Cerebral
Doenças Neuromusculares
Malformação de Arnold-Chiari

Outros
Hipotireoidismo
Anemia falciforme
Prematuridade

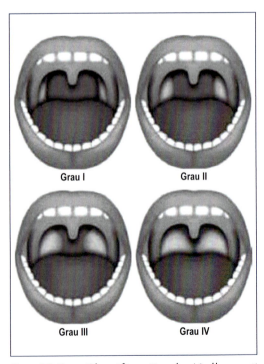

Fig. 12.2 – *Classificação de Mallampati modificada.*

recente demonstrou que a relação circunferência abdominal/altura foi o melhor indicador para prever a presença de SAOS em crianças obesas. Outros autores indicaram que medida da circunferência abdominal isoladamente é um fator de risco independente de SAOS, o que não foi demonstrado por outros estudos. Curvas de referências para circunferência cervical e abdominal já foram feitas para crianças escolares e adolescentes, mas não incluem todas as faixas etárias. A medida do percentil (ou z-escore) do índice de massa corpórea (IMC) continua sendo a medida padrão para diagnóstico da obesidade.

Alterações craniofaciais que levam a hipoplasia do terço médio da face, retroposiciosamento da mandíbula e malformações da laringe predispõem ao desenvolvimento da SAOS ao nascimento, ou na idade pré-escolar, quando há crescimento adenotonsilar. O aumento dos tecidos moles também pode contribuir para o estreitamento da faringe, como é visto na obesidade, mucopolissacaridose e síndrome de Down.

Estudos populacionais demonstram que as crianças portadoras de asma, rinite alérgica e ascendência africana apresentam um risco aumentado de apresentar SAOS. Além disso, coortes familiares, sugerem a presença de fatores genéticos na fisiopatologia da SAOS. Alguns autores também sugeriram uma potencial ligação com infecção viral na infância com o vírus sincicial respiratório, hipertrofia tonsilar e SAOS.

FISIOPATOLOGIA

O estreitamento das vias aéreas superiores e consequente aumento da resistência à passagem do ar podem ser causados por um ou vários fatores que se associam como hipertrofia de amígdalas e adenoide, rinite, hipertrofia das conchas nasais, desvio do septo nasal, hipotrofia maxilar, aumento dos tecidos moles, obesidade e malformações craniofaciais. Fatores neurais ou musculares também podem contribuir para a obstrução de vias aéreas superiores durante o sono na criança. Anormalidades no controle neural do calibre das vias aéreas em alguns tipos de paralisia cerebral e na malformação de Arnold-Chiari, ou flacidez muscular em amiotrofia espinhal progressiva e distrofia musculares são alguns exemplos. Algumas crianças com fenótipo normal demonstram uma falha dos mecanismos de compensação muscular durante o sono e depressão da resposta de despertar somente a estímulos respiratórios. Postula-se então, que a fisiopatologia da SAOS na criança é decorrente da somatória de fatores anatômicos e funcionais que levam a um desequilíbrio entre as forças que tendem a fechar e aquelas que tendem a abrir as vias aéreas superiores durante o sono.

QUADRO CLÍNICO

O ronco representa o principal sintoma da SAOS. O ronco é caracterizado por um ruído inspiratório, de tom grave, que ocorre durante o sono, que se for mais frequente de três noites/semana é chamado de ronco habitual. É importante diferenciar de outros ruídos, o chiado é de tom agudo e predominantemente expiratório. Já o estridor é um som inspiratório, de tom agudo, que piora em vigília e melhora durante o sono. Usualmente o ronco piora quando há doença de vias aéreas superiores (resfriado ou crise de rinite) ou, nas crianças obesas, em decúbito dorsal.

Os pais observam durante o sono que as crianças apresentam desconforto respiratório e apneias seguidas de ronco alto e assustador (ronco ressuscitativo). Também descrevem sono agitado, despertares frequente e posições bizarras para dormir (sentada, hiperextensão do pescoço). Algumas crianças podem apresentar sintomas não respiratórios como enurese, sudorese noturna profusa, sonambulismo, soniлóquio e terror noturno.

Durante o dia, as crianças têm respiração oral, infecções respiratórias de repetição, boca seca, dor de garganta e cefaleia matinal. São crianças que fazem visitas frequentes a pronto-socorro e apresentam pior qualidade de vida.

Diferente dos adultos como SAOS, a sonolência excessiva diurna não é um problema frequente. A sonolência é mais frequente nas crianças obesas e naquelas com índice elevado de eventos respiratórios obstrutivos. O questionário classicamente utilizado em clínica médica (escala de sonolência de Epworth) tem sua versão modificada e testada em crianças de seis a 18 anos, porém apresenta baixa sensibilidade. Parece que as crianças submetidas a fragmentação do sono e hipóxia intermitente reagem de forma distinta dos adultos, as crianças apresentam alterações do comportamento como hiperatividade, impulsividade, falta de atenção e agressividade. Nas crianças e adolescentes obesos observa-se baixa autoestima, depressão, timidez e afastamento social. Dificuldade de aproveitamento escolar são frequentes e potencialmente reversível com tratamento.

Com o aumento da prevalência da obesidade na criança, a apresentação clínica da SAOS tem se manifestado por fenótipos distintos. Por um lado do espectro clínico temos uma criança magra, com infecções de repetição, déficit de crescimento, alteração de comportamento e hipertrofia adenotonsilar exuberante. Do outro lado do espectro temos uma criança obesa, com sonolência excessiva diurna, timidez, baixa autoestima, afastamento social e excesso de tecido gorduroso em tronco e pescoço. Esse último se assemelha ao quadro clínico observado em adultos. É importante ressaltar que as consequências cognitivas, metabólicas, inflamatória e cardiovasculares estão amplificadas nesse grupo e nem sempre se resolvem como o tratamento.

Diversos aspectos necessitam avaliados no exame físico, destaca-se as medidas de pressão arterial, peso, estatura, circunferência abdominal e cervical; avaliação do tamanho das amígdalas (Figura 12.1) e das dimensões de vias aéreas superiores através do escore de Mallampati modificado (Figura 12.2), detecção de fácies adenoideano, palato elevado, hipoplasia de mandíbula/maxila, tipo de mordida segundo classificação de Angle (Figura 12.3). Também procura-se destacar a presença de respiração oral, sinais e sintomas de rinite alérgica, déficits neurológicos, hiperfonese de 2ª bulha ou sopro sistólico nos focos mitral ou tricúspide e deformidades torácicas (*pectus excavatum* ou cifoescoliose).

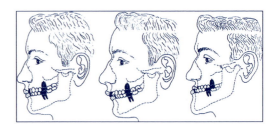

Fig. 12.3 – *Classificação de Angle.*

COMPLICAÇÕES

Há extensa literatura demonstrando a associação de alterações cognitivas e SAOS. O tamanho do efeito do prejuízo é de grau moderado e apresenta associação como a gravidade do distúrbio respiratório do sono. Os déficits cognitivos compreendem graus variados de prejuízo de aprendizado, linguagem, memória, função executiva, atenção e comportamento. Alguns estudos também demonstram a presença de desatenção e hiperatividade em crianças com ronco primário (ronco habitual sem apneias ou hipoxemia). Os mecanismos implicados nesses prejuízos cognitivos são pouco conhecidos, postula-se que a hipóxia intermitente e a fragmentação do sono atuariam em regiões mais suscetíveis do sistema nervoso central, levando a alterações nos substratos neuroquímicos, disfunção e/ou apoptose neuronal. Outros fatores podem potencialmente amplificar esses problemas como predisposição individual, nível socioeconômico, obesidade, duração e gravidade da SAOS.

Os distúrbios respiratórios do sono estão associados a um risco maior de morbidade cardiovascular. Agudamente, crianças apresentam elevações súbitas da pressão arterial sistêmica e da frequência cardíaca imediatamente após eventos respiratórios obstrutivos durante o sono. Cronicamente é observado elevações para pressão arterial sistêmica através de medida única a nível ambulatorial, por monitorização ambulatorial (MAPA) ou por medida contínua, batimento a batimento. Crianças com ronco primário também podem apresentar elevação noturna da pressão arterial, sugerindo que mesmo obstrução de vias aéreas ditas benignas podem sem prejudiciais ao sistema circulatório. Avaliações por ecocardiograma demonstraram a presença de hipertensão pulmonar e *cor pulmonale*, além de alterações da geometria e função ventricular esquerda em crianças com SAOS. Usualmente, essas alterações melhoram com a adenotonsilectomia.

Recentes evidências científicas sugerem que a inflamação sistêmica tem um papel importante nas complicações da SAOS em crianças, pois se demonstrou ativação mantida do sistema nervoso simpático, elevação de citoquinas inflamatórias, alteração no metabolismo da glicose e dos lipídeos. Alguns estudos correlacionaram as complicações clínicas com níveis séricos de proteína C reativa, interleucinas, fator de necrose tumoral, células de adesão endotelial e receptores de corticoides/leucotrienos no tecido adenotonsilar. Assim como em adultos, a criança com SAOS apresenta um risco adicional para o desenvolvimento da síndrome metabólica.

DIAGNÓSTICO

Boa história, exame físico detalhado e polissonografia (PSG) constituem a abordagem padrão para o diagnóstico da SAOS em criança e adolescentes. Como a polissonografia é dispendiosa, prolongada, potencialmente estressante para crianças e pouco disponível, estratégias para facilitar o diagnóstico são advogadas. Diversos questionários ou exames abreviados foram desenvolvidos para auxiliar no diagnóstico da SAOS em crianças, porém, nenhum deles demonstrou sensibilidade e especificidade adequadas. O *Pediatric Sleep Questionnaire* apresentou sensibilidade entre 78% e 85% e a especificidade entre 72% e 87%. Sugerindo que pode ser útil como ferramenta de triagem. Outro questionário usando amplamente é o *Sleep Disturbance Scale for Children* já foi traduzido para português de Portugal. Apesar de serem baratas e acessíveis, o registro de áudio, vídeo ou uso aplicativo de dispositivos eletrônicos não conseguem diferir de forma confiável a SAOS de ronco primário.

Ferramentas que avaliem a função cardiorrespiratória, através de variabilidade cardíaca, tempo de trânsito de pulso e tonometria arterial, mostraram, em pequenos estudos, utilidade no diagnóstico da SAOS. Em conjunto com outras ferramentas podem ser úteis na triagem e manejo de crianças como distúrbios respiratórios do sono.

A oximetria de pulso noturna domiciliar apresenta ótimos níveis de concordância entre dois exames em duas noites consecutivas (0,90), alta concordância (0,80) à PSG laboratorial noturna e razoável capacidade de prever as crianças com maior risco de complicações intraoperatórias. No entanto, chama a atenção o alto número de exames normais ou inconclusivos, o que implicou na necessidade de realização de PSG complementar. Já outros autores observaram baixa concordância entre o índice de dessaturação (oximetria noturna) e do índice de apneia-hipopneia (PSG noturna); sendo a sensibilidade e especificidade para diagnóstico de SAOS moderada (IAH > 5/h) de 67% e 60% respectivamente.

Poucos estudos avaliaram a acurácia dos registros cardiopulmonares (monitorização domiciliar tipo III) com o padrão-ouro (polissonografia laboratorial). Aparentemente a monitorização domiciliar (três canais: fluxo aéreo, cinta torácica e oximetria) pode ser realizada em crianças na idade escolar (sensibilidade de 88% e especificidade de 98% para IAH > 5/h). No entanto, os estudos falharam em comparar com polissonografia que tenha os padrões recomendados pela Academia Americana de

Medicina do Sono (uso de critérios pediátricos, comparação de medidas de fluxo com cânula de pressão e termístor).

A polissonografia para lactentes, crianças e adolescentes é considerada o padrão-ouro para o diagnóstico dos distúrbios respiratórios do sono. Ela requer um laboratório de sono com pessoal e equipamento especializado. Nem sempre a polissonografia utiliza critérios pediátricos ou ferramentas auxiliares de diagnóstico (cânula de pressão nasal, balão esofágico, medida de gás carbônico exalado ou transcutâneo). A polissonografia deve ser realizada no período noturno nas crianças maiores de um ano, em local calmo, escuro e silencioso. Um sistema computadorizado grava as variáveis eletrofisiológicas e cardiorrespiratórias: – eletroencefalograma, eletro-oculograma, eletromiograma submentoniano e tibial, eletrocardiograma, medida de fluxo oral e nasal, medidas de movimento torácico e abdominal, oximetria de pulso, registro de ronco e posição corporal (Figura 12.4).

O critério para estagiamento do sono, dos despertares e dos eventos respiratórios já estão bem determinados pelos consensos internacionais. Esses documentos estabelecem como registrar a PSG, regras para determinar os estágios do sono e como estagiar apneias centrais, apneias obstrutivas (Figura 12.5), apneias mistas, hipopneias (centrais e obstrutivas), eventos de aumento de esforço respiratório associado a despertar (RERA) e eventos de hipoventilação alveolar obstrutiva. Para o registro do RERA é necessário a medida da pressão intratorácica com balão esofágico ou do registro de cânula de pressão nasal. Assim é possível diagnosticar a síndrome da resistência de vias aéreas superiores (sintomas diurnos, aumento dos despertares e gases arteriais normais). Já o registro não invasivo do gás carbônico (exalado ou transcutânea) permite diagnosticar hipoventilação alveolar obstrutiva (ronco, aumento de esforço respiratório e retenção de gás carbônico).

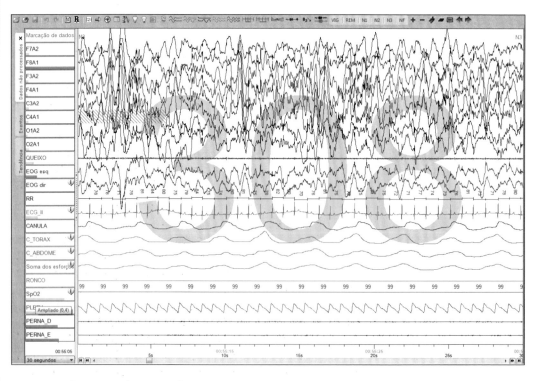

Fig. 12.4 – *Registro polissonográfico.*

Capítulo 12 – Distúrbios Respiratórios do Sono em Crianças e Adolescentes

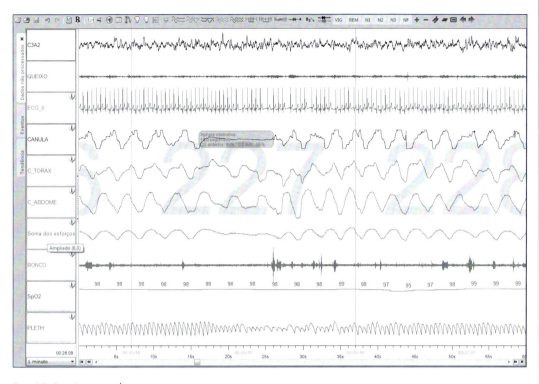

Fig. 12.5 – *Apneia obstrutiva*.

O critério diagnóstico é baseado em estudos de crianças saudáveis e representam um valor estatístico (dois desvios padrões acima da média). Para crianças e adolescentes < 18 anos utiliza-se o índice de apneia obstrutiva > 1/hora (ou índice de apneia-hipopneia obstrutiva > 1,5/hora) associado à dessaturação da oxi-hemoglobina < 92% e/ou retenção de gás carbônico > 50 mmHg. A critério do médico especialista em sono, o critério de adultos pode ser usado em adolescentes ≥ 13 anos. A Tabela 12.2 mostra critérios de gravidade da SAOS sugerido por alguns autores.

Tabela 12.2
Classificação da SAOS em crianças e adolescentes

Diagnóstico	Índice de apneia obstrutiva (ev/h)	Nadir da SpO$_2$ (%)	Pico do CO$_2$ exalado (mmHg)	Tempo de sono com CO$_2$ > 50 mmHg (%)	Índice de micro-despertares (ev/hora)
Ronco primário	≤ 1	> 92	≤ 53	< 10	EEG < 11
Síndr. de resistência VAS	≤ 1	> 92	≤ 53	< 10	RERA > 1
SAOS leve	1 - 5	86 - 91	> 53	10 - 24	EEG > 11
SAOS moderada	5 - 10	76 - 85	> 60	25 - 49	EEG > 11
SAOS acentuada	> 10	≤ 75	> 65	≥ 50	EEG > 11

Legenda: Índice de apneia obstrutivo = apneias obstrutivas + apneias mistas/tempo total de sono; VAS = vias aéreas superiores; SAOS = síndrome da apneia obstrutiva do sono.

TRATAMENTO

A adenotonsilectomia é a primeira escolha no tratamento da SAOS em crianças com hipertrofia adenotonsilar. A melhora dos parâmetros polissonográficos ocorre na maioria das crianças. Nos estudos do século XX, aproximadamente 83% das crianças sem doença associada tiveram redução do IAH < 1/h. Com a epidemia da obesidade esses dados têm se modificado, um estudo retrospectivo com 578 crianças demonstrou persistência da SAOS em 73% considerado um IAH > 1/h e em 22% para IAH > 5/h. A persistência da SAOS pós-tonsilectomia é mais frequente quando há obesidade, classificação de Mallampati elevada, alterações craniofaciais, idade < 7 anos, IAH pré-operatório elevado, história de asma e história familiar de SAOS. Independente da resolução da SAOS, todos os estudos relatam redução do IAH com a cirurgia, ratificando a necessidade da cirurgia mesmo nos grupos de risco. Diversos estudos pré e pós-tratamento demonstraram que a adenotonsilectomia também melhora peso, estatura, sonolência subjetiva, sonolência objetiva, comportamento hiperativo, agressividade, falta de atenção, enurese noturna, hipertensão arterial noturna, função ventricular esquerda, qualidade de vida, secreção de IGF-1, níveis de lipídeos sanguíneos, interleucinas e proteína C reativa. Nas crianças obesas com SAOS a cirurgia também melhorou os níveis de insulina de jejum.

Existe somente um estudo randomizado e controlado para o tratamento cirúrgico da SAOS, onde a adenotonsilectomia foi comparada com conduta expectante. Crianças com cinco a nove anos e mediana do IAH de 4,8/h foram avaliadas por um período pré e pós-intervenção de sete meses. Houve melhora dos achados polissonográficos em 79% das crianças submetidas à adenotonsilectomia e em 46% das não operadas. Também houve melhora dos distúrbios de comportamento e da qualidade de vida no grupo adenotonsilectomia. Entretanto, não houve diferença entre os grupos quanto ao desfecho primário (função executiva). A falta de resposta nesse aspecto pode ser explicada, em parte, porque essas crianças tinham SAOS de grau leve a moderado.

Os benefícios potenciais da adenotonsilectomia em crianças com SAOS devem ser analisados considerando os seus riscos e os efeitos colaterais. Hemorragia pós-operatória ocorre em 8%. Já complicações respiratórias ocorrem em 36% dos procedimentos eletivos e 60% dos urgentes. Os fatores de risco para complicações pós-operatórias incluem idade < 3 anos, IAH > 24/h, nadir da saturação da oxi-hemoglobina < 70% na polissonografia, presença de obesidade, magreza, infecção de vias aéreas superiores, doença neuromuscular, malformação craniofacial, síndrome genética e/ou hipertensão pulmonar. Nessas circunstâncias é recomendado que as crianças tenham manejo avançado das vias aéreas na indução anestésica e sejam mantidas internadas por pelo menos 24 horas para monitorização contínua da saturação da oxi-hemoglobina durante o sono, na possibilidade de necessitarem intervenção (oxigenoterapia, cânula nasofaríngea, PAP, intubação orotraqueal). As complicações tardias incluem estenose nasofaríngea e incompetência velofaríngea.

Alternativas cirúrgicas para o tratamento da SAOS têm evidências limitadas. Redução cirúrgica das conchas nasais, na presença de hipertrofia, leva a maior redução do índice de apneia-hipopneia (IAH) nas crianças com SAOS. A septoplastia geralmente não é indicada em uma criança que ainda está em crescimento. A uvulopalatofaringoplastia foi avaliada em estudos retrospectivos e sua indicação está restrita a portadores de síndromes de Down, síndrome de Prader-Willi, encefalopatias e obesidade. Expansão osteogênica de mandíbula e correção cirúrgica de malformações craniofaciais podem melhorar a SAOS em casos selecionados de hipoplasia mandibular, maxilar e/ou craniossinostose. A traqueostomia é 100% efetiva na correção da SAOS, porém tem grande morbidade, pois necessita de aspiração traqueal e prejudica o desenvolvimento da fala. Sempre se procura métodos alternativos (PAP, expansão maxilar), mas nos casos graves a traqueostomia é uma boa alternativa para estabilizar a função cardiorrespiratória e evitar as complicações em longo prazo.

A oxigenoterapia noturna domiciliar não tem benefício em melhorar os eventos obstrutivos e apresentam efeito modesto na melhora da saturação da oxi-hemoglobina. Algumas crianças, porém, podem apresentar elevações exageradas dos níveis de gás carbônico e, por isso, a oxigenoterapia é recomendada somente a nível hospitalar onde há monitorização contínua.

A principal indicação para o tratamento medicamentoso na SAOS em pediatria está na SAOS leve (IAH 1 a 5/h) ou na SAOS residual pós-adenotonsilectomia, pois o seu efeito é modesto. Os corticosteroides nasais e os inibidores dos leucotrienos já mostraram seus benefícios em melhorar os sintomas de ronco, nas medidas interleucinas inflamatórias no tecido adenotonsilar e o IAH de crianças com SAOS leve. Antibióticos, porém, não têm benefício. A azitromicina em um estudo prospectivo, randomizado, placebo--controlado não mostrou melhora do IAH em crianças com SAOS.

A terapia com pressão positiva em vias aéreas (CPAP/BIPAP) raramente é necessária em crianças, pois a maioria melhora com o tratamento cirúrgico. Na experiência do autor, a necessidade do CPAP se restringe a crianças com obesidade, doenças neuromusculares, alteração craniofacial ou síndromes genéticas. Já foi demonstrado que o tratamento com PAP melhora sintomas noturnos, parâmetros polissonográficos, comportamento hiperativo, atenção, sonolência diurna e qualidade de vida em crianças e adolescentes com SAOS. A maior limitação ao tratamento com PAP é a baixa adesão em crianças. A adesão ao tratamento é melhor quando há escores de sonolência, IAH, IMC e pressão arterial elevados. Por outro lado, má adesão se associa a raça negra,

idade elevadas, baixa escolaridade materna e menor suporte social familiar. A modalidade de PAP (CPAP pressão fixa, CPAP automático, BIPAP) não influencia na adesão ao tratamento. O relato dos pais superestimam o tempo de uso do PAP, por isso é importante o registro objetivo e periódico. A melhora da adesão pode ser alcançada com a resolução dos efeitos colaterais e medidas de dessensibilização comportamental. As complicações mais frequentes são eritema de pele, hiperemia ocular, vazamento de ar, rinorreia, epistaxe, congestão nasal, boca e garganta seca. Esses problemas são bem controlados com troca de máscara, uso de queixeira e/ou umidificador. A deformação facial pela alteração do crescimento maxilar é um efeito colateral importante em crianças, que pode ser minimizado com a alternância dos modelos de máscaras e uso de máscara intranasal. São indicações para tratamento com PAP em crianças: – SAOS residual após adenotonsilectomia (IAH > 5/h), contraindicação cirúrgica, presença de tecido adenotonsilar pequeno e SAOS leve (IAH 1 a 5/h) associada a sonolência excessiva, déficit de atenção, hiperatividade, problemas de aprendizado, baixo ganho ponderal e hipertensão pulmonar/sistêmica. O uso de PAP no pré-operatório de adenotonsilectomia na SAOS acentuada é indicado para reduzir a morbimortalidade peri-operatória.

A hipertrofia adenotonsilar frequentemente está associada à cavidade nasal pequena e estreita, atresia da maxila, palato ogival e mordida cruzada posterior. A expansão rápida da maxila através do uso de um aparelho intraoral reduz a constrição maxilar. Uma força pesada é aplicada sobre os dentes de ancoragem, com o intuito de agir diretamente sobre a sutura palatina, sem nenhum movimento dentário. A expansão maxilar aumenta as dimensões da faringe, amplia a cavidade nasal, melhora dos sintomas obstrutivos e os índices polissonográficos. Esse tratamento não é de uso universal, pois está indicado somente em crianças com mordida cruzada posterior (Capítulo 14).

BIBLIOGRAFIA

1. Moreira G, Haddad F, Bittencourt L. Recomendações para o Diagnóstico e Tratamento da Síndrome da Apneia Obstrutiva do Sono na Criança e no Adolescente. 1a edição ed. São Paulo: Estação Brasil, 2013.

2. Marcus CL, Brooks LJ, Draper KA, Gozal D, Halbower AC, Jones J, et al. Diagnosis and management of childhood obstructive sleep apnea syndrome. Pediatrics 2012;130(3):e714-55.

3. Bixler EO, Vgontzas AN, Lin HM, Liao D, Calhoun S, Vela-Bueno A, et al. Sleep disordered breathing in children in a general population sample: prevalence and risk factors. Sleep 2009;32(6):731-6.

4. Lumeng JC, Chervin RD. Epidemiology of pediatric obstructive sleep apnea. Proc Am Thorac Soc 2008;5(2):242-52.

5. Li AM, So HK, Au CT, Ho C, Lau J, Ng SK, et al. Epidemiology of obstructive sleep apnoea syndrome in Chinese children: a two-phase community study. Thorax 2010;65(11):991-7.

6. de Sousa Caixeta JA, Saramago AM, de Cacia Pradella-Hallinan mL, Moreira GA, Tufik S, Fujita RR. Waist-to-height ratio distinguish obstructive sleep apnea from primary snoring in obese children. Sleep Breath 2014.

7. Verhulst SL, Schrauwen N, Haentjens D, Suys B, Rooman RP, Van Gaal L, et al. Sleep-disordered breathing in overweight and obese children and adolescents: prevalence, characteristics and the role of fat distribution. Arch Dis Child 2007;92(3):205-8.

8. Mazicioglu MM, Kurtoglu S, Ozturk A, Hatipoglu N, Cicek B, Ustunbas HB. Percentiles and mean values for neck circumference in Turkish children aged 6-18 years. Acta Paediatr 2010;99(12):1847-53.

9. Freedman DS, Serdula MK, Srinivasan SR, Berenson GS. Relation of circumferences and skinfold thicknesses to lipid and insulin concentrations in children and adolescents: the Bogalusa Heart Study. Am J Clin Nutr 1999;69(2):308-17.

10. WHO Child Growth Standards based on length/height, weight and age. Acta Paediatr Suppl 2006;450:76-85.

11. Nishikawa H, Pearman K, Dover S. Multidisciplinary management of children with craniofacial syndromes with particular reference to the airway. Int J Pediatr Otorhinolaryngol 2003;67 Suppl 1:S91-3.

12. Moreira GA, Kyosen SO, Patti CL, Martins AM, Tufik S. Prevalence of obstructive sleep apnea in patients with mucopolysaccharidosis types I, II, and VI in a reference center. Sleep Breath 2014;18(4):791-7.

13. Rodman R, Pine HS. The otolaryngologist's approach to the patient with Down syndrome. Otolaryngol Clin North Am 2012;45(3):599-629, vii-viii.

14. de Sousa Caixeta JA, Saramago AM, Moreira GA, Fujita RR. Otolaryngologic findings in prepubertal obese children with sleep-disordered breathing. Int J Pediatr Otorhinolaryngol 2013;77(10):1738-41.

15. Redline S, Tishler PV, Schluchter M, Aylor J, Clark K, Graham G. Risk factors for sleep-disordered breathing in children. Associations with obesity, race, and respiratory problems. Am J Respir Crit Care Med 1999;159(5 Pt 1):1527-32.

16. Snow A, Dayyat E, Montgomery-Downs HE, Kheirandish-Gozal L, Gozal D. Pediatric obstructive sleep apnea: a potential late consequence of respiratory syncitial virus bronchiolitis. Pediatr Pulmonol 2009;44(12):1186-91.

17. Katz ES, White DP. Genioglossus activity during sleep in normal control subjects and children with obstructive sleep apnea. Am J Respir Crit Care Med 2004;170(5):553-60.

18. Marcus CL, Moreira GA, Bamford O, Lutz J. Response to inspiratory resistive loading during sleep in normal children and children with obstructive apnea. J Appl Physiol (1985) 1999;87(4):1448-54.

19. Moreira GA, Tufik S, Nery LE, Lutz J, Verfaille K, Luan X, et al. Acoustic arousal responses in children with obstructive sleep apnea. Pediatr Pulmonol 2005;40(4):300-5.

20. Arens R, Marcus CL. Pathophysiology of upper airway obstruction: a developmental perspective. Sleep 2004;27(5):997-1019.

21. Melendres MC, Lutz JM, Rubin ED, Marcus CL. Daytime sleepiness and hyperactivity in children with suspected sleep-disordered breathing. Pediatrics 2004;114(3):768-75.

22. Beebe DW. Neurobehavioral morbidity associated with disordered breathing during sleep in children: a comprehensive review. Sleep 2006;29(9):1115-34.

23. Capdevila OS, Kheirandish-Gozal L, Dayyat E, Gozal D. Pediatric obstructive sleep apnea: complications, management, and long-term outcomes. Proc Am Thorac Soc 2008;5(2):274-82.

24. Gozal D. Sleep-disordered breathing and school performance in children. Pediatrics 1998;102(3 Pt 1):616-20.

25. Gozal D, Capdevila OS, Kheirandish-Gozal L. Metabolic alterations and systemic inflammation in obstructive sleep apnea among nonobese and obese prepubertal children. Am J Respir Crit Care Med 2008;177(10):1142-9.

26. Uema SF, Vidal MV, Fujita R, Moreira G, Pignatari SS. Behavioral evaluation in children with obs-

tructive sleep disorders. Braz J Otorhinolaryngol 2006;72(1):120-2.

27. Chervin RD, Ruzicka DL, Giordani BJ, Weatherly RA, Dillon JE, Hodges EK, et al. Sleep-disordered breathing, behavior, and cognition in children before and after adenotonsillectomy. Pediatrics 2006;117(4):e769-78.

28. Li AM, Au CT, Ho C, Fok TF, Wing YK. Blood pressure is elevated in children with primary snoring. J Pediatr 2009;155(3):362-8 e1.

29. Horne RS, Yang JS, Walter LM, Richardson HL, O'Driscoll DM, Foster AM, et al. Elevated blood pressure during sleep and wake in children with sleep-disordered breathing. Pediatrics 2011;128(1):e85-92.

30. Amin RS, Kimball TR, Kalra M, Jeffries JL, Carroll JL, Bean JA, et al. Left ventricular function in children with sleep-disordered breathing. Am J Cardiol 2005;95(6):801-4.

31. Ugur MB, Dogan SM, Sogut A, Uzun L, Cinar F, Altin R, et al. Effect of adenoidectomy and/or tonsillectomy on cardiac functions in children with obstructive sleep apnea. ORL J Otorhinolaryngol Relat Spec 2008;70(3):202-8.

32. Kim J, Hakim F, Kheirandish-Gozal L, Gozal D. Inflammatory pathways in children with insufficient or disordered sleep. Respir Physiol Neurobiol 2011;178(3):465-74.

33. Katz ES, Lutz J, Black C, Marcus CL. Pulse transit time as a measure of arousal and respiratory effort in children with sleep-disordered breathing. Pediatr Res 2003;53(4):580-8.

34. Berry RB, Budhiraja R, Gottlieb DJ, Gozal D, Iber C, Kapur VK, et al. Rules for scoring respiratory events in sleep: update of the 2007 AASM Manual for the Scoring of Sleep and Associated Events. Deliberations of the Sleep Apnea Definitions Task Force of the American Academy of Sleep Medicine. J Clin Sleep Med 2012;8(5):597-619.

35. Standards and indications for cardiopulmonary sleep studies in children. American Thoracic Society. Am J Respir Crit Care Med 1996;153(2):866-78.

36. Berry RB, Brooks R, Gamaldo CE, Harding SM, Lloyd RM, Marcus CL, et al. American Academy of Sleep and Associated Events. Rules, Terminology and Technical Specifications. Darien, Illinois: American Academy of Sleep Medicine, 2014.

37. Brietzke SE, Gallagher D. The effectiveness of tonsillectomy and adenoidectomy in the treatment of pediatric obstructive sleep apnea/hypopnea syndrome: a meta-analysis. Otolaryngol Head Neck Surg 2006;134(6):979-84.

38. Bhattacharjee R, Kheirandish-Gozal L, Spruyt K, Mitchell RB, Promchiarak J, Simakajornboon N, et al. Adenotonsillectomy outcomes in treatment of obstructive sleep apnea in children: a multicenter retrospective study. Am J Respir Crit Care Med 2010;182(5):676-83.

39. Marcus CL, Moore RH, Rosen CL, Giordani B, Garetz SL, Taylor HG, et al. A randomized trial of adenotonsillectomy for childhood sleep apnea. N Engl J Med 2013;368(25):2366-76.

40. Katz ES, Moore RH, Rosen CL, Mitchell RB, Amin R, Arens R, et al. Growth after adenotonsillectomy for obstructive sleep apnea: an RCT. Pediatrics 2014;134(2):282-9.

41. Goldbart AD, Greenberg-Dotan S, Tal A. Montelukast for children with obstructive sleep apnea: a double-blind, placebo-controlled study. Pediatrics 2012;130(3):e575-80.

42. Brouillette RT, Manoukian JJ, Ducharme FM, Oudjhane K, Earle LG, Ladan S, et al. Efficacy of fluticasone nasal spray for pediatric obstructive sleep apnea. J Pediatr 2001;138(6):838-44.

43. Don DM, Goldstein NA, Crockett DM, Ward SD. Antimicrobial therapy for children with adenotonsillar hypertrophy and obstructive sleep apnea: a prospective randomized trial comparing azithromycin vs. placebo. Otolaryngol Head Neck Surg 2005;133(4):562-8.

44. Genari F, Cugini DM, Cunha RB, Gomes CET, Barbisan BN, Tufik S, et al. Características Clínicas e Indicações de Pressão Positiva em Vias Aéreas em Crianças e Adolescentes. In: Pediatria SBd, editor. 14o Congresso Brasileiro de Pneumologia Pediátrica. Porto de Galinhas, PE, 2014.

45. Marcus CL, Rosen G, Ward SL, Halbower AC, Sterni L, Lutz J, et al. Adherence to and effectiveness of positive airway pressure therapy in children with obstructive sleep apnea. Pediatrics 2006;117(3):e442-51.

46. Marcus CL, Radcliffe J, Konstantinopoulou S, Beck SE, Cornaglia MA, Traylor J, et al. Effects of positive airway pressure therapy on neurobehavioral outcomes in children with obstructive sleep apnea. Am J Respir Crit Care Med 2012;185(9):998-1003.

47. DiFeo N, Meltzer LJ, Beck SE, Karamessinis LR, Cornaglia MA, Traylor J, et al. Predictors of positive airway pressure therapy adherence in children: a prospective study. J Clin Sleep Med 2012;8(3):279-86.

48. Marcus CL, Beck SE, Traylor J, Cornaglia MA, Meltzer LJ, DiFeo N, et al. Randomized, double-blind clinical trial of two different modes of positive

airway pressure therapy on adherence and efficacy in children. J Clin Sleep Med 2012;8(1):37-42.

49. Pirelli P, Saponara M, Guilleminault C. Rapid maxillary expansion in children with obstructive sleep apnea syndrome. Sleep 2004;27(4):761-6.

50. Villa MP, Rizzoli A, Miano S, Malagola C. Efficacy of rapid maxillary expansion in children with obstructive sleep apnea syndrome: 36 months of follow-up. Sleep Breath 2011;15(2):179-84.

Respiração Oral: Um Importante Distúrbio da Respiração

José Carlos Pereira Júnior
José Hugo de Lins Pessoa

Tanto crianças quanto adultos em situação de normalidade respiram pelo nariz, a maneira mais fisiológica de enviar ar para os pulmões. O nariz tem muita importância para a normal fisiologia respiratória porquanto aquece, filtra e umedece o ar que adentra aos brônquios. Essas funções nasais intervêm para que o ar que chega aos alvéolos pulmonares seja de boa qualidade, e, também, a respiração nasal enseja arcos reflexos que facilitam a abertura da faringe durante a inspiração. Particularmente em condições climáticas de frio, secura ambiental, ou poluição atmosférica é que essas funções das narinas se fazem mais importantes, e, também, quando a faringe tem por si só resistência aumentada à passagem do ar torna-se vital que a narina seja pérvia ao fluxo aéreo. Contudo, inúmeras condições clínicas impedem que muitas crianças respirem pelo nariz: rinite alérgica, tecido adenoideano aumentado, pólipos, cornetos hipertrofiados, desvio de septo, por exemplo, são comuns e podem ser obstáculo ao livre fluxo de ar pelo nariz, vendo-se a criança obrigada a respirar pela boca. Quando as condições nasais são severas, a respiração oral é diuturna, porém na prática clínica mais se observa que esse distúrbio da respiração mais acontece à noite e durante o sono.

Com o início do sono há um aumento da resistência na via aérea superior (VAS), a qual permanece durante toda a duração do sono e que é, em situações de normalidade, ligeiramente maior do que quando se está acordado. Já no nariz, devido à posição ortostática e um maior influxo de sangue à mucosa nasal, a resistência nasal ao fluxo aéreo aumenta em cerca de 8%. Contudo, a maior parte do aumento da resistência aumentada da VAS à noite se deve ao estreitamento faríngeo que ocorre quando a pessoa está dormindo, devido ao relaxamento dos músculos da faringe. Entretanto, congestão da mucosa nasal e/ou alterações anatômicas nasais podem fazer com que o nariz contribua significativamente para o aumento da resistência da VAS durante o sono. Em condições de rinite alérgica ou infecciosa, inclusive, mais comumente a congestão nasal é ainda maior devido à preponderância noturna do sistema parassimpático durante o sono. O crescimento exagerado do tecido adenoideano é já por si só obstáculo ao fluxo aéreo nasal, contudo não é raro que esse crescimento coexista com outros obstáculos à passagem aérea. Casos extremos ocorrem em que o bloqueio é total, sendo o nariz totalmente impérvio ao ar. As obstruções nasais ainda que parciais podem contribuir significativamente para os distúrbios respiratórios do sono devido a estreitamentos faríngeos. Receptores sensoriais nasais não apenas dão à pessoa a sensação de respiração normal e livre, mas também contribuem para um melhor controle da musculatura respiratória da VAS, o que significa que uma via nasal livre é de muita importância para a ventilação normal. Em adição, foi demonstrado que a apneia do sono é mais grave, isto é há um índice de apneia/hipopneia (IAH) maior quando a respiração é oral e não nasal, devido a que a resistência da faringe durante o sono é bem maior quando a respiração é bucal e não nasal. Acredita-se que essa gravosa consequência da respiração oral noturna deva-se ao "atalhamento" dos receptores sensitivos nasais e também ao posicionamento inferoposterior que a mandíbula assume com a abertura da boca. O retro deslocamento mandibular causa eficiência menor dos músculos dilatadores da faringe durante a inspiração. Com o posicionamento mais posteriorizado da mandíbula, acredita-se que as fibras do genioglossus, previamente ao deslocamento da língua para frente antes de cada inspiração, fiquem em uma situação de menor estiramento prejudicando, portanto, essa atividade fásica da língua, a qual é importante para liberar a via aérea antes de cada inspiração. Assim, a identificação da obstrução nasal é muito importante na abordagem avaliativa do paciente que ronca e/ou sofre de apneia/hipopneia do sono, ou síndrome da resistência aumentada das VAS. A respiração oral é muito inconveniente tanto à saúde respiratória e quanto à geral da criança. Além de enviar ar de má qualidade aos brônquios, a respiração oral resseca as estruturas retrofaríngeas, e deposita nelas grande quantidade de partículas em suspensão no ar, sendo isso causa de dor e maior predisposição a infecções locais. Mau hálito constante é muito comum na criança que respira pela boca à noite.

Na criança, os problemas advindos da respiração oral não se limitam aos mencionados acima. Importantes alterações dentofaciais podem surgir com frequente respiração oral à noite apenas. O crescimento da face de uma criança (excluindo a mandíbula) completa-se em uma idade relativamente precoce. Com quatro anos, 60% do crescimento craniofacial de uma criança já se completou e 90% desse crescimento está completo cerca dos 12 anos de idade. O desenvolvimento da mandíbula termina em geral por volta dos 16 anos no sexo feminino e dos 18 anos no masculino. Essas características do desenvolvimento da criança a faz mais vulnerável que o adulto a situações não fisiológicas enquanto os ossos da face estão em crescimento. Os ortodontistas costumam lembrar que os dentes não estão tão fixados em seu lugar quanto isso possa parecer. E se uma brisa discreta, mas constante, sobre uma mesma direção de uma árvore pode fazê-la mudar de ângulo, igualmente, forças leves mas constantes sobre os dentes, ainda que discretas, podem mudar o seu posicionamento correto no alinhamento uns sobre os outros. Tanto o maxilar superior e a mandíbula sofrendo forças não fisiológicas e constantes podem ter alterações anatômicas significativas e disfuncionais. Prejudicam a respiração e a capacidade mastigatória, além de serem antiestéticas. São os inter-relacionamentos, já conhecidos em biologia, entre a forma e a função. E frequentemente cria-se um círculo vicioso, pois alterações do esqueleto facial podem ainda mais aumentar a resistência nasal ao ar, como por ex. a elevação do palato, que diminui as dimensões da cavidade nasal. Foi verificado que um percentual significativo de crianças com palato alto após o tratamento ortodôntico que disjunta os arcos da maxila diminuem seu índice de apneia/hipopneia, ou mesmo resolve seu distúrbio respiratório do sono devido ao aumento que a cavidade nasal experimenta após o tratamento. O tratamento ortodôntico, quase sempre necessário em crianças com distúrbios respiratórios, é parte essencial – *sine-qua-non* da terapêutica dessas crianças (Figura 13.1).

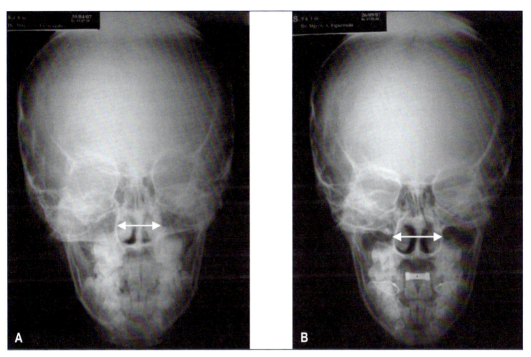

Fig. 13.1 – *Um exemplo de como a intervenção ortodôntica pode ser útil na abordagem terapêutica de pacientes com atresia de maxila é ilustrado nas figuras 1A e 1B. Nas radiografias frontais pode-se notar como a disjunção rápida da maxila (3 meses de intervalo entre as duas) resultou em aumento do diâmetro transversal da cavidade nasal. Evidencia-se que os cornetos inferiores na radiografia 1B estão mais separados do septo do que os cornetos na radiografia 1A, resultando em maior espaço para o fluxo aéreo.*
Cortesia: Dr. Márcio A. Figueiredo.

O clássico exemplo do inter-relacionamento entre obstrução nasal crônica e alteração do crescimento craniofacial é a síndrome da face longa (SFL), antes denominada fácies adenoideana. Esses pacientes apresentam uma postura constante de boca aberta, um nariz afilado, com a ponta "arrebitada" e arredondada e com aberturas que são estreitas, mal desenvolvidas (em "fenda"). O terço inferior da face (base do nariz à ponta do queixo) é mais longo do que o terço médio (násio à base do nariz). O lábio superior é curto e o lábio inferior é espessado e evertido inferiormente. Com frequência esses pacientes têm um olhar vago, como se fossem apáticos. Neles, em geral a arcada dental superior (maxila) é estreitada, e isso mais em sua parte anterior, fazendo com que a maxila tome a forma de "V" (invertido quando se olha a ar-

cada superior do paciente com a boca aberta). O palato é alto, ogival, e os dentes incisivos superiores são, geralmente, mais projetados à frente (trespasse anterior ou *overjet*). A oclusão dental não é correta e é denominada oclusão tipo II de Angle. O termo fácies adenoideana foi abandonado porquanto implica que todos esses pacientes devam ter obstrução nasal por adenoide aumentada, o que não corresponde aos fatos. Várias outras causas de obstrução nasal são capazes de induzir tais características faciais. E, também, porque nem sempre à adenoide aumentada corresponde tal característica dentofacial (Figuras 13.2 a 13.4).

A respiração constante nasal pode ocasionar todos os tipos de alterações dentofaciais e inclusive pode coexistir com uma oclusão den-

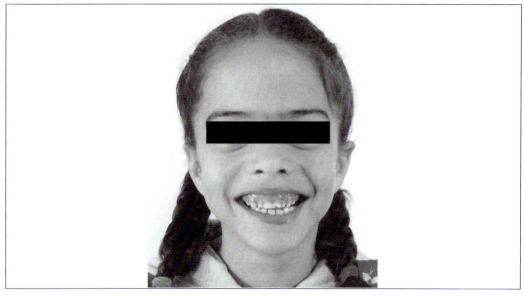

Fig. 13.2 – Criança de seis anos, roncadora e respiradora bucal, apresentando várias características da Síndrome da Face Longa, considerada por muitos como antiestética. Nota-se mais longo o terço inferior da face, isto é, da base do nariz à base do queixo. O sorriso expõe demasiadamente a gengiva (sorriso gengival) que ocorre devido à hiperplasia alveolar anterior, secundária a excessiva erupção dentária e demasiada altura do terço inferior da face. Nota-se má oclusão dentária com discreta protrusão lingual por entre os dentes incisivos. Há mau alinhamento dos dentes dos dois arcos e mordida cruzada posterior. O arco da maxila é atrésico com palato alto. A face é ligeiramente assimétrica, o plano mandibular é "escarpado" e o ângulo gonial é obtuso. Nota-se ainda o "corredor bucal" que surge pelo sorriso, bem evidente à esquerda da paciente. Apresenta ainda anteversão do lábio inferior (lábio de "beicinho"). A criança é portadora de adenoide obstruindo quase a totalidade da nasofaringe, e amídalas de grau 3. HU-FMJ.

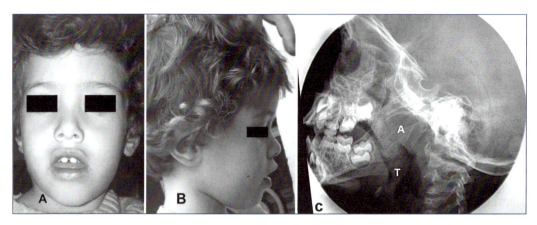

Figura 13.3 (A, B e C) – Menina de três anos com Síndrome da Face Longa. Em A, nota-se acentuada protrusão lingual, aberturas nasais "em fenda", e anteversão do lábio inferior (lábio de "beicinho"). Em B, nota-se o perfil convexo com retração da mandíbula, relativa proporção maior do terço inferior da face, e insuficiência labial (não "selamento bucal" em posição "neutra"). Em C, nota-se total obstrução da nasofaringe, velo e orofaringe por adenoide (A) e amídalas grau 2 (T), que na radiografia mostraram-se ocupando significativo espaço na hipofaringe. HU-FMJ.

Capítulo 13 – Respiração Oral: Um Importante Distúrbio da Respiração

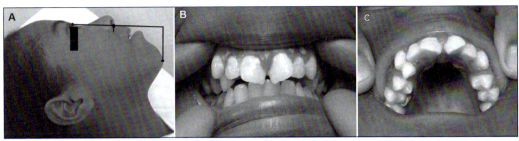

Figura 13.4 – A: menina de 13 anos, respiradora bucal crônica e roncadora habitual; apresenta perfil convexo e relativa maior extensão do terço inferior da face; o corpo da mandíbula é elevado e o ângulo gonial é obtuso. B: trespasse anterior (overjet) em mau alinhamento das duas arcadas e dentes apinhados. C: "apinhamento", estreiteza do arco da maxila e palato alto. Nota-se aqui como o arco da maxila lembra um "V" invertido. A menina tem grave rinite alérgica e veio ao pronto-socorro em busca de um atestado escolar. Nunca os familiares haviam se queixado da respiração oral ou do ronco de sua filha. HU-FMJ.

tária normal. Um estudo de 1932, apontou que dentre 159 respiradores bucais, 59% deles se apresentavam com oclusão normal, 14% com má oclusão da classe II e os restantes distribuídos entre classe I e classe III (para detalhes, ler capítulo sobre tratamento ortodôntico dos distúrbios respiratórios do sono). Outro estudo de 1958 com 95 respiradores bucais, por vários motivos, constatou que cerca de 60% deles era classe I, 25% era classe II e 10% era classe III. Concluiu-se assim que os pacientes com obstrução respiratória alta podem cobrir todo o espectro, sendo a má oclusão classe I mais comum do que a oclusão classe II. A partir de 1970, pelos estudos de Linder-Aronsen (referência), é que se passou a considerar como fato estabelecido que não apenas o crescimento adenoideano, mas também outras causas de obstrução nasal induzem a alterações dentofaciais. Linder-Aronsen também apontou outras características anatômicas dos respiradores bucais, como por ex. uma rotação da mandíbula em sentido horário, ou seja, para baixo e para trás, isto é, retrognatia. Constatou também que os respiradores bucais têm tendência a um alongamento do terço inferior da face, além de mordida aberta e mordida cruzada posterior; também cunhou o termo SFL. Felizmente, muitas crianças com alterações dentofaciais, devido por ex. ao excessivo crescimento adenoideano e amigdaliano, retornam à normalidade anatômica dentofacial quando são tratadas com precocidade. Uma mudança da respiração nasal para a bucal provavelmente ocorre quando a resistência nasal alcança um valor em média duas a três vezes maior que o normal. Como a resistência nasal é maior na posição supina, em obstruções nasais marginalmente aumentadas a respiração oral pode se desenvolver apenas à noite.

Durante a respiração bucal, a mandíbula gira para uma posição mais inferior e a língua assume uma posição baixa na boca e deixa de permanecer em contato com o palato. Prolongados períodos de respiração com a boca aberta levam a um aumento da erupção dos dentes posteriores em resposta à falta de contato dos de cima com os de baixo (diminuição do contato entre os dentes antagonistas). A erupção exagerada desses dentes exerce um vetor de força para baixo sobre a mandíbula, causando nela uma rotação para baixo e para trás, em um sentido horário. A literatura ortodôntica informa que para cada 1 mm de aumento na erupção dos dentes posteriores corresponde um aumento de 3 mm no comprimento do terço inferior da face. Devido à rotação da mandíbula para trás são comuns o retrognatismo mandibular e a mordida aberta anterior, e nos casos mais graves mordida aberta total (tocando-se entre si apenas os molares). A oclusão dentária é ainda mais afetada porque, com a posição baixa da língua, as forças de contração sobre o arco dental superior, exercidas pelos músculos bucinadores, e em parte pelos masseteres, não sofrem a oposição da língua, por não estar ela interposta entre os dois lados do arco maxilar superior. Assim, atresia-se o arco da maxila e sobe o palato duro (Figura 13.5).

Como o palato duro (céu da boca) é o assoalho do nariz, ocorre com frequência que essas alterações dentofaciais diminuem ainda mais a cavidade nasal, aumentando dessa maneira mais ainda a resistência nasal. A expansão insuficiente do arco maxilar com frequência induz à mordida cruzada posterior. E a falta de oposição (devido à mordida aberta) entre os dentes incisivos superiores e os inferiores leva a um crescimento vertical exuberante dos processos alveolares da maxila, expondo-se demasiadamente, principalmente durante o sorriso, a gengiva superior (sorriso gengival). Devido à demasiada exposição dos incisivos superiores, com frequência surge gengivite marginal a eles. A boca mantida aberta prolongadamente leva a uma diminuição do tônus dos músculos labiais, principalmente dos superiores. A força opositora dos lábios superiores à protrusão dos dentes superiores é diminuída e, assim, os dentes incisivos superiores avançam. Os músculos labiais inferiores induzem a uma anteversão do lábio inferior (lábio de beicinho), considerada por muitos como antiestética (Figuras 13.1 e 13.2).

A mandíbula, devido à sua rotação horária, passa a ter o seu corpo elevado e torna-se

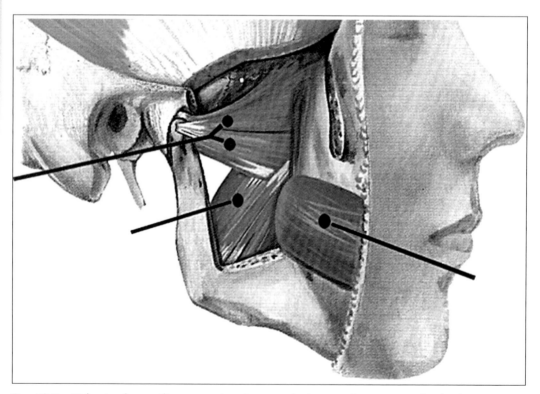

Fig. 13.5 – O bucinador auxilia na mastigação e na deglutição. Comprime as bochechas contra os dentes molares e mantém o alimento na face oclusal dos molares, impedindo-o de escapar para o espaço vestibular (o lado da bochecha). A língua, por sua vez, opõe-se ao bucinador, impedindo o alimento de escapar para o lado interno da boca. Entende-se assim como é problemática para a anatomia dentofacial a não presença da língua no palato, opondo-se ao bucinador.
Moore, KL. Anatomia orientada para a clínica. Terceira edição. Rio de Janeiro 1992. Guanabara-Koogan. p 596.

obtuso o seu ângulo gonial. A obstrução nasal de longa duração leva a uma atrofia por desuso do nariz em suas cartilagens laterais inferiores, resultando em uma abertura nasal "em fenda", isto é, aberturas nasais estreitadas. Devido à elevação do palato podem-se observar desvios do septo nasal e pirâmide nasal alargada (Figura 13.6). A hereditariedade tem participação no desenvolvimento do tipo e gravidade da alteração ortodôntica, porém a disfunção da respiração nasal tem a maior parcela no surgimento dessas alterações (Figura 13.7).

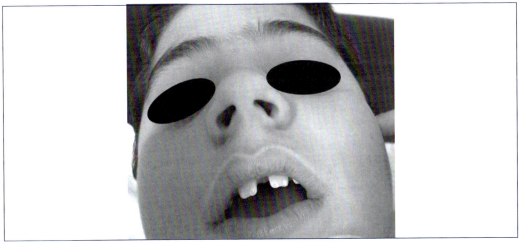

Fig. 13.6 – *Menino de sete anos com grave rinite alérgica. Adenoide e amídalas mínimas. Respirador bucal durante a noite e, "nos últimos meses também durante o dia". Há má oclusão com um significativo trespasse anterior. A maxila apresenta arco estreitado e o palato é bastante alto. Nota-se a sutil porém evidente assimetria de narinas. A pirâmide nasal é alargada, devido à elevação do palato. Para uma columella que se alarga, pela elevação do palato, tem-se um aumento da resistência nasal logo na entrada do nariz. HU-FMJ.*

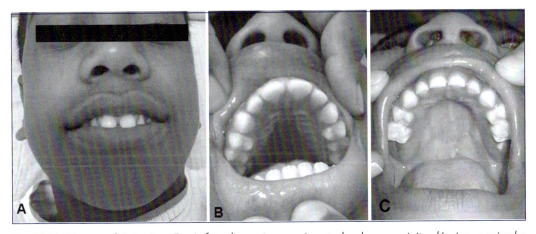

Fig. 13.7 – *Veem-se dois irmãos. Em A, foto de menino que é portador de grave rinite alérgica, respirador oral e roncador habitual. Vê-se alteração ortodôntica e percebe-se mais longo o terço inferior da face. Em B, na vista oclusal da sua arcada superior, nota-se a diminuição transversal da maxila e o palato elevado. Nota-se como a maxila assume um aspecto de V. Em C, sua irmã, que não apresenta rinite, não ronca e é respiradora nasal diuturnamente. A menina tem na vista oclusal da arcada superior uma boa dimensão transversal da maxila e o palato duro é "raso". Nota-se a bela configuração em U da arcada superior nesta figura C. HU-FMJ.*

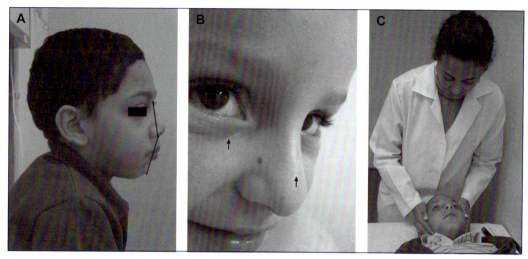

Fig. 13.8 – Na A, nota-se o perfil convexo do paciente ao se unir os pontos da raiz do nariz, da base do nariz e da ponta do queixo. O menino apresentava maxila com arco estreitado e trespasse anterior significativo. Respirador bucal e roncador habitual. Veio à consulta devido a uma leve gastroenterite. Os familiares nunca haviam dado importância para a respiração oral e ronco de seu filho. Nota-se como a criança durante o dia está respirando bem pelo nariz. Nos prontos-socorros pediátricos, situações clínicas assemelhadas são bastante frequentes. Na B, nota-se a "prega alérgica" nasal e, além das olheiras, as linhas de Dennie que acompanham a pálpebra inferior (setas). Também se nota o lábio inferior "de beicinho". A criança é respiradora oral, e é roncadora noturna habitual. Esses achados explicam muito sobre a etiologia (severa rinite alérgica) da má formação dental que a criança apresenta. Na C, mostra-se uma posição cômoda para a inspeção de detalhes faciais. HU-FMJ.

Para as crianças que desenvolvem má oclusão classe III (mandíbula prognática), acredita-se que a causa deva-se ao deslocamento anterior da língua. Isso criaria uma contínua pressão sobre os incisivos inferiores na sua face lingual e projetando-os para frente. Atua também no processo a predisposição genética individual. A língua projetar-se mais à frente (protrusão lingual) é mais uma consequência de amídalas aumentadas do que de obstrução nasal, e se deve à necessidade de aumentar a abertura da orofaringe (removendo-se a base da língua) que está congestionada por grandes amídalas.

Com frequência a história de respiração noturna oral não surge espontaneamente na história clínica pediátrica, devendo esse tópico ser parte integrante da anamnese pediátrica. A procura ativa de alterações faciais e ortodônticas durante a consulta pediátrica deve fazer parte constante do exame físico pediátrico. A respiração oral é muito inconveniente para a saúde da criança. Como o Pediatra é sempre mais procurado pelos pais do que o são os ortodontistas, é sempre necessário estar atento ao sério problema que esse distúrbio respiratório representa, mesmo quando a queixa da criança não se refira ao problema (Figuras 13.8A, B e C).

BIBLIOGRAFIA

1. Basner RC, et al. Breathing route influences upper airway muscle activity in awake normal adults. J App Physiol 1989; 66(4): 1766-1771.
2. Chaves Jr CM, Dal Fabbro C. Anatomia craniofacial e dispositivos intraorais. In Paiva T, Andersen ML, e Tufik S: O sono e a medicina do sono. Editora Manole e AFIP, 2014; Pgs 547-562.
3. Cheng MC et al. Developmental effects of impaired breathing in the face of the growing child. Angle Orthod 1988; 58: 309-319.
4. Douglas NJ, et al. Effect of breathing route on ventilation and ventilatory drive. Respir Physiol 1983; 51(2): 209-218.

5. Fitzpatrick MF, et al. Effect of nasal or oral breathing route on upper airway resistance during sleep. Eur Respir J 2003; 22(5): 827-832.

6. Guilleminault C, et al. Does benign "primary snoring" ever exist in children? Chest 2004; 126:1396-1398.

7. Harvold EP et al. Experiments on the development of dental malocclusion. Am J Orthod 1972; 61: 38-44.

8. Harvold EP et al. Primate experiments on oral respiration. Am J Orthod 1981; 79(4): 359-372.

9. Howard CC. Inherent growth and its influence on malocclusion. J.Amer Dent Assoc, 1932; 19: 642-648.

10. Jones AS, et al. The effect of local anesthesia of the nasal vestibule on nasal sensation of airflow and nasal resistance. Clin Otolaryngol 1987; 12(6): 461-464.

11. Juliano ML. Abordagem odontológica aos distúrbios do sono. In Pessoa JHL, Pereira Jr JC, e Alves RSC editores: Distúrbios do Sono na Criança e no Adolescente, Editora Atheneu, São Paulo, 2008; Pgs 123-136.

12. Kerr WJ, et al. Mandibular form and position related to changes mode of breathing- a five year longitudinal study. Angle Orthod 1987; 59: 91-96.

13. Leech HL. A clinical analysis of orofacial morphology and behavior of 500 patients attending an upper respiratory research clinic. Dent Pract. 1958; 9: 57-68.

14. Linder-Aronsen S. Adenoids: their effect of the mode of breathing and nasal airflow, and their relationship to characteristics of the facial skeleton and the dentition. Acta Otolaryngolgy 1970: 265 supp.

15. Linder-Aronsen S. Cephalometrics radiographs as a means of evaluating the capacity of the nasal and nasopharingeal airway. Am J Orthod Dentofacial Orthop 1979; 76: 479-490.

16. Linder-Aronsen S. Mandibular growth following adenoidectomy. Amer J Orthod 1986;89:273-284.

17. Meredith HV. Growth in head width during the first twelve years of life. Pediatrics 1953; 12: 411-429.

18. McNamara Jr. JA. Influence of Respiratory Pattern on Craniofacial Growth. The Angle Orthodontist 1981; 51: 269-300.

19. Morais HT, Pereira Jr. JC, e Pessoa JHL. Respiração oral, distúrbio respiratório do sono e alterações dentofaciais. In Pessoa JHL, Pereira Jr JC, e Alves RSC editores: Distúrbios do Sono na Criança e no Adolescente, Editora Atheneu, São Paulo, 2008. Pgs 111-17.

20. Nieminem P, Tolonem U, Lopponem H. Snoring and obstructive sleep apnea in children: A 6 month follow-up study. Arch Otolaryngol Head Neck Surg 2000; 126: 481-486.

21. Pavernagie DA, et al. Sleep, breathing and the nose. Sleep Med Rev 2005; 9: 437-451.

22. Pirelli P, Saponara M, Guilleminault C. Rapid maxillary expansion in children with obstructive sleep apnea syndrome. Sleep 2004; 27: 761-66.

23. Principato JJ, et al. Pediatric nasal resistance and lower facial height. Oto Head Neck Surg 1986; 95 (2): 227-29.

24. Worsnop C, et al. Effect of age on sleep onset-related changes in respiratory pump and upper airway muscle function. J Appl Physiol 2000; 88: 1831-1839.

25. Zettergreen L, Linder-Aronson S, Norlander B, et al. Longitudinal effect on facial growth after tonsillectomy in children with obstructive sleep apnea. World J Orthod 2002; 3: 67-72.

Distúrbios do Sono na Criança e no Adolescente – Uma Abordagem para Pediatras

Síndrome da Apneia Obstrutiva do Sono na Criança – Abordagem Odontológica

Maria Ligia Juliano

A SAOS na criança é uma doença bastante prevalente que pode repercutir deleteriamente em vários aspectos da saúde da criança, implicando em déficit de crescimento, alterações cognitivas, dificuldade de aprendizado, entre muitos outros fatores relevantes. Exige, portanto, uma eficaz abordagem terapêutica. O tratamento da SAOS na criança é interdisciplinar, envolvendo, além do médico pediatra, vários outros profissionais da saúde.

Cabe ao ortodontista prevenir, interceptar ou corrigir as más oclusões dentárias, atuar no crescimento maxilomandibular com o uso de aparelhos ortopédico faciais, ortopédico funcionais ou aparelhos orais com o intuito de devolver a forma e a função normais ao sistema estomatognático para que o crescimento craniofacial continue ocorrendo dentro dos padrões de normalidade. Esses aparelhos mudam a postura mandibular, aumentam a dimensão transversal do palato e, consequentemente, ampliam o espaço aéreo superior, melhorando a função respiratória.

TELERRADIOGRAFIA

As radiografias laterais da cabeça, também conhecidas como telerradiografias (Figura 14.1), são recursos bastante utilizados em Odontologia como auxiliares no diagnóstico das alterações crânio-dento-faciais e do crescimento facial da criança. Nelas podemos visualizar a maior parte das estruturas ósseas da cabeça como base do crânio, osso nasal, maxila, mandíbula e outras estruturas de interesse como dentes, via aérea superior (VAS) e osso hioide. Colocada sobre um negatoscópio,

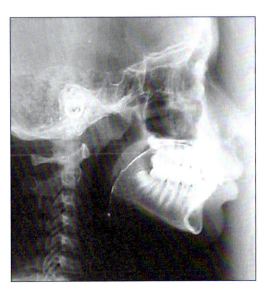

Fig. 14.1 – *Telerradiografia de um menino com 12 anos e 2 meses de idade.*

a radiografia permite que se faça o desenho das estruturas anatômicas, denominado cefalograma e, assim, suas medições, as quais se denominam cefalometria.

A cefalometria é a mensuração das grandezas lineares e angulares que podem ser aferidas a partir da telerradiografia. Abrange ossos, dentes e tecidos moles. A cefalometria (Figura 14.2) é um recurso auxiliar de diagnóstico fundamental para o planejamento do tratamento, seja em ortodontia preventiva, interceptativa ou cirurgia ortognática, além de ser um valioso instrumento na observação da evolução do crescimento craniofacial. Pela sua praticidade e baixo custo, tem se tornado também um recurso para avaliação do complexo craniofacial em estudos de pacientes com SAOS, pois é possível a visualização da via aérea em toda sua extensão.

CEFALOMETRIA NA SAOS

Na criança, a cefalometria é usada para a determinação da tendência do crescimento craniofacial e como auxiliar de diagnóstico para o planejamento do tratamento ortodôntico. As avaliações incluem o espaço aéreo faríngeo em toda sua extensão, para detectar os prováveis locais de obstrução, vértebras, osso hioide e língua. Essas estruturas são extremamente importantes no crescimento e desenvolvimento normal do complexo craniofacial. A cefalometria permite uma avaliação estática no tempo: cada parâmetro cefalométrico sozinho não tem significado, é preciso um conjunto de medidas para a avaliação do complexo craniofacial.

As medidas do padrão cefalométrico mais comumente observado em crianças com Distúrbios Respiratórios do Sono incluem, entre outras:

- Maxila e/ou mandíbula retruídas em relação à base do crânio, ou seja, quanto menor o crescimento maxilomandibular, maior a tendência de a criança ter uma cavidade bucal pequena para acomodar a língua e suas funções, portanto, maior a probabilidade de haver um estreitamento na região da faringe.

- Padrão facial hiperdivergente (face longa): quanto mais íngreme for o plano mandibular, maior a tendência de a criança ter dimensões transversais dentárias pequenas, e portanto, menor será o espaço para a língua e suas funções.

- Espaço faríngeo estreito em qualquer segmento: nasofaringe, orofaringe ou hipofaringe, que favorece o colapso na apneia.

- Dentes anteriores muito projetados anteriormente, o que demonstra uma força lingual excessiva nas faces palatinas dos dentes pela falta de espaço para a língua.

RESPIRAÇÃO ORAL E APNEIA

Uma das características de crianças com SAOS é a respiração oral, pois apresentam hipertrofia adenotonsilar. Este fator de obstrução nasal tem como consequência a respiração bucal crônica que pode decorrer de uma predisposição devido à morfologia craniofacial ou pode ser causada por diversas alterações, como desvio de septo nasal, rinite alérgica, hipertrofia dos cornetos nasais e hipertrofia

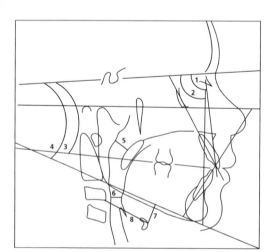

Fig. 14.2 – Desenho anatômico mostrando algumas medidas lineares e angulares para a determinação das variáveis cefalométricas: 1 = SNA; 2 = SNB; 3 = NSPlO; 4 = NSGoGn; 5 = SPAS; 6 = PAS; 7 = MPH; 8 = C_3H.

das tonsilas palatinas (amígdalas) e faríngea (adenoide).

A obstrução nasal induz à respiração bucal, que dá à criança o aspecto facial denominado *facies adenoidal* e promove uma postura da cabeça para cima e para trás, em uma tentativa de respirar melhor, compensando a diminuição do fluxo aéreo; a criança também apresenta problemas de deglutição e fala, face alongada e estreita, mento pequeno e triangular, retrognatia, palato ogival, diminuição da distância intermolar e protrusão dos incisivos superiores, com diversos tipos de má oclusão dentária, alterações craniofaciais e fonoarticulatórias, além de alterações corporais, como deformidades torácicas. A respiração oral crônica não tratada promove um desenvolvimento desfavorável do complexo craniofacial e predispõe a criança aos distúrbios respiratórios do sono.

Zucconi e cols. fizeram um estudo usando cefalometria que confirma que as alterações craniofaciais estão presentes na criança com ronco. O aumento contínuo do esforço respiratório da criança durante a noite favorece a instalação dessas alterações. O esforço respiratório aumentado ocorre muitas vezes também durante o dia para que a criança possa vencer a obstrução da via aérea superior como consequência das amígdalas e adenoide hipertróficas. O estudo não determina se modificações craniofaciais e cefalométricas são geneticamente determinadas ou influenciadas por fatores ambientais. Parte deste risco pode ser explicada pela anatomia craniofacial desproporcional, que é considerada como um forte indicador de hereditariedade no tamanho da via aérea superior.

CRESCIMENTO E DESENVOLVIMENTO CRANIOFACIAL

Os termos crescimento e desenvolvimento não são sinônimos. Crescimento é um fenômeno anatômico, geralmente referindo-se ao aumento no tamanho, enquanto desenvolvimento refere-se ao aumento de complexidade fisiológica e comportamental.

A maxila se desenvolve inteiramente por ossificação intramembranosa, ou seja, por aposição do osso nas suturas que articulam a maxila ao crânio e à base craniana e por remodelação superficial (Figura 14.4).

O crescimento da maxila e de suas estruturas associadas ocorre a partir de uma combinação de crescimento nas suturas e remodelamento direto das superfícies ósseas. A maxila é deslocada para baixo e para frente enquanto a face cresce, e o novo osso preenche as suturas. A forma pela qual o crescimento da cartilagem do septo nasal induz o deslocamento da maxila durante o crescimento

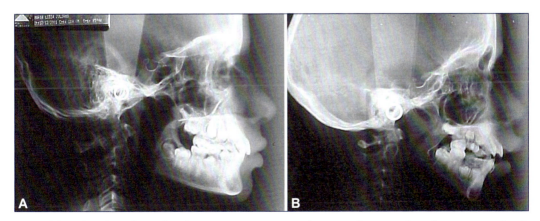

Fig. 14.3 – A: telerradiografia de uma criança respiradora nasal – via aérea bastante ampla. B: telerradiografia de uma criança respiradora oral – via aérea estreita.

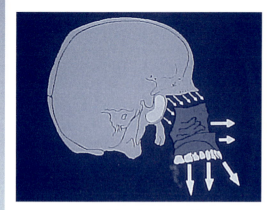

Fig. 14.4 – *Modificado de Proffit. As setas mostram o deslocamento da maxila no processo do crescimento, pois ela cresce para cima e para trás, mas se desloca para baixo e para frente.*

permanece desconhecida, mas tanto os tecidos vizinhos como sua cartilagem, provavelmente, contribuem para o reposicionamento anterior da maxila.

O crescimento mandibular ocorre tanto pela proliferação endocondral na cabeça da mandíbula como pela aposição e reabsorção nas superfícies ósseas. A mandíbula é deslocada pelo crescimento dos músculos e outros tecidos moles adjacentes e a adição de novo tecido ósseo, nas cabeças da mandíbula, ocorre em resposta à mudança nos tecidos moles. Sob o ponto de vista da Teoria da Matriz Funcional de Moss, a presença da função normal tem um efeito bastante importante na promoção do crescimento normal das estruturas ósseas.

RELAÇÃO MAXILOMANDIBULAR

A maxila e a mandíbula se relacionam através da oclusão dos dentes. Há diversas situações clínicas que diferem do padrão normal de oclusão dentária, podendo ocorrer, além do mau posicionamento dos dentes, alterações esqueléticas importantes. Quando maxila ou mandíbula estão em posição mais anterior que o normal, dizemos que a base óssea está protruída; a base óssea está retruída se estiver aquém do normal, ou seja, a base óssea não cresceu no sentido anterior o suficiente para atingir a posição de normalidade. Portanto, a criança pode apresentar maxila e mandíbula protruídas, retruídas, ou as situações mais variadas envolvendo a posição desses ossos, um em relação ao outro. Estas são alterações anteroposteriores. É importante o diagnóstico e o tratamento precoces na criança com alterações no relacionamento maxilomandibular, pois quanto mais cedo for feita a intervenção ortodôntica, maior a chance de se restabelecer o crescimento facial normal.

No fim do século XIX, Angle idealizou uma classificação de más oclusões dentárias que perdura até os dias de hoje, usando como referência a relação dos primeiros molares permanentes (Figura 14.5 A, B e C), cuja erupção ocorre aos seis anos de idade aproximadamente. Embora a referência para essa classificação seja dentária, é um bom parâmetro para a análise do relacionamento maxilomandibular. Quando analisamos uma dentição de leite, presente em crianças até cinco anos e meio de idade aproximadamente, podemos prever qual será a relação dentária dos dentes permanentes após a troca dos dentes decíduos pelos permanentes, se não houver nenhuma intervenção ortodôntica ou ortopédica facial, com bastante segurança.

A instalação da dentição decídua na criança ocorre até os dois anos e meio de idade. Observando a relação existente entre os segundos molares decíduos superiores e os inferiores, já se pode prever como os primeiros molares permanentes se relacionarão quando da sua erupção, aos seis anos de idade. Geralmente, essa posição dentária reflete o relacionamento maxilomandibular em relação à protrusão ou retrusão desses ossos da face. A observação precoce da alteração do crescimento craniofacial na criança é o principal caminho para a prevenção, pois a intervenção com aparelhos ortopédicos faciais em épocas oportunas reorienta o crescimento, especialmente nos casos de retrognatismo mandibular ou maxilar. O médico pediatra

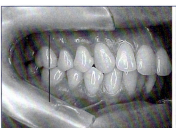 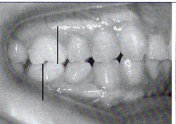 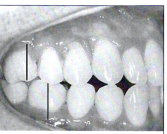

A – Classe I – A cúspide mésio-vestibular do 1º molar superior oclui no sulco vestibular do 1º molar inferior.

B – Classe II – A cúspide mésio-vestibular do 1º molar superior oclui à frente do sulco vestibular do 1º molar inferior.

C – Classe III – A cúspide mésio-vestibular do 1º molar superior oclui posteriormente ao sulco vestibular do 1º molar inferior.

Fig. 14.5 – A, B e C: Classificação das más oclusões de Angle.

exerce um papel fundamental no reconhecimento precoce das alterações craniofaciais, pois é o primeiro profissional da saúde com quem a criança tem contato.

Os problemas verticais estão relacionados às mordidas abertas e mordidas profundas. A mordida aberta pode se instalar muito cedo na vida da criança, pois, geralmente, está associada aos hábitos de sucção de chupeta ou dedos. Quando o tratamento não for feito precocemente, a mordida aberta pode se tornar um grave problema esquelético na idade adulta e, em muitos casos, passível de correção somente com cirurgia ortognática.

Os problemas transversais estão relacionados às mordidas cruzadas unilaterais, quando há um deslocamento da mandíbula para um dos lados, ou bilaterais, geralmente associadas à atresia da maxila, que pode fazer parte de um quadro clínico típico da criança que respira pela boca, e não pelo nariz.

Alterações craniofaciais, bucais e dentárias associadas à respiração oral e à criança com SAOS são muitas, como: crescimento craniofacial predominantemente vertical; ângulo da mandíbula aumentado, mordida cruzada (Figura 14.6), narinas estreitas, frequente protrusão dos incisivos superiores, face longa (Figura 14.7), palato ogival (Figura 14.8), assimetria da face, com dimensões faciais estreitas e atresia maxilar, mordida aberta (Figura 14.9), mordida profunda (Figura 14.10), relação molar de Classe II de Angle, sobressaliência aumentada, gengivas hipertróficas com sangramentos frequentes, hipotonia dos músculos mastigatórios e da mímica, alteração da musculatura supra-hioídea, lábio superior curto e inferior evertido ou interposto entre os dentes e anteriorização da língua.

Outra má oclusão bastante prevalente na respiração oral é a mordida cruzada posterior unilateral (Figura 14.12 A, B e C). Em grande parte dos casos, contatos dentários prematuros são os responsáveis pela etiologia desta má oclusão, que, em crianças ainda em dentição decídua, pode ser apenas um problema postural da mandíbula; porém, com o avanço do crescimento facial, pode se tornar um problema esquelético com assimetria facial importante e má oclusão grave, de difícil e longo tratamento ortodôntico. Uma forma de conseguirmos a correção desta má oclusão dentária em idade bastante precoce é através da colagem em dentes decíduos das chamadas Pistas Diretas Planas, nome dado em função do idealizador desta modalidade de tratamento, Dr. Pedro Planas. O método de correção conta apenas com a colagem de resinas compostas fotopolimerizáveis em determinados dentes, sem uso de aparelhos removíveis ou fixos, de modo a reabilitar a posição mandibular, evitando o deslocamento da mandíbula para um dos lados, comumente observado nestas mordidas cruzadas (Figura

14.13 A e B). Embora ainda não existam estudos com nível de evidência I e II mostrando a eficácia deste tratamento em apneia do sono em crianças, a experiência clínica deste tratamento feito em crianças durante décadas nos permite afirmar que a reabilitação precoce da oclusão dentária leva o crescimento facial à normalidade e, por consequência, ao desenvolvimento nasomaxilar normal e à melhora da respiração em crianças com Distúrbios Respiratórios do Sono.

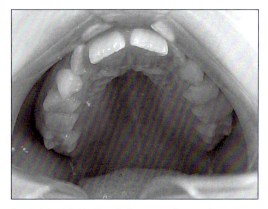

Fig. 14.8 – LS, 7a 9m - Palato ogival e maxila atrésica.

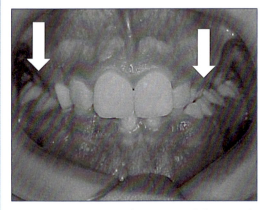

Fig. 14.6 – Atresia maxilar com mordida cruzada posterior bilateral.

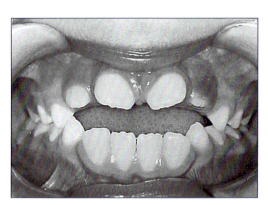

Fig. 14.9 – VM, 8a 5m - Mordida aberta.

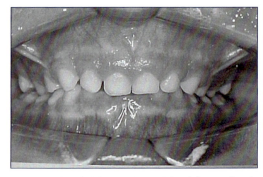

Fig. 14.10 – RBA, 5a 6m - Mordida profunda (devido à falta de crescimento vertical, os dentes inferiores, neste caso, ocluem no palato; a mandíbula fica impossibilitada de crescer anteriormente).

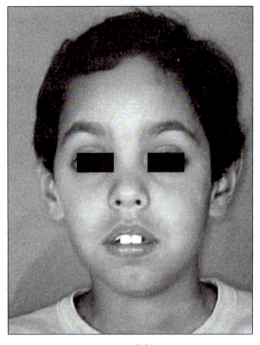

Fig. 14.7 – FP, 9a e 3m - lábio superior curto.
Com permissão.

Capítulo 14 – Síndrome da Apneia Obstrutiva do Sono na Criança – Abordagem Odontológica

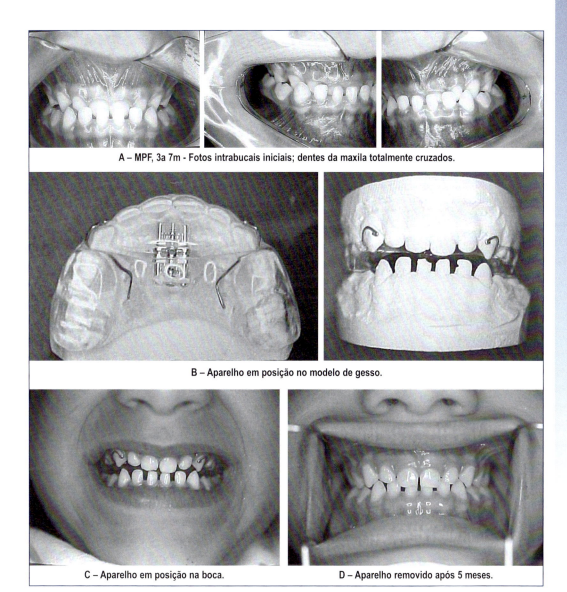

Fig. 14.11 A, B, C e D. mostram as fotos Intraorais de uma criança de 3 anos e 7 meses. Pode-se observar o impedimento do crescimento normal da maxila, que está confinada no interior da mandíbula (mordida cruzada total), determinando um comprometimento também no crescimento normal do complexo nasomaxilar e das vias aéreas superiores. Deste modo, a mandíbula cresce desenfreadamente tanto anteriormente quanto transversalmente, levando a um prognatismo mandibular. O aparelho, através do parafuso expansor colocado no sentido anteroposterior, permitiu o avanço da região anterior da maxila, o descruzamento dos dentes e uma nova relação maxilomandibular. Após seis meses de tratamento, a oclusão dentária foi corrigida, ainda na dentição decídua, e o crescimento maxilomandibular passou a ocorrer dentro dos padrões de normalidade.

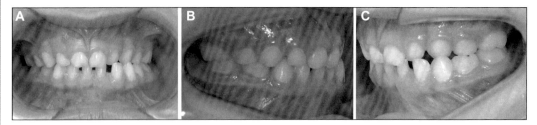

Fig. 14.12 – A, B e C: menina, 5 anos e 3 meses - Fotos intrabucais iniciais; mordida cruzada posterior unilateral, linha mediana interdentária desviada, mandíbula deslocada para o lado esquerdo.

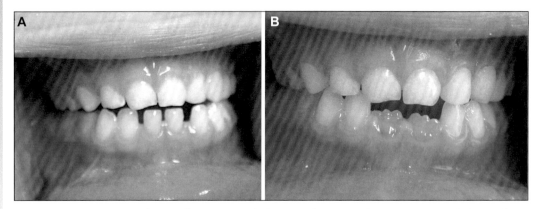

Fig. 14.13 – A: após a colagem das pistas no lado esquedo. B: 40 dias após, com a linha mediana interdentária centralizada.

TRATAMENTOS ORTOPÉDICO FACIAL E ORTODÔNTICO NA SAOS

Muitos estudos mostram a associação entre SAOS, alteração craniofacial e má oclusão dentária, que podem aparecer muito cedo na vida de uma criança. O desvio do septo nasal reduz o fluxo aéreo e aumenta a resistência à respiração nasal. Quando estas condições aparecem no primeiro ano de vida podem afetar o desenvolvimento da maxila, modificando seu crescimento transversal.

O desvio do septo resulta em uma distribuição assimétrica do espaço intranasal e afeta as conchas nasais com consequente redução no fluxo aéreo e desenvolvimento anormal da maxila.

Estudos mostram que algumas crianças tratadas com adenotonsilectomia têm distúrbios respiratórios do sono recorrentes ou residuais e polissonografias anormais, que podem marcar o retorno da SAOS na idade adulta. Estes problemas estão associados a aspectos craniofaciais anormais e à resistência nasal não tratada. A persistência da respiração anormal pode ser vista já entre três a seis meses após a cirurgia ou após vários anos, durante o período pré-puberal ou pós-puberal.

O primeiro estudo em crianças com SAOS e má oclusão dentária que comprovou a eficácia do uso de um aparelho intraoral que permitia o avanço da mandíbula e melhorou o IAH foi feito por Villa e cols., em 2002. O avanço da mandíbula permitiu reposicionar os arcos dentários nos três planos do espaço e promoveu o aumento do espaço retrolingual, favorecendo o posicionamento mais anterior da língua. A criança deve ser acompanhada mensalmente, pois existe o risco de ter a direção de crescimento da mandíbula não controlada.

Outro estudo verificou os efeitos do aparelho *monobloco modificado* no tratamento da

SAOS na criança. Esse aparelho posiciona a mandíbula anteriormente e por isso é indicado para casos de retrognatia. Após seis meses de uso do aparelho, a polissonografia feita com o aparelho *in situ* revelou uma redução significativa no índice de apneia-hipopneia nas crianças com SAOS, embora a avaliação tenha sido feita após um período curto de uso do aparelho, não havendo tempo suficiente para o crescimento mandibular.

O procedimento mais estudado e estabelecido na literatura indicado como tratamento da SAOS em crianças é a Expansão Rápida da Maxila (ERM), que trata a constrição maxilar (Figura 14.14 A, B e C). É um procedimento ortodôntico-ortopédico que usa aparelhos fi-

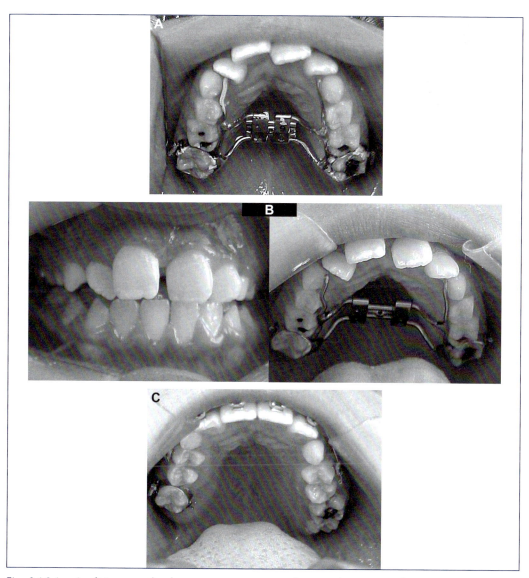

Fig. 14.14 – A: disjuntor palatal, que vai promover a abertura da sutura palatina com consequente aumento na dimensão transversal do palato. B: abertura da sutura palatina, observada pelo espaço surgido entre os incisivos centrais. C: após 15 meses de tratamento nota-se um aumento na dimensão transversal do palato.

xos ancorados em determinados dentes, com 4 braços de 1,5 mm de espessura soldados a um parafuso expansor localizado no palato. Uma força de aproximadamente 1 kgf (10N) é aplicada sobre os dentes de ancoragem com o intuito de agir diretamente sobre a sutura palatina, sem nenhum movimento dentário. Essa força deve ser suficiente para exceder o nível fisiológico que normalmente permitiria o movimento dentário. O movimento ortopédico é conseguido pela abertura da sutura palatina, ainda aberta até aproximadamente os 12 anos de idade, ou recém-calcificada na adolescência. O desenvolvimento de um tecido osteoide começa a acontecer nas bordas do processo palatal aberto e uma formação óssea normal começa a acontecer no final da expansão, geralmente após três a quatro meses.

Como o objetivo da expansão rápida da maxila é o aumento transversal da maxila no palato duro, a inclinação dentária deve ser absolutamente evitada. O aparelho não deve ser muito grande, mas forte e rígido o suficiente para aguentar a força aplicada sem alteração de sua estrutura, e deve ser bem fixo nos dentes de ancoragem. O parafuso expansor deve estar posicionado o mais alto possível acompanhando o palato. A efetividade da Expansão Rápida da Maxila depende da quantidade e duração da aplicação da força.

Os dentes de ancoragem devem ser selecionados de acordo com a fase do desenvolvimento. Geralmente, são escolhidos os primeiros molares e os primeiros pré-molares superiores em crianças que já tenham estes dentes presentes na cavidade bucal. Entre os dentes decíduos, os segundos molares são os selecionados, desde que ainda não tenham mobilidade.

Protocolo de ativação do aparelho: No primeiro dia, 3 ativações são feitas no parafuso expansor pela manhã, com um intervalo de 10 minutos entre elas, e 3 ativações à tarde, novamente com um intervalo de 10 minutos entre elas. Do segundo dia em diante, são feitas 2 ativações por dia, uma pela manhã e outra à tarde. A ativação consiste em girar o parafuso em uma determinada direção. São feitas duas radiografias oclusais, uma antes do início das ativações, precedendo qualquer movimento, e outra após três dias. Essas radiografias intraorais têm o objetivo de confirmar a abertura da sutura palatina e mostrar se o aparelho está adequadamente posicionado (Figuras 14.15 A, B e C).

A expansão ativa deve ter de 10 a 20 dias de duração, tendo como base a largura transversal

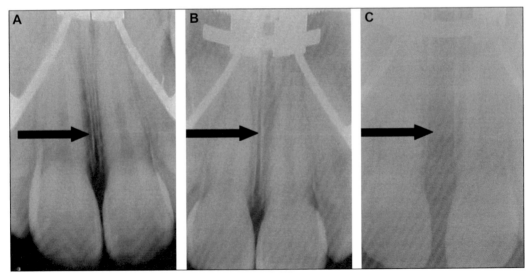

Fig. 14.15 – A, B e C: controle radiográfico da abertura da sutura palatina.

original da maxila e as necessidades individuais de cada paciente. Geralmente, a quantidade de ativação deve ser de 1 mm por dia. Quando a fase ativa de expansão tiver terminado, um aparelho de contenção deve ser colocado no palato, sendo usado por seis a 12 meses.

É importante dar orientações sobre a higiene do aparelho à criança e aos pais, assim como recomendações sobre os cuidados necessários durante a fase de ativação.

A sutura palatina é composta principalmente de osso compacto lateralmente e, no seu interior, tecido fibroso composto de fibroblastos, fibras colágenas e é altamente vascularizada. A Expansão Rápida da Maxila resulta em um aumento na dimensão transversal da maxila por distração osteogênica, que foi definida há mais de 100 anos por Gavriel Ilizarov como "indução mecânica de novo osso entre duas superfícies que são gradualmente distraídas". Estudos histológicos mostram que a aplicação de forças pesadas através do aparelho ortodôntico ancorado nos dentes, rearranja a sutura palatina através das fibras colágenas que se depositam na direção da distração óssea e, além de aumentar a maxila em dimensão transversal, promove o aumento volumétrico da cavidade nasal. Radiografias mostram claramente que a Expansão Rápida da Maxila movimenta os ossos nasal e palatino. O efeito total da expansão consiste em um movimento para fora e para frente do complexo maxilar, resultando em um aumento na cavidade nasal com a melhora do fluxo aéreo.

Salientamos a enorme vantagem desse tratamento nas crianças e adolescentes, pois, o mesmo tratamento no adulto exige a intervenção cirúrgica para abertura da sutura palatina antes do início do processo de ativação do aparelho disjuntor. A idade limite para a necessidade da intervenção cirúrgica não está estabelecida, porém, considera-se que até os 18 anos de idade, de modo geral, há possibilidade de expansão ortodôntica da maxila, sem cirurgia, devido à consolidação recente da sutura palatina.

Vários estudos mostram a melhora da respiração e o aumento volumétrico da cavidade nasal com o uso da expansão da maxila. Também há melhora na enurese em crianças usando a ERM, provavelmente devido à melhora na respiração e na qualidade do sono, o que normaliza a secreção do hormônio natriurético.

A mandíbula também pode ter espaço insuficiente, pois a resistência ao fluxo nasal tem impacto não só na maxila, mas também na mandíbula. Apesar do ganho de espaço para a língua que a ERM promove, o espaço pode não ser suficiente. A largura da mandíbula também deve ser considerada e os dentes devem ser posicionados de modo a oferecer espaço suficiente para a língua. Guilleminault e cols., em 2004, mostraram que podem ser necessários tratamentos combinados entre a expansão da maxila e da mandíbula. A ERM pode ser um recurso útil em pacientes com distúrbios respiratórios do sono, que apresentem desvio de septo nasal, algum problema congênito ou geneticamente determinado. A cirurgia de correção do septo nasal não é indicada para crianças, mas a resistência nasal aumentada ao fluxo aéreo induz um desenvolvimento deficiente da maxila muito cedo na vida. Este recurso não deve ser utilizado em substituição à adenotonsilectomia, mas conjugado a ela, quando a criança apresentar má oclusão dentária com falta de espaço para a erupção normal de todos os dentes permanentes ou deficiência de crescimento maxilomandibular.

A estabilidade dos resultados oclusais obtidos com a ERM em dentição mista foi avaliada em um recente estudo clínico longitudinal prospectivo no qual foram acompanhadas 51 crianças que usaram esse recurso para correção da má oclusão. Foram avaliadas a largura e a distância anteroposterior dos arcos, o perímetro dos arcos maxilar e mandibular e a angulação dos primeiros molares permanentes nos quais o aparelho havia sido ancorado. Na avaliação inicial, antes do tratamento, a idade média das crianças foi de oito anos e dez meses. Na avaliação intermediária a idade média foi de 13 anos e dez meses e na avaliação final os pacientes tinham 19 anos e nove meses de idade média. Portanto, o protocolo de uso do disjuntor na ERM é efetivo e estável para o tratamento da constrição dos arcos maxilares e pode ajudar na resolução das deficiências do perímetro do arco dentário, sendo mais efetivo quando usado no início da dentição mista. A ERM permite que o crescimento continue normalmente, sem grandes variações esqueléticas anteroposteriores e cefalométricas.

Os achados de anomalias dentofaciais em más oclusões de Classes II e III de Angle e maxila estreita, na maioria das crianças com distúrbios respiratórios do sono alertam para que profissionais da área tenham maior atenção no diagnóstico e tratamento precoce das alterações, pois os fatores de risco dentofaciais são identificados muito cedo na vida da criança e podem ser controlados por intervenções ortodônticas precoces, de modo a minimizar problemas futuros.

BIBLIOGRAFIA

1. Lowe AA, Santamaria JD, Fleetham JA, Price C. Facial morphology and obstructive sleep apnea. Am J Orthod Dentofac Orthop 1986;90: 484-91.
2. Miyao E, Miyao M, Ohta T et al. Differential diagnosis of obstructive sleep apnea syndrome patients and snorers using cephalograms. Psychiatry and Clinical Neurosciences. 2000;54:659-64.
3. Zucconi M, Caprioglio A, Calori G et al. Craniofacial modifications in children with habitual snoring and obstructive sleep apnoea: a case-control study. Eur Respir J 1999;13:411-17.
4. Özdemir H, Altin R, Sögüt A et al. Craniofacial differences according to AHI scores of children with obstructive sleep apnoea syndrome: cephalometric study in 39 patients. Pediatr Radiol 2004;34:393-9.
5. Carroll JL. Sleep-related upper-airway obstruction in children and adolescents. Child and Adolesc Psychiatr Clin North Am 1996;5:617-47.
6. Marcus CL. Obstructive sleep apnea syndrome: differences between children and adults. Sleep 2000;23(4):S140-41.
7. Guilleminault C, Korobkin R, Winkle R. A review of 50 children with obstructive sleep apnea syndrome. Lung 1981; 159:275-87.

8. Subtelny JD. Oral Respiration: Facial maldevelopment and corrective dentofacial orthopedics. Angle Orthod 1980;50:147-64.
9. Kawashima S, Pelotomäki T, Sakata H, Mori K, Happonen R-P, Rönning O. Craniofacial morphology in preschool children with sleep-related breathing disorder and hypertrophy of tonsils. Acta Paediatr 2002;91:71-7.
10. Marcus CL, Carroll JL, Koerner CB, Hamer A, Lutz J, Loughlin GM. Determinants of growth in children with the obstructive sleep apnea syndrome. J Pediatr 1994;125: 556-62.
11. Finkelstein Y, Wexler D, Berger G, Nachmany A, Shapiro-Feinberg M, Ophir D. Anatomical Basis of Sleep-Related Breathing Abnormalities in Children With Nasal Obstruction. Arch Otolaryngol Head Neck Surg 2000;126:593-600.
12. Linder-Aronson S. Effects of adenoidectomy on dentition and nasopharynx. Am J Orthod 1974; 65:1-15.
13. Nishimura T, Suzuki K. Anatomy of oral respiration: Morphology of the Oral Cavity and Pharynx. Acta Otolaryngol 2003; Suppl. 550:25-8.
14. Kawashima S, Niikini N, Chia-hung L et al. Cephalometric comparisons of craniofacial and upper airway structures in young children with obstructive sleep apnea syndrome. Ear Nose Throat J 2000;79:499-506.
15. Garreto AL. Orofacial myofunctional disorders related to malocclusion. Int J Orofacial Myology 2001;27:44-54.
16. Caprioglio A, Zucconi M, Calori G, Troiani V. Habitual snoring OSA and craniofacial modification. Orthodontic and diagnostic aspects in a case control study. Minerva Stomatol 1999;48:125-37.
17. Huggare JA, Laine-Alava T. Nasorespiratory function and head posture. Am J Orthod Dentofac Orthop 1997;112:507-11.
18. Guilleminault C, Riley R, Powell N. Obstructive sleep apnea and abnormal cephalometric measurements. Chest 1984;86:793-4.
19. Riley R, Guilleminault C, Herran J, Powell N. Cephalometric analyses and flow-volume loops in obstructive sleep apnea patients. Sleep 1983;6: 303-11.
20. Guilleminault C. In: Johns FR, Strollo PJ Jr, Buckley M, Constantino J. The influence of craniofacial structure on obstructive sleep apnea in young adults. J Oral Maxillofac Surg 1998;56:596-603.
21. Dimeglio A. Growth in Pediatric Orthopaedics. J Pediatr Orthop 2001;21:549-55.
22. Miklashevskaya NN. Sex differences in growth of the head and face in children and adolescents. Hum Biol 1969;41:250-62.

23. Mauer K, Staats BA, Olson KD. Upper airway obstruction and disordered nocturnal breathing in children. Mayo Clinic Proceedings 1983;58:349-53.

24. Guilleminault C, Andres TF. Sleep disorders in children. Advances in Pediatrics 1976;22:151-74.

25. Lewis A, Roche AF, Wagner B. Growth of the mandible during pubescence. Angle Orthod 1982;52:325-42.

26. Carroll JL, Loughlin GM. Diagnostic criteria for childhood obstructive sleep apnea syndrome. Pediatr Pulmonol 1992;14:71-4

27. Guilleminault C, Eldridge FL, Simmons FB, Dement WC. Sleep apnea in eight children. Pediatrics 1976;58:23-30.

28. Marchesan IQ. Fundamentos em Fonoaudiologia. Guanabara Koogan. 1998; pp 23-36.

29. Warren DW. Effect of airway obstruction upon facial growth. Otolaryngol Clin North Am 1990;23:699-712.

30. Acebo C, Millman RP, Rosenberg C, Cavallo A, Carskadon MA. Sleep, breathing, and cephalometrics in older children and young adults. Part I – normative values. Chest 1996;109:664-72.

31. Millman RP, Acebo C, Rosenberg C, Carskadon MA. Sleep, breathing, and cephalometrics in older children and young adults. Part II – response to nasal occlusion. Chest 1996;673-79.

32. Moyers RE. Ortodontia. 4th ed. Guanabara Koogan 1991;33-63.

33. Proffit WR. Ortodontia Contemporânea. 2a ed. Guanabara Koogan Rio de Janeiro 1995; 18-51.

34. Moss ML. The primary role of functional matrices in facial growth. Am J Orthod 1969;55(6):566-77.

35. Cooper BC. Nasorespiratory function and orofacial development. Otolaryngol Clin North Am 1989;22:413-41.

36. Angle EH. Malocclusion of the Teeth. 7th ed. Philadelphia, SS white Dental Mfg Co 1907. Appud Moyers, R E. Ortodontia. 4th ed. Guanabara Koogan, p 156-66, 1991.

37. Moreira M. Avaliação espirométrica e dimensional do arco dentário superior, das alterações provocadas pela expansão rápida da maxila, em indivíduos respiradores bucais, na fase de dentição mista. Tese de Doutorado – Faculdade de Odontologia da Universidade de São Paulo, 1993.

38. Brouillette RT, Fernbach SK, Hunt CE. Obstructive sleep apnea in infants and children. J Pediatr 1982;100:31-40.

39. Warren DW. Effect of airway obstruction upon facial growth. Otolaryngol Clin North America 1990;23(4):699-712.

40. Solow B, Sierbaek-Nielsen S, Greve E. Airway adequacy, head posture, and craniofacial morphology. Am J Orthod 1984;86:214-23.

41. Mehra P, Downie M, Pita MC, Wolford LM. Pharyngeal airway space changes after counterclockwise rotation of the maxillomandibular complex. Am J Orthod Dentofacial Orthop 2001;120:154-9.

42. Gonzalez Rivera SR, Coromina Isern J, Escoda Gay C. Respiratory orofacial and occlusion disorders associated with adenotonsillar hypertrophy. An Otorrinolaringol Ibero Am 2004;31:265-82.

43. Cheng MC, Enlow DH, Papsidero M, Broadbent BH Jr, Oyen O, Sabat M. Developmental effects of impaired breathing in the face of growing child. Angle Orthod 1988;58:309-20.

44. Woodside DG, Linder-Aronson S, Lundstrom A, McWilliam J. Mandibular and maxillary growth after change mode of breathing. Am J Orthod Dentofacial Orthop 1991;100: 1-18.

45. Coceani L. Oral Structures and Sleep Disorders: A Literature Review. Int J Orofacial Myology 2003;29:15-28.

46. Basha S, Bialowas C, Ende K, Szeremeta W. Effectiveness of adenotonsillectomy in the resolution of nocturnal enuresis secondary to obstructive sleep apnea. Laryngoscope 2005;115:1101-3.

47. Brooks LJ, Tpol HI. Enuresis in children with sleep apnea. J Pediatr 2003;142:515-8.

48. Maw AR, Jeans WD, Cable HR. Adenoidectomy: a prospective study to show clinical and radiological changes two years after operation. J Lariyngol Otol 97:511-8, 1983.

49. Jamieson A, Guilleminault C, Partinen M, Salva MAQ. Obstructive sleep apneic patients have craniomandibular abnormalities. Sleep 1986;9:469-77.

50. Allen WI. Historical aspects of roentgenographic cephalometry. Am J Orthod 1963; 49:451-9.

51. Kulnls R, Nelson S, Strohl K, Hans M. Cephalometric assessment of snoring and nonsnoring children. Chest 2000;118: 596-603.

52. MacNamara JA. A method of cephalometric evaluation. Am J Orthod 1984;86(6):449-69.

53. Interlandi S. Ortodontia. Bases para a Iniciação. 2 ed Livr Edit Art Méd 1980; 121-86.

54. Guilleminault C, Partinen M, Praud JP, Quera-Salva MA, Powell N, Rilet R. Morphometric facial changes and obstructive sleep apnea in adolescents. J Pediatr 1989;114:997-9.

55. Bibby RE, Preston CB. The hyoid triangle. Am J Orthod 1981;80: 92-7.

56. Guilleminault C, Li KK, Khramtsov A, Pelayo, Martinez S. Sleep Disordered Brething: Surgical

Outcomes in Prepubertal Children. Laryngoscope 2004;114:132-7.

57. Guilleminault C, Li k, Quo S, Inouye RN. A prospective study on the surgical outcomes of children with sleep-disordered breathing. Sleep 2004;27(1):95-100.

58. Tasker C, Crosby JH, Stradling JR. Evidence for persistence of upper airway narrowing during sleep 12 years after adenotonsillectomy. Arch Dis Child 2002;86:34-7.

59. Kerr WJS, Orth D, McWilliam JS, Linder-Aronson S. Mandibular form and position related to changed mode of breathing – a five-year longitudinal study. Angle Orthod 1989;59:91-6.

60. Cozza P, polimeni A, Ballanti F. A modified mono-bloc for the treatment of obstructive sleep apnoea in paediatric patients. Eur J Orthod 2004;26:523-30.

61. Villa MP, Bernkopf E, Pagani J, Broia V, Montesano M, Ronchetti R. Randomized controlled study of oral jaw-positioning appliance for the treatment of obstructive sleep apnea in children with malocclusion. Am J Respir Crit Care Med 2002;165:123-7.

62. Pirelli P, Saponara M, Guilleminault C. Rapid maxillary expansion in children with obstructive sleep apnea syndrome. Sleep 2004;27(4):761-6.

63. Velázquez P, Benito E, Bravo LA. Rapid maxillary expansion. A study of the long-term effects. Am J Orthod Dentofac Orthop 1996;109:361-7.

64. Fanchi L, Baccetti T, McNamara Jr JA. Shape-coordinate analysis of skeletal changes induced by rapid maxillary expansion and facial mask therapy. Am J Orthod Dentofac Orthop 1998;114:418-26.

65. Ilizarov GA. The principles of Ilizarov Method". Bull Hosp Jt Dis Orthop Inst 1998. Appud Pirelli P, Saponara M, Guilleminault C. Rapid maxillary expansion in children with obstructive sleep apnea syndrome. Sleep 2004;27(4):761-6.

66. Souza LCM, Silveira ME, Cappellette M, Garducci M, Lino AP. Cirurgia Ortognática e Ortodontia. 1a ed São Paulo. Livraria Santos Editora Com. Imp. Ltda. 1998;pp101-5.

67. Langlade M. Terapêutica Ortodôntica. 3a ed São Paulo. Livraria Santos Editora Com. Imp. Ltda. 1993;pp234-85.

68. Alpern MC, Yurosko JJ. Rapid palatal expansion in adults. Angle Orthod 1987;57:245-63.

69. Timms DJ. The effect of rapid maxillary expansion on nasal airway resistance. Br J Orthod 1986;13:221-8.

70. Kurol J, Modin H, Bjerkhoel A. Orthodontic maxillary expansion and its effects on nocturnal enuresis. Angle Orthod 1998;68:225-32.

71. Timms DJ. Rapid maxillary expansion in the treatment of nocturnal enuresis. Angle Orthod 1990;60:229-34.

72. Cistulli PA, Palmisano RG, Poole MD. Treatment of obstructive sleep apnea syndrome by rapid maxilary expansion. Sleep 1998;21:831-.

73. Warren DW, Hershey HG, Turvey TA, Hinton VA, Hairfield WM. The nasal airway following maxillary expansion. Am J Orthod Dentofacial Orthop 1987;91:111-6.

74. Guilleminault C, Li KK. Maxillomandibular expansion for treatment of sleep-disordered breathing: preliminary result. Laryngoscope 2004;114:893-6.

75. Geran RG, McNamara JA Jr, Baccetti T, Franchi L, Shapiro LM. A prospective long-term study on effects of rapid maxillary expansion in early mixed dentition. Am J Orthod Dentofacial Orthop 2006;129:631-40.

76. Pirilä-Parkkinen K, Pirttiniemi P, Nieminen P et al. Cervical headgear therapy as a factor in obstructive sleep apnea syndrome. Pediatr Dentistry 1999;21:39-45.

77. Hershey HG, Stewart BL, Warren DW. Changes in nasal airway resistance associated with rapid maxillary expansion. Amer J Orthod 1976;69:274-284.

78. Pirelli P, Saponara M, Guilleminault C. Somnologie 2012;16:125-132.

79. Villa MP, Miano S, Rizzoli A. Mandibular advancement devices are an alternative and valid treatment for pediatric obstructive sleep apnea syndrome. Sleep Breath 2012;16:971-976.

Insônia na Infância

Márcia Pradella Hallinan

A insônia da criança é definida como dificuldade em iniciar e manter o sono, tem características comportamentais e uma prevalência entre 20% a 30%[1]. É descrito uma frequência de 40% de queixa de dificuldade em iniciar o sono ou despertares frequentes em crianças nos primeiros anos de vida, chegando a 50% na idade pré-escolar. Conforme a Classificação Internacional dos Distúrbios do Sono (ISCD-3) a insônia pode ser classificada em três tipos: insônia crônica, aguda ou de curta duração e outros tipos de insônia[2].

A insônia da criança pode ser do tipo crônica ou de curta duração, dependendo dos critérios clínicos associados[3].

A queixa dos cuidadores pode ser a de que a criança resiste para dormir, tem despertares frequentes ou não consegue dormir sozinha. Independentemente da causa da insônia, os sintomas diurnos associados ao sono ruim costumam ser os de fadiga, irritabilidade, alteração do humor e nas crianças em idade escolar dificuldade no aprendizado[2].

A avaliação das queixas de sono associado aos conhecimentos do desenvolvimento e maturação dos mecanismos do envolvidos nestes são imprescindíveis visto as diferenças observadas nas diferentes faixas etárias. Por exemplo, a ansiedade de separação que pode ocorrer a partir do quinto, sexto mês de vida e a maior dificuldade em colocar limites quando a criança já aprendeu a sair do berço e andar até o quarto dos pais[2].

Devido ao desenvolvimento dos mecanismos circadianos dos quais o mais importante é a produção da melatonina que torna-se consistente na maioria das crianças a partir do quinto ou sexto mês de vida, o diagnóstico de insônia poderá ser considerado apenas a partir dos seis meses de idade. Antes dessa idade, deve-se priorizar a orientação dos hábitos de dormir como o ritual de dormir, objeto de transição, alimentação, cuidados com o ambiente onde o bebê dorme, entre outros. Causas médicas comuns de distúrbios do sono no bebê também deverão ser afastadas como dor, dificuldades respiratórias, alergias alimentares e refluxo gastroesofágico persistente, principamente[1,3,4].

A insônia é queixa frequente nos consultórios pediátricos e saber reconhecer suas características e os fatores envolvidos na sua geração ou perpetuação, sejam eles endógenos, ambientais ou comportamentais é essencial para a melhor conduta a ser tomada.

INSÔNIA CRÔNICA
Critérios para o diagnóstico[2]

Os itens de A até F deverão estar presentes.

- O paciente, seus pais ou cuidadores referem **um ou mais** dos seguintes itens:
  - Dificuldade para iniciar o sono;
  - Dificuldade para manter o sono;
  - Despertar mais cedo que o desejado;
  - Resistência para ir para a cama em um horário apropriado;
  - Dificuldade para dormir sem a intervenção parental ou de cuidador.
- O paciente, seus pais ou cuidadores referem **um ou mais** dos seguintes itens:
  - Fadiga/mal-estar;
  - Dificuldade de atenção, concentração ou memória;
  - Prejuízo social, familial, ocupacional ou da performance acadêmica;
  - Transtorno do humor ou irritabilidade;
  - Sonolência diurna;
  - Problemas de comportamento (ex:. hiperatividade, impulsividade, agressividade);
  - Pouca energia, iniciativa e motivação;
  - Relato de acidentes ou erros;
  - Preocupação ou insatisfação com o sono.
- As queixas relativas ao sono ou à vigília não podem ser explicadas isoladamente por falta de tempo ou por um ambiente inadequado para o sono.
- A queixa do sono e os sintomas diurnos associados ocorrem pelo menos três vezes por semana.
- A queixa de sono e os sintomas diurnos associados estão presentes a pelo menos três meses.
- As queixas de sono e os sintomas diurnos não podem ser devidos por outro distúrbio do sono.

INSÔNIA COMPORTAMENTAL
Insônia por associação inadequada do sono

A criança nos primeiros meses de vida, não consegue diferenciar, a partir de estímulos externos, o período do dia e da noite. Somente entre o terceiro e o quinto mês de vida, quando se inicia a produção da melatonina, é que o organismo consegue perceber esta diferença. A melatonina é liberada quando os estímulos luminosos diminuem, no início da noite, a partir de uma via que se inicia na retina, chegando na glândula pineal. Por isto é importante aproveitar esse estímulo endógeno que assinala o período da noite, para ensinar o bebê a dormir. Orientamos então que se estabeleça um horário regular para o sono associado a mudanças no ambiente e objetos que a criança vai reconhecer e se habituar como sendo ligados ao sono. A utilização de associações inadequadas com o sono nesse período é que vai desencadear a insônia.

Exemplos de associações não adequadas com o sono: ninar, balançar no carrinho, rede, ou bebê conforto, colocar para dar uma volta no carro, dormir sempre com mamadeira, dormir em cômodos ou camas diferentes a cada dia, dormir com a TV ligada, dormir no peito e só no peito, dormir segurando o cabelo da mãe, etc. São várias as possibilidades e o que vemos nestas é a necessidade de intervenção ou presença do cuidador para que a criança adormeça. O problema, no entanto se estabelece, quando a criança acorda no meio da noite e, para retornar ao sono, precisa daquilo que lhe foi oferecido no início da noite. Uma vez tudo bem, duas vezes ainda vai mas se isso toma dimensões de cinco a dez vezes por noite e todas as noites, tanto a criança, como o cuidador, vão sofrer as consequências do sono fragmentado e insuficiente.

A insônia por associação inadequada do sono ocorre principalmente entre o sexto mês até o terceiro ano e, caso não haja intervenção apropriada, pode perdurar por longos anos[4,5].

Insônia por dificuldade no estabelecimento de limites

O desenvolvimento normal da criança favorece os períodos de maior alerta no início da noite quando anteriormente a criança dormia com facilidade enquanto mamava. Entretanto, o estabelecimento de horários regulares e atividades que se repetem a cada dia constituindo o que chamamos de ritual de dormir irão favorecer o aprendizado de dormir e se constituir em um hábito que a criança levará para a vida, se o mesmo for mantido e reforçado nas diferentes fases do seu crescimento e desenvolvimento.

Crianças que não tiveram esse aprendizado ou que durante o desenvolvimento tornam-se mais independentes e se recusam a ir para a cama ou retardam o horário de ir para a cama podem apresentar diferentes comportamentos às tentativas de colocá-las para dormir: choro intenso chegando até ao vômito, desejos que não são satisfeitos e sequenciais como estou com sede, estou com fome, estou com frio, fica comigo mais um pouquinho, quero dormir na tua cama, quero um abraço, mais um beijinho, mais um carinho, conta mais uma história... E por aí vai.

Com frequência, esse padrão de comportamento ocorre em famílias onde os pais não conseguem colocar limites para as demandas dos filhos mas também podem ocorrer quando os pais mudam com frequência os horários, as atitudes, locais e mensagens que são utilizadas no horário de dormir, dificultando o estabelecimento do hábito e aprendizado de dormir. Esse padrão de insônia é mais prevalente entre um e cinco anos de idade[4,5].

QUAIS CONDIÇÕES CLÍNICAS PODEM SE ASSOCIAR À INSÔNIA DA CRIANÇA?

Podemos encontrar queixa de dificuldade para iniciar e manter o sono associada à:

- Um distúrbio primário do sono como nas alterações do ciclo vigília-sono observado em muitas crianças cegas ou portadoras de encefalopatia crônica, no atraso fisiológico de fase do adolescente, nos distúrbios respiratórios do sono, nas parassonias do despertar (sonambulismo, terror noturno, choro inconsolável do bebê), na enurese noturna e nos distúrbios do movimento do tipo movimento periódico de membros e síndrome das pernas inquietas;
- Certas condições clínicas como cólicas do bebê, doença do refluxo gastroesofágico, otites, intolerância à lactose, asma, dores crônicas de diversas etiologias, uso de medicações com efeito psicoestimulante;
- Associadas a doenças neurológicas ou psiquiátricas como nas síndromes autísticas, naquelas associadas a atraso do desenvolvimento neuropsicomotor, no transtorno de déficit de atenção e hiperatividade, nos transtornos do humor, no uso de substâncias ilícitas.

Frente a uma queixa de insônia devemos sempre avaliar a possibilidade de uma condição clínica ou de um transtorno primário do sono, estar associado à dificuldade comportamental no estabelecimento do ritmo de sono[4,5].

CRITÉRIOS PARA O DIAGNÓSTICO DA INSÔNIA COMPORTAMENTAL[5,8]

- Os pais ou cuidadores referem a dificuldade para iniciar e/ou manter o sono.
- O sono da criança é associado a comportamentos, objetos e estímulos que não favorecem o aprendizado de dormir. Nesta condição, o processo de adormecer é demorado e desgastante para o cuidador e, a cada despertar a criança vai necessitar da presença do cuidador e nova intervenção para voltar a dormir.
  - O cuidador tem dificuldade no estabelecimento dos limites de atitudes e comportamentos relativos ao sono

como horários e atividades incluidas no ritual de dormir que vão se manifestar por recusa em ir para a cama no início da noite ou em voltar para a cama após um despertar e, em muitas ocasiões, também uma dificuldade para acordar em horários regulares.

- A dificuldade com o sono não pode ser explicada pela associação com uma doença clínica, neurológica, psiquiátrica ou com o uso de medicação.

TRATAMENTO DA INSÔNIA DA CRIANÇA

A avaliação da queixa de insônia necessita de um interrogatório detalhado e, em muitas ocasiões do uso de instrumentos clínicos de suporte. Com frequência, o uso de um diário de sono simples, por no mínimo sete dias, onde o cuidador anota a cada dia o horário de dormir, de acordar, número de despertares em que necessitou a presença do cuidador, comportamentos para adormecer e durante os despertares, necessidades para voltar a adormecer após um despertar, é uma ferramenta de grande valia para o diagnóstico e para o estabelecimento da estratégia a ser utilizada para auxiliar a criança a adquirir o hábito de dormir[8].

Com os dados do interrogatório/diário do sono e afastadas associações com condições clínicas que poderiam favorecer a dificuldade com o sono, a orientação inicial consiste na instituição de um roteiro simples para a hora de dormir, sem esquecer dos fatores que influenciam no sono durante o dia igualmente, esquematizados abaixo:

- Estabelecer um horário apropriado para o sono, lembrando que a necessidade de sono é grande em qualquer idade, durante o desenvolvimento – sono noturno entre 21h30min - 22h30min entre um e três anos de idade, entre 20h30min - 21h15min na idade escolar e em torno de 21h - 21h30min nos adolescentes[6].

- Alimentar a criança sempre fora do berço ou cama e preparar a criança – trocar, escovar os dentinhos – conduzi-la para a cama e realizar atividades calmas e sempre na mesma sequência, com pouca iluminação ou utilizando-se de uma lâmpada azul de fraca intensidade que poderá permanecer acesa ao longo da noite desde que não na cabeceira do berço ou cama. As atividades podem ser escolhidas em função da idade e serem modificadas com o crescimento da criança. Por exemplo: oferecer um amiguinho de dormir para que a criança segure e manipule, dar um nome para o mesmo para fazer referência à ele sempre que necessário, cantar, fazer carinho, contar uma historinha, ver um livrinho de figuras. Esta atividade deverá ter uma duração de no máximo 30 minutos, tempo em que a criança vai se acalmando para adormecer. Terminar a atividade com um beijo de boa noite e com um comentário sobre o que a criança vai fazer no dia seguinte se dormir bem: passear, ver a vovó, ir para a escola, etc.

- Ter um horário regular para acordar pela manhã e também para as sonecas durante o dia, devendo-se evitar sonecas no final da tarde pois podem dificultar o início do sono noturno.

A aquisição de um novo hábito de dormir geralmente envolve dias de persistência e paciência dos cuidadores, em geral em torno de duas semanas. É importante que o pediatra esteja pronto para reforçar os comportamentos adequados e orientar nas dificuldades encontradas. Existem várias técnicas descritas na literatura para a extinção de hábitos inadequados associados ao sono mas, essencialmente, a introdução e persistência nas rotinas positivas é que vão trazer o sucesso para a aquisição do hábito adequado associado ao sono[5,8].

O uso de medicamentos para o tratamento da insônia da criança é principalmente indicado quando existem transtornos primários do sono ou na insônia associada a algumas doenças clínicas, quando a orientação comportamental não é suficiente para a adequação do sono. As indicações são: alterações do ciclo vigília-sono, despertares parciais (parassonias do despertar), insônia comportamental em que existe dificuldade importante para o estabelecimento da rotina de dormir, na insônia associada à dor, hospitalização ou fatores estressores intensos e na insônia associada a doenças crônicas[8].

As medicações mais utilizadas e descritas na literatura são: clonazepam (0,1 - 0,2 mg ao deitar), melatonina (0,1 - 0,5 mg meia hora antes do horário de dormir), anti-histamínicos em doses baixas, fitoterápicos em forma de chás ou tinturas – *Valeriana officinalis, Matricaria recutita* (Camomila), *Melissa officinalis, Passiflora sp* (Maracujá)[7,8].

BIBLIOGRAFIA

1. Montgomery-Downs HE, Gozal D. Sleep habits and risk factors for sleep-disordered breathing in infants and young toddlers in Louisville, Kentucky. Sleep Med. 2006 Apr;7(3):211-9.

2. American Academy of Sleep Medicine. International classification of sleep disorders, 3rd ed. Darien, IL: American Academy of Sleep Medicine, 2014.

3. Nunes ML, Cavalcante V. Clinical evaluation and treatment of insomnia in childhood. Pediatr (Rio J). 2005 Jul-Aug;81(4):277-86.

4. Owens JA, Mindell JA. Pediatric insomnia. Pediatr Clin North Am. 2011 Jun;58(3):555-69.

5. Mindell JA, Owens JA. A clinical guide to pediatric sleep: diagnosis and management of sleep problems. 2nd ed. Philadelphia: Lippincot WW; 2010.

6. Paiva T, Pinto HR. Clínica do Sono da criança e do adolescente in O Sono e a Medicina do Sono. Barueri,SP: Minha Editora, 2014,599-624.

7. Owens JA, Babcock D, Blumer J, et al. The use of pharmacotherapy in the treatment of pediatric insomnia in primary care: rational approaches. A consensus meeting summary. J Clin Sleep Med. 2005 Jan 15;(1):49-59.

8. Alves RSC, Moreira GA, Sander H, et al. Infância in Insônia do diagnóstico ao tratamento. III Consenso Brasileiro de Insônia.1ª. ed. São Paulo: Editora e Eventos Omnifarma Ltda, 2013,145-60.

Distúrbios do Sono na Criança e no Adolescente – Uma Abordagem para Pediatras

Parassonias

Leticia M. S. F. Azevedo Soster
Rosana Souza Cardoso Alves

As parassonias são definidas como comportamentos episódicos, não desejáveis ou desagradáveis que ocorrem no início do sono, durante o sono ou ao despertar. Podem ocorrer nos momentos de transição do sono e vigília, durante o período de sono REM ou NREM[1,2]. Atualmente sabe-se que há subtipos de parassonias, que possuem causas diferentes e levam à consequências distintas.

Recentemente as parassonias foram reclassificadas no Manual de Classificação de Transtornos do sono de 2013[1] e subdivididas em três tipos, o que facilita o entendimento e o manejo clínico (Tabela 16.1).

Estudos com crianças com parassonias relatou que elas têm maior taxa de resistência a ir para a cama, demoram mais para iniciar do sono, apresentam despertares mais frequentes e tempo de sono mais reduzido. Crianças com sonambulismo tiveram mais problemas no início do sono do que crianças com terror noturno[4].

Na maioria das vezes o diagnóstico das parassonias pode ser obtido com uma boa história clinica. O momento do aparecimento, as características do evento, idade do paciente são informações cruciais para o raciocínio clínico. No entanto alguns casos requerem o exame de polissonografia (PSG) com vídeo para mais

Tabela 16.1
Classificação das parassonias

Tipo de parassonia
Do sono NREM (transtornos do despertar)
Sonambulismo
Terror noturno
Despertar confusional
Transtorno alimentar relacionado ao sono
Do sono REM
Transtorno comportamental do sono REM
Pesadelos
Paralisia do sono
Outros
Alucinações
Enurese do sono
Exploding Head Syndrome
Parassonias devidas às desordens médicas, medicações/substâncias ou não especificadas

Fonte: ICSD, 2013.

adequada avaliação. As principais indicações de PSG nas parassonias são:

- Riscos de lesões ou violência;
- Diagnóstico diferencial com crises epilépticas;
- Presença de sonolência excessiva diurna;
- Ausência de resposta terapêutica;
- Associação com outros distúrbios neurológicos, médicos ou psiquiátricos.

Na infância, as mais comuns são as parassonias do sono REM, as quais aprofundaremos mais neste capítulo.

PARASSONIAS DO SONO NREM

Também conhecidos como distúrbios do despertar, geralmente ocorrem no início do sono, são comuns na infância e diminuem com a idade. Acredita-se que o maior predomínio destas parassonias na infância deva-se à maior quantidade de sono N3 que as mesmas apresentam, uma vez que é nesta fase em que predominam os transtornos do despertar. Com o passar dos anos a quantidade de sono N3 vai diminuindo, bem como a incidência destas parassonias.

Na grande maioria apresentam histórico familiar positivo, com predisposição genética. Hublin e cols.[5] calcularam a variação fenotípica do sonambulismo atribuível a fatores genéticos em 65% das crianças, e acredita-se que seja resultado de vários genes, dados esses consistentes com os resultados de HLA realizados por Lecendreux e cols.[6].

As parassonias do sono NREM podem ser consideradas parte de um continuum, pois há muitos aspectos em comum, como relatado acima e é frequente a sobreposição de quadros clínicos. Ocorrem mais frequentemente na fase 3 do sono NREM, podendo eventualmente ocorrer em fase 1 ou 2. Alguns aspectos em comum entre os distúrbios do despertar incluem uma transição incompleta do sono de ondas lentas, comportamentos automáticos, percepção alterada do ambiente e níveis variáveis de amnésia ao evento.

Os distúrbios do despertar podem ser compreendidos como sendo uma mudança imperfeita que interrompe a progressão normal da ciclagem do sono. Assim, há momentos em que criança não está totalmente acordada nem totalmente dormindo e o EEG revela uma mistura de diferentes frequências: nesta situação pode-se observar características de ambas as fases sejam elas de sono ou de vigília.

Há vários fatores que podem influenciar os distúrbios do despertar. A idade é importante, uma vez que predominam na infância e muitas vezes desaparecem na adolescência. A privação de sono e um dia mais agitado parecem aumentar a complexidade e frequência dos eventos.

Os critérios diagnósticos determinados pelo ICSD de 2013, incluem (Tabela 16.2).

Tabela 16.2
Critérios diagnósticos gerais para os transtornos do despertar

Critérios obrigatórios

A. Episódios recorrentes de despertares do sono

B. Ausência de resposta ou resposta inapropriada às tentativas de redirecionamento ou intervenção de outras pessoas ao episódio

C. Imagem de sonho limitada ou não associada à cognição

D. Amnésia total ou parcial do episódio

E. O distúrbio não é melhor explicado por outro transtorno do sono, mental condição médica, medicação ou uso de substância

Notas:
1. Os eventos ocorrem no primeiro terço da noite
2. O indivíduo pode permanecer confuso, desorientado por vários minutos ou mais após o episódio

Fonte: ICSD, 2013.

Os três tipos que abordaremos a seguir são os mais frequentes na infância.

Sonambulismo

O sonambulismo é caracterizado por episódios de despertar parcial do sono NREM com comportamentos motores estereotipados e automáticos, e amnésia total ao evento. O sonambulismo ocorre predominantemente no sono de ondas lentas com comportamentos de sentar na cama, levantar e deambular e dura de poucos minutos a meia hora. Os episódios apresentam uma tendência de ocorrer no terço inicial da noite provavelmente por ser o momento em que há da maior porcentagem de sono de ondas lentas nesta ocasião.

Etiologia e fatores de risco

Apresenta uma prevalência na população de 1% - 17% e é mais comum em crianças entre oito e 12 anos, sendo uma desordem autolimitada desaparecendo ao redor de dez anos[7]. Em 10% a 25% dos casos é possível identificar história familiar de sonambulismo, enurese, terror noturno e sonilóquio. Fatores como febre, privação de sono, medicamentos, atividade física, estresse, ansiedade, álcool, apneia do sono podem aumentar a frequência dos episódios.

Avaliação clínica

História clínica bem detalhada, incluindo momento do aparecimento e característica dos eventos é necessária para o diagnóstico.

O diagnóstico diferencial deve ser feito com transtorno comportamental de sono REM e crises parciais complexas (crises epilépticas do lobo frontal ou temporal) durante o sono.

Tratamento

O tratamento do sonambulismo inclui o aconselhamento familiar a respeito do caráter benigno da doença e adoção de medidas de segurança para evitar acidentes. As crianças que apresentam sonambulismo podem precisar de proteção para evitar que se machuquem, como trancar as janelas e portas que possam dar em escadas, ou instalar um alarme na porta da criança para alertar os familiares se ele sair do quarto. Deve-se orientar que se evite o uso de cafeína e a privação de sono, bem como as medidas de higiene do sono. Quando os episódios são frequentes, ou potencialmente perigosos, uso de benzodiazepínicos em baixas doses por três a seis meses (clonazepam) ou antidepressivos tricíclicos (imipramina) antes de dormir pode estar indicado.

Terror noturno

O terror noturno consiste de episódios de despertar parcial do sono NREM. Estes episódios são caracterizados por despertar súbito e o paciente em geral grita, sentando-se na cama com um fácies de pavor; há um predomínio de intensas manifestações autonômicas com taquicardia, taquipneia, rubor de pele, sudorese e midríase. Há usualmente amnésia total dos episódios. O terror noturno geralmente ocorre do sono de ondas lentas. Os episódios duram de três a cinco minutos e o retorno ao sono é imediato.

Etiologia e fatores de risco

Há uma incidência maior entre quatro a 12 anos de idade. Em um estudo feito com crianças de um a 14 anos, foi relatada uma incidência de 2,9% de terror noturno, com ou sem episódios de sonambulismo. Beltramini e Hertzig[8] encontraram uma incidência de terror noturno de 6% em pré-escolares. O terror noturno é mais comum no sexo masculino e tem caráter autolimitado.

A persistência ou aparecimento na idade adulta tem as mesmas implicações fisiopatológicas que o sonambulismo descrito acima. Aqui também fatores como febre, privação de sono e apneia do sono podem aumentar a frequência dos episódios.

Avaliação

A história é benigna, porém é importante avaliar a presença de eventos que possam estar interrompendo ou fragmentando o sono, como apneia do sono, sono insuficiente ou movimentos periódicos dos membros.

O exame físico é normal, com desenvolvimento neuropsicomotor dentro do esperado para a faixa etária. O diagnóstico diferencial inclui pesadelos e epilepsia.

Tratamento

O tratamento é semelhante ao do sonambulismo, realizado apenas se há risco de lesões ou se o impacto dos eventos é muito grande. Há relatos de uso de L – 5 OH triptofano em alguns países europeus, porém como seu uso não é aprovado no Brasil, não há experiência clínica com este medicamento em nosso país[9].

Despertar confusional

Os despertares confusionais consistem de despertares parciais, com fala arrastada, amnésia ao evento, sudorese, comportamento inadequado como choro inconsolável ou agressividade. Em geral duram de 5 - 15 minutos, mas podem durar até mais de uma hora.

Etiologia e fatores de risco

Os episódios podem ser precipitados por drogas com ação no SNC, atividade física e privação de sono. A prevalência é de 17%, entre três a 13 anos, geralmente desaparecendo após os dez anos. A associação com sonambulismo é frequente, sendo que um estudo revelou que 36% das crianças com sonambulismo haviam apresentado despertares confusionais na fase de pré-escolar[10].

Avaliação

Assim como nas outras parassonias do sono NREM, a história clínica detalhada é capaz de fechar o diagnóstico. Importante é perguntar aos pais ou cuidadores não apenas sobre o horário de aparecimento dos sintomas, mas também sobre como são os mesmos: a busca por movimentos estereotipados pode auxiliar no diagnóstico diferencial de despertar confusional de crises epilépticas noturnas, principalmente as do lobo frontal.

Tratamento

Assim como no sonambulismo, o tratamento apenas é indicado nos casos mais complicados e de maior prejuízo diurno. A medicação mais utilizada é o clonazepam e deve-se evitar o uso prolongado devido aos efeitos colaterais.

PARASSONIAS DO SONO REM

As parassonias do sono REM são menos comuns na infância, sendo o Transtorno Comportamental do sono REM (TCREM) ainda mais raro nesta faixa etária, predominado acima dos 50 anos de idade. Abordaremos de forma mais superficial o TCREM, e com mais detalhes os pesadelos e as alucinações do sono.

Transtorno comportamental do sono REM

O transtorno comportamental de sono REM foi inicialmente descrito em 1986[11] e caracteriza-se pela ausência da atonia muscular durante o sono REM. No RBD, o paciente literalmente "vivencia" os sonhos, gerando os mais variados comportamentos motores, violentos, podendo se ferir.

Etiologia e fatores de risco

A fisiopatologia do RBD está relacionada com a disfunção de núcleos pontinos colinérgicos responsáveis pela geração de sonhos e pela inibição multissináptica glicinérgica do neurônio motor do corno anterior espinal. A desinibição deste último circuito gera ausência de atonia durante o sono REM.

O quadro clínico é caracterizado por uma história de anos de duração (dez -vinte anos) de sono agitado, com movimentos de membros, vocalizações durante o sono. O paciente, se acordado está orientado e lembra do sonho. O RBD é mais comum em idosos, no sexo masculino e em cerca de 30% - 40% dos casos associa-se a distúrbios neurológicos (demência, esclerose múltipla, AVC, cerebral) ou doenças tóxico metabólicas. A suspensão abrupta de algumas medicações tanto em adultos como em crianças pode desencadear os episódios (benzodiazepínicos, IMAO, antidepressivos, estimulantes do SNC). Há variantes como a desordem associada de parassonia (tanto a presença de TCREM quanto de transtorno alimentar, movimentos rítmicos) ou o *Status Dissociatus* (mistura das características de vários estágios do sono).

Avaliação

Na investigação neurológica deve-se fazer uma TC ou RNM de crânio, dependendo do quadro clínico do paciente. Investigação com objetivo de identificar doenças neurodegenerativas. A polissonografia pode identificar os episódios além da perda da atonia muscular no sono REM.

Diagnóstico diferencial

Por manifestar-se através de movimentos complexos, o diagnóstico diferencial se faz através das parassonias do sono NREM, crises convulsivas, SAOS, alucinações hipnagógicas e síndrome do estresse pós-traumático.

Tratamento

Uma vez que a causa de base for identificada, tratá-la pode melhorar os sintomas. A medicação mais utilizada é o clonazepam, e há alguns estudos com o uso de antidepressivos.

Pesadelos

O pesadelo é um episódio em que a criança acorda assustada e a seguir relata histórias de conteúdo desagradável. Ao contrário do terror noturno, os pesadelos geralmente ocorrem durante o sono REM, ou seja, predominam na segunda metade da noite. Os pesadelos raramente incluem fala, gritos ou andar durante o sono. Os pesadelos são mais frequentes entre as idades três e seis anos e então se tornam menos frequentes.

Etiologia e fatores de risco

Pesadelos são muito comuns na infância, ocorrendo em 60% a 75% das mesmas, se iniciando por volta dos dois anos e meio[1]. A ocorrência de pesadelos ocasionais não caracteriza a desordem do pesadelo. Pesadelos frequentes ocorrem, no entanto, em 1% a 5% de crianças na fase pré-adolescente. Estima-se que cerca de 10% a 50% das crianças de três a cinco anos de idade apresentem pesadelos ocasionais graves o suficiente para pedir ajuda noturna a seus pais.

Pesadelos frequentes estão associados a características de personalidade e psicopatologia, inversamente proporcional ao bem-estar da criança. A frequência dos pesadelos é a medida que mais se associa à gravidade do mesmo.

O uso de agentes que interfiram na transmissão da noradrenalina, serotonina e dopamina podem se associar a maior frequência de pesadelos, bem como a retirada de inibidores de receptação de serotonina.

Critérios diagnósticos

Segundo o ICSD 2013, os critérios para diagnosticar-se transtornos/desordem do pesadelo, incluem (Tabela 16.3).

Tabela 16.3
Critérios diagnósticos gerais para os transtornos do pesadelo

Critérios obrigatórios

A. Ocorrências repetidas de sonhos disfóricos, que geralmente envolvem ameaças à sobrevivência, a segurança ou a integridade física

B. Ao despertar dos sonhos disfóricos, a pessoa rapidamente retorna ao habitual, orientado e alerta

C. A experiência onírica ou o distúrbio do sono produzido pelo despertar a partir dele, causa sofrimento clinicamente significativo ou prejuízo nas áreas social, ocupacional ou outras áreas importantes de funcionamento conforme indicado pelo relatório do paciente com pelo menos um dos seguintes:

1. Perturbação do humor (por exemplo, a persistência do pesadelo, ansiedade, disforia)

2. Resistência ao dormir (ansiedade de dormir, medo de sono, pesadelos subsequentes)

3. Deficiências cognitivas (imagens intrusivas de pesadelos, incapacidade de concentração ou memória)

4. Impacto negativo sobre o cuidador ou o funcionamento familiar

5. Problemas comportamentais (evitar dormir, medo do escuro)

6. Sonolência excessiva diurna

7. Fadiga ou baixa energia

8. Função ocupacional ou educacional prejudicada

9. Função interpessoal/social prejudicadas

Notas: Transtorno de pesadelo em crianças é mais provável de ocorrer em pessoas expostas a estressores psicossociais graves. Os pesadelos de infância muitas vezes se resolvem espontaneamente, sendo que o diagnóstico deve ser dado somente se há sofrimento persistente.

Fonte: ICSD, 2013.

Avaliação

História clínica completa e detalhada, envolvendo hábitos diurnos e do momento do sono. Em raros casos se faz necessária a polissonografia com vídeo: reserva-se estes exames para quando há dúvidas diagnósticas.

Diagnóstico diferencial

Síndrome do estresse pós-traumático, crises convulsivas focais são possíveis diagnósticos diferenciais de pesadelos.

Tratamento

O tratamento na maioria dos casos se restringe à orientação familiar a respeito do caráter benigno dos episódios.

Alucinações do sono

Paralisia do sono isolada e recorrente é caracterizada por inabilidade de movimentar-se voluntariamente ao início do sono ou no despertar, na ausência do diagnóstico de narcolepsia. Pode caracterizar-se por inabilidade de falar, mover os membros, tronco e cabeça. Habitualmente a respiração não é afetada e a consciência é preservada. Pode ser abolida pela estimulação sensorial.

Etiologia e fatores de risco

Estima-se que 15% a 40% das pessoas apresentem pelo menos um episódio de paralisia do sono na vida.

Privação de sono e hábitos irregulares de horários de sono podem precipitar episódios de Alucinações. Alguns estudos referem que estresse mental e psicológico, também podem ser fatores predisponentes.

Critérios diagnósticos

Segundo o ISCD de 2013, para o diagnóstico de Alucinações do sono é necessário observar-se (Tabela 16.4).

Tabela 16.4
Critérios diagnósticos gerais para alucinações do sono

Critérios diagnósticos

A. Incapacidade recorrente para mover o tronco e todos os membros no início do sono ou ao acordar do sono

B. Cada episódio dura segundos a alguns minutos

C. Os episódios causam sofrimento clinicamente significativo incluindo ansiedade ou medo de dormir ou de ter sono

D. A perturbação não é melhor explicada por outro transtorno do sono (especialmente narcolepsia), transtorno mental, condição médica, medicação ou uso de substâncias

Fonte: ICSD, 2013.

Avaliação

História clínica pode ser conclusiva, porém, na dúvida diagnóstica, a persistência da atonia do sono REM em episódios de vigília, durante a polissonografia pode auxiliar no diagnóstico.

Diagnóstico diferencial

Cataplexia, crises atônicas, pânico noturno, paralisia periódica familiar (especialmente a forma hipocalêmica) podem simular quadros de paralisia periódica.

Tratamento

Não há opção terapêutica para paralisia isolada do sono. Habitualmente isto não é uma queixa clínica que leve a pessoa ao auxílio dos profissionais de saúde: a queixa pode aparecer em conjunto a outras, dificilmente como o motivo das consultas.

OUTRAS

Enurese noturna

A enurese noturna (EN) é considerada como a eliminação de urina no período noturno, de forma involuntária, em indivíduos a partir dos cinco anos de idade[12]. O episódio de enurese deve ocorrer pelo menos em duas noites na semana e pode ocorrer mais de uma vez por noite e até todas as noites.

Etiologia e fatores de risco

Uma em cada três crianças de quatro anos ainda urina na cama. Assim, a enurese noturna é vista com um distúrbio somente após os cinco anos de vida. A prevalência de enurese é cerca de 10% em crianças de seis anos e diminui progressivamente com a idade. Alguns estudos sugerem uma incidência de 44% a 77% quando um ou os dois pais apresentam uma história positiva de enurese. Enurese é mais prevalente em grupos socioeconômicos mais baixos e em membros da mesma família. Se ambos os pais têm história pregressa de enurese, há risco de 77% de seus filhos também desenvolverem enurese. Se um dos pais teve enurese o risco é reduzido para 43%.

EN pode ser do tipo monossintomática (ENM), quando ocorre na ausência de outros sintomas, ou polissintomática (ENP), na presença de sintomas de perdas noturnas e diurnas, infecção urinária associada ou não a encoprese.

A enurese noturna considerada primária, quando a criança nunca tiver conseguido obter controle esfincteriano noturno[15]. A enurese noturna secundária normalmente se associa a eventos psicológicos como separação dos pais, troca de escola, nascimento de irmãos, e/ou outros. Para melhor caracterização clínica, prefere-se adotar no momento a denominação incontinência urinária para outras situações clínicas de perda urinária diurna e/ou noturna não definida como enurese noturna monossintomática[13].

Buttler[14] propôs um modelo de três sistemas postulando que um ou mais dos três mecanismos estão envolvidos na fisiopatologia da ENM: primeiro a produção excessiva de urina, segundo a hiperatividade vesical durante a noite e por fim, falha em acordar como resposta ao enchimento vesical.

Várias condições clínicas que interfiram na qualidade e quantidade do sono, apresentam potencial para determinar sintomas diurnos, como a síndrome da apneia obstrutiva do sono (SAOS), movimentos periódicos dos membros (MPM) durante a noite e enurese noturna. Em um estudo de 2008, Gozmen[15] verificou que os enuréticos noturnos consideram seu sono ruim, comparado aos controles, pois são ansiosos com relação ao risco de urinarem durante o sono e de ter seu sono interrompido pelo evento urinário.

Historicamente conhecida como um fenômeno psiquiátrico[16], nos últimos 15 anos a enurese noturna vem ganhando espaço de estudo na tentativa de se entender a diferença do sono das crianças e adolescentes com e sem EN. Muitos estudos com questionários tentaram acessar subjetivamente os limiares de despertar destes indivíduos, que por observação parecem ser mais elevados que os dos controles, quando por exemplo, comparados com outras pessoas da mesma família que acordam ao som do alarme noturno de enurese sem que o indivíduo estudado acorde[17,18].

Entretanto, os estudos que contém dados mais objetivos como os polissonográficos, falharam em demonstrar diferenças entre os parâmetros de sono habitualmente estudados no exame (latências de sono, porcentagem de estágios do sono, número de despertares), tendo os indivíduos enuréticos, sono polissonograficamente normal[18,19] quando comparados a crianças não enuréticas. Não são portanto, sonos mais profundos, como poderia se esperar a partir das observações clínicas e de familiares.

Alguns relatos mostraram atraso maturacional do sistema nervoso central em pacientes com ENM observados em estudos neurofisiológicos, como alteração na resposta à hiperventilação no eletroencefalograma de repouso[23], aumento da latência do P300 no estudo de potencial evocado somatossensitivo[24] e aumento da latência interpico das ondas I-III e I-V nos estudos de potenciais evocados auditivos[25]. Além dos estudos neurofisiológicos, tem-se tentado demonstrar este atraso do desenvolvimento maturacional do cérebro através de estudos de ressonância magnética funcional[26]. Também foram observadas alterações no córtex pré-frontal, que podem influenciar a transmissão do sinal interno para controle vesical.

Os episódios ocorrem em todos os estágios do sono. A fisiopatologia da enurese parece estar relacionada com um atraso na maturação do controle vesical na enurese primária. Fatores orgânicos como malformações geniturinárias, bexiga neurogênica, patologias psiquiátricas ou endócrinas podem causar enurese secundária (Tabela 16.5).

Critérios diagnósticos

Tabela 16.5
Critérios diagnósticos gerais para alucinações do sono

Critérios diagnósticos obrigatórios: enurese primária do sono

A. O paciente tem mais de cinco anos

B. O paciente apresenta micção involuntária recorrente durante o sono, que ocorre pelo menos duas vezes por semana

C. A condição está presente há pelo menos três meses

D. O paciente nunca foi consistentemente seca durante o sono

Critérios diagnósticos obrigatórios: enurese secundária do sono

A. O paciente tem mais de cinco anos

B. O paciente apresenta micção involuntária recorrente durante o sono, que ocorre pelo menos duas vezes por semana

C. A condição está presente há pelo menos três meses

D. O paciente foi previamente consistentemente seco durante o sono por pelo menos seis meses

Fonte: ICSD, 2013.

Avaliação

História clínica detalhada e avaliação de fatores associados, como constipação são necessárias.

A investigação de fatores nefrológicos.

Diagnóstico diferencial

Crises convulsivas noturnas que culminem com diurese além de quadros nefrológicos que impeçam a criança de realizar controle da urina. Nos casos de anormalidades urinárias e/ou nefrológicas, considerar na história que perdas urinárias diurnas não fazem parte do diagnóstico do sono, devendo assim ser investigadas por nefrologista pediátrico.

Tratamento

O tratamento da constipação em alguns casos pode resolver o quadro enurético. Crianças refratárias a primeira tentativa de higiene de sono, controle da ingesta hídrica noturna e tratamento da constipação podem se beneficiar do uso de DDAVP e/ou alarme. Não há contudo uma única modalidade terapêutica eficaz para a Enurese do Sono e por este motivo, recomenda-se avaliação multidisciplinar com psicologia e pediatra para determinar as mais adequadas opções terapêuticas.

BIBLIOGRAFIA

1. International classification of sleep disorders, 3rd ed., American Academy of Sleep Medicine, Darien, IL 2014.
2. Mindell J, Owens J. Aclinical guide to pediatric sleep: diagnosis and management of sleep problems, 2nd ed. Lippincott Williams & Wilkins, 2010.
3. Mahowald MW, Ettinger MG. Things that go bump in the night: the parasomnias revisited. J Clin Neurophysiol. 1990;7(1):119-43.
4. Mehlenbeck R, Spirito A, Owens J, Boergers J. The clinical presentation of childhood partial arousal parasomnias. Sleep Med. 2000;1(4):307-12.
5. Hublin C, Kaprio J, Partinen M, Koskenvu M. Parasomnias: cooccurrence and genetics. Psychiatr Genet. 2001;11(2):65-70.
6. Lecendreux M, Bassetti C, Dauvilliers Y, Mayer G, Neidhart E, Tafti M. HLA and genetic susceptibility to sleepwalking. Mol Psychiatry. 2003;8(1):114-7.
7. Mason TB, 2nd, Pack AI. Pediatric parasomnias. Sleep. 2007;30(2):141-51.
8. Beltramini AU, Hertzig ME. Sleep and bedtime behavior in preschool-aged children. Pediatrics. 1983;71(2):153-8.

9. Bruni O, Ferri R, Novelli L, Finotti E, Miano S, Guilleminault C. NREM sleep instability in children with sleep terrors: the role of slow wave activity interruptions. Clin Neurophysiol. 2008;119(5):985-92.

10. Laberge L, Tremblay RE, Vitaro F, Montplaisir J. Development of parasomnias from childhood to early adolescence. Pediatrics. 2000;106(1 Pt 1):67-74.

11. Schenck CH, Bundlie SR, Ettinger MG, Mahowald MW. Chronic behavioral disorders of human REM sleep: a new category of parasomnia. Sleep. 1986;9(2):293-308.

12. Duchna H. Sleep-related breathing disorders--a second edition of the International Classification of Sleep Disorders (ICSD-2) of the American Academy of Sleep Medicine (AASM)]. Pneumologie (Stuttgart, Germany). 2006;60(9):568.

13. Rittig S, Zaontz MR, Hjalmas K, Moffatt MEK, Homsy Y, Djurhuus JC, et al. Predictors of response to desmopressin in children and adolescents with monosymptomatic nocturnal enuresis - Discussion. Scandinavian Journal of Urology and Nephrology. 1995:110-1.

14. Butler RJ, Holland P. The three systems: a conceptual way of understanding nocturnal enuresis. Scandinavian Journal of Urology and Nephrology. 2000;34(4):270-7.

15. Gozmen S, Keskin S, Akil I. Enuresis nocturna and sleep quality. Pediatric Nephrology. 2008;23(8):1293-6.

16. Nevéus T, von Gontard A, Hoebeke P, Hjälmås K, Bauer S, Bower W, et al. The standardization of terminology of lower urinary tract function in children and adolescents: report from the Standardisation Committee of the International Children's Continence Society. The Journal of urology. 2006;176(1):314-24.

17. Neveus T. Enuretic sleep: deep, disturbed or just wet? Pediatric Nephrology. 2008;23(8):1201-2.

18. Neveus T, Hetta J, Cnattingius C, Tuvemo T, Lackgren G, Olsson U, et al. Depth of sleep and sleep habits among enuretic and incontinent children. Acta Paediatrica. 1999;88(7):748-52.

19. Mikkelsen EJ, Rapoport JL, Nee L, Gruenau C, Mendelson W, Gillin JC. Childhood Enuresis .1. Sleep Patterns And Psychopathology. Archives of General Psychiatry. 1980;37(10):1139-44.

Sono e Epilepsia

Heidi Haueisen Sander
Leila Azevedo de Almeida
Regina Maria França Fernandes

INTRODUÇÃO

A interface entre sono e epilepsia é de conhecimento antigo, do ponto de vista histórico, e envolve influências bidirecionais em aspectos fisiopatológicos, clínicos e terapêuticos. Sob uma perspectiva do indivíduo, tal interface causa ainda repercussões diretas em qualidade de vida.

Do ponto de vista fisiopatológico, o estado de maior sincronização neuronal característico do sono NREM propicia a propagação de descargas epilépticas, sendo que várias síndromes classicamente apresentam maior frequência de crises ou piora das descargas interictais durante o sono. São exemplos: a epilepsia do lobo frontal noturna autossômica dominante, a síndrome de Lennox-Gastaut, as síndromes com ponta onda contínua do sono, a síndrome de Landau-Kleffner, a Epilepsia benigna da infância com paroxismos centrotemporais, a síndrome de Panayiotopoulos, a Epilepsia mioclônica juvenil, e a epilepsia com crises tônico-Clônico Generalizadas Apenas. Por outro lado, em pacientes com epilepsia, vários aspectos contribuem para o prejuízo da continuidade e qualidade do sono: 1) as próprias manifestações ictais no período noturno, quando frequentes; 2) os transtornos de ansiedade e de humor, comórbidos em pacientes epilépticos; e 3) o uso de drogas anticonvulsivantes, que podem resultar em maior fragmentação do sono e mudanças em sua arquitetura. Como consequência, queixas de insônia, sono não restaurador e sonolência diurna excessiva são comuns em pacientes com epilepsia.

Do ponto de vista clínico, as sobreposições semiológicas ou fenomenológicas entre crises epilépticas e transtornos do sono podem constituir cenário desafiador, tanto para epileptólogos quanto para especialistas em medicina do sono. Particularmente difícil pode ser a diferenciação entre epilepsias do lobo frontal e transtornos do despertar, discutida com mais detalhes nesse capítulo. Em particular, além do diagnóstico diferencial, a "epilepsia do lobo frontal noturna autossômica dominante", traz à tona novos e surpreendentes aspectos da interface sono-epilepsia: intimamente relacionada ao sono em suas manifestações clínicas, a ponto de ter sido nomeada "epilepsia noturna", tal entidade ainda sugere a possibilidade de um mesmo substrato neuronal subjacente a crises epilépticas noturnas e despertares parciais. O denominador comum seria uma maior excitabilidade neural, com maior instabilidade do sono.

É possível, com o desenvolvimento da medicina do sono, e à luz da genética médica, que novos pontos interseção entre sono e epilepsia continuem surgindo. Para o pediatra, o reconhecimento desses vários aspectos pode resultar em diagnósticos mais precisos, condutas terapêuticas provavelmente mais acertadas e abordagens mais holísticas.

EFEITO DO SONO SOBRE AS EPILEPSIAS

O sono é um estado cíclico no qual vários circuitos neuronais estão ativos ou inativos, e esta dinâmica propicia a ativação de focos epileptogênicos, de acordo com as características das redes neuronais envolvidas em cada síndrome epiléptica. São postulados três mecanismos que contribuem para hiperexcitabilidade na epileptogênese: a capacidade das membranas de neurônios de desencadearem descargas; a redução da inibição gabaérgica e o aumento da excitabilidade sináptica através de circuitos excitatórios recorrentes[1]. Desta forma, estes focos podem ser ativados via sistema tálamo-cortical, por modulação hipocampal, pelo sistema colinérgico, e por oscilações da microestrutura do sono, durante a fase CAP A1 do sono NREM[2].

O sono NREM apresenta um estado de sincronização do eletrencefalograma, pelas oscilações sincrônicas dos neurônios corticais, evidenciadas pela presença de fusos e ondas lentas. Esta sincronização facilita a propagação de crises epilépticas. Ao contrário, no sono REM e vigília, a dessincronização do EEG dificulta a propagação das crises epilépticas, assim como a atonia muscular nesta fase do sono dificulta a expressão de crises com sintomas motores. A variação circadiana de neurotransmissores e hormônios parece estar relacionada com a modulação das crises epilépticas, e estas parecem apresentar uma ritmicidade nas 24 horas, de acordo com sua origem. O aumento da adenosina durante a vigília e dos níveis de cortisol antes do despertar exerce um efeito anticonvulsivante. O aumento da melatonina noturna tem um efeito anti e pró-convulsivo, dose dependente[3-6].

Vários estudos têm demonstrado que o sono NREM ativa descargas epilépticas interictais (DEI) nas epilepsias parciais, especialmente na transição vigília-sono, com máximo no estágio N3, conforme mostra a Figura 17.1.

O sono REM parece exercer uma influência inibitória e localizatória sobre as DEI, especialmente na epilepsia do lobo temporal, enquanto o sono NREM aumenta o campo das mesmas, tornando-se mais difuso no estágio N3, comparando-se aos estágios N1 e N2, inclusive com surgimento de novos focos[3,5,7,8].

Em relação às epilepsias generalizadas idiopáticas, o sono NREM também ativa as DEI, além de desorganizar os complexos ponta-onda (CPO), tornando-os mais lentos e amplos e, muitas vezes, com polipontas, conforme mostra a Figura 17.2.

O padrão de hipsarritmia, encontrado na Síndrome de West, também se modifica no sono. Já no sono REM as características das DEIs permanecem semelhantes às da vigília. Na epilepsia mioclônica juvenil idiopática os CPO ocorrem mais no início do sono e nos despertares. A ativação mais dramática de descargas epilépticas acontece no estado de mal eletrográfico do sono e na Síndrome de Landau Kleffner, em que descargas do tipo ponta-onda ocupam mais de 85% do sono de ondas lentas[3,5,7,8].

Alguns estudos mostraram que a privação do sono desencadeia o aparecimento de descargas epilépticas interictais, sendo esta ativação entre 30% - 57%, tanto nas epilepsias generalizadas quanto nas focais. Entretanto, ainda há controvérsia se a privação do sono precipitaria crises epilépticas[3,8].

Muitos pacientes com epilepsia referem insônia e sono não restaurador. Vários fatores podem desencadear insônia em indivíduos com epilepsia: fragmentação do sono pelas crises epilépticas; efeito de drogas antiepilépticas

Capítulo 17 – Sono e Epilepsia

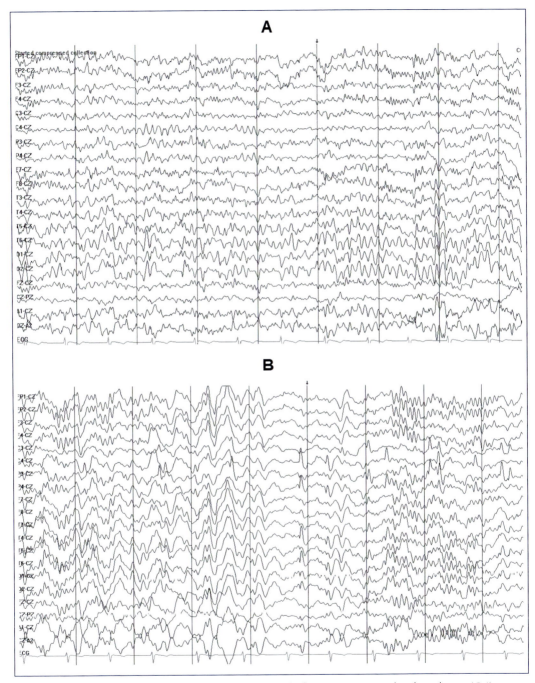

Fig. 17.1 – A: vigília; B: ativação, durante sono N2, de foco em região rolândica direita (C4).

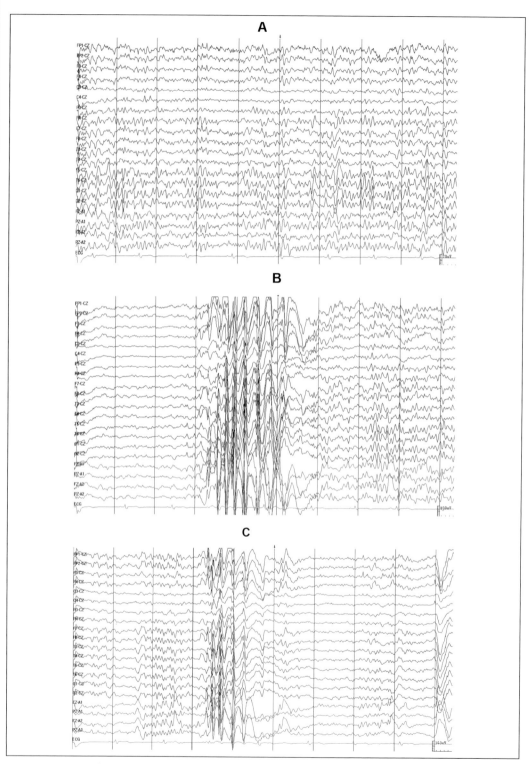

Fig. 17.2 – A: vigília; B: ativação de complexos ponta-onda na transição sono-vigília; C: ativação de complexos ponta-onda durante estagio N2.

(DAE), como lamotrigina, fenitoína, felbamato, topiramato e levetiracetam; efeito de depressão ou ansiedade comórbidos. A insônia de manutenção pode estar presente em 24% a 52% dos pacientes com epilepsia.

Sonolência diurna excessiva também é frequente em pacientes com epilepsia, e pode decorrer de crises noturnas, sono noturno fragmentado ou insuficiente, depressão, apneia do sono e efeito de DAE[9].

Dentre as epilepsias generalizadas, a influência do sono na epilepsia mioclônica juvenil e na epilepsia com crises do tipo grande mal do despertar são marcantes, sendo as crises predominantemente no despertar. Na epilepsia benigna da infância rolândica e na epilepsia noturna do lobo frontal, a maior parte das crises epilépticas ocorre durante o sono NREM. Já as epilepsias mesiais e neocorticais temporais têm por característica o predomínio das crises durante a vigília, porém, o sono tem grande efeito ativador da generalização secundária nas crises oriundas do lobo temporal.

EFEITO DAS EPILEPSIAS SOBRE O SONO

A adequada duração, a qualidade e o horário do sono são necessários para a consolidação da memória e plasticidade neuronal. O sono de ondas lentas (N3) é responsável pela consolidação da memória declarativa, e o sono REM, pela memória não declarativa e pela memória emocional. As alterações do sono são comuns em pacientes portadores de epilepsia. As epilepsias podem alterar características macro e microestruturais do sono, dependendo do tipo de crise epiléptica e da localização do foco epiléptico. As queixas relacionadas ao sono estão presentes em 16,9% a 36% dos pacientes portadores de epilepsia. Dentre estas, a sonolência diurna excessiva está presente entre 13% e 70%; insônia em 51%; síndrome das pernas inquietas em 18% - 35%. A síndrome da apneia obstrutiva do sono ocorre em um terço dos pacientes portadores de epilepsia refratária[4,7,9].

Tanto as crises diurnas quanto as noturnas podem provocar fragmentação do sono. A redução ou instabilidade do estágio REM, redução do tempo total de sono (TTS), aumento da mudança das fases e dos despertares, bem como da latência do sono, são as modificações mais observadas. Entretanto, em muitos estudos não foi possível distinguir entre o efeito das crises epilépticas e o das drogas antiepilépticas sobre o sono. Assim, pacientes portadores de epilepsia do lobo temporal apresentam maior fragmentação do sono, redução da eficiência do sono e aumento dos despertares. Também há redução do teor do sono REM na noite subsequente às crises que ocorreram no período diurno. Se as crises ocorrem na mesma noite, há redução de sono REM e dos estágios N2 e N3, e presença de sonolência diurna excessiva no dia seguinte[5,8-10].

Já os indivíduos portadores de epilepsia do lobo frontal não apresentam alterações na macroestrutura do sono, porém, têm alterações microestruturais. Na Epilepsia Generalizada do tipo Ausência, há redução do sono de ondas lentas e da eficiência do sono[11].

Estudos mostraram que crianças portadoras de epilepsia, especialmente quando não têm um bom controle das crises, apresentam pior qualidade do sono, sonolência diurna excessiva, ansiedade para dormir e redução na qualidade de vida[12-15].

EFEITO DAS DROGAS ANTIEPILÉPTICAS SOBRE O SONO

Dentre as drogas antiepilépticas (DAE), a introdução recente da carbamazepina (CBZ) aumenta o sono de ondas lentas e a eficiência do sono; e reduz os despertares e a latência do sono. Já seu uso crônico reduz o estágio REM e aumenta a fragmentação do sono. A sonolência diurna excessiva também está relacionada ao uso da carbamazepina.

Fenobarbital e primidona reduzem a latência e aumentam a continuidade do sono, e reduzem o estágio REM; sendo um efeito adverso frequente a sonolência diurna excessiva, e o uso crônico pode causar insônia. Por serem drogas depressoras do sistema nervoso central, podem agravar a síndrome da apneia obstrutiva do sono (SAOS).

A fenitoína também reduz a latência do sono e a eficiência do sono, porém, aumenta a fragmentação do sono, e reduz o estágio REM e do sono de ondas lentas, além de poder causar sonolência diurna excessiva.

Os benzodiazepínicos têm efeito sobre o sono semelhante ao dos barbitúricos, com redução da latência do sono e dos estágios REM e N3, aumentam a latência do sono REM, aumento da continuidade do sono e sonolência diurna excessiva, além de potencialmente agravarem a SAOS.

O valproato pode aumentar o estágio N1 e os despertares, e causar redução do sono REM e sonolência diurna excessiva. A lamotrigina reduz o estágio N3 e aumenta a sono-

lência diurna e o estágio REM. Topiramato tem sido relacionado ao aumento do alerta e insônia, bem como a sonolência diurna excessiva. Gabapentina reduz o número de despertares e do estágio N1 e aumenta os estágios N3 e REM. A vigabatrina aumenta a sonolência diurna excessiva e latência do estágio REM. A etossuximida aumenta o estágio REM, reduz o sono de ondas lentas e aumenta o número de despertares. O uso da zonisamida, em politerapia, não mostrou alterações significativas da macroarquitetura do sono. O uso de levetiracetam aumenta o tempo total e sono, a eficiência do sono e o estágio N2, e reduz o estágio REM. A pregabalina aumenta o estágio N3 e a eficiência do sono e reduz os despertares e os estágios REM e N1[4,5,16-19].

As principais alterações causadas pelas DAE no sono estão resumidas na Tabela 17.1, modificado de Foldvary-Schaefer e cols.[5], Jani & Glauser[16].

Tabela 17.1
Efeitos das drogas antiepilépticas na arquitetura do sono

	Eficiência sono	Latência sono	Despertar/vigília	N1	N2	N3	REM
FNB	+	-			+	0	-
DFH (crônico)	0/-	-	0	+	+/-	-/0/+	0/-
PRM		-					0
CBZ (crônico)	0/-	0/-	0	0	0	0/+	0/-
VPA	0	0	0	+	+/-	0/+	0/-
ETHO	0	0	0	+	+/0	/-	+
GBP	0/-	0/-	0/-	0/-	0/-	+	+/-
LTG	0	0	0	0	+/-	-/0	+/0
TMP	0	-	0	0	+	0	0
VGB	0	0	0	0	0	0	0/-
BDZ	+	-	0/-	-	+	-	-
LTC	+/0	0	0	0	+	-/+	-/0
ZND	0	0					
PGB	0/+	0	-/0	0/-	0	+	-

Legenda: FNB = fenobarbital; DFH = fenitoína; PRM = primidona; CBZ = carbamazepina; VPA = valproato; ETHO = etossuximida; GBP = gabapentina; LTG = lamotrigina; TMP = topiramato; VGB = vigabatrina; BDZ = benzodiazepínicos; LTC = levetiracetam; ZND = zonizamida; PGB = pregabalina; + = aumento; 0 = sem modificação; - = redução.

EPILEPSIAS RELACIONADAS AO SONO

Epilepsia do lobo frontal noturna autossômica dominante: é uma síndrome epiléptica focal geneticamente determinada, de início em qualquer idade, com pico entre sete e 12 anos. Encontra-se associada a várias mutações genéticas relacionadas à codificação do receptor nicotínico para acetilcolina, com aumento da sensibilidade ao neurotransmissor. A primeira descrição foi de mutação no gene *CHRNA4* (20q13.2), que codifica a subunidade A4 do receptor de acetilcolina. De acordo com aspectos genéticos e de neuroimagem, a patogênese das crises vem sendo atribuída a uma disfunção de neurônios colinérgicos no sistema ativador ascendente dorsal. A síndrome classicamente se manifesta com a tríade 1. despertares paroxísticos; 2. distonia paroxística; ou 3. crises prolongadas com comportamento deambulatório. Os episódios de despertar paroxístico podem ser semiologicamente idênticos a um despertar confusional (parassonia), com breve abertura ocular durante o sono. A distonia paroxística noturna é caracterizada por movimentos distônicos, discinéticos, repetitivos, às vezes com vocalização, frequentemente ocorrendo várias vezes durante a noite. Tais eventos podem ser confundidos com comportamento agitado de terror noturno em crianças, ou com pseudocrises, principalmente em crianças maiores e adolescentes. Crises prolongadas com comportamento deambulatório podem ser difíceis de diferenciar de sonambulismo. Os pacientes deambulam, vocalizam, e podem apresentar comportamentos violentos. O eletrencefalograma (EEG) ictal é frequentemente contaminado por artefatos, e nem todos os pacientes apresentam anormalidades no registro ambulatorial de vigília ou sono. No entanto, como auxílio diagnóstico, a síndrome apresenta boa resposta à carbamazepina[20-26].

Síndrome de Lennox-Gastaut: é uma encefalopatia epiléptica com início entre um e sete anos de idade, caracterizada por crises polimórficas de difícil controle, principalmente tônicas, atônicas e de ausências atípicas. Tais crises são associadas a déficit cognitivo e EEG característico, com complexos lentos do tipo ponta-onda (1,5 - 2,5 Hz) de projeção anterior. Durante o sono, as crises tônicas são tipicamente ativadas, sendo mais frequentes a partir do sono NREM que em vigília. Ainda, ocorre aumento das descargas interictais: os complexos do tipo ponta-onda apresentam maior incidência, e a atividade de base pode ser interposta por surtos de atividade rápida paroxística (10 - 25 Hz), praticamente exclusivos do sono NREM[21,23].

"Ponta-onda contínua do sono" ou estado de mal eletrográfico do sono: é uma encefalopatia epiléptica parcialmente reversível com início principalmente entre dois anos e 12 anos de idade, caracterizada por atividade do tipo ponta-onda contínua (2 - 2.5 Hz) durante o sono NREM, crises epilépticas e disfunções cognitivas e comportamentais. A presença de ponta-onda contínua do sono, em ao menos 85% do traçado, é um pré-requisito para diagnóstico da síndrome. O fenômeno eletrográfico se resolve com o despertar da criança. A grande maioria das crianças apresenta crises frequentes, hemifaciais, hemiconvulsivas, tônico-clônico generalizadas, ausências típicas ou atípicas, ausências mioclônicas, mioclonias negativas, e crises atônicas. As crises convulsivas são predominantemente noturnas. Os achados do EEG variam conforme o estágio da síndrome e a causa da epilepsia associada. Tais achados incluem principalmente paroxismos interictais frontotemporais e centrotemporais, ativados pelo sono, e atividade do tipo ponta-onda contínua (1 - 3 Hz) em sono NREM, difusa, frequentemente com acentuação focal e aparente bissincronia secundária[20,21,23].

Síndrome de Landau-Kleffner: é uma encefalopatia epiléptica parcialmente reversível com início entre dois e oito anos de idade, caracterizada por déficit adquirido de processamento auditivo da linguagem e fluência verbal (afasia). Aproximadamente três quartos das crianças apresentam crises epilépticas, pouco frequentes e em geral de bom prognóstico. As crises são frequentemente noturnas e heterogêneas: principalmente crises focais motoras e crises tônico-clônicas generalizadas, mas também ausências atípicas, crises atônicas, automatismos ou sintomas subjetivos sutis e, mais raramente, crises parciais complexas. Mais que três quartos das crianças apresentam déficit cognitivo e alterações comportamentais, mais frequentemente déficit de atenção e hiperatividade, na fase de maior expressão da síndrome. O EEG é caracterizado por atividade de base normal e complexos ponta-onda principalmente em região temporal posterior, nitidamente ativados pelo sono. O achado de "Ponta Onda Contínua do Sono" ocorre em algum momento da doença em aproximadamente 80% dos casos, podendo persistir ou mesmo piorar em sono REM[20,21,23].

Epilepsia benigna da infância (EBI) com paroxismos centrotemporais: é a manifestação mais comum de uma "síndrome de susceptibilidade a crises da infância", de início entre um e 14 anos de idade, principalmente entre sete e dez anos. A síndrome é caracterizada por episódios tipicamente noturnos de atividade clônica hemifacial ou em membros, frequentemente precedidos por parestesias orais, além de salivação e comprometimento da fala. Tais eventos ocorrem em aproximadamente 20 minutos a duas horas após a criança ir para a cama. O EEG típico demonstra paroxismos do tipo ponta-onda centrotemporais, por vezes associados à positividade frontal, caracterizando foco tangencial à superfície. Os paroxismos são ativados pelo sono, quando incidem em agrupamentos repetitivos. As crianças em geral apresentam boa resposta a drogas antiepilépticas (DAE), e tipicamente as crises diminuem com a idade[20,21,23].

Síndrome de panayiotopoulos: é uma síndrome benigna idade-relacionada de susceptibilidade a crises focais, principalmente autonômicas, de início entre um e 14 anos de idade, em geral entre três e seis anos. A síndrome é caracterizada por crises noturnas frequentemente prolongadas, com uma constelação de sintomas, predominantemente autonômicos, principalmente eméticos, desvio tônico do olhar e alterações comportamentais. No início da crise, a criança tipicamente mantém consciência e fala preservadas, apresenta-se pálida e queixosa. O sono é o principal fator precipitante, com a maioria das crises ocorrendo durante o mesmo ou nas primeiras horas da manhã. O EEG evidencia paroxismos epileptiformes com predomínio na região occipital. Existem

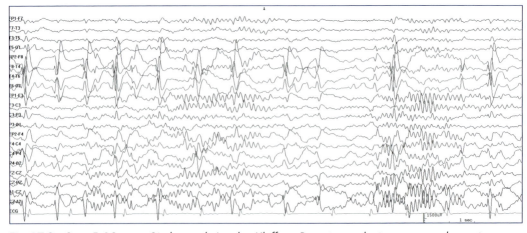

Fig. 17.3 – *Sexo F, 10 anos. Síndrome de Landau-Kleffner. Paroxismos do tipo ponta-onda praticamente contínuos em região temporal do hemisfério cerebral direito durante o sono N2. No registro de vigília (não demonstrado), nítida atenuação dos paroxismos.*

casos de sobreposição com outras epilepsias benignas da infância, como EBI centrotemporal e outras epilepsias generalizadas. Em geral, as crises respondem bem a drogas antiepilépticas, com bom prognóstico[20,23].

Epilepsia mioclônica juvenil: é uma epilepsia generalizada idiopática geneticamente determinada, de início entre 5 e 16 anos. A síndrome é caracterizada por crises mioclônicas ocorrendo principalmente ao despertar. Os abalos mioclônicos podem envolver qualquer porção do corpo e podem ser simples, isolados, ou em rápida sucessão, culminando com crise tônico-clônico generalizada (TCG). Deve haver diferenciação com mioclonias do sono, que são fenômenos normais durante a indução do sono. As crises do tipo TCG ocorrem em quase todos os pacientes, e ausências típicas em mais de um terço dos casos. Na epilepsia mioclônica juvenil a privação de sono é um desencadeante importante de crises e pode precipitar *status epilepticus*, mais frequentemente com crises mioclônicas. O EEG típico demonstra complexos ponta-onda e poliponta-onda generalizados (3-6 Hz), com fragmentação e instabilidade de frequência intradescarga. Tais achados são mais proeminentes no início do sono e ao despertar. A síndrome apresenta em geral boa resposta a droga antiepiléptica, não havendo, no entanto, boa perspectiva de resolução das crises após a infância[20,21,23].

Epilepsia com crises tônico-clônico generalizadas apenas: as crises do tipo tônico-clônico generalizada (TCG) são comuns em epilepsias generalizadas idiopáticas e ocorrem predominantemente ao despertar. O início ocorre entre a primeira e quarta décadas, com pico entre 16 e 17 anos. As crises do tipo TCG tipicamente ocorrem uma ou duas horas após o despertar de sono noturno ou diurno. Os pacientes apresentam sono tipicamente instável, e a privação de sono é um importante fator desencadeante de crises. Os pacientes podem apresentar (ou ter apresentado) crises mioclônicas ou ausências, muito sutis, diagnosticadas após anamnese detalhada ou em exames de vídeo-EEG. O EEG apresenta complexos ponta-onda generalizados em metade dos pacientes, ativados pelo sono. As crises podem diminuir com o tempo, mas em geral não são restritas à infância ou adolescência[20,21,23].

DIAGNÓSTICO DIFERENCIAL

Crises epilépticas podem reproduzir praticamente qualquer padrão comportamental, a depender de sua localização. Desta forma, crises noturnas podem simular vários trans-

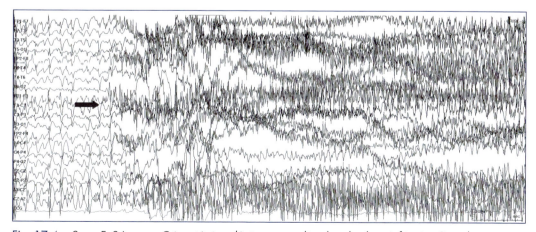

Fig. 17.4 – Sexo F, 36 anos. Crises tônico-clônico-generalizadas desde a infância. Complexos ponta-onda lenta de acentuação anterior. Início ictal com grito e elevação de membros superiores (seta), seguidos por fase tônica obscurecida por artefatos de origem muscular.

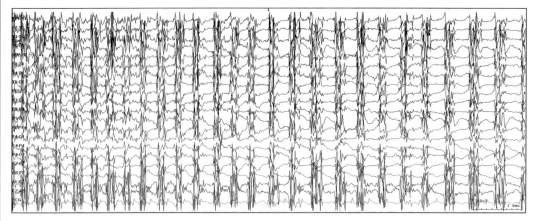

Fig. 17.5 – Sexo F, 36 anos. Crises tônico-clônico-generalizadas desde a infância. Complexos ponta-onda lenta e poliponta-onda lenta de acentuação anterior. Final da fase clônica.

tornos do sono, sendo que um dos marcadores do evento epiléptico é a sua natureza estereotipada.

Dentre os transtornos do sono, os que mais apresentam interface e confusão diagnóstica com as epilepsias são as parassonias. Parassonias são fenômenos comportamentais, motores, sensoriais e/ou autonômicos indesejados, que ocorrem durante o sono ou durante um despertar a partir do mesmo. Dentre as parassonias, os transtornos do despertar, incluindo terror noturno, despertar confusional, e sonambulismo, podem ser difíceis de diferenciar de fenômenos epilépticos[27].

Em um episódio típico de terror noturno, a criança apresenta fácies de medo intenso, gritos, choro inconsolável, taquicardia, com interrupção do quadro após alguns minutos, retorno ao sono, e amnésia para o evento. O terror noturno pode em geral ser diferenciado de epilepsia por ser exclusivamente noturno, e pelo aspecto característico de medo intenso. Devem fazer suspeitar de crise epiléptica: movimentos anormais, como posturas distônicas e abalos clônicos, movimentação muito hipercinética com interrupção súbita do evento[21,22,27,28].

No despertar confusional, a criança desperta a partir do sono de ondas lentas, desorientada em relação ao ambiente, com alentecimento de fala, responsividade diminuída e comportamento confuso. O evento pode ser breve ou durar horas. Vários eventos breves durante a noite devem levantar suspeita de crises epilépticas do lobo frontal[21,22,27,28].

No sonambulismo, a criança acorda a partir do sono de ondas lentas com alteração de consciência e apresenta comportamentos que variam do deambular a atividades mais complexas como comer, manipular objetos, trocar de roupa. Vários eventos breves durante a noite, de interrupção súbita, sucedidos por vigília, sem desorientação, devem levantar suspeita de crises epilépticas do lobo frontal[21,22,27,28].

Crises epilépticas e o período pós-ictal podem, em conjunto, simular eventos de parassonias, mas existem outras interfaces entre as duas condições. Alguns fatores precipitantes dos transtornos do despertar podem ser desencadeantes de crises epilépticas, como privação de sono, estresse emocional e ciclo menstrual. Qualquer condição que seja gatilho para despertar pode contribuir para manifestações dos transtornos do despertar, incluindo eventos de apneias do sono, refluxo gastroesofágico e crises epilépticas. Transtornos do despertar podem corresponder a eventos epilépticos, bem como, provocar ou serem causados por crises epilépticas. Ainda, episódios de parassonias e crises epilépticas podem coexistir em um mesmo indivíduo. É provável que crises epilépticas noturnas simulando "parassonias" sejam subdiagnosticadas, por serem poucos considerados como diagnóstico diferencial[22].

Crises envolvendo o lobo frontal podem se manifestar com posturas distônicas, atividade motora complexa bizarra, e mesmo comportamentos violentos ou outros padrões sugestivos de parassonias ou outros eventos não epilépticos. As crises do lobo temporal geralmente produzem parada comportamental e ocasionalmente comportamentos complexos. Os lobos frontal e temporal podem gerar crises com sintomas autonômicos, como taquicardia, bradicardia, vômitos, e alterações do padrão respiratório. Crises do lobo parietal mais provavelmente provocam distorções da percepção sensorial. Crises do lobo occipital são geralmente associadas com fenômenos visuais ou movimentos oculares. Crises diencefálicas ou autonômicas são provavelmente raras e podem se manifestar como episódios intermitentes de apneias, estridor, vômitos, tosse, laringoespasmo, dor torácica, hiperidrose. Crises com sintomas autonômicos isolados podem ser mais comuns do que o geralmente suspeito, e podem ser confundidas com outras parassonias ou acometimento de outros sistemas orgânicos[20,22].

O período pós-ictal apresenta duração variável, podendo envolver confusão mental e sonolência, mas também comportamentos como deambulação errática, agressividade e mesmo psicose. Todos esses aspectos podem tornar o diagnóstico diferencial com parassonias mais difícil. Particularmente em crises do lobo frontal, ao contrário, os eventos podem se encerrar subitamente, com paciente vigil e orientado, o que pode ajudar na diferenciação com parassonias. A amnésia para o evento é comum em crises parciais complexas ou crises generalizadas, e pode ser outro fator de confusão com parassonias[20].

Para as epilepsias relacionadas ao sono, de maneira geral, o início pode ocorrer em qualquer idade, com média na adolescência.

Os sintomas eletroclínicos tendem a persistir, e, com o tempo, os eventos ictais ou as descargas interictais podem se distribuir ao longo do dia, não estando restritos ao sono. Muitas epilepsias, como aquelas com crises parciais complexas, não apresentam remissão espontânea. Por outro lado, sonambulismo e terror noturno tendem a iniciar na idade pré-escolar e escolar e evoluir com resolução dos eventos. O início ou persistência na idade adulta se relaciona com distúrbio respiratório do sono, transtorno psiquiátrico e efeito medicamentoso. Fatores hereditários tendem a ser mais prevalentes em algumas parassonias que em epilepsias com crises parciais complexas[22,27,29].

Uma chave diagnóstica para transtornos do despertar é a ocorrência como eventos únicos na mesma noite de sono. Embora alguns indivíduos com parassonias possam apresentar eventos quase diariamente, mais que um ou dois episódios por noite são pouco usuais.

O EEG nas parassonias demonstra aumento de despertares a partir de sono de ondas lentas, e, durante o evento, há persistência de ritmos lentos, nas faixas alfa inferior, teta e delta. O critério mais definitivo na diferenciação com epilepsias é a evidência de crises eletrográficas durante o fenômeno clínico, mas tal evidência pode ser difícil de obter em EEG de superfície na epilepsia do lobo frontal ou temporal profundo[27,30].

Epilepsia deve ser suspeita se ocorrem muitos ataques durante a noite, se os eventos motores são estereotipados; se há presença de tremor, movimentos distônicos ou balísticos, e se há boa resposta a baixas doses de carbamazepina. Resposta a drogas antiepilépticas por si não necessariamente significa epilepsia, uma vez que tais medicações têm múltiplos mecanismos farmacológicos[22].

A Tabela 17.2 sintetiza os principais aspectos de diferenciação entre crises epilépticas e parassonias[20,25,30-33].

Os lobos frontal e temporal são os sítios mais comuns de crises e os mais envolvidos

Tabela 17.2
Diferenciação entre epilepsias e parassonias

Epilepsia	Parassonias NREM
Início em qualquer idade	Média de início aos 3 - 8 anos
Eventos em sono e vigília	Eventos relacionados ao sono
Vários eventos noturnos	Em geral 1 ou 2 eventos na mesma noite
Eventos em qualquer período da noite	Eventos no primeiro terço da noite
Eventos em sono superficial N1 e N2	Eventos em sono de ondas lentas N3
Eventos estereotipados	Eventos não estereotipados
Abertura ocular variável	Em geral abertura ocular
Eventos breves (0,5 - 5 minutos)	Podem ser mais prolongados (> 10 minutos)
Amnésia em crises parciais complexas e secundariamente generalizadas	Em geral amnésia (ou recordação de cenas visuais por alguns pacientes)
Recordação do evento em crises do lobo frontal	Em geral amnésia (ou recordação de cenas visuais por alguns pacientes)
Sem pós-ictal em crises do lobo frontal	Dificuldade de despertar
PSG com atividade epileptiforme ou artefatos de movimentação	PSG com despertares a partir do sono de ondas lentas e alentecimento durante o despertar parcial
Em geral sem resolução espontânea, exceto epilepsias benignas	Em geral resolução dos eventos

nas epilepsias relacionadas ao sono. Dos quatro tipos principais de crises relacionadas ao sono (crises tônico-clônico generalizadas, crises tônicas, crises do lobo temporal e crises do lobo frontal), a maioria é de fácil reconhecimento, sendo que as crises do lobo frontal podem ser particularmente difíceis de serem diferenciadas de parassonias.

Epilepsias do lobo frontal (ELF) podem se apresentar com comportamentos noturnos bizarros, como gritos, movimentação hipercinética e não estereotipada, comportamento deambulatório, ou simplesmente súbita abertura ocular. Apenas 30% das crianças com ELF apresentam crises durante o dia. As crises noturnas podem ser confundidas principalmente com pseudocrises e parassonias do sono NREM (transtornos do despertar)[34].

Para as epilepsias do lobo frontal em geral, devido à menor sensibilidade do EEG de superfície, os aspectos semiológicos são particularmente importantes no diagnóstico. Derry e colaboradores avaliaram 120 eventos em vídeo-EEG, de parassonias e crises frontais em adolescentes e adultos. Os elementos que fortemente sugeriram parassonias incluíram: comportamento interativo, dificuldade de despertar após o evento, e finalização do evento pouco clara. A maioria (82%) dos eventos de crises ocorreu em estágios N1 e N2, enquanto 100% dos eventos de parassonias ocorreram durante o sono de ondas lentas[35].

No início dos eventos, as parassonias geralmente se apresentaram com comportamento de despertar (79%), com abertura ocular, elevação da cabeça, parada comportamental ou olhar ao redor, sendo que em 65% dos sujeitos seguiu-se comportamento mais complexo. Na minoria dos casos (21%) houve início motor mais explosivo. Eventos desencadeados por estímulos externos (barulho) ou internos (tosse) ocorreram em 39% dos casos. Na epilepsia do lobo frontal, o início com comportamento idêntico de despertar ocorreu em 49% dos casos, com duração comparável. Início mais súbito foi visto em 51% dos casos.

Durante a progressão dos eventos, uma interação com o ambiente foi comum nas parassonias. Cerca de um terço dos eventos foram modificados (aumentados ou atenuados) pela intervenção de terceiros. Na epilepsia do lobo frontal, a interação com ambiente ocorreu em apenas 11% das crises, mas geralmente de forma simples (agarrar repetidamente a cabeceira/laterais da cama)[35].

Ao final dos eventos, as parassonias se encerraram em sono NREM superficial (74%), mas também em vigília. Um final bem delimitado não foi comum (16%). Os pacientes não acordaram completamente, havendo redução gradual do comportamento motor e retorno ao sono de ondas lentas. Quando acordados, foi difícil reconhecer o ponto a partir do qual se encontravam completamente conscientes. Na epilepsia do lobo frontal, 88% das crises se encerraram em vigília franca, e 76% apresentaram um final claro. Todos os eventos despertaram os sujeitos, exceto alguns episódios de breves posturas distônicas[35].

Segundo os autores, eventos que sugerem parassonias são: bocejo, prurido e fricção do nariz, rolar na cama, gatilho externo ou interno, padrão em crescendo e decrescendo, interação física ou verbal com o ambiente, comportamento emocional negativo, final pouco claro, falha em despertar totalmente após evento comportamental complexo, e duração prolongada (maior que 2 minutos). Achados ictais no EEG foram menos úteis na discriminação entre crises e parassonias, já que foram apresentados por apenas 38% dos pacientes com epilepsia do lobo frontal[35].

Todos os tipos de crises do lobo frontal tendem a ser breves, raramente durando mais que dois minutos. A média de crises é de três a oito eventos por noite, podendo ser superior a 20 episódios. A elevada frequência de crises em uma única noite é uma característica importante da ELF, juntamente com interrupção súbita do evento, e, do ponto de vista semiológico, postura distônica e automatismo motor de pedalar. Os aspectos clínicos mais importan-

tes em parassonias são: apresentação pouco frequente em uma única noite, possibilidade de eventos mais prolongados, interação com o ambiente, movimentos aparentemente propositados, e amnésia para o evento. Alguns autores sugerem o uso escalas como auxílio na discriminação entre crises epilépticas e parassonias[36-38].

Além de diferenciar as duas entidades, é preciso reconhecer a possibilidade de ocorrência de ambas em mesmo paciente. Em um terço dos pacientes com ELF existe história de terror noturno, sonambulismo, soniloquio, transtorno rítmico do movimento e enurese. Tal associação pode ocorrer pela elevada prevalência de outros transtornos do sono na população geral; pode representar um viés de recordação em pacientes com crises noturnas, que tendem a estar mais atentos para demais fenômenos; ou pode representar um *link*, com substrato cortical comum. Outra hipótese é um mecanismo comum de disfunção dos mecanismos controladores do despertar, com eventos de parassonias e crises epilépticas ocorrendo em momentos de oscilações (superficialização) do nível de despertar ao longo da noite de sono[39-42].

Além de transtornos do despertar, uma diversidade de eventos noturnos pode resultar em dificuldades diagnósticas com epilepsias, incluindo fenômenos noturnos normais, como mioclonias do sono; outras parassonias; transtornos do movimento; outros transtornos relacionados ao sono e eventos psicogênicos[20]:

Mioclonias do sono – são abalos motores súbitos e breves que ocorrem em todo corpo ou em uma parte do mesmo, durante a transição vigília-sono. São fenômenos normais, que não devem ser confundidos com epilepsia. Não ocorrem durante o dia, são típicos da indução do sono, e não há anormalidades no EEG. Podem estar aumentados em situações de privação de sono, fadiga, ansiedade e estresse emocional. Variações incluem alucinações visuais, auditivas e somestésicas simples[21,22,24,27].

Mioclonia benigna do lactente – são movimentos mioclônicos não epilépticos que ocorrem do nascimento ao sexto mês de vida. São caracterizados por abalos repetitivos, rítmicos, axiais, apendiculares ou generalizados, que aparecem durante o sono. Podem simular crises, mas tipicamente cessam com o despertar[27,43].

Mioclonia proprioespinhal – são abalos que se iniciam em um músculo axial (do pescoço, tórax ou abdômen), e se espalham rostralmente ou caudalmente, durante a transição vigília-sono. Os abalos podem recorrer por minutos ou horas, prejudicando o início do sono, mas cessam logo após o início do sono consolidado. A diferenciação com crises epilépticas ocorre pela supressão do fenômeno por estimulação tátil e mental; por sua ocorrência em transição vigília-sono; e pela ausência de anormalidades no EEG. No entanto, a polissonografia em geral é necessária para o diagnóstico correto. Esta condição até o momento não foi descrita em crianças[24,27].

Transtornos rítmicos do movimento – são movimentos rítmicos estereotipados, envolvendo grandes grupos musculares, com oscilações rítmicas da cabeça, corpo ou membros, ocorrendo no início do sono ou em outros estágios, sem significado patológico. Ocorrem mais frequentemente em lactentes (59% até os nove meses, 33% aos 18 meses, 5% aos cinco anos). As variantes são *body rocking, head banging, head rolling, body rolling, leg rolling e leg banging*. Algumas crises epilépticas apresentam natureza repetitiva, podendo ser confundidas na anamnese com transtorno rítmico do movimento[21,22,27].

Movimentos periódicos de membros (PLM: do inglês, *periodic limb movements***)** – são movimentos periódicos de dorsiflexão do hálux, pé ou perna, em geral não percebidos pela criança, podendo ocorrer: 1. Dentro do contexto de Síndrome das Pernas Inquietas (SPI). 2. Sem queixas clínicas associadas, podendo ser efeito medicamentoso, principalmente de antidepressivos; 3. Mais raramente, sem SPI, mas responsáveis pela queixa de sono não restaurador, caracterizando PLM-doença. São menos comuns na infância, e podem ser confundidos com eventos epilépticos quando o pediatra não é familiarizado com o fenômeno, mas são bem caracterizados na polissonografia[21,22,27].

Bruxismo do sono – é o fenômeno de ranger de dentes durante o sono, ocorrendo mais frequentemente em crianças entre três e 12 anos de idade, diminuindo com o passar dos anos. As crianças em geral não são conscientes dos movimentos mandibulares e podem chamar atenção por problemas dentários, dor mandibular ou cefaleia temporal. O achado polissonográfico é a atividade muscular mastigatória rítmica, mais comum em estágios N1 e N2 do sono, sem associação com padrões anormais do EEG[21,22,24,27].

Pesadelos – são comuns em crianças jovens, com pico entre três e seis anos, diminuindo com a idade. São considerados parassonias (do sono REM) quando repetitivos, de forma incomodativa. Os pesadelos acordam a criança e são associados agitação, mas não a manifestações motoras, autonômicas ou vocalizações muito importantes. O despertar ocorre com consciência lúcida e recordação do conteúdo onírico. O padrão motor escasso durante os episódios, a ausência de confusão ao despertar e a disponibilidade de um relato detalhado de sonho ajuda a distinguir pesadelos de epilepsia do lobo frontal. Se uma imagem de sonho não é recordada, uma história de súbito medo, seguida por confusão pode sugerir crise epiléptica noturna. O diagnóstico de pesadelos relacionados a crises epilépticas em geral não é considerado, mas os mesmos podem ocorrer no contexto de epilepsia do lobo frontal. Em casos duvidosos a polissonografia está indicada[21,22,24,27].

Transtorno comportamental do sono REM – é uma parassonia do sono REM em que os indivíduos deixam de exibir a atonia ou hipotonia fisiológicas durante esse estágio do sono, passando a apresentar atuação referente a seus sonhos, com comportamentos motores relacionados ao conteúdo onírico. O fenômeno pode ser confundido com crise epiléptica, inclusive melhorando com clonazepam. No entanto, tende a ocorrer a partir da meia-idade. Pode estar presente em crianças dentro do contexto de narcolepsia ou uso de algumas medicações, principalmente antidepressivos[21,22,24,27].

Enurese do sono – enurese do sono em geral é considerada parassonia, mas pode ser manifestação de crise epiléptica[27].

Hipersonia – sonolência diurna excessiva pode ocorrer como sintoma de apresentação de crises noturnas se as mesmas se manifestarem unicamente como microdespertares, com fragmentação do sono. Tais microdespertares podem estar associados a fenômenos motores muito sutis. Sonolência ictal pode simular hipersonia periódica[22,44].

Narcolepsia – crises atônicas podem mimetizar cataplexia. Comportamento automático pode mimetizar crises parciais complexas ou desorientação pós-ictal. Comportamento automático ocorre quando atividades relativamente complexas continuam a ser realizadas sem plena consciência ou capacidade de memorização, em pacientes com sonolência diurna excessiva extrema[21,22,24,27].

Insônia – despertares paroxísticos podem ser a única manifestação de crises epilépticas, se traduzindo clinicamente como insônia[22].

Distúrbio respiratório do sono – crises epilépticas desencadeadas por hipóxia podem ser sintoma de apresentação de apneia do sono, assim como a apneia do sono pode exacerbar crises em pacientes sabidamente epilépticos, devido à hipoxemia noturna e fragmentação do sono. Crises epilépticas também podem causar períodos de apneia, frequentemente repetitivas, mimetizando apneias centrais relacionadas ao sono ou síndrome da apneia obstrutiva do sono[21,22,24,27].

Transtorno do estresse pós-traumático – pode evoluir com pesadelos e experiências similares a terror noturno, podendo ser confundido com crises epilépticas[32].

Ataques noturnos de pânico – podem ocorrer em crianças ou adolescentes com pânico diurno ou, mais raramente, preceder os sintomas diurnos, sendo exclusivamente noturnos. A diferenciação entre ataques de ansiedade relacionados a sonhos, terror noturno, crises epilépticas noturnas e pânico noturno exige anamnese cuidadosa[22].

Transtornos dissociativos – comportamentos complexos durante o sono podem ser vistos dentro do contexto de transtorno dissociativo, mais frequente em crianças com histórico de agressão física ou abuso sexual. Ao contrário de crises epilépticas e parassonias, tais comportamentos emergem de padrão eletrencefalográfico claramente de vigília durante a polissonografia[21,22].

AVALIAÇÃO DIAGNÓSTICA

Uma vez que fenômenos epilépticos e transtornos do sono podem apresentar mimetização mútua, ou mesmo se sobrepor, a diferenciação clínica entre tais entidades pode ser difícil, particularmente na ausência de sintomas diurnos. O conhecimento dos aspectos clínicos e eletrencefalográficos de eventos não epilépticos e epilepsias são necessários para o correto manejo do paciente.

Em situações de eventos noturnos atípicos, estereotipados, recorrentes, ambos os diagnósticos devem ser considerados. A decisão de iniciar investigação complementar depende de cada caso. Os transtornos do despertar são mais comuns e, quando típicos, dispensam complementação diagnóstica. Devem ser mais bem investigados os comportamentos estereotipados, repetitivos, violentos, potencialmente perigosos, associados à sonolência diurna excessiva, e com características clínicas pouco comuns[22].

Os passos de avaliação diagnóstica incluem anamnese cuidadosa com o paciente, anamnese cuidadosa com o acompanhante, vídeo domiciliar, eletrencefalograma, polissonografia com montagem estendida de EEG, repetição de polissonografia se necessário, e, em casos inconclusivos, monitorização prolongada em unidades de vídeo-EEG.

Eletrencefalograma (EEG): o EEG de vigília ou em privação de sono pode não auxiliar no diagnóstico. O EEG frequentemente é normal em pacientes com epilepsia relacionada ao sono, exceto na epilepsia benigna da infância – forma rolândica, em registro obtido durante o sono. A ausência de anormalidades epileptiformes não exclui a possibilidade de epilepsia. Particularmente, crises mesiais do córtex orbital frontal podem não ser detectadas no EEG de superfície, e eventualmente eletrodos profundos podem ser necessários para o diagnóstico correto. A adição de eletrodos esfenoidais e zigomáticos pode aumentar a sensibilidade do EEG em pacientes com registro de superfície normal. Caso o contexto clínico permita, drogas antiepilépticas devem ser reduzidas ou retiradas uma semana antes do EEG[22,24].

Vídeos domiciliares: atualmente existe maior possibilidade de documentação de eventos clínicos por vídeos caseiros, a partir de aparelhos eletrônicos de uso habitual. Tal documentação pode ser explorada como ferramenta diagnóstica complementar, principalmente na confirmação de eventos típicos, ou na triagem daqueles que merecem investigação complementar. Embora o início dos eventos noturnos possa ser perdido em vídeos domiciliares, em geral tal início não é discriminativo, ao contrário dos padrões de evolução e término do evento. Os padrões iniciais de despertar podem ser indistinguíveis em parassonias e epilepsias, e o diagnóstico correto pode não ser feito pela semiologia apenas, quando se trata apenas de padrões de despertar. Comportamento pós-ictais, quando vistos em epilepsia do lobo frontal, são similares a parassonias, com reações de parada, olhar ao redor, movimentos semipropositados e fala parcialmente interativa. Tal fato deve ser considerado ao se revisar vídeos em que os achados iniciais e de progressão foram perdidos[35].

Polissonografia com vídeo simultâneo: A polissonografia de noite inteira pode ser útil para: ajudar no diagnóstico de pacientes com epilepsia relacionada ao sono; diagnosticar ponta-onda contínua do sono; diagnosticar epilepsia benigna da Infância; lateralizar foco epiléptico durante o sono REM; esclarecer anormalidades focais em pacientes com hipsarritmia; diagnosticar crises tônicas em pacientes com Lennox-Gastaut. É o exame padrão-ouro para diferenciar epilepsia noturna de parassonias[21].

A polissonografia deve ser realizada com montagem estendida de EEG, segundo o sistema 10 - 20 de colocação de eletrodos, acrescida de eletromiografia de membros superiores e inferiores (tibiais anteriores e deltoides direito e esquerdo), e com vídeo simultâneo ao traçado eletrencefalográfico[24].

Alguns procedimentos podem ser adotados para otimização do exame:
- Se possível, drogas antiepilépticas devem ser retiradas ou reduzidas uma semana antes do exame, e demais psicotrópicos duas semanas antes;
- O paciente deve ser orientado a realizar privação de sono na noite anterior;
- Na monitorização de parassonias, o técnico deve ser orientado a promover

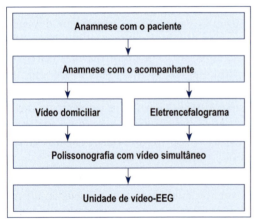

Fig. 17.6 – *Avaliação diagnóstica de eventos noturnos complexos.*

estimulação tátil e/ou sonora durante o sono de ondas lentas, na tentativa de evocar o evento;

- Durante o evento clínico, o técnico deve ser orientado a testar interação do paciente;
- Caso o paciente apresente período suspeito de pós-ictal, ou transição para vigília após evento suspeito de parassonia, o mesmo deve ser questionado acerca de recordação sobre o evento, e presença ou ausência de algum conteúdo mental/onírico associado. Os mesmos questionamentos podem ser realizados na manhã seguinte, ao despertar.
- O EEG durante eventos suspeitos deve ser revisado em velocidade de 30 mm/segundo.

Os achados típicos de parassonias são: aumento do número de despertares a partir do sono de ondas lentas, e eventos clínicos de despertar parcial a partir do sono de ondas lentas. Durante tais eventos, ocorre persistência de atividade lenta mais ou menos rítmica nas faixas teta e delta, de predomínio em regiões anteriores, por vezes coexistindo com ritmo posterior de vigília. Em casos de epilepsias, as descargas interictais, quando presentes, são mais frequentes em sono NREM. As descargas ictais, quando presentes, definem o diagnóstico, mas podem estar ausentes ou obscurecidas por artefatos. Alguns achados de EEG mostraram sobreposição entre epilepsia e parassonias, não sendo discriminativos: artefatos de movimentação, atividade rítmica não epileptiforme teta ou delta em regiões anteriores (padrões de despertar) e atenuação difusa da amplitude do EEG (início de crise ou mudança de estado)[35].

Monitorização em unidades de vídeo--EEG: Em alguns pacientes, monitorização por vários dias em unidade de vídeo-EEG pode ser necessária para documentar a descarga ictal com correlato comportamental. A identificação da crise eletrográfica confirma a natureza epiléptica do evento e a persistência de atividade de base normal e ausência de alentecimento pós-ictal após um aparente evento de crise fala contra o diagnóstico. Em casos mais complicados o paciente pode necessitar de implantação de eletrodos subdurais ou profundos.

Múltiplas monitorizações podem ser necessárias para documentação de um evento, e mesmo com tal avaliação complementar, o erro diagnóstico ainda pode acontecer, devido a EEG obscurecido por artefatos, semiologia ictal mimetizando despertar, ausência de pós-ictal clínico ou eletrencefalográfico, ou mesmo ausência de manifestações ictais ou interictais no EEG de superfície. O conhecimento das características clínicas é, então, fundamental.

CONCLUSÕES

- A sincronização neuronal observada em sono NREM facilita a propagação de crises epilépticas;
- Insônia, sono não restaurador e sonolência diurna excessiva são frequentes em pacientes com epilepsia;
- Drogas antiepilépticas podem aumentar a fragmentação do sono, alterar sua macroestrutura e contribuir para sonolência diurna excessiva;
- Várias síndromes epilépticas apresentam manifestação clínica e piora eletrográfica de forma nitidamente relacionada ao sono;
- Crises epilépticas e transtornos do sono podem apresentar sobreposição semiológica, principalmente epilepsias do lobo frontal e transtornos do despertar;
- A polissonografia com vídeo sincronizado é o exame padrão-ouro na diferenciação de fenômenos noturnos complexos, mas pode não ser definitiva. O conhecimento dos aspectos clínicos é fundamental para o diagnóstico correto.

BIBLIOGRAFIA

1. Najm I, Ying Z, Janigro D. Mechanisms of Epileptogenesis. Neurologic Clinics of North America (19):237-250, 2001.
2. Halász P. How sleep activates epileptic networks. Epilepsy Research and Treatment ID:425697, 2013.
3. Kotagal P, Yardi N. The relation between Sleep and Epilepsy. Seminars in Pediatric Neurology (8):241-250, 2001.
4. Shvarts V, Chung S. Epilepsy, antiseizure therapy, and sleep cycle parameters. Epilepsy Research and Treatment ID 670682, 2013.
5. Foldvary-Schaefer N, Grigg Damberger M. Sleep and epilepsy. Seminars in Neurology (29):419-428, 2009.
6. Hofstra WA, de Weerd AW. The circadian rhythm and its interaction with human epilepsy: a review of literature. Sleep Medicine Reviews (13):413-420, 2009.
7. Autret A, Toffol B, Corcia Ph, Hommet C, Prunier-Levilion C, Lucas B. Sleep and Epilepsy. Sleep Medicine Reviews (3):201-217, 1999.
8. Matos, G; Andersen M, do Valle AC, Tufik. The relationship between sleep and epilepsy: evidence from clinical trials and animal models. Journal of the Neurological Sciences (295):1-7, 2010.
9. Manni R, Terzaghi M. Comorbidity between epilepsy and sleep disorders. Epilepsy Research (90):171-177, 2010.
10. Van Golde EGA, Gutter T, Weerd AW. Sleep disturbances in people with epilepsy: prevalence, impact and treatment. Sleep Medicine Reviews (15):357-368, 2011.
11. Barreto JR, Fernandes RM, Sakamoto AC. Correlation of sleep macroestructure parameters and idiophatic epilepsies. Arquivos de Neuro-Psiquiatria (60):353-357, 2002.
12. Kothare SV, Kaleyias J. Sleep and epilepsy in children and adolescents. Sleep Medicine (11):674-685, 2010.
13. Stores G, Wiggs L, Campling G. Sleep disorders and their relationship to psychological disturbance in children with epilepsy. Child: Care, Health and Development (24):5-19, 1998.
14. Cortesi F, Giannotti F, Ottaviano S. Sleep problems and daytime behavior in childhood idiopathic epilepsy. Epilepsia (40):1557-1565, 1999.
15. Batista BHB, Nunes ML. Validação para língua portuguesa de duas escalas para avaliação de hábitos e qualidade de sono em crianças. Journal of Epilepsy and Clinical Neurophysiology (12):143-148, 2006.
16. Jani SV, Glauser TA. Effects of epilepsy treatments on sleep architecture and daytime sleepiness: an evidence-based review of objective sleep metrics. Epilepsia (55):26-37, 2014.
17. Bazil CW. Effects of antiepileptic drugs on sleep structure. Are all drugs equal? CNS Drugs (17):719-728, 2003.
18. Romigi A, Izzi F, Palcidi F, Zannino S, Evangelsita E, Del Bianco C et al. Effects of zonisamide as add-on therapy on sleep-wake cycle in focal epilepsy: a polysomnographic study. Epilepsy and Behavior (26):170-174, 2013.
19. Placidi F, Scalise A, Marciani MG, Romigi A, Diomedi M, Gigli GL. Effect of antiepileptic drugs on sleep. Clinical Neurophysiology 111(2):S115-S119, 2000.
20. Bradley V, Ali I. Sleep and Epilepsy: Opportunities for Diagnosis and Treatment. Neurologic Clinics (30):1249-1274, 2012.
21. Chokroverty S, Montagna P. Sleep Disorders Medicine: Basic Science, Technical Considerations, and Clinical Aspects, 3rd ed. Philadelphia, Elsevier: 499-529, 2009.
22. Kryger MH, Roth T, Dement WC. Principles and Practice of Sleep Medicine, 5th ed. St. Louis, Elsevier: 1048-1063, 2011.
23. Panayiotopoulos CP. Epileptic Syndromes and their Treatment, 2nd ed Springer: 287-428, 2010.
24. Tinuper P, Provini F, Bisulli F, Vignatelli GP, Vetrugno R, MontagnaP et al. Movement disorders in sleep: Guidelines for differentiating epileptic from non-epileptic motor phenomena arising from sleep. Sleep Medicine Reviews (11):255-267, 2007.
25. Derry CP, Duncan S. Sleep and epilepsy. Epilepsy & Behavior (26):394-404, 2013.
26. Hal´asz P, Kelemen A, Sz´´ucs. Physiopathogenetic Interrelationship between Nocturnal Frontal Lobe Epilepsy and NREM Arousal Parasomnias. Epilepsy Research and Treatment ID 312693:1-8, 2012.
27. American Academy of Sleep Medicine. International classification of sleep disorders, 3rd ed. Darien, IL: American Academy of Sleep Medicine, 2014.
28. Sheldon SH. Principles and Practice of Pediatric Sleep Medicine, 1st ed. Elsevier: 293-304, 2005.
29. Lam SP, Fong SY, Yu MW, Li SX, Wing YK. Sleepwalking in psychiatric patients: comparison of childhood and adult onset. Australian & New Zeland Journal of Psychiatry 43(5):426-430, 2009.
30. DeWolfe J, Malow B, Huguenard J, Stickgold R, Bourgeois B, Holmes GL. Sleep and Epilepsy: A Summary of the 2011 Merritt-Putnam Symposium. Epilepsy Currents 13(1):42-49, 2013.

31. Thorpy MJ, Plazzi G. The Parasomnias and Other Sleep-Related Movement Disorders, 1st ed. Cambridge, Cambridge University Press: 289-298, 2010.

32. Kotagal S. Parasomnias in childhood. Sleep Medicine Reviews (13):157-168, 2009.

33. Oudiette D, Leu S, Pottier M, Buzare MA, Brion A, Arnulf I. Dreamlike mentations during sleepwalking and sleep terrors in adults. Sleep 32(12):1621-1627, 2009.

34. DelRosso LM, Wang L, Hoque R. Nocturnal Paroxysmal events in an 8-Year-Old Girl. Journal of Clinical Sleep Medicine 9(2):178-180, 2013.

35. Derry CP, Harvey AS, Walker MC, Duncan JS, Berkovic SF. NREM Arousal Parasomnias and Their Distinction from Nocturnal Frontal Lobe Epilepsy: A video EEG Analysis. Sleep 32(12):1637-1644, 2009.

36. Provini F, Plazzi G, Tinuper S, Vandi S, Lugaresi E, Montagna P. Nocturnal frontal lobe epilepsy: a clinial and polygraphic overview of 100 consecutive cases. Brain 122(6):1017-1031, 1999.

37. Derry C, Davey M, Johns M, Kron K, Glencross D, Marini C et al. Distinguishing sleep disorders from seizures: diagnosing bumps in the night. Archives of Neurology 63(5):705-709, 2006.

38. Nobili L. Nocturnal frontal lobe epilepsy and non-rapid eye movement sleep parasomnias: differences and similarities. Sleep Medicine Reviews (11):251-254, 2007.

39. Zucconi M. Nocturnal frontal lobe epilepsy: a sleep disorder rather than an epileptic syndrome? Sleep Medicine (14):589-590, 2013.

40. Bisulli F, Vignatelli L, Provini F, Leta C, Lugaresi E et al. Parasomnias and nocturnal frontal lobe epilepsy (NFLE): lights and shadows-controversial points in the differential diagnosis. Sleep Medicine 12(2):S27-32, 2011.

41. Parrino L, De Paolis F, Milioli G, Gioi G, Grassi A, Riccardi S et al. Distinctive polysomnographic traits in nocturnal frontal lobe epilepsy. Epilepsia (53):1178-1184, 2012.

42. De Paolis F, Colizzi E, Milioli G, Grassi A, Riccardi S, Puligheddu M et al. Effects of antiepileptic treatment on sleep and seizures in nocturnal frontal lobe epilepsy. Sleep Medicine 14(7):597-604, 2013.

43. Suzuki Y, Toshikawa H, Kimizu T, Kimura S, Ikeda T, Mogami Y et al. Benign neonatal sleep myoclonus: Our experience of 15 Japanese cases. Brain & Development http://dx.doi.org/10.1016/j.braindev.2014.03.010, 2014.

44. Cheng JY, Wallace DM, Lopez MR. Carrazana EJ. Nocturnal Frontal Lobe Epilepsy Presenting as Excessive Daytime Sleepiness. Journal of Family Medicine and Primary Care 2(1):101-103, 2013.

Distúrbios dos Movimentos Relacionados ao Sono

José Carlos Pereira Júnior
Márcia Pradella Hallinan
Rosana Souza Cardoso Alves

MIOCLONIA BENIGNA DO LACTENTE RELACIONADA AO SONO

Mioclonia é um termo neurológico que designa contrações musculares súbitas, sacudidelas que ocorrem involuntariamente em apenas uma porção de um músculo, todo um músculo ou um grupo deles. Pode ser restrita a uma área corporal ou aparecer sincrônica ou assincronicamente em várias partes do corpo. A Mioclonia pode ser indicação de doença, por ex.: epilepsia, ou pode ser processo fisiológico benigno como por ex.: mioclonia benigna do lactente relacionada com o sono (MBLS).

MBLS é um distúrbio pouco frequente, em regra com evolução sempre benigna e com término em geral aos seis meses de idade. Costuma gerar grande ansiedade nos familiares do paciente, e se não for apropriadamente conduzida pode induzir desnecessários e custosos exames subsidiários, que invariavelmente são normais e que trazem, então, mais angústia aos pais da criança. Não raramente induz iatrogenias, como, por exemplo, medicação com fenitoína por tempo prolongado. O distúrbio começa em geral nos primeiros dias de vida e cede por volta dos seis meses, mas também pode se iniciar após o primeiro mês e também se prolongar uns poucos meses mais do que o primeiro semestre. Ocorre apenas durante o sono. Alguns bebês apresentam abalos apenas por alguns dias. Ambos os gêneros são acometidos e a prevalência é desconhecida.

Os abalos mioclônicos, sacudidelas bem rápidas, mais frequentemente são bilaterais e envolvem grandes grupos musculares. Todo o corpo pode ser afetado, inclusive o tronco, ou apenas os membros são acometidos, em geral um pouco mais comumente os braços do que as pernas. Ocorrem em grupos, em média com quatro ou cinco abalos por segundo. Os grupos se repetem em séries de intervalos variáveis e que duram em geral de três a quinze minutos, mas vários casos foram registrados com duração de até quase uma hora. A mais importante característica clínica dessa condição é que o quadro ocorre apenas quando a criança dorme. Um sinal patognomônico é que a mioclonia desaparece instantaneamente ao se acordar o lactente. Ocorrer no sono e cessar com o acordar sempre devem estar presentes para que se diagnostique a condição como MBLS. Quando o bebê está dormindo calmo, balançar o berço pode desencadear a mioclonia típica àquele paciente. Se tentarmos restringir os abalos segurando a criança, eles se acentuam, porém acordando o bebê eles desaparecem instantaneamente. Informar sobre essas manobras aos pais da criança e a seguir as executar resulta em tranquilização dos familiares. Essas duas manobras é que descartam efetivamente o diagnóstico de epilepsia. Movimentos típicos de nervosismo de bebês quando acordados cessam quando a criança é restringida, enquanto os abalos da MBLS pioram quando se tenta segurar o membro afetado.

Estudos polissonográficos durante as crises mostraram que elas mais ocorrem no sono quieto e pouco no sono ativo (ler capítulo sobre polissonografia em lactentes); não são acompanhadas por microdespertares ou despertares, não causam mudanças de estágio do sono, não são acompanhadas de atividade ictal ou interictal. Não são observadas quaisquer anormalidades anatômicas em estudos de imagem. O exame físico e neurológico dos pacientes é inteiramente normal. Muitas crianças observadas até cerca de dez anos de idade não demonstraram qualquer prejuízo cognitivo ou comportamental devido à MBLS. É importante enfatizar que o paciente experimenta as crises de mioclonia sempre em sono. Há uma entidade clínica em lactentes, que frequentemente é chamada de mioclonia benigna do lactente, mas que não é relacionada com o sono e que apresenta abalos e trejeitos musculares não assemelhados à MBLS.

Como se pode depreender da leitura acima, a conduta para com pacientes com MBLS se resume a tranquilizar os familiares e, sobretudo, evitar qualquer intervenção farmacológica para epilepsia. Caso o leitor esteja interessado, ir ao *"youtube"* e digitar *"benign sleep myoclonus of infancy"*: aparecerão vários exemplos em vídeo de MBLS bastante ilustrativos.

DISTÚRBIO DOS MOVIMENTOS RÍTMICOS E SIMPLES RELACIONADOS COM O SONO

Quatro tipos de movimentos rítmicos e simples são relacionados com o sono (MRS):

bater a cabeça, balançar o corpo, rolar o corpo, e rolar a cabeça. São movimentos amplos, repetidos estereotipada e ritmicamente, que ocorrem na transição da vigília para o sono ou ao emergir do sono, durante cochilos diurnos ou também durante o sono, nos estágios 1 ou 2 do sono; e raramente durante a vigília, mas podem aparecer em momentos de sonolência. A designação de "simples" aplicada aos movimentos indica que eles não são compostos ou complexos. Esse adjetivo, para movimentos rítmicos relacionados com o sono, não é muito empregado na língua Portuguesa. Os MRS, raramente, podem se constituir em quebra de normalidade do sono e também em sintomas de privação de sono nos dias seguintes aos dos movimentos. São em geral benignos na maioria das crianças, porém causam com frequência ansiedade e temor em seus familiares. Uma preocupação constante dos pais é que a criança possa se machucar durante as crises. Particularmente o movimento rítmico de bater a cabeça (*jactatio capitis nocturna*) causa preocupação. Os pais também apresentam com frequência preocupações quanto à normalidade do desenvolvimento de seus filhos.

Etiologia e fatores de risco

Na maioria dos casos de MRS as crianças são normais neurologicamente. Ansiedade, entretanto, neles pode ser mais comum que em crianças controle. Acredita-se que ambos os sexos sejam igualmente acometidos, embora alguns autores acreditem que sejam mais comuns em meninos; e predisposição familiar é frequente. Os MRS com frequência desaparecem com a idade de cinco anos, mas podem persistir em crianças com autismo ou outros distúrbios difusos do desenvolvimento, psicopatologia, e retardo mental. Nessas crianças problemáticas mais frequentemente os movimentos rítmicos ocorrem durante o dia, e à noite continuam-se com a mesma estereotipia que se verifica durante o dia. A causa dos MRS é desconhecida, mas acredita-se que a movimentação seja um tipo de autoestimulação

Capítulo 18 – Distúrbios dos Movimentos Relacionados ao Sono

ou de autoapaziguamento. Acredita-se que a cinestesia dos movimentos possa induzir estimulação vestibular. Vários estímulos que causam despertares ou microdespertares podem precipitar os movimentos, como por exemplo, barulhos ambientais, distúrbios respiratórios do sono, refluxo gastroesofágico, ou dores de qualquer origem. Também podem ser mais frequentes em famílias disfuncionais, situações de estresse ou em ambientes com insuficiente estimulação da criança.

Descrição, quadro clínico e avaliação

Bater a cabeça (*jactatio capitis nocturna*) costuma iniciar por volta dos nove meses de idade e pode ser de várias maneiras: a criança em posição prona levanta repetitivamente a cabeça e a bate contra o travesseiro ou colchão; rola sobre as mãos e bate a cabeça nas guardas da cama ou na parede; ou, sentada, movimenta a cabeça repetitivamente para trás e bate com o occipital contra a cabeceira ou a parede. Rolar a cabeça inicia-se por volta dos dez meses de vida: a criança em posição supina rola continuadamente a cabeça de um lado para o outro. Rolar o corpo significa que a criança rola todo o corpo de um lado para o outro continuadamente; é considerado o menos comum dos MRS. Balançar o corpo (ou vaivém do corpo): a criança balança ritmamente o corpo para frente e para trás quando está sentada (ou de joelho) e apoiando-se com as mãos; é o DRS que começa em geral mais cedo, por volta dos seis meses de idade. Junto com os DRS às vezes ocorrem vocalizações como murmúrios constantes ou entoações ininteligíveis. Algumas crianças vocalizam tão alto que interrompem o sono de seus familiares. A anamnese em geral não traz informações relevantes e o exame físico do paciente é normal na grande maioria das vezes, com exceção talvez de edemas na região onde a cabeça mais bate (galo). É fundamental avaliar os marcos do desenvolvimento neuropsicomotor, que em geral são normais. Como a privação de sono pode exacerbar o DRS, anamnese sobre a higiene do sono é muito importante. A maioria das crianças cessa seus DRS por volta dos três anos de idade e cerca de 90% delas não mais os apresentam aos quatro anos. Raramente, os DRS persistem na adolescência ou mesmo até a vida adulta. Reaparecimento de DRS após muito tempo interrompido com frequência é desencadeado por estresse.

Diagnóstico diferencial

Negligência psicoemocional, ou mesmo abuso infantil devem ser excluídos. Crianças com outros quadros de autoestimulação como, por exemplo, ruminação mais ainda deve lembrar negligência, ou abuso infantil. Epilepsia durante o sono deve ser afastada; um aspecto interessante é que diferentemente da epilepsia, as crianças com DRS têm controle voluntário sobre os movimentos. Distúrbios outros do sono como, por exemplo, apneia do sono, e movimentos periódicos dos membros durante o sono podem necessitar de polissonografia para ser excluídos. Condições médicas como infecções otológicas, refluxo gastroesofágico, e dores podem causar MRS. Retardo mental pode induzir comportamento de MRS, ou mesmo comportamentos com características de automutilação. Crianças com déficit de desenvolvimento tendem a ter movimentos rítmicos também durante o dia.

Conduta – excluindo-se outros tipos de distúrbios do sono que possam quebrar a sua continuidade (por ex.. apneia do sono) e assim desencadear os MRS, não há necessidade de encaminhar o paciente a um especialista em sono. Por vezes, se clinicamente apenas não se consegue definir a situação, a polissonografia em laboratório de sono pode ser necessária. Um neurologista pediátrico pode ser necessário caso o paciente tenha atraso dos marcos do desenvolvimento, e/ou também apresente movimentação rítmica durante o dia e quando em vigília.

Assegurar que os MRS são benignos e se extinguem em geral antes dos cinco anos de idade é essencial para tranquilizar a família da criança. É importante orientar medidas de segurança para que a criança não se fira durante os movimentos. Os parafusos e juntas do berço devem ser bem apertados, e caso a criança durma em cama, guarda-corpos devem ser providenciados. Parafusos e porcas devem ser bem lubrificados para que não haja barulho de ranger que prejudique o sono dos familiares. Embora o "bater a cabeça" muito raramente possa machucar a criança, os pais sentem-se mais à vontade quando almofadas ou travesseiros extras são colocados no local onde a criança costuma bater a cabeça. Os pais devem ser informados de que devem minimizar a condição perante os olhos da criança porquanto dar muita importância aos MRS reforça sua continuação. Absoluto respeito às regras da higiene do sono é fundamental, pois a privação do sono incrementa os MRS. Barulhos ambientais e iluminação excessiva devem ser minimizados. Por vezes, ruídos contínuos e monótonos de algum rádio a meia distância com altura de som que não identifique as palavras pronunciadas (*White noise*), acalma a excessiva movimentação do paciente. A terapêutica farmacológica deve ser empregada apenas para os casos severos e muito frequentes. São citados na literatura médica medicamentos como os benzodiazepínicos, e antidepressivos tricíclicos. Em vários estudos o clonazepam se mostrou eficaz. Nos poucos casos que utilizamos o clonazepam em alguns casos severos de MRS obtivemos sucesso com baixa dosagem desse fármaco. Algumas poucas semanas, ou meses de tratamento são necessários para que diminua a condição de habitualidade inerente aos DRS.

SÍNDROME DAS PERNAS INQUIETAS EM CRIANÇAS

Introdução

Por suas peculiaridades, a síndrome das pernas inquietas (SPI) é uma doença intrigante. Apresenta um previsível ritmo circadiano da severidade de seus sintomas, sempre com piora à noite ou apenas surgindo à noite. Seus incômodos sintomas são estranhos, às vezes difíceis de descrever, e, interessantemente, ocorrem quando o paciente procura repousar. Dela se diz que é a doença "mais comum que menos se conhece", pois ainda é hoje bastante subdiagnosticada e subtratada, inclusive em crianças. É passível de ser desencadeada por um grande rol de fármacos que a medicina moderna utiliza; apresenta frequentes comorbidades, e pode ser iniciada por situações clínicas que aparentemente não dizem respeito a ela, como por ex.: gravidez.

Apenas nas duas últimas décadas é que a literatura médica reconheceu o quanto a SPI é comum entre adultos e crianças, e também que tem potencial para infligir grande sofrimento em seus portadores. Acredita-se que a SPI seja a segunda doença mais comum (depois da insônia) a prejudicar o sono de pessoas em outros aspectos normais. Consta que o médico Inglês Thomas Willis foi quem primeiro a descreveu em 1685. Mas foi um notável neurologista Sueco, Karl Axel Ekbom, quem inaugurou a era moderna de estudos de SPI, em 1944. Ekbom descreveu suas principais características e a denominou de *restless legs*; e em homenagem aos seus dois primeiros autores, a doença também é conhecida como doença de Willis-Ekbom. Apenas em 1991 o primeiro caso clínico de SPI foi descrito nos Estados Unidos, e desde então ela tem sido bastante descrita e estudada. Segundo o grupo internacional de estudos da SPI (*IRLSSG: International restless legs síndrome study group.*), a doença tem quatro principais características: 1) os sintomas ocorrem quando o paciente encontra-se em repouso; 2) há um ímpeto quase irresistível para se mexer e isso muito frequentemente é acompanhado de desagradáveis sensações (parestesias,) no interior dos membros afetados; 3) a movimentação alivia os desconfortos enquanto persistir; 4) a condição ocorre apenas à noite ou é mais intensa à noite. As pernas são os membros mais comumente afetados, mas nos casos mais severos também os braços, e às vezes outras partes do corpo. Mais inten-

Capítulo 18 – Distúrbios dos Movimentos Relacionados ao Sono

samente à noite, ou apenas à noite, quando o paciente está sentado ou deitado, e procura repousar, surgem desconfortáveis parestesias no interior das pernas (ou outras partes do corpo), que aliviam se o paciente se levanta e anda ou apenas mexe as pernas. Pode-se dizer que às noites o "conforto é desconfortável" e exige movimentação para minorar. As parestesias ficam ausentes enquanto a movimentação persiste e retornam em tempo variável assim que o paciente novamente se aquieta. Alguns pacientes não informam ter parestesias, apenas vontade de se mexer. Mesmo nesses casos, quando se pede que não se mexam e observem então o que sentem, os pacientes acabam por revelar que realmente têm sensações desagradáveis no interior das pernas. Em cerca de 50% ou mais dos casos, dores em maior ou menor intensidade acompanham a sintomatologia, e, por vezes, apenas dor é percebida.

Vários autores informam que a prevalência da SPI em adultos oscila entre 5% a 15%, e no Brasil a prevalência na população em geral é de 6,4%, mas dados sobre a população pediátrica Brasileira inexistem. Um estudo que avaliou um grande número de jovens nos Estados Unidos, Reino Unido e Turquia constatou uma prevalência de 2% a 4% entre crianças e adolescentes, sendo que 0,5% a 1% deles apresentava SPI moderada a severa. Entre adultos há uma predominância do sexo feminino, mas nas crianças ambos os sexos são igualmente afetados. Cerca de 40% dos adultos informam que sua doença se iniciou antes dos 20 anos de idade. A maioria dos pacientes apresenta história familiar para SPI. A hereditariedade implicada na SPI é do tipo autossômica dominante e com penetração variável; *vários loci* genéticos foram considerados, mas algum gene específico, "responsável", pela doença ainda não foi identificado.

A SPI é uma doença neurológica comum, mas tratável, que pode afetar seriamente o sono e a qualidade de vida das pessoas afetadas. Ao se deitar e procurar dormir as incômodas parestesias impedem o paciente de adormecer com rapidez, e prejudicam tanto a qualidade (sono fragmentado) quanto a quantidade do sono. Em relação às crianças, o sono é muito inquieto, os pacientes se mexem muito enquanto dormem, são frequentes os acordares e as parassonias; e durante o dia seguinte apresenta comportamento agitado. Alguns adultos mais gravemente afetados dormem apenas cerca de cinco horas por noite; e durante muitas vezes são obrigados a se levantar e a caminhar pela casa para mitigar dores ou parestesias. É comum aos portadores de SPI apresentar crônica privação de sono, com todas suas deletérias consequências. Significativa variabilidade da gravidade da doença é comum, e a doença ativa pode se entremear de curtos ou longos períodos de remissão. A maioria dos pacientes não sofre tão acentuadamente ao ponto de precisar de tratamento farmacológico. A rigor, trata-se de doença que tem controle, porém até o momento não há cura.

Muitos autores consideram a SPI um distúrbio do movimento, porém, recentemente questionamos ser a doença um real distúrbio do movimento: a movimentação a rigor é voluntária, e mesmo sendo difícil o paciente consegue manter-se quieto; não há prejuízo do equilíbrio; o paciente consegue mover apenas um membro se assim o desejar; para se assim lhe é ordenado; e se a movimentação ocorre com alguma finalidade específica, como trabalho doméstico por ex.:, não há qualquer prejuízo na destreza da pessoa afetada. Essas observações clínicas implicam que a movimentação do paciente de SPI segue os mecanismos básicos da fisiologia do movimento; e está totalmente sob controle da vontade da pessoa. A classificação da doença, entretanto, como um distúrbio sensorial e motor é correta sob o ponto de vista de seu fenótipo: parestesias e movimentação acentuada.

Fisiopatologia

A observação de que agonistas dopaminérgicos são drogas eficazes para aliviar a sintomatologia da SPI prontamente levou à impressão de que uma hipofunção dopaminérgica é central à fisiopatologia da doença. Essa hipótese ganhou corpo quando também se observou que antagonistas dopaminérgicos pioram a doença ou mesmo a iniciam em pessoas predispostas. Como disfunção do sistema nigroestriatal é responsável pela doença de Parkinson, um distúrbio do movimento, por similaridade muitos autores acreditam que esse sistema dopaminérgico, quando disfuncional provoca sintomas de SPI. Lembramos (ler acima) que a SPI por muitos é acreditada como um distúrbio do movimento, e não apenas distúrbio somatossensorial. Não há qualquer prova que possa incriminar o sistema nigroestriatal como causador de SPI, mesmo porque se assim o fosse, todos os portadores de Parkinson automaticamente também teriam SPI, o que estudos epidemiológicos não demonstram.

Também é crença geral que as parestesias da SPI são geradas centralmente, no encéfalo. Não há provas para essa especulação e, além do mais, os sintomas da SPI seriam então, de fato, alucinações, o que os correlatos da doença não permitem concluir. Tudo indica que as desagradáveis parestesias sentidas pelos pacientes são geradas na própria perna, isto é, na periferia do sistema nervoso central (SNC). Essa hipótese foi inclusive sustentada pelo próprio Ekbom, em um artigo onde ele descreveu pela primeira vez SPI em pacientes amputados. Também verificamos que artroplastia total do joelho é capaz de desencadear SPI de novo em pacientes que não apresentavam a doença anteriormente à cirurgia, e os sintomas da SPI manifestam-se apenas na perna operada. Por outro lado, procedimentos comuns como massagem nos membros, ou aplicação de compressas frias têm o poder de aliviar a sintomatologia da SPI, fato que seria totalmente inviável se as parestesias fossem geradas centralmente. Diante dessas inúmeras provas circunstanciais, teorizamos que os sintomas de SPI são gerados pelos mesmos mecanismos que as normais percepções sensoriais dos membros

ocorrem: estimulação dos receptores sensoriais periféricos que pertencem ao sistema somatossensorial. As sensações desconfortáveis que são percebidas pelo córtex somatossensorial são geradas a partir de um limiar rebaixado dos receptores para captação de estímulos provenientes do ambiente tissular no qual estão inseridos. Estímulos que normalmente não são captados pelos receptores devido a rebaixamento do limiar para percepção sensorial desencadeiam potenciais de ação que atingem o córtex como sintomas da SPI. Essa nossa teoria foi reforçada pela observação de que o antagonista dopaminérgico domperidona, que não penetra a barreira hematoencefálica, é grande piorador da intensidade dos sintomas de SPI. Ou seja, um fármaco que é antagonista apenas da dopamina (DA) externa à barreira hemato encefálica, somente poderia piorar a SPI se os sintomas da doença fossem gerados perifericamente. Dentre os quatro grandes sistemas dopaminérgicos do SNC, o único situado fora da barreira hemato encefálica é o tuberoinfundibular. Nesse sistema a função da DA é modular a liberação da tireotropina e da prolactina. Como uma liberação aumentada de prolactina dificilmente poderia resultar em sintomas de SPI, devido seu papel fisiológico não envolver qualquer ligação com o sistema somatossensorial, resta então à tireotropina, quando não suficientemente modulada a possibilidade de ser ela a desencadeante dos sintomas da SPI. A tireotropina é o hormônio estimulador da glândula tireoide para que seja liberado o hormônio tireóideo (TH). O TH tem grande número de papéis fisiológicos e um deles é aumentar a "força" e velocidade das transmissões sinápticas, e, também, ele está envolvido com sensibilidade sensorial. TH, através de ações não genômicas (rápidas) aumenta o número e tamanho das mitocôndrias, onde o ATP é produzido. Já está comprovado que o ATP é também um neurotransmissor excitatório, co-armazenado com o glutamato. O glutamato é o neurotransmissor principal das vias somatossensoriais periféricas, desde os receptores sensoriais profundamente situados na perna até o córtex sensorial. Assim, a uma hipofunção dopaminérgica tuberoinfundibular corresponde uma insuficiente modulação da tireotropina com consequente maior liberação de TH, que por sua vez aumenta a excitabilidade do sistema somatossensorial. A essa excitabilidade aumentada corresponde tanto um rebaixamento da sensibilidade para captação de estímulo pelos receptores somatossensoriais periféricos, quanto um aumento da velocidade e força da transmissão desses estímulos até o córtex somatossensorial. Esses estímulos são, dessa maneira, percebidos como desagradáveis parestesias/disestesias, isto é, sintomas de SPI. A favor dessa teoria existem várias circunstâncias que se entrelaçam firmemente, dando respaldo a ela: 1) a SPI é bem mais comum em pacientes com doença de Graves do que em pessoas normais; 2) a SPI é bem mais comum em mulheres grávidas porque nelas um aumento dos níveis de estradiol inibe acentuadamente a liberação de DA do sistema tuberoinfundibular e também diretamente aumenta a liberação de tireotropina; 2) o aumento de sintomas da SPI à noite ocorre quando os níveis de tireotropina aumentam bastante; 3) a grande maioria das drogas que pioram a SPI diminui a degradação metabólica de TH [por ex.: inibidores seletivos da recaptação da serotonina], enquanto drogas que aumentam o catabolismo de TH aliviam os sintomas de SPI [por ex.: *hypericum perforatum*]; 4) várias drogas que melhoram a SPI são moduladores da transmissão sináptica desde os receptores sensoriais da perna até o córtex somatossensorial [por ex.: gabapentina]; 5) massagem aplicada à perna melhora a sintomatologia da SPI porque pressionando os receptores somatossensoriais eles diminuem a sua sinalização para o córtex; 6) os agonistas dopaminérgicos como pramipexole por ex.: são ótimos agentes para a SPI e eles diminuem os níveis circulantes de TH; 7) pacientes hipertireóideos, mesmo que sem a exata sintomatologia de SPI apresentam fenótipo bastante assemelhado ao da SPI,

isto é, inquietude, movimentação excessiva e dificuldade para dormir; 8) domperidona que somente antagoniza a DA tuberoinfundibular piora os sintomas de SPI.

O DIAGNÓSTICO DA SÍNDROME DAS PERNAS INQUIETAS É EXCLUSIVAMENTE CLÍNICO

O diagnóstico da SPI repousa inteiramente na história do paciente, isto é, em sua anamnese. A SPI é uma doença com descrição de caso, o que significa que alguns critérios devem ser preenchidos para que seja feito seu diagnóstico. Em 2003, o grupo internacional de estudos da SPI, em Inglês, *IRLSSG*, propôs quatro critérios para o diagnóstico de SPI e, em 2012, houve uma atualização dos critérios tendo sido incorporado mais um critério aos quatro primeiros. Segundo o IRLSSG o diagnóstico de SPI é estabelecido quando os pacientes, adultos ou crianças com cognição suficiente, informam com suas próprias palavras os seguintes sintomas:

- Um ímpeto para mover as pernas, usualmente acompanhado ou causado por desconfortáveis e desagradáveis sensações nas pernas. Algumas vezes a necessidade imperiosa de mexer as pernas ocorre sem as desconfortáveis sensações, e algumas vezes outras partes do corpo são também afetadas além das pernas.

- As desagradáveis sensações ocorrem durante períodos de repouso ou inatividade tais como estar sentado ou deitado.

- O ímpeto para mover os membros e/ou as desagradáveis sensações são parcialmente ou totalmente aliviados pelos movimentos enquanto esses persistirem.

- Os sintomas são piores à noite, ou se manifestam apenas à noite. Quando os sintomas são bastante severos a piora à noite pode não ocorrer, mas pelo menos deve ter estado presente no começo da doença.

- Os sintomas não podem ser atribuídos a quaisquer outras doenças, ou situações comportamentais.

Alguns achados clínicos frequentemente presentes no paciente com SPI são considerados suportes para o diagnóstico: A) história familiar para SPI; B) resposta positiva às drogas dopaminérgicas; C) presença de movimentos periódicos dos membros durante o sono (MPMS [através de polissonografia]), ou durante a vigília (através de actigrafia). Em nossa experiência, uma resposta positiva à utilização de agonistas dopaminérgicos é o mais útil e prático suporte diagnóstico para SPI.

MPMS, ou mioclonia noturna, são movimentos estereotípicos, intermitentes e repetitivos dos membros inferiores durante o sono. MPMS podem ocorrer também com os membros superiores. Os mais típicos MPMS consistem de abertura em leque dos dedos do pé, flexão parcial do tornozelo, flexão do joelho, e às vezes também discreta flexão do quadril. Podem às vezes ser vigorosos o suficiente para que o companheiro/a de cama sinta o movimento como um pequeno chute. O MPMS dos braços consiste de repetitivas flexões do cotovelo. Em mais de 90% das vezes, os MPMS estão presentes em pacientes com diagnóstico de SPI. Sobressaltos dos membros inferiores durante a vigília e à noite também podem ocorrer em alguns poucos pacientes caracterizando MPM durante a vigília. MPMS também podem ocorrer em pessoas sem SPI e se prejudicam a qualidade do sono do paciente são então denominados de distúrbio dos MPMS. A polissonografia é necessária para o diagnóstico de MPMS, porém não para o de SPI. Ela é útil, entretanto, para descartar outros distúrbios do sono, como por ex.: apneia do sono a qual pode inclusive ocorrer concomitantemente com SPI.

Como mencionado anteriormente, a severidade da SPI varia grandemente entre os pacientes, desde condições que são vistas apenas como uma curiosidade pelos pacientes e ocorrendo apenas algumas poucas vezes por ano, até situações de acentuada gravidade, com a SPI prejudicando extremamente o sono e a qualidade de vida da pessoa afetada. Muitos *experts* em SPI opinam que qualquer caso de SPI deve ser considerado severo quando os sintomas ocorrem pelo menos duas vezes por semana. A intensidade (gravidade) da SPI pode ser quantificada através de questionário criado e validado pelo IRLSSG. Dele constam questões pertinentes à SPI, e que podem ser respondidas em pontuação de 1 a 4 a cada pergunta. Constam das perguntas temas como frequência dos sintomas e sua intensidade, prejuízo do sono e da qualidade de vida do paciente. Zero significa que o paciente não experimenta a situação evocada pela questão, e quatro significam a mais severa condição evocada pela pergunta. Temos então que o examinado pode ir desde zero (inexistência de SPI), até 40 (mais grave possível SPI). Aplicar o questionário antes e depois de algum tratamento para SPI permite avaliar a eficácia ou não do tratamento. Em pouco menos de uma centena de adultos em quem observamos SPI, a pontuação mais alta que verificamos foi de 38 em uma senhora com 56 anos de idade. Pontuação até dez significa SPI leve; até 20 SPI moderada; até 30 SPI moderadamente grave; e mais de 30 SPI grave. Esse questionário foi traduzido para o Português Brasileiro e foi validado a seguir por Masuko e colegas em 2008. Não existem questionários válidos aplicáveis às crianças e que sirvam para quantificar a severidade da SPI.

Quando um paciente informa com suas próprias palavras todos os critérios que definem a SPI estabelece-se o diagnóstico de SPI **definida**. Obviamente, muitas crianças não terão cognição suficiente para externar com suas próprias palavras sua sintomatologia. Para essas crianças, o IRLSSG criou os diagnósticos de SPI **possível** e SPI **provável**. São diagnósticos presuntivos que conferem ao diagnosticador a possibilidade de orientar os familiares para medidas gerais que possam mitigar a problemática da criança, as quais são benéficas como um todo mesmo que posteriormente não se diagnostique SPI definida. Entenda-se que SPI provável é a mais possível de se concretizar no futuro em SPI. Os Pediatras mais frequentemente estarão aptos a diagnosticar SPIs provável e possível do que SPI definida. Todas as circunstâncias válidas como suportes diagnósticos para adultos são também válidas para crianças sem condições de se expressar convincentemente. Dentre os vários suportes diagnósticos, acreditamos que para o Pediatra o mais importante é a criança apresentar genitor com SPI definida. Em nossa experiência, quando uma criança apresenta mau sono, mas não encontramos outra causa evidente para esse mau sono, se ela tem um genitor com SPI, cabe ao caso o diagnóstico de SPI possível. Não sendo possível elucidar hereditariedade para a SPI, o seu diagnóstico para a criança em estudo torna-se mais difícil. Quando é possível a realização de polissonografia, o encontro de MPMS reafirma o diagnóstico de SPI, possível ou provável. Entretanto, é necessário informar que o diagnóstico de MPMS em adultos ocorre quando se encontram pelo menos 15 movimentos ou mais por hora de sono; e nas crianças apenas cinco ou mais movimentos já indicam presença de MPMS. Caso ao distúrbio do sono do paciente não seja possível o diagnóstico de SPI, mas mesmo assim MPMS são observados, é lícito o diagnóstico de distúrbio dos MPMS. Em nossa experiência, entretanto, essa condição clínica é muito rara em Pediatria, mas é interessante ressaltar que o tratamento para distúrbio do MPMS é idêntico ao tratamento para SPI. Alguns especificadores para avaliação da significância e gravidade da SPI Pediátrica são os mesmos que se aplicam aos adultos com SPI definida: impacto da SPI sobre o sono; prejuízo social, ocupacional, ou educacional para a vida da criança; e outras áreas importantes as quais possam ser decorrentes de mau sono, como energia/vitalidade, comportamento, cognição ou humor. Esses especificadores são importantes de ser analisados quando se cogita de tratar farmacologicamente uma criança com qualquer dos diagnósticos de SPI.

Recentemente, *experts* em SPI Pediátrica dentro do IRLSSG, arbitrariamente, definiram o que denominaram "*simplified and updated research criteria for probable* and *possible* pediatric RLS", que a seguir expomos.

SPI provável: A criança demonstra todos os cinco critérios essenciais para o diagnóstico exceto o quarto critério (piora à noite). **SPI possível**: observa-se que a criança tem manifestações de desconforto nos membros inferiores que são acompanhadas de movimentação. O desconforto e movimentação devem atender aos critérios quatro a cinco para diagnóstico de SPI definida (apenas o primeiro pode faltar). Observe-se que para esses dois diagnósticos acima, o Pediatra deve se valer da observação dos cuidadores da criança e de seus informes.

O leitor pode perceber que as regras para os dois diagnósticos acima, especialmente o de SPI possível não são "simplificados", e para os Pediatras gerais elas são difíceis de ser aplicadas. Além do mais, caso as siga, o Pediatra sempre estará incerto quanto à acurácia das informações dos familiares, de sua objetividade. Os critérios mais antigos (2003), para esses dois diagnósticos priorizava o item hereditariedade (pais ou parentes de primeiro grau com SPI) como importante para o estudo de SPI pediátrica. Os critérios de 2012, não mantiveram esse dado como sendo necessário para os diagnósticos de SPI provável, ou possível, com a alegação de que ele não pode ser elucidado em todas as crianças (por ex.: as adotadas). Parece-nos que a remoção desse dado como um item de grande importância para diagnósticos de SPI pediátrica foi um erro para as normatizações de 2012.

Em nossa prática, continuamos a nos valer do item hereditariedade para o estudo de SPI pediátrica; ressaltamos, contudo, que o único critério *sine-qua-non* para esse estudo seja estar presente na história da criança um distúrbio do sono. Não faz sentido avaliar uma criança para eventual SPI se ela não apresenta distúrbio do sono. Em nossa prática, aplicamos as seguintes regras para estabelecer diagnósticos de SPI pediátrica. **SPI provável**: distúrbio do sono considerando-se a idade da criança; parente de primeiro grau com SPI definida; presença de MPMS à polissonografia. **SPI possível**: distúrbio do sono para a idade; presença de parente de primeiro grau com SPI definida. Para esses dois diagnósticos é necessário que se excluam outras possíveis causas de mau sono. Obviamente, esses critérios que utilizamos somente são aplicáveis quando não se pode obter uma história vinda da criança em suas próprias palavras.

APRESENTAÇÃO COMUM DA SÍNDROME DAS PERNAS INQUIETAS EM CRIANÇAS

A grande maioria das crianças apresenta-se à entrevista com histórico de sono ruim, muito inquieto, "mexido". Se sobre uma criança se diz que ela dorme bem, muito provavelmente ela não tem SP naquela época da sua vida. Lactentes ou pré-escolares têm dificuldade para dormir, acordam com frequência e requerem a presença de seus familiares para iniciar ou retornar ao sono. Crianças maiores com frequência desenvolvem um quadro equivalente ao da síndrome do atraso da fase do sono. Parassonias como terror no sono, sonilóquio, e bruxismo são frequentes. À nossa experiência não é comum o sonambulismo entre crianças abaixo de quatro anos de idade. Bebês de menos de um ano com frequência apresentam choro frequente e às vezes inconsolável. Crianças pequenas com SPI com frequência são trazidas à cama de seus pais para dormir entre eles, uma vez que eles se cansam de tanto ser chamados pela criança. Quando inqueridos os familiares informam que a criança mexe-se demais enquanto dorme, muda muito de posição e bate tanto as pernas que prejudica o sono de seus pais. Em seus berços, principalmente os lactentes movimentam bastante os membros inferiores batendo com eles na guarda do leito. Em típico e comum comportamento, os lactentes levantam alto suas pernas e batem com

elas fortemente contra o colchão, produzindo barulho audível até fora do quarto; ou então esfregam continuamente pés e pernas uns contra os outros. Devido seus frequentes acordares (alguns bebês até a cada meia hora) os pais dão muita atenção às crianças com a expectativa de acalmá-las e fazê-las retornar ao sono. Esses pequenos pacientes condicionam-se então a retornar ao sono apenas com o auxílio de seus pais, e desenvolvem então um comportamento assemelhado ao de insônia comportamental. É convicção nossa que toda criança que tem diagnóstico firmado de insônia comportamental deve ser estudada para eventual SPI. Familiares com crianças com SPI frequentemente se apresentam com quadro de privação crônica de sono. Interessantemente, muitas crianças com SPI apresentam no último quinto de seu período à noite na cama um sono de boa qualidade, com pouca movimentação e pouca troca de posições. A esse pequeno período de bom sono no paciente com SPI (ocorre também em adultos) foi apropriadamente denominado de a "hora da graça".

Como consequência de seu pobre sono, as crianças não têm em geral um "bom funcionamento" no dia seguinte. Crianças pequenas são agitadas, às vezes turbulentas, e propensas a crises de birra; em geral não apresentam fadiga, em vez, comportam-se agitadamente. Crianças maiores são difíceis de ser acordadas na manhã seguinte e podem ser tomadas como preguiçosas pelos seus pais, e não que tiveram um mau sono; e podem apresentar um longo período de inércia do sono. Crianças escolares e adolescentes queixam-se mais frequentemente de fadiga, principalmente à tarde; e o rendimento escolar pode ser insatisfatório. Em todas as idades a desatenção é comum, e os pacientes podem ser tomados como portadores de transtorno de déficit de atenção com hiperatividade (TDAH), e, inclusive, TDAH é mais comum em pacientes com SPI do que em normais.

É comum que o Pediatra seja procurado não diretamente por sono ruim das crianças e sim por mau comportamento diurno, tal como agitação, irritabilidade e labilidade emocional. Nessas condições é necessário investigar como é o sono dos pacientes e de seus pais. Não raro a causa do mau "funcionamento" é um distúrbio do sono, e quando um dos genitores tem SPI definida (incomumente ambos) deve-se prontamente lembrar SPI. Adolescentes, frequentemente vêm à consulta com queixa de fadiga e desânimo: investiga-se SPI e muitas vezes se obtém histórico de SPI definida. Os jovens na maioria das vezes não creditam às suas sensações alguma doença e, sim, que o que sentem nas pernas, e a vontade de movimentá-las, é simplesmente inerente a eles e apenas curiosa maneira de ser normal da pessoa. Um estudo retrospectivo de seu sono mostra que foram lactentes muito problemáticos, por vezes foram acometidos, quando menores de quatro meses, de muita cólica do lactente.

E no histórico sempre consta sono muito inquieto, "mexido". Parassonias são comuns, tais como sonilóquio, despertar confusional, bruxismo e terror em sono. Temos visto em nossos clientes que para muito terror em sono na criança corresponde quase sempre um genitor com SPI. Quando se inquere um genitor com possível SPI, a partir da situação de que seu filho/a não dorme bem, esse adulto apresenta quase sempre quadro clássico de SPI; recebem o diagnóstico com surpresa e, não raro, desconheciam que tinham um problema de sono e sequer tinham ouvido falar de SPI.

Em nossa experiência não há correlação da gravidade da SPI do pai/mãe com a gravidade da SPI do filho/filha. Mas sempre o cônjuge normal irá referir que o sono do parceiro/a é muito leve e muita é a movimentação na cama, e informam que muitas vezes acordam porque a agitação do esposo/a os incomoda. Com frequência, o genitor com SPI de início nega quadro de SPI, mas, ensinando-lhes o como é o quadro da doença, pouco a pouco uma história típica de SPI emerge. Por vezes é o cônjuge normal que intervém na entrevista e começa a relatar o quadro que observa no esposo/a e é primeiro ele/a quem acredita que realmente o parceiro/a tem SPI. Na maioria das vezes a clínica apresentada pelo paciente adulto não é grave e a pessoa não deseja ser tratada. Costumamos dizer em tom de brincadeira que o Pediatra é o profissional de saúde mais bem posicionado para diagnosticar SPI em adultos.

Distúrbios do sono, não apenas SPI, são frequentemente a causa de muita problemática diurna de crianças de qualquer nível socioeconômico e muitas vezes queixas de mau sono não são a primeira informação trazida ao Pediatra, tanto pela criança quanto por seus pais. Comorbidades como TDAH (já referido acima), depressão, e ansiedade podem ser observadas em pacientes com SPI mais comumente do que na população em geral. Cerca de um quarto de pacientes pediátricos com SPI apresenta critérios para TDAH. SPI é comum em pacientes, crianças ou adultos, com doença renal crônica. Crianças com doença falciforme com muita frequência apresentam distúrbio do sono e SPI. Há também evidência de um aumento de MPMS em crianças portadoras de enxaqueca.

ESTUDOS SUBSIDIÁRIOS

Polissonografia não é essencial para o diagnóstico de SPI, mas quando possível é interessante realizá-la. Não é um teste barato, entretanto, e envolve problemática logística para sua consecução, porém tem grande valor para afastar outras problemáticas, como por ex.: apneia do sono. Porém, lembramos que a apneia do sono é também passível de ser diagnosticada apenas clinicamente. Quando na polissonografia obtém-se número de MPMS superior a cinco por hora de sono, praticamente reafirma-se o diagnóstico de SPI. Porém, existe muita variabilidade dia a dia da apresentação de MPMS à polissonografia, o que significa que a não positividade de MPMS pode ter acontecido apenas porque apenas àquele estudo não se observou MPMS, mas em outras polissonografias o resultado poderia ser positivo. Actigrafia, estudo da frequência de movimentos, é realizado com um dispositivo denominado actígrafo que é semelhante a um relógio de pulso. Aplicado ao tornozelo da criança ele registra o número de MPMS que a criança apresentou durante o sono. Acredita-se que um registro de sete noites seguidas seja um estudo que cabalmente demonstrará, sim ou não, a existência de MPMS. É uma metodologia cara e infelizmente não muito disponível no Brasil.

Dentre os estudos laboratoriais, uma avaliação do *status* férrico do paciente é essencial. É necessário avaliar a hemoglobina, hematimetria e RDW, e a ferritina sérica do paciente. A criança pode não ter anemia e ainda assim apresentar ferritina sérica baixa significando isso depósito insuficiente de ferro. Com insuficiência de ferro a SPI de uma criança pode ser desencadeada ou ser mais intensa. Com insuficiência de ferro presente, o tratamento medicamentoso com esse elemento pode resultar em melhora da SPI do paciente. É citado na literatura médica que terapêutica com ferro pode resultar em cura do paciente, porém, apenas tratando a deficiência de ferro, em nossa prática nunca fomos capazes de curar completamente a SPI do paciente, adultos ou crianças, entretanto, nunca tratamos nenhum paciente com SPI e anemia grave. A maioria dos *experts* em SPI considera que um mínimo de 45 mcg/L de ferritina sérica deve ser alcançado nos indivíduos com SPI. Alguns consideram que os valores entre 50 e 100 mcg/L é que devem ser mantidos; outros referem 150 mcg/L. Não há, a rigor, um consenso e, em nossa prática tratamos com ferro o paciente até que ele apresente níveis oscilando entre 100 e 150 mcg/L no máximo. A possibilidade da existência de hemocromatose no seio familiar daquela criança deve contudo ser lembrada. A ferritina sérica é reagente da fase aguda do soro, e, assim, se a criança teve alguma doença febril no último mês ela pode estar falsamente elevada, sendo então que se torna necessário a avaliação desse fato. O ferro sérico não é muito útil para avaliar depósito de ferro, pois ele está baixo apenas quando anemia já se faz presente. Outros indicadores como capacidade total de transporte de ferro e saturação da transferrina também não muito úteis para analisar ferro corpóreo baixo. A saturação da transferrina, contudo, é bom estudo para se saber quando os depósitos já estejam sendo suficientes; saturação próxima de, ou mesmo já em 50%, em geral indica desnecessidade de continuar com a terapêutica de ferro.

DIAGNÓSTICO DIFERENCIAL

O grupo de *experts* em SPI pediátrica pertencente ao IRLSSG apontou várias condições a serem afastadas ao se estudar um possível caso de SPI em crianças. Denominaram mimetismos a essas condições que se assemelham à SPI. Os mais comuns são: desconforto posicional; torção ou distensão muscular ou ligamentar; isquemia posicional; dermatite; dores do crescimento. Menos comumente: cãibra muscular; artrite; neuropatia periférica; mielopatia; miopatia; fibromialgia; síndrome da dor complexa regional; acatisia induzida por drogas; anemia falciforme. Essas condições listadas não devem trazer dificuldade diagnóstica quando a história clínica e exame físico forem cuidadosos. As "dores do crescimento" podem necessitar estudo minucioso já que elas são comuns em crianças e algumas vezes podem estar concomitantes com SPI. Muitos adultos com SPI referem que tiveram dores do crescimento quando crianças. Em nossa prática pediátrica com ênfase em distúrbios do sono notamos que algumas situações clínicas merecem um estudo mais acurado no diagnóstico diferencial com SPI, são elas: cólica do lactente; insônia comportamental da criança; apneia do sono; TDAH; epilepsia em sono; neuropatia; e refluxo gasto esofágico oculto.

Alguns lactentes com menos de seis meses de idade, comportam-se à noite com muito choro parecendo que tem dor no abdômen, o que se denominou de cólicas do lactente. Os bebês mais choram à noite e se comportam melhor durante o dia. As cólicas do lactente têm grande potencial para causar estresse familiar. Muitas crianças com choro excessivo à noite parecem dormir mal devido à cólica, e isso pode ser considerado um distúrbio do sono. Algumas dessas crianças apresentam um genitor com SPI definida e nelas então cabe o diagnóstico diferencial de SPI possível. A abordagem terapêutica como se entende deve ser cautelosa já que nessa faixa etária o tratamento farmacológico é inexequível. Deve-se tranquilizar os familiares, respeitar as regras da higiene do sono e cuidar para que a ferritina sérica da criança alcance os valores aceitos como os ideais para uma situação de SPI presente. Durante crises de choro, e sempre após o banho, é interessante aplicar massagem nas pernas da criança, pressionando-se desde os pés até as coxas do bebê, com as mãos abarcando o membro. Aperta-se o pé entre as mãos três vezes, depois as partes baixa e alta da panturrilha, cada uma igualmente três vezes, e a seguir a coxa. Não todos os bebês, mas muitos deles acalmam com essa massagem, e voltam a dormir. A maioria das crianças com choro excessivo por "cólica do lactente" e com genitor com SPI, quando acompanhada até depois do primeiro semestre de vida passam a demonstrar comportamento típico de portador de SPI.

Outro importante diagnóstico diferencial é a insônia comportamental da criança, uma entidade clínica comum. Alguns pais são incapazes de disciplinar o sono de seus filhos, permitem que eles resistam a ida para a cama em horas apropriadas, e lhes dão muita atenção durante a noite. Ao acordarem, às vezes com bastante frequência, essas crianças recebem muita atenção de seus para que voltem a dormir. Esses meninos/as então passam a necessitar constantemente da ajuda de seus pais para retornar ao sono; acostumam-se ao fato, que passa a ser então um comportamento aprendido. Como essa situação é comum em crianças com SPI, a insônia comportamental da infância

torna-se então um importantíssimo diagnóstico diferencial. A insônia comportamental é bastante fácil de ser tratada quando aos pais da criança se ensinam os motivos pelo qual a condição surgiu, e também que devem ser mais disciplinadores e menos atenciosos com a criança cada vez que ela acordar. Quando a insônia comportamental resiste à terapêutica também comportamental por parte de seus pais, SPI deve sempre ser investigada, e, não raramente, será demonstrada. Além do mais, a insônia comportamental talvez seja a condição clínica mais frequentemente encontrada como comorbidade da SPI, principalmente em crianças pequenas. Apneia do sono é comum entre crianças com aumento de adenoide e amídalas. O sono nesses pacientes é inquieto e fragmentado e pode ser tomado como secundário à SPI. História de ronco e respiração bucal à noite é quase uma constância, e são comuns alterações dentofaciais as quais lembrarão apneia do sono. História de dificuldades respiratórias à noite e exame físico abrangente permitirão excluir ou afirmar apneia do sono. Casos muito difíceis poderão precisar de polissonografia em laboratório de sono.

TDAH é importante diagnóstico diferencial com SPI e também sua frequente comorbidade. Cerca de um quarto de pacientes de SPI encontram critério para TDAH, e, vice-versa, 12% a 35% de crianças com TDAH mostrarão critérios para SPI. Além do mais, muitas crianças com SPI, por dormirem mal, mostram comportamento compatível com TDAH devido ao déficit crônico de sono. E casos fidedignos de TDAH podem dormir mal sem serem portadores de SPI. Como regra, sempre se deve investigar uma entidade quando se diagnosticou a outra.

Também ansiedade, depressão e síndrome do pânico são mais comuns em pacientes com SPI do que em normais. Todas essas condições devem ser afastadas, principalmente em adolescentes. Quando os movimentos noturnos da criança não parecem assemelhar-se aos que são típicos de SPI, é necessário polissonografia de noite inteira em laboratório de sono, pois pode se tratar de epilepsia que se manifesta à noite. São mais comumente presentes nessa situação a epilepsia rolândica benigna e epilepsia do lobo frontal.

A possibilidade de neuropatia deve sempre ser lembrada em casos atípicos de SPI, e isso principalmente quando não existe seu característico ritmo circadiano. Igualmente, quando a criança apresenta prejuízo em sua movimentação voluntária e/ou sensibilidade anômala na pele, deve ser investigada neuropatia. Adormecimento do membro, presente em várias neuropatias, não é comum em SPI. Quando a criança apresentar parestesias/disestesias nos membros, mas não obtém alívio com a movimentação é esta condição também suspeita de ser neuropatia.

Curiosamente, na região em que trabalhamos, refluxo gastroesofágico (RGE) tem sido erroneamente diagnosticado como causa de choro e mau sono de crianças pequenas. Não infrequentemente, RGE oculto é apontado como a causa de comportamento irrequieto e choro em lactentes, embora sejam poucas as evidências. Os bebês choram muito à noite e então se acredita que RGE oculto causou queimação retroesternal e dor, e isto seria a causa do choro e da agitação da criança. Essa é uma crença muito generalizada entre Pediatras Brasileiros. Entretanto, é bastante incomum RGE oculto em bebês pequenos e crianças em geral de até dois anos de idade. O pequeno calibre e pouca altura de seu esôfago faz com que seja sempre expelido como vômito o material gástrico refluído. O material refluído causa distensão do corpo esofágico (mais significativa pelo pequeno esôfago) o que condiciona reflexamente a abertura do esfíncter esofágico superior e consequente vômito. Com a hipótese de ser RGE o problema da criança, institui-se terapêutica como por ex:. ranitidina e domperidona, o que somente faz piorar o quadro. Domperidona é um potente antagonista da DA, o que exacerba intensamente a sintomatologia de SPI de criança nova: choro severo, agitação de pernas e corpo, e com sono pouco e mau.

Por vezes, escutamos de algumas mães que o seu bebê parece ter "surtado", após o uso do antiemético. O quadro é dramático, o choro inconsolável da criança prolonga-se por horas, a agitação física é intensa e as pernas movem-se freneticamente, o sono não vem e o bebê tira apenas alguns cochilos agitados no decorrer da noite. Costumamos dizer, brincando, que se um bebê com cólicas não piora com o uso de domperidona, provavelmente não tem SPI. Ao suspender a droga ofensiva o bebê se recupera ao longo de 12 a 18 horas, e volta ao seu quadro habitual, mas não tão grave, de sono agitado e choro frequente. Oito pacientes que passaram por esse quadro quando tinham menos de três meses de idade, foram por nós acompanhados até cerca de dezoito meses de idade. Tinham um genitor com SPI definida e desenvolveram quadro mais facilmente identificável de SPI a uma idade maior.

TRATAMENTO

O tratamento para pacientes adultos com SPI é estandardizado e regulamentado. Tal ainda não é o caso para SPI pediátrica, talvez a não ser para adolescentes, quando normas já de adultos podem ser seguidas. Contudo, para todos os pacientes, intervenções não farmacológicas são importantes para se alcançar um bom resultado, qualquer que seja a idade da criança. Bons hábitos de sono devem ser seguidos, principalmente acostumar-se a ir para a cama cedo em horas que são as apropriadas para a idade da criança (ler capítulo sobre higiene do sono). É necessário que a criança não passe por outros inconvenientes para o sono além de sua SPI, pois se sabe que déficit de sono piora bastante seu quadro. Mais frequentemente os adolescentes são reticentes quanto às boas regras para o sono. Prática de esportes e exercícios físicos deve ser estimulada, mas isso não nas poucas horas que antecedem o sono, já que então dificultam seu início e sua manutenção. Cafeína é muito prejudicial para a SPI e deve ser evitada. Várias medicações podem também exacerbar sintomas de SPI, como por ex.: antagonistas dopaminérgicos como a maioria dos antieméticos, anti-histamínicos de primeira geração (sedantes) e inibidores seletivos da recaptação da serotonina. Sempre que possível, outras drogas devem ser preferidas em seu lugar.

Massagem aplicada às pernas é bastante apreciada por crianças e adultos com SPI, e sempre que possível deve ser usada.

Terapêutica com ferro deve ser instituída para qualquer criança com SPI cujos níveis de ferritina estejam inferiores a 50 mcg/L. Como explicado anteriormente, o ferro atua como cofator para a tirosina hidroxilase, que entra em reação limitante da velocidade para a síntese de DA. Embora muito utilizado por praticamente todos os autores, alguns manifestam que não existem claras evidências de benefício com seu uso. Em geral, sempre deve ser estudado o *status* férrico de pacientes com SPI. A dose terapêutica para anemia ferropriva oscila entre 3 a 6 mg mg/kg/dia em 2 a 3 tomadas, e o sal preferido é o sulfato ferroso. Usamos em média 4 mg/kg/dia em duas administrações. Doses maiores costumam ter efeitos inconvenientes para o tubo digestivo. Usa-se o ferro por seis meses e então se faz nova avaliação da ferritina. Sempre que possível, adicionar o ferro a suco de laranja ou algumas gotas de vitamina C, pois isso aumenta sua absorção. É necessário ter em mente a bastante rara, mas grave condição hereditária, hemocromatose.

TRATAMENTO FARMACOLÓGICO

É necessário enfatizar que o tratamento com drogas somente é aplicável às crianças com significativo distúrbio do sono, e/ou comprometimento severo do funcionamento diurno.

Gabapentina

É sugerida por muitos autores como medicamento de primeira linha para crianças que precisam de terapia farmacológica e que tenham mais de seis anos. Demonstrou-se que ela reduz os sintomas da doença e melhora a qualidade do sono. Também quando o paciente apresenta dor como um acompanhante dos sintomas a gabapentina é bastante útil. Para pacientes com epilepsia ela já é liberada a partir dos três anos de idade. Muitos experts preferem a gabapentina aos agonistas dopaminérgicos (ler abaixo) devido principalmente a preocupações quanto ao transtorno da perda de controle para impulsos, o que é de se temer em adolescentes. Um efeito colateral comum é sedação residual na manhã seguinte, resultando em abandono do tratamento. Para crianças entre 6 e 12 anos, é recomendável iniciar com 100 mg por noite, meia a uma hora antes de deitar, e aumentar 100 mg a cada semana até que os sintomas tenham melhorado ou até que a dose de 600 mg, a maior que se deve administrar, seja alcançada. Para crianças com 12 anos ou mais, inicia-se com 200 mg, nos mesmos horários acima, e aumenta-se 100 mg por semana até que os sintomas tenham melhorado ou o teto de 900 mg seja alcançado. A meia-vida desse fármaco é de 5 - 8 horas.

Clonazepam

É o benzodiazepínico mais utilizado para SPI de crianças e mesmo de adultos (é considerado medicamento de segunda linha). É droga bastante segura embora efeitos colaterais existam, e sua farmacologia deve ser estudada. As doses efetivas oscilam entre 0,250 mg a 0,500 mg, e sedação residual no dia seguinte é incomum em pacientes com SPI. Entretanto, reação paradoxal de hiperalerta é frequente, o que obvia o uso do fármaco. Para parassonias várias, e principalmente terror em sono, o clonazepam é bastante eficaz. Vários estudos têm demonstrado efetividade desse benzodiazepínico para SPI e também para MPMS. É interessante receitá-lo para três horas antes de ir à cama a fim de se obter um anoitecer mais calmo. Quando também está presente ansiedade generalizada, o clonazepam é fármaco interessante devido a suas propriedades ansiolíticas. A meia-vida do clonazepam é de mais de 30 horas.

Clonidina

Um agonista alfa-2-adrenérgico, foi inicialmente desenvolvida para terapêutica de hipertensão, mas seu uso também mostrou capacidade de diminuir a latência ao sono. Em crianças é mais utilizado para transtorno com déficit de atenção e hiperatividade além de dificuldade para iniciar o sono. Clonidina é também usada para SPI, embora não seja efetiva para todos. É considerada medicação de segunda linha, e frequentemente é usada concomitante com outros fármacos. Nos Estados Unidos é uma das medicações mais comumente usadas para dificuldade de início do sono em crianças. Contudo, como ela tem período curto de ação, não se trata de fármaco eficaz para manutenção do sono. Existe risco de hipertensão de rebote quando usada prolongadamente e retirada abruptamente; o que faz com que a pressão do paciente deva ser monitorizada ao se fazer a parada (que deve ser lenta) da droga. Para crianças entre seis e 12 anos inicia-se com 0,05 mg, cerca de meia hora antes de se deitar, e, caso não se obtenha resultado quanto à melhora da latência para o sono, aumenta-se a dose a cada três a quatro dias em 0,05 mg cada vez, até o teto de 0,3 mg. Para crianças com mais de 12 anos pode-se começar com 0,1 mg e aumentar se necessário até um máximo de 0,4 mg.

Agonistas dopaminérgicos

Pramipexole ou ropinirole, são considerados terapêutica de primeira linha para adultos com SPI/MPMS. E múltiplos estudos demonstraram sua eficácia para SPI da infância igualmente. São considerados válidos apenas para pacientes pediátricos com SPI moderada a severa. Em adultos os agonistas dopaminérgicos têm ocasionado com relativa frequência o fenômeno de "expansão", ou "aumentação". Trata-se de um aumento paradoxal da intensidade dos sintomas, seu surgimento mais cedo durante o dia, por ex.: à tarde, e também acometimento de outras partes corpóreas, além das pernas, por ex.: braços, que antes não apresentavam parestesias. A maior parte dos autores recomenda que se comece o pramipexole com 0,125 mg ao anoitecer, e, a seguir, aumentar a cada três dias 0,125 mg, em geral até um máximo de 0,500 mg. Contudo, em geral consegue-se alívio sintomático apenas com a dose inicial de 0,125 mg, duas a três horas antes de se deitar. A meia-vida deste fármaco oscila entre 6 e 20 horas.

Erva de São João (ESJ)

Um indutor fitoterápico da isoforma 3A4 do citocromo P450 mostrou-se eficaz (cerca de 80%) na maioria de adultos e crianças com SPI onde foi testada, e tem sido então nossa primeira medicação para SPI de crianças acima de um ano de idade. A ESJ comercializada em nosso País é um extrato estandardizado de *Hypericum perforatum* (L) usado para tratar depressão leve a moderada em adultos, ou crianças acima de seis anos de idade. Seu uso em SPI é *off-label*. Para adultos e para depressão, a dose usual é de 300 mg três vezes ao dia. Trata-se de medicamento bastante seguro, e um efeito colateral um pouco mais comum é a foto sensibilização, sendo necessário evitar excesso de sol. ESJ é forte indutor da isoforma CIP3A4, e também um fraco inibidor da recaptação de monoaminas, DA, norepinefrina, e serotonina, sendo por isso útil para SPI. Em adultos, e crianças maiores de dez anos, prescrevemos a ESJ na dose de 600 mg (duas cápsulas) durante cinco dias e a seguir mais cinco dias na dose de 300 mg diariamente, sempre à noite duas a três horas antes do horário preferido para se deitar. Após dez dias, se houve melhora da SPI, prescrevemos 300 mg à noite, mas agora com uso intermitente, isto é, de acordo com a necessidade. Para crianças acima de um ano de idade e até cinco anos iniciamos com 120 mg por três noites (medicamento manipulado), e se não houver melhora aumenta-se a dose a cada três dias até um total de 240 mg. Para crianças de mais de cinco anos, segue-se com o mesmo esquema, porém iniciando com a dose de 160 mg, e até um máximo de 320 mg.

TERAPÊUTICA COMBINADA

Embora incomum, SPI refratária a um ou mais medicamentos se constitui em um grande desafio à terapêutica. Raramente, algumas crianças podem também precisar de dois ou até três fármacos para controle mais efetivo de sua SPI e de seu sono. As seguintes situações mais comuns são: melhora das parestesias, mas não melhora das dores apresentadas; melhora de toda a sintomatologia diurna e noturna antes de adormecer, mas melhora apenas parcial do sono, principalmente da latência do sono e/ ou de sua continuidade. Para essas situações é necessário averiguar se o paciente efetivamente aderiu à terapêutica. Por vezes o paciente toma corretamente o medicamento, mas não observa regras da higiene do sono. Quando as dores resistem ao tratamento com ESJ, ou pramipexole, a gabapentina costuma ser eficaz quando associada à terapêutica. Em geral não se associa clonazepam com gabapentina. Se o clonazepam não controlar as dores que o paciente apresenta, pode-se substituí-lo pela gabapentina. Para problemas com dificuldade de início do sono é útil a clonidina em dose inicial de 0,05 mg cerca de meia hora antes de deitar, e eventualmente pode-se aumentar até um total de 0,20 mg por noite. Bem raramente, alguns pacientes maiores podem até precisar de pramipexole, clonidina, e gabapentina. Para manutenção do sono a gabapentina é o melhor fármaco. Crianças maiores ou mais comumente adolescentes com sintomas de depressão leve ou moderada (sem ideação suicida) podem receber 900 mg de ESJ ou 150 mg de bupropiona pela manhã. A bupropiona é o único fármaco antidepressivo que não piora a SPI. Casos mais severos de depressão devem ser encaminhados ao especialista específico.

CONCLUSÃO

SPI é comum na prática pediátrica e muito frequentemente é subdiagnosticada e tratada, o que é uma preocupação devido ao grande impacto negativo que essa doença pode causar à criança e toda a sua família. O Pediatra, devi-do a praticamente ser o primeiro profissional procurado por problemas de sono e/ou mau funcionamento diurno devido ao mau sono, é bem provido de condições para tratar e solucionar bem essas sérias condições clínicas. O Pediatra generalista tem condições de por si só tratar a grande maioria dos problemas de sono de seus pacientes, e remeter a especialistas apenas os casos mais complexos.

BIBLIOGRAFIA

1. Alfonso I, Papazian O, Aicardi, et al. A simple Maneuver to provoque benign neonatal sleep myoclonus. Pediatrics 1995;96: 1161-3.
2. Allen R. Restless Legs Syndrome (Willis-Ekbom Disease); in Carney PR, Geyer JD, and Berry RB: Clinical Sleep Disorders, 2nd edition, 2012,Lippincott Williams & Wilkins. Philadelphia. Pgs 203-18.
3. Allen RP, Barker PB, Horská A, Earley CJ (2013) Thalamic glutamate/glutamine in restless legs syndrome: increased and related to disturbed sleep. Neurology80: 2028-2034.
4. Allen RP (2012) Restless legs syndrome (Willis--Ekbom disease) and periodic limb movements. In Morin CM, and Espie CA editors: The Oxford Handbook of Sleep and Sleep Disorders. Oxford University Press, Inc; New York, 707-725.
5. Allen RP, Connor JR (2009) Abnormally increased CSF 3-Ortho-methyldopa(3-OMD) in untreated restless legs syndrome (RLS) patients indicates more severe disease and possibly abnormally increased dopamine synthesis. Sleep Med 10(1): 123-128.
6. Allen RP, Picchietti D, Hening WA, et al. Restless legs syndrome: diagnostic criteria, special considerations, and epidemiology. A report from the restless legs syndrome diagnosis and epidemiology workshop at the National Institutes of Health. Sleep Med 2003; 4:101.
7. Antonini A, Calandrella D (2011) Pharmacokinetic evaluation of pramipexole. Expert Opin Drug Metab Toxicol 7: 1307-1314.
8. Applebee GA, Guillot AP, Schuman CC, et al. Restless legs syndrome in pediatric patients with chronic kidney disease. Pediatr Nephrol 2009; 24:545.
9. Aukerman MM, Aukerman D, Bayard M, et al. Exercise and restless legs syndrome: a randomized controlled trial. J Am Board Fam Med 2006; 19:487.
10. Barnes J, Anderson LA, Phillipson JD. (2001), St John's wort (Hypericum perforatum L.): a review of its chemistry, pharmacology and clinical properties. J Pharm Pharmacol. 2001;53 (5):583-600.

11. Becker PM. Restless Legs Syndrome, in Lee-Chiong TL, editor: Sleep a Comprehensive Handbook, 2006. John Wiley & Sons, New Jersey. Pgs 473-81.

12. Berry RB, Brooks R, Gamaldo CE, et al. The AASM manual for the scoring of sleep and associated events: rules, terminology and technical specifications, version 2.0, American Academy of Sleep Medicine, Darien, IL 2012.

13. Bizari LFP, and Prado GF. Tratamento com ferro. Consenso Brasileiro sobre síndrome das Pernas Inquietas: associação Brasileira doSono; Pg 21.

14. Bruntom L, Parker K, Blumenthal D, and Buxton I. Goodman & Gilman's Manual of Pharmacology and Therapeutics. McGraw-Hill, New York, 2008.

15. Bruntom L, Parker K (2008) Goodman & Gilman's Manual of Pharmacology and Therapeutics. McGraw-Hill, New York.

16. Burnstock G, Krügel U, Abbracchio MP, Illes P (2011) Purinergic signalling: from normal behaviour to pathological brain function. Prog Neurobiol 95: 229-274.

17. Capp PK, Pearl PL, and Lewin D. Pediatric Sleep Disorders. Sleep Medicine. Primary Care: Clinics in office Practice. Elsevier Saunders, 2005.

18. Clemens S, Rye D, Hochman S (2006) Restless legs syndrome: revisiting the dopamine hypothesis from the spinal cord perspective. Neurology 67: 125-130.

19. Coulter DL, Allen JR. Benign neonatal Sleep myoclonus. Arch Neurol 1982; 39: 191-2.

20. Dallman PR. Iron deficiency, in in Rudolph AM et al, editors. Rudolph's Pediatrics, twentieth edition. 1996. Appleton & Lange, Stanford, Connecticut. Pgs 1176-80.

21. Davies T, Larsen PR (2008) Thyrotoxicosis. In Kronenberg HM, Melmed S, eds: Williams Textbook of Endocrinology, (11thedn), Saunders, Elsevier. Philadelphia, USA. 333-75.

22. De Lissovoy V. Head banging in early childhood. Childhood. Child DeDev 1962; 33: 43-56.

23. Deak MC, and Winkelman JW. Management of Restless Legs Syndrome and Periodic Leg Movement Disorder; in Avidan AY, and Zee PC, editors of Handbook of Sleep Medicine, second edition, 2011; Lippincot Williams& Wilkins, Philadelphia, Pgs 193-215.

24. Delitala G (1977) Dopamine and TSH secretion in man. The Lancet 310: 760-761.

25. Deslandes A, Moraes H, Ferreira C, et al. Exercise and mental health: many reasons to move. Neuropsychobiology 2009; 59:191.

26. Dworak M, Wiater A, Alfer D, et al. Increased slow wave sleep and reduced stage 2 sleep in children depending on exercise intensity. Sleep Med 2008; 9:266.

27. Eckeli AL, Gitai LL, Dach F, Ceretta H, Sander HH, Passos AD, et al. Prevalence of restless legs syndrome in the rural town of Cassia dos Coqueiros in Brazil.

28. Ekbom K-A. Restless legs: a clinical study. Acta Med Scand. 1945; 158: 1-122.

29. Ekbom Jr. K, J Ulfberg. Restless Legs Syndrome. J Intern Med. 2009;266(5):419-31.

30. Ekbom KA (1945) Restless legs: A clinical study. Acta Med Scand 158: 1-122.

31. Ekbom KA (1961) Restless legs in amputees. Acta Med Scand 169: 419-421.

32. Esposito M, Parisi P, Miano S, Carotenuto M. Migraine and periodic limb movement disorders in sleep in children: a preliminary case-control study. J Headache Pain 2013; 14:57.

33. Hening WA, Allen RP, Walters AS, Chokroverty S (2009) Motor Functions and Dysfunctions of Sleep. In: Chokroverty S, editor. Sleep Disorders Medicine. Philadelphia: Saunders 397-435.

34. Feek CM, Sawers JS, Brown NS, Seth J, Irvine WJ, et al. (1980) Influence of thyroid status on dopaminergic inhibition of thyrotropin and prolactin secretion: evidence for an additional feedback mechanism in the control of thyroid hormone secretion. J Clin Endocrinol Metab 51: 585-589.

35. Garcia-Borreguero D, Stillman P, Benes H, et al. Algorithms for the diagnosis and treatment of restless legs syndrome in primary care. BMC Neurol 2011; 11:28.

36. Goglia F, Moreno M, Lanni A (1999) Action of thyroid hormones at the cellular level: the mitochondrial target. FEBS Lett 452: 115-120.

37. Green ST (1987) Intrathyroidal autonomic nerves can directly influence hormone release from rat thyroid follicles: study in vitro employing electrical field stimulation and intracellular microelectrodes. Clin Sci 72(2): 233-238.

38. Guyton AC, Hall JE (2006) Textbook of Medical Physiology, (11thedn). Elsevier Ltd, 2006.

39. Hoban TF. Rhythmic movement disorders in children. CSN Spectr 2003; 8:135-8.

40. International Restless Legs Syndrome Study Group, 2011 revised diagnostic criteria. Available at: http://irlssg.org/diagnostic-criteria/ (Accessed on December 1, 2013).

41. Klackemburg G. Rhythmic movements in infancy and early childhood. Acta Paediatric Scand 1971;224: 74-83.

42. Lee-Chiong JRT (2008) Sleep Medicine Essentials and Review. Oxford University Press, Inc. New York.

43. Lindvall O, Björklund A, Skagerberg G (1983) Dopamine-containing neuronsin the spinal cord:

Capítulo 18 – Distúrbios dos Movimentos Relacionados ao Sono

anatomy and some functional aspects. Ann Neurol 14: 255-260.

44. Ly CV, Verstreken P (2006) Mitochondria at the synapse. Neuroscientist 12: 291-299.

45. Masuko AH, Carvalho LB, Machado MA, Morais JF, Prado LB, Prado GF. Translation and validation into the Brazilian Portuguese of therestless legs syndrome rating scale of the International Restless Legs Syndrome Study Group. Arq Neuropsiquiatr. 2008; 66(4):832-6.

46. Mindell JA, and Owens JA.Sleep and Seizure Disorders,in A Clinical Guide to Pediatric Sleep, Diagnosis and Management of Sleep Problems, 2ed, 2010. Lippincott Williams & Wilkins; Pgs 194-5.

47. Mindell JA, and Owens JA. A Clinical Guide to Pediatric Sleep, Diagnosis and Management of Sleep Problems, 2ed, 2010. Lippincott Williams & Wilkins; Pgs 126-30.

48. Mindell JA, and Owens JA. Behavioral Insomnia of Childhood, in A Clinical Guide to Pediatric Sleep, Diagnosis and Management of Sleep Problems, 2ed, 2010. Lippincott Williams & Wilkins; Pgs 51-66.

49. Moore LB, Goodwin B, Jones SA, Wisely BG, Serebjit-Singh CJ, Willson TM, et al. John's wort induces hepatic drug metabolism through activation of the pregnane X receptor. PNAS. 2000;97(13):7500-502,http://dx.doi.org/10.1073/pnas.130155097.

50. Nunez J, Celi FS, Ng L, Forrest D (2008) Multigenic control of thyroid hormone functions in the nervous system. Mol Cell Endocrinol 287: 1-12.

51. Orenstein SR. Disorders of esophageal motility, in Rudolph AM et al, editors. Rudolph's Pediatrics, twentieth edition. 1996. Appleton & Lange, Stanford, Connecticut. Pgs 1057-63.

52. Paiva T. Distúrbios do movimento. In Paiva T, Andersen mL, e Tufik S: O sono e a medicina do sono. Editora Manole e AFIP, 2014; Pgs 369-389.

53. Pannain S, Van Cauter E (2007) Modulation of Endocrine Function by Sleep-Wake Homeostasis and Circadian Rhythmicity. Sleep Medicine Clinics 2; 147-59.

54. Pereira JC (2013) Are symptoms of restless legs syndrome generated in the periphery of the nervous system or are they born centrally? J Neurosci Rural Pract 4: 1-2.

55. Pereira JC, Hallinan MP (2013) Willis-Ekbom disease (Restless Legs Syndrome) Pathophysiology: The Imbalance Between Dopamine and Thyroid Hormone Theory. J Sleep Disorders Ther 2: 139. doi:10.4172/2167-0277.1000139.

56. Pereira JC Jr, Silva Neto JL, Pradella-Hallinan M (2011) Restless legs syndrome in subjects with a knee prosthesis: evidence that symptoms are generated in the periphery. Clinics (Sao Paulo) 66: 1955-1959.

57. Pereira JC Jr, Alves RC (2011) The labelled-lines principle of the somatosensory physiology might explain the phantom limb phenomenon. Med Hypotheses 77: 853-856.

58. Pereira JC Jr, Rocha e Silva IR, Pradella-Hallinan M (2013) Transient Willis-Ekbom's disease (restless legs syndrome) during pregnancy may be caused by estradiol-mediated dopamine overmodulation. Med Hypotheses 80: 205-208.

59. Pereira JC Jr, Pradella-Hallinan M, Lins Pessoa JH (2010) Imbalance between thyroid hormones and the dopaminergic system might be central to the pathophysiology of restless legs syndrome: a hypothesis. Clinics (Sao Paulo)65: 548-554.

60. Pereira Jr JC, Alves RC (2011). The "forbidden zone for sleep" might be caused by the evening thyrotropin surge and its biological purpose is to enhance survival: a hypothesis. Sleep Sci 4(2): 1-5.

61. Pereira JC Jr, Pradella-Hallinan M, Alves RC (2013) Saint John's wort, an herbal inducer of the cytochrome P4503A4 isoform, may alleviate symptoms of Willis-Ekbom's disease. Clinics (Sao Paulo) 68: 469-474.

62. Picchietti D, Allen RP, Walters AS, et al. Restless legs syndrome: prevalence and impact in children and adolescents--the Peds REST study. Pediatrics 2007; 120:253.

63. Picchietti DL, Bruni O, de Weerd A, et al. Pediatric restless legs syndrome diagnostic criteria: An update by the International Restless Legs Syndrome Study Group. Sleep Med 2013.

64. Picchietti MA, Picchietti DL, England SJ, et al. Children show individual night-to-night variability of periodic limb movements in sleep. Sleep 2009; 32:530.

65. Picchietti MA, Picchietti DL. Advances in pediatric restless legs syndrome: Iron, genetics, diagnosis and treatment. Sleep Med 2010; 11:643.

66. Pullen SJ, Wall CA, Angstman ER, et al. Psychiatric comorbidity in children and adolescents with restless legs syndrome: a retrospective study. J Clin Sleep Med 2011; 7:587.

67. Purves D, Augustine GJ (2008) Neuroscience. (4thed). Sunderland, MA, USA: Sinauer Associates Inc.

68. Rios Romenets S, Dauvilliers Y, Cochen De Cock V, Carlander B, Bayard S, et al.(2013) Restless legs syndrome outside the blood-brain barrier—exacerbation by domperidone in Parkinson's disease. Parkinsonism Relat Disord 19: 92-94.

69. Rizzo G. Recomendações em síndrome das pernas inquietas. In Paiva T, Andersen ML, e Tufik S: O

sono e a medicina do sono. Editora Manole e AFIP, 2014; Pgs 391-4.

70. Rogers VE, Marcus CL, Jawad AF, et al. Periodic limb movements and disrupted sleep in children with sickle cell disease. Sleep 2011; 34:899.

71. Ropper AH, Samuels MA (2009) Adams' and Victor's Principles of Neurology,(9th ed). McGraw Hill.

72. Rye DB, Freeman AAH (2008) Dopamine in behavioral state control, in Monti JM, Pandi-Perumal SR, and Sinton CM: Neurochemistry of Sleep and Wakefulness. Cambridge University press. Cambridge, 179-223.

73. Saflustro F, Atwell CW. Body rocking, head banging, and head rolling in normal children. J Pediatr 1978; 93: 704-8.

74. Scanlon MF, Weetman AP, Lewis M, Pourmand M, Rodriguez-Arnao MD, et al.(1980) Dopaminergic modulation of circadian thyrotropin rhythms and thyroid hormone levels in euthyroid subjects. J Clin Endocrinol Metab 51: 1251-1256.

75. Schilling JC, Adamus WS, Palluk R (1992) Neuroendocrine and side effect profile of pramipexole, a new dopamine receptor agonist, in humans. Clin Pharmacol Ther 51: 541-548.

76. Schuppert F, Diegelmann B, Geest T, Wagner TO, von zur Mühlen A (1994) Loss of variability in Graves' disease: stimulatory TSH-receptor antibodies bind to the TSH-receptor in a continued, non-pulsatile and non-chaotic fashion. Chronobiologia 21: 21-32.

77. Skagerberg G, Björklund A, Lindvall O, Schmidt RH (1982) Origin and termination of the diencephalo-spinal dopamine system in the rat. Brain Res Bull 9: 237-244.

78. Sleep Med. 2011;12(8):762-7.

79. Stiasny-Kolster K, Pfau DB (2013) Hyperalgesia and functional sensory loss in restless legs syndrome. Pain. 2013 May 10.

80. Tan EK, Ho SC, Koh L, Pavanni R (2004) An urge to move with L-thyroxine:clinical, biochemical, and polysomnographic correlation. Mov Disord 19: 1365-1367.

81. Tan EK, Ho SC, Eng P, Loh LM, Koh L, et al. (2004) Restless legs symptoms in thyroid disorders. Parkinsonism Relat Disord 10: 149-151.

82. Tan EK, Ho SC, Eng P, Loh LM, Koh L, et al. (2004) Restless legs symptoms in thyroid disorders. Parkinsonism Relat Disord 10: 149-151.

83. Tan EK, Ho SC, Koh L, Pavanni R (2004) An urge to move with L-thyroxine: clinical, biochemical, and polysomnographic correlation. Mov Disord 19: 1365-1367.

84. Trenkwalder C, Hening WA, Montagna P, Oertel WH, Allen RP, Walters AS, Costa J, Stiasny-Kolster K, and Sampaio C. Treatment of restless legs syndrome: An evidence-based review and implications for clinical practice. Mov Disord. 2008;23(16):2267-302.

85. Trotti LM, Bhadriraju S, and Becker LA. Iron for restless legs syndrome. Cochrane Database Syst Rev. May 16;5 CD007834.

86. Turkdogan D, Bekiroglu N, Zaimoglu S. A prevalence study of restless legs syndrome in Turkish children and adolescents. Sleep Med 2011; 12:315.

87. Visser TJ (1996) Pathways of thyroid hormone metabolism. Acta Med Austriaca 23: 10-16.

88. Yilmaz K, Kilincaslan A, Aydin N, Kor D. Prevalence and correlates of restless legs syndrome in adolescents. Dev Med Child Neurol 2011; 53:40.

89. Wagner ML, Walters AS, Fisher BC. Symptoms of attention-deficit/hyperactivity disorder in adults with restless legs syndrome. Sleep 2004; 27:1499.

90. Walters AS. Simple sleep related movement disorders of childhood including benign sleep myoclonus of infancy, rhythmic movement disorder, and childhood restless legs syndrome and periodic limb movements in sleep. Sleep Medicine Clinics, 2007; 2(3): 419-32.

91. Winkelman JW, Chertow GM, Lazarus JM. Restless legs syndrome in end-stage renal disease. Am J Kidney Dis 1996; 28:372.

92. Wójcikowski J, Daniel WA (2009) The brain dopaminergic system as an important center regulating liver cytochrome P450 in the rat. Expert Opin Drug Metab Toxicol 5: 631-645.

93. Wójcikowski J, Golembiowska K, Daniel WA (2008) Regulation of liver cytochrome P450 by activation of brain dopaminergic system: physiological and pharmacological implications. Biochem Pharmacol 76: 258-267.

Sonolência Excessiva Diurna

Lucila Bizari Fernandes do Prado

Sonolência excessiva diurna (SED) entre crianças e adolescentes é considerada um importante problema de saúde no âmbito internacional. Pediatras e outros profissionais da saúde podem avaliar seu paciente, verificando se a queixa de SED está relacionada à privação de sono e/ou outros distúrbios de sono.

Sonolência é definida como uma condição, durante a vigília, em que há um aumento da tendência do indivíduo (pessoa ou animal) em "cair no sono", isto é, dormir. Sonolência é o oposto de alerta e pode ser definida fisiológica, subjetiva e/ou comportamental.

Do ponto de vista objetivo, fisiológico, pode ser medida através dos múltiplos testes de latência do sono (MTLS). Este teste padronizado requer uma polissonografia com o objetivo de se estudar o sono do indivíduo na noite anterior ao teste e que, no caso da sonolência, a latência do sono é o parâmetro de importância. Durante este teste, em quarto escuro e silencioso, são oferecidas de quatro a cinco oportunidades para o indivíduo dormir deitado em cama e com roupas de passeio (isto é, sem pijamas), com duração de 20 minutos e a cada duas horas.

Subjetivamente, sonolência é expressa como uma experiência psicológica, ou seja, sentir-se com sono, que, em crianças, pode-se expressar de diferentes maneiras dependendo do nível de desenvolvimento. Pode ser medida através de escalas, dentre elas Epworth modificada para crianças e Stanford.

Finalmente, sonolência pode ser vista comportamental como um fenômeno observável, isto é, vê-se um indivíduo com sono ou dormindo, como olhos vermelhos, repousar a cabeça sobre a mesa, ou em uma parede, dificuldade de concentração, bocejos ou modo de se posicionar em uma cadeira.

Não se sabe ao certo, o quanto de sono é necessário para se estar alerta durante o dia ou não ter SED. Alguns estudos usando os MTLS demonstraram que crianças saudáveis de cinco a 16 anos de idade com esquemas regulares de se deitar e acordar necessitam de pelo menos dez horas de sono por noite e cuja latência de sono em média é de dez minutos.

Em crianças, sono fragmentado ou inadequado pode ser resultado de higiene do sono inadequada, restrição voluntária de sono e desordens comportamentais do sono. Dentre as doenças, que levam ao aumento da latência do sono ou despertares frequentes ou microdespertares, podemos citar a síndrome do atraso de fase do sono, distúrbios respiratórios durante o sono (síndrome da apneia obstrutiva do sono – SAOS, síndrome do aumento da resistência da via aérea superior – SARVAS), síndrome das pernas inquietas (SPI), movimentos periódicos dos membros durante o sono (PLMS), epilepsia, dor crônica, narcolepsia, síndrome de Kleine-Levin, ingesta de drogas psicoativas e álcool.

Adolescentes (de 13 a 18 – 22 anos) frequentemente dormem mais tempo que crianças ou adultos. Mudanças no padrão de sono ocorrem nesta época da vida, tanto em qualidade como em quantidade de sono. SED nesta população é considerada um grande problema, podendo trazer efeitos negativos em relação à performance individual, saúde e segurança.

Avaliações laboratoriais, estudos de campo e questionários têm mostrado que, durante a segunda década de vida, ocorrem numerosas alterações na fisiologia do sono associadas com o desenvolvimento de padrões consistentes de sono, incluindo diminuição da duração do sono com o aumento da idade, atraso da hora de ir para a cama e no tempo de levantar-se, e uma alteração discrepante entre os padrões de sono em dias letivos e os finais de semana. Adolescentes típicos estendem seu sono em finais de semana, normalmente pela idade e na dependência de seu horário escolar, caso haja acúmulo significativo de débito de sono. Pesquisas mostram que adolescentes também precisam de nove a dez horas de sono por noite.

Numerosos estudos desenvolvidos em laboratório de sono avaliam o tempo de dormir e acordar, com ou sem fixação de horários dos períodos de sono, sono REM, sono de ondas lentas e outros. Crianças acordam mais espontaneamente que adolescentes antes das oito horas da manhã e a duração de sono REM constante em adolescentes, quando fixados horários de tempo de cama, são algumas conclusões interessantes destes trabalhos.

REGULAÇÃO VIGÍLIA-SONO

Os sistemas homeostáticos e circadianos do sono atuam em coordenação com os sistemas psicológicos e comportamentais do corpo e do cérebro. Podem trabalhar juntos ou em oposição, influenciando atividades endógenas, termorreguladoras, neurocomportamentais, renais, cardiovasculares, digestivas e de vigília-sono.

Em humanos, o marca-passo central circadiano ou relógio biológico está localizado nos núcleos supraquiasmáticos do hipotálamo anterior. Estes minúsculos núcleos são responsáveis pela geração dos ritmos diários (circadianos), tanto fisiológicos, neurobiológicos e comportamentais. O marca-passo circadiano é sincronizado para 24 horas e é influenciado pelo ambiente (*zeitgebers*). O mais forte destes *zeitgebers* é a exposição ao ciclo claro/escuro. Ocorre uma fototransdução da retina para os núcleos supraquiasmáticos via trato retino-hipotalâmico. Interação entre o sistema circadiano e o dia de 24 horas faz com que haja um balaço entre as atividades endógenas e o ambiente externo, tais como comportamento de dormir e acordar, atividade hormonal, flutuações de temperatura e função neurocomportamental. Como resultado, há uma sincronia entre o indivíduo e o ambiente.

O sistema circadiano não só regula o tempo dos períodos de sono e vigília como também, influencia nas funções neurocomportamentais, no nível de alerta ou de fadiga, duração do vigília-sono e estrutura do sono (principalmente sono REM).

Durante o período de vigília e, especialmente, durante o período de vigília prolongada, o *drive* homeostático para o sono aumenta gradualmente e, em consequência, o início do sono ocorre. Variações circadianas no *drive* de vigília, produz picos ou depressões nos níveis de sonolência e alerta durante as 24 horas. A magnitude da sonolência ou alerta experienciada em determinado tempo é um produto das influências opositoras desses dois sistemas. Como resultado, ao longo de um dia normal, o alerta é comumente mais baixo de madrugada, aumentando em direção à tarde, em oposição ao grau de sonolência que vai aumentando ao longo do dia Carskadon e colaboradores demonstraram que a fase do sono preferencial, para a média das garotas de 6ª série, é atrasada. Em estudos feitos em laboratórios, o tempo de inibição da secreção de melatonina na manhã é significativamente correlacionado com o estágio sexual de Tanner. Estudos com MTLS mostraram uma maior propensão dos adolescentes para dormir neste teste, não importando se mais ou menos matinais eles forem, indicando que ou os adolescentes precisam de mais sono que as crianças ou então que o padrão de sonolência é reorganizado durante o desenvolvimento da adolescência.

DETERMINANTES EXTERNOS DO PADRÃO DE SONO
Influência dos pais

Com a evolução da criança, os pais mudam sua influência nos padrões de sono, particularmente nos escolares em dias letivos. Os adolescentes requerem mais despertadores ou seus pais para acordá-los nas manhãs escolares. A dificuldade aumenta com o passar dos anos. Mais de 85% dos estudantes do segundo grau necessitam ser acordados que maneira ativa.

Horário escolar

Esquemas de horários escolares muito cedo na manhã vão contra o ciclo vigília-sono dos adolescentes na maioria das vezes. Estudos de campo (em escolas) e em laboratório mostraram que estudantes que acordaram mais cedo para irem à escola tiveram latência curta de sono nos MTLS e consequentemente, pior desempenho nas primeiras aulas do período da manhã.

Atividades extracurriculares ou empregos

Outra grande influência no padrão de sono é o número de horas gastas em trabalhos. Estudantes que trabalham 20 horas ou mais por semana, relataram ir para a cama mais tarde, dormir poucas horas por noite, dormir mais pela manhã e dormir em sala de aula. Este grupo também é mais propenso a fumar, usar cafeína, álcool e drogas.

CONSEQUÊNCIAS CLÍNICAS DO SONO INADEQUADO
Sonolência excessiva diurna

Alerta é definido como uma habilidade inerente ao cérebro em sustentar a vigília "atenta", com pouco ou nenhum estímulo externo. Quando há sonolência excessiva, o alerta e a vigília tornam-se instáveis ou não realizáveis. A capacidade cognitiva diminui e aumenta o risco de erros e acidentes. Indivíduos com SED iniciam as tarefas contínuas, mas a performance cai com o tempo. Com o aumento da sonolência, diminui atividades que se julgam não necessárias. Altos níveis de sonolência prejudicam a performance, deixam lapsos de atenção, diminui atividades motora e cognitiva, ocorrem erros mentais, erros de memória, diminui o tempo de cumprir tarefas e aumentam os ataques incontrolados de sono. Muitos estudos relatam prejuízo da função neurocognitiva e memória com a SED ou "microssonos" incontroláveis. O tratamento consiste em se tratar a causa de base ou relacionada. A higiene do sono sempre contribui para uma melhora significativa da sonolência diurna de forma independente. Medicamentos como modafinil, metilfenidato ou outros estimulantes têm seu uso restrito e devem ser indicados com cautela.

Problemas escolares

Estudos relacionam claramente tempo total de sono (TTS) curto e esquemas irregulares de sono com diminuição da performance escolar em adolescentes. Trockel e colaboradores randomizaram 185 estudantes de primeiro ano do segundo grau em relação aos hábitos de vigília-sono, exercícios, alimentação, humor, percepção do estresse, suporte social, hábitos religiosos e nota no final do semestre. Perceberam que os hábitos de sono, particularmente o horário de acordar, foram os que mais se relacionaram com as notas escolares. Independente de idade e sexo, os melhores dormidores (mais de nove horas de sono por noite) apresentaram notas significativamente mais altas que os que dormiram menos que seis horas. Não houve relação entre dormir entre sete e oito horas por noite com notas escolares.

Sono e transtornos de déficit de atenção e hiperatividade (TDAH)

Como se sabe, pouco sono causa problemas de atenção e concentração. Estima-se que TDAH afeta 5% a 10% da população escolar. Este distúrbio persiste na adolescência em 10% a 60% dos indivíduos afetados. A relação entre problema de sono e TDAH em crianças tem sido estudada por vários pesquisadores. Polissonografia de crianças com TDAH mostra alterações na arquitetura do sono. Outros padrões do sono alterados são dificuldade em iniciar o sono, sonambulismo e sono não reparador. Além disso, os medicamentos utilizados para o tratamento do TDAH têm efeito psicoestimulante e influenciam também no comportamento do sono destes pacientes.

Portanto, a etiologia dos distúrbios do sono associados com TDAH é multifatorial e variam de paciente para paciente. Os efeitos medicamentosos associados, comorbidades como depressão e ansiedade e distúrbios primários do sono podem estar presentes por si ou exacerbar TDAH de base. Anormalidades primárias de SNC, que regulam os microdespertares, inibem comportamento e autorregularão e/ou vigilância associada com TDAH podem também resultar em distúrbio de sono. Assim, TDAH causa ou piora os distúrbios de sono e os distúrbios de sono pioram TDAH.

Distúrbios de humor

A relação entre sonolência e depressão em adolescente deve ser considerada nas duas direções. Há evidências que adolescentes com distúrbios de humor (particularmente depressão) apresentam altas taxas de distúrbios de sono. Por outro lado, adolescentes com distúrbios de sono relatam aumento de humor negativo e/ou dificuldade no controle do humor. Parte dessa relação pode ser explicada pelos efeitos do estresse e emoções interferindo no sono do adolescente com problemas emocionais, entretanto não há evidências de sono interrompido causar irritabilidade e humor negativo nos adolescentes.

Queixas subjetivas de sono, especialmente dificuldade em iniciar o sono, afetam a maioria dos adolescentes durante o episódio de depressão.

Assim os efeitos negativos em distúrbios de sono e transtornos do humor e vice-versa em adolescentes contribuem para uma "espiral negativa" tanto em atividades escolares como no relacionamento social.

Sonolência e direção de veículos

Acidentes de trânsito causando morte ou invalidez em adolescentes por causa de sonolência têm sido bastante comuns, principalmente entre americanos maiores que 16 anos de idade, época em que é permitida a habilitação. Há um risco de 1,8 vezes maior para acidentes de trânsito em adolescentes que dorme entre seis a sete horas por noite, em relação com os que dormem oito ou mais horas. Para quem dorme menos que cinco horas por noite, o rico aumenta para 4,5 vezes.

FATORES OUTROS DE SED

Como já descrito anteriormente, há uma tendência inerente dos adolescentes a terem sono insuficiente e como consequência SED. Entretanto, distúrbios de sono não tratados e outras causas orgânicas têm especial valor quando resultam em SED.

Insônia e distúrbios do ritmo circadiano

Insônia é um termo muito usado para descrever inúmeras queixas envolvendo distúrbios do sono. Para muitas pessoas, insônia é uma queixa subjetiva de não satisfação com o sono, que inclui diminuição da qualidade do sono, diminuição da quantidade do sono, problemas em iniciar ou manter o sono. Muitas vezes a insônia é uma doença clínica ou psicológica de base e em outros casos não há aparente causa fisiológica, sendo denominada de insônia psicofisiológica. Os efeitos da insônia incluem fadiga ou sonolência diurna, déficit cognitivo a alterações do humor.

A maior queixa de insônia em adolescentes é a dificuldade em iniciar o sono. Neste grupo, a maior causa é uma doença com base circadiana em que o marca-passo circadiano interno não está sincronizado com o externo ou com o tempo do ambiente. Os adolescentes afetados experienciam dificuldade em iniciar e terminar o sono, preferindo iniciar o sono ente duas e seis horas da manhã e acordar entre dez e 13 horas. Está caracterizado o atraso de fase do sono, demonstrando ritmicidade circadiana com secreção de melatonina, mudanças de temperatura corporal e do ciclo vigília-sono. A incidência não está clara, mas estima-se estar presente em mais de 7% dos adolescentes. O diagnóstico está baseado na história clínica e o paciente clássico é aquele que sempre chega atrasado ou falta na escola pela sua inabilidade em se levantar da cama, apesar da intervenção dos pais. Em consequência, há perda de aulas, notas baixas, sono durante as aulas e frequentemente é rotulado de "problema de comportamento". Embora não seja uma opção prática para o tratamento, estes sintomas desaparecem se houver uma alteração do horário escolar, fazendo com que as aulas se iniciem mais tarde ou no período da tarde. Outra opção seria utilizar o tratamento do atraso de fase convencional, ou seja, atrasar o tempo de sono em três horas por dia, a cada cinco a seis dias até que a hora de sono desejada seja alcançada. Outra alternativa seria fototerapia na qual haveria uma exposição à altas intensidades de luz obtidas por uma "caixa de luz" durante 30 minutos logo após acordar, a fim de *ressetar* seu relógio biológico. A administração de melatonina que potencializa o sono, alterando o *timing* do sistema circadiano, assim como a luz, poderia também ser uma terapia utilizada, embora seja mais eficaz no tratamento do *jet lag* (alterações de fuso horário) e *shift work* (trabalho em turnos).

Distúrbio respiratório durante o sono (DRS)

A síndrome da apneia obstrutiva do sono (SAOS) é uma condição em que há repetidos e intermitentes colapsos da faringe durante o sono, isto é, há uma diminuição do fluxo aéreo na faringe. O nível de oxigênio arterial diminui e aumentam os níveis de dióxido de carbono até que microdespertares ocorram. Os músculos dilatadores faringianos se contraem e a faringe se abre e o ar passa causando o ronco (vibração de tecidos moles da faringe), a ventilação ocorre e as anormalidades gasosas são corrigidas. DRS que levem à SED em crianças não é frequente. No entanto, DRS em adolescentes causam sequelas diurnas relatadas como SED por sono insuficiente ou restrição de sono. A causa mais comum da SAOS é o aumento das tonsilas (palatais e/ou faríngeas). Entretanto o aumento do peso em adolescentes (obesidade) tem se tornado uma importante causa de DRS, assim como já ocorre em adultos e está aparecendo em crianças, por causa dos constantes "erros alimentares" da atualidade. Outros fatores conhecidos que contribuem para os DRS são retrognatia, obstrução nasal, ingestão noturna de álcool, história de chiado e tosse, hipotireoidismo, tabaco, dentre outras.

O padrão do adolescente com SAOS é ronco alto e frequente observado após episódios de apneia durante o sono, abalos ou despertares e SED. O exame físico que ajuda na suspeita de DRS inclui aumento de tonsilas, retrognatia, respiração oral e sobrepeso ou obesidade. O diagnóstico de apneia requer polissonografia (estudo de noite inteira em laboratório especializado em sono). O índice de apneia (número de episódios de apneia obstrutiva por hora de sono) deve ser maior ou igual a um para o diagnóstico ser feito em crianças e adolescentes até 18 anos de idade, embora haja outros trabalhos sugerindo um índice um pouco mais alto para os adolescentes maiores que 13 anos. O tratamento, na maior parte das vezes, inclui remoção cirúrgica das tonsilas se aumentadas, redução de peso em obesos e/ou CPAP (pressão positiva contínua da via aérea) para prevenir o colapso intermitente da via aérea superior.

NARCOLEPSIA, HIPERSONIA IDIOPÁTICA, SÍNDROME DE KLEINE-LEVIN

São distúrbios do sono, cujo principal sintoma é a SED.

Narcolepsia

A narcolepsia é um distúrbio neurológico do sono associado a um controle inadequado do sono REM, manifestando-se por crises rápidas e recorrentes de sono. Foi descrita por Westphal (1877) e Gélineau (1880).

Estima-se que a sua prevalência seja de quatro a dez por 10.000 nos Estados Unidos e de 25 por 100.000 nas populações caucasianas.

Quadro clínico

A sonolência excessiva diurna é a característica mais marcante da narcolepsia. O sono

é irresistível e ocorre durante o dia todo ou em crises. Na infância, é difícil de se avaliar a sonolência excessiva diurna, pois até em torno dos quatro anos de idade, habitualmente, a criança faz os seus cochilos. Após essa idade, se a criança cochilar várias vezes em situações pouco comuns, como assistindo TV, durante as refeições ou brincadeiras, deve-se suspeitar de narcolepsia.

A cataplexia é o segundo sintoma mais comum da narcolepsia. É a perda súbita do controle muscular das pernas, tronco ou pescoço, resultante de estímulos emocionais intensos, como riso, susto, choro, medo ou raiva.

Alucinações hipnagógicas, que são sonhos vívidos no início do sono, e a paralisia do sono, que é a incapacidade momentânea de se mover no início do sono, são outros sintomas da narcolepsia, mas não imprescindíveis para o seu diagnóstico. Em crianças, é difícil de se apurar esses sintomas.

Guilleminault diagnosticou narcolepsia em 51 crianças, idade média de 7,9 ± 3,1 anos, sendo os critérios diagnósticos a presença de hipersonia diurna e cataplexia. Em nenhuma das crianças com cinco ou menor que cinco anos foi feito inicialmente o diagnóstico de narcolepsia.

Fisiopatologia

Apesar de ser conhecida há mais de um século, é recente a caracterização fisiopatológica da narcolepsia. A narcolepsia é considerada um distúrbio neurológico com fator genético complexo, envolvendo também fatores ambientais. O risco dos parentes desenvolverem narcolepsia com cataplexia é elevado, de 1 a 2%. Por outro lado, o HLA alelo DQB1* 0602 está presente em cerca de 95% dos pacientes, mas a maioria dos casos são esporádicos, sugerindo que há a convergência de fatores não genéticos, como sazonal, infeccioso e de traumatismo craniano. Estudos recentes demonstram deficiência de hipocretina-1 no líquor em todos os pacientes com narcolepsia, com ou sem cataplexia.

Diagnóstico

É feito pelo quadro clínico e pela polissonografia noturna com os múltiplos testes de latência do sono (MTLS) já descrito anteriormente.

Tratamento

Drogas comumente usadas no tratamento da narcolepsia:

- Para hipersonia diurna:
  - Metilfenidato: 5 mg até 60 mg;
  - Modafinil: 10 - 40 mg/dia;
  - Dextroanfetamina: 20 - 25 mg/dia.
- Para cataplexia:
  - Clomipramina; 25 - 75 mg/dia, dividida em 1 a 2 doses;
  - Imipramina: 25 - 100 mg/dia;
  - Oxibato de sódio: 3 - 9 gramas divididas em 2 doses.
- Para problemas emocionais:
  - Fluoxetina: 10 - 20 mg/dia pela manhã;
  - Sertralina: 25 - 100 mg/dia pela manhã.

Síndrome de Kleine-Levin

A síndrome de Kleine-Levin é um distúrbio neurológico raro em que o principal sintoma é a hipersonia diurna de modo recorrente. A sonolência é profunda e é acompanhada de alterações cognitivas e de humor, hiperfagia compulsiva, hipersexualidade e sinais de disautonomia. São episódios que duram alguns dias e podem recorrer em intervalos irregulares, durante anos. No período intercrítico, o paciente apresenta um comportamento normal e se mantém alerta.

Acomete preferencialmente adolescentes do sexo masculino, entre dez e 25 anos de idade. É rara e de caráter benigno. De modo geral, os episódios de sonolência vão diminuindo progressivamente, desaparecendo em alguns anos.

A síndrome foi descrita pela primeira vez por Kleine, em 1925, e desenvolvida por Levin, em 1936. Considera-se que a síndrome de Kleine-Levin é 20 vezes mais rara que a narcolepsia, sendo sua prevalência estimada em 2 - 6/10.000.

Diagnóstico

É essencialmente clínico e requer episódios recorrentes de hipersonia e alterações de comportamento e humor que estão presentes somente nos episódios sintomáticos.

No diagnóstico diferencial devem ser citados os tumores cerebrais do III ventrículo e do hipotálamo, os traumatismos cranioencefálicos, doenças infecciosas, distúrbios psiquiátricos e distúrbios respiratórios crônicos.

Fisiopatologia

Uma das hipóteses da fisiopatologia da síndrome de Kleine-Levin é uma disfunção hipotalâmica e alterações no metabolismo da serotonina e dopamina, não se afastando também um processo autoimune. Estudos para se verificar se havia alguma ligação com a narcolepsia não demonstraram a presença do HLA-DR2 na síndrome de Kleine-Levin, excluindo uma semelhança imunogenética entre as duas síndromes. Mas ainda não se pode descartar uma etiologia autoimune, pelo fato de ter sido detectada a presença de HLA-DQB1 0601 em um grupo de pacientes com Síndrome de Kleine-Levin.

Trabalhos de Dauvilliers e cols. (2003) demonstraram alterações nos níveis de hipocretina-1 no líquor.

A avaliação com SPECT durante a fase assintomática mostra hipoperfusão cortical nos lobos frontal e parietal, sugerindo uma condição patológica mesmo com a remissão dos sintomas. A avaliação neuropsicológica no mesmo período mostra alterações nos resultados, sugerindo também que a patologia persiste no período de remissão.

No período sintomático, o SPECT demonstrou uma hipoperfusão do tálamo, mas ainda não se tem uma explicação para esse achado.

Tratamento

Um tratamento farmacológico eficaz ainda não foi descoberto, em decorrência de sua fisiopatologia ainda não ter sido desvendada. Medicamentos como anfetamina, metilfenidato, modafinil têm sido usados. Poppe e colaboradores (2003) observaram que com o Lítio houve diminuição do período de sonolência e melhora nos sintomas comportamentais em cinco pacientes com a síndrome de Kleine-Levin.

Hipersonia idiopática

A hipersonia idiopática é um distúrbio do sono que se caracteriza por sonolência excessiva diurna acompanhada por sono não reparador e com grande dificuldade para despertar. Os pacientes podem dormir oito ou mais horas sem interrupção e ainda se sentem insatisfeitos. Mesmo os cochilos não melhoram a sonolência. Situações que exigem atenção, como leitura, assistir TV aumentam a sonolência. Geralmente tem início na adolescência, afetando igualmente os sexos masculino e feminino. Não há dados epidemiológicos sobre esta doença, pois ainda não há estudos sistemáticos.

Quadro clínico

Os pacientes se queixam de sonolência contínua. Os cochilos são prolongados, mas pouco reparadores. Se não for possível o paciente fazer cochilos, ele se torna confuso, podendo apresentar comportamentos automáticos. O paciente dorme muito, mas acorda com sono.

Fisiopatologia

A patogenia é desconhecida. O início pode ser insidioso ou abrupto, após um esforço físico, anestesia, processo infeccioso viral ou traumatismo crânioencefálico. A tipagem do HLA não tem um papel importante na hipersonia idiopática. Os níveis de hipocretina-1 no líquor são normais.

Diagnóstico da sonolência excessiva diurna

História clínica minuciosa deve ser realizada.

Em crianças maiores e adolescentes, é muito importante verificar-se os hábitos de sono, pois como em geral têm a tendência em dormir mais tarde e levantar mais cedo em dias de escola, há confusão com atraso da fase de sono levando ao sono insuficiente.

Exame físico

O paciente se apresenta com olhar vago, pálpebras caídas, queda da cabeça. Os bocejos são frequentes, podendo dormir durante o exame. Às vezes, o paciente se apresenta inquieto, com dificuldade de atenção e lentidão para reagir às solicitações do examinador.

Exames complementares

- **Polissonografia noturna**: é importante a polissonografia com os múltiplos testes de latência do sono (MTLS) para o diagnóstico diferencial entre as diferentes causas de hipersonia diurna. Na SED idiopática, as latências de sono são menores que 10 minutos e não ocorrem episódios de início de sono em REM.
- **Actigrafia**: pode ser útil para registrar os movimentos e fornecer uma estimativa do tempo de sono e vigília.
- **Ressonância magnética do encéfalo**: a ressonância magnética pode mostrar lesões que causam hipertensão intracraniana e consequentemente podem provocar a sonolência excessiva diurna.

Capítulo 19 – Sonolência Excessiva Diurna

- **Eletroencefalograma (EEG)**: para diagnóstico diferencial com estado de mal epiléptico, em que o EEG pode mostrar alterações epileptiformes, como espículas-ondas contínuas e clinicamente há letargia.
- **Teste de manutenção de vigília (TMV)**: o TMV avalia quanto o paciente consegue se manter acordado, em um ambiente sem estímulo. São dadas cinco oportunidades em intervalos de duas horas, com duração de 20 ou 40 minutos, para o paciente se manter acordado, em um laboratório de sono, em ambiente escuro, sentado e com roupas comuns (não pijama).
- **Avaliação psicológica**: refere-se a testes de vigilância e de desempenho para avaliar lentificação cognitiva.
- **Tratamento**: assim como na narcolepsia, o tratamento é sintomático, com uso de medicação estimulante, higiene do sono, sendo a orientação dos cochilos diurnos e incentivo para sono noturno de oito a dez horas pouco eficaz, mas necessária.
  - Podem ser usados:
    - Metilfenidato;
    - Dextroanfetamina;
    - Modafinil.

Síndrome das pernas inquietas (SPI) e movimentos periódicos de membros durante o sono (PLMS)

PLMS são repetidas contrações dos músculos tibiais anteriores ocorrendo durante o sono. Embora muito comum em adultos, os movimentos também podem ser vistos em crianças e adolescentes. Podem ser um achado incidental durante um exame de polissonografia ou seres uma causa de sono interrompido por causa dos microdespertares, levando à SED ou ser um gatilho para despertares e consequente insônia.

Outro distúrbio de sono é a chamada SPI, na qual os pacientes se queixam de uma sensação de desconforto em suas pernas ao repouso, seja quando deitados ou sentados. O sofrimento pode tornar-se tão desconfortável que há uma necessidade de mover-se ou levanta-se ou andar para aliar seus sintomas, que desaparecerão com o início do movimento. Queixas de SPI são mais comuns com o aumento da idade, mas podem aparecer em pacientes jovens, como também em certas doenças, tais como falência renal e diabetes mellitus e especiais circunstâncias como gravidez.

Embora muitos pacientes com SPI apresentem PLMS, o inverso não é comum. SPI frequentemente está associada com insônia e recentemente há descrição de associação com TDAH em crianças e adolescentes.

O tratamento se baseia no aumento das concentrações de dopamina no sistema nervoso central com agentes tais como carbidopa, levodopa, pergolide e preferencialmente pramipexole. Garbapentina e benzodiazepínicos também podem ser usados em certas ocasiões e o uso de sulfato ferroso frequentemente se faz necessário já que há uma associação com baixos níveis de ferritina.

EFEITOS DE MEDICAMENTOS E SUBSTÂNCIAS

Muitos medicamentos comuns podem afetar o sono ou o seu padrão. Como exemplo, os estimulantes de longa ação para o tratamento de TDAH. Estes agentes podem paradoxalmente melhorar a sonolência e aumentar os problemas de concentração, atenção e humor durante o dia. Medicamentos para depressão podem afetar a qualidade do sono. Os que são usados para a gripe e alergia podem ser estimulantes, como a pseudoepinefrina ou sedativos, como a difenidramina.

Adolescentes podem usar drogas ilegais ou abusivas com grande efeito sobre o sono. Álcool é uma potente substância sedativa de curta duração. Embora possa ser indutor de sono, desenvolve insônia ao longo da noite. O álcool também tem efeito relaxante dos músculos da faringe, precipitando ronco e apneia do sono.

Cafeína e xantinas encontradas no café, chá preto, chá verde, chocolate, refrigerante, podem causar insônia ou interrupção do sono e consequente sonolência diurna, sendo provável a necessidade de se aumentar a cafeína no dia seguinte. Excessivo uso de cafeína, nicotina e estimulantes sob condições de sonolência podem aparentemente ter bom efeito a curto prazo, mas ter consequências negativas sobre o sono e o ritmo circadiano a longo prazo.

IMPLICAÇÕES PARA A PRÁTICA CLÍNICA

SED é um problema significativo em adolescentes. Em muitos casos, é resultado de um sono insuficiente causado por tempo insuficiente de cama e está associado com alterações intensas no ciclo vigília-sono, bem como pressões externas como deitar-se tarde e levantar-se cedo. No mínimo, a avaliação clí-nica nesta idade requer algumas questões rotineiras sobre padrão de sono e quanto tempo se dorme, bem como sintomas relacionados ao sono. Há uma ferramenta específica para o pediatra americano que ajuda a contemplar a rotina do sono do indivíduo, nomeada de "**BEARS**", ou seja, *Pediatric Sleep History* (Figura 19.1). Divide-se em cinco domínios e pode ser aplicada em crianças de dois a 18 anos. Cada domínio contempla uma "questão gatilho" para ser usada na entrevista.

A mensagem para os clínicos é que sono insuficiente (tempo de cama) é comum, mas nem sempre é queixa isolada. Deve-se considerar depressão, apneia do sono, insônia, narcolepsia e outros distúrbios do sono, bem como medicamentos ou estimulantes como a cafeína ou medicamentos que causam prejuízo na qualidade do sono e SED.

Não está validado o algoritmo da Figura 19.2, mas ele pode direcionar os clínicos a um diagnóstico de SED e auxiliar na conduta.

Deve-se orientar os adolescentes quanto ao seu sono normal e os efeitos que sua deficiência possa trazer na performance diária e saúde em geral.

B = *Bedtime problems* – problemas na hora de dormir:

"Você tem algum problema para iniciar o sono?"

E = *Excessive daytime sleepness* – sonolência excessiva diurna:

"Você se sente com muito sono durante o dia? Na escola? Enquanto dirige?"

A = *Awakenings* – despertar durante a noite:

"Você acorda muito durante a noite?"

R = *Regularity* – regularidade e duração do sono:

"A que horas você vai para a cama dormir em dias normais de escola? E em finais de semana? Quanto tempo você dorme?"

S = *Sleep disordered breathing* – distúrbios respiratórios durante o sono:

Para os pais: "Seu filho ronca alto? Durante a noite toda?"

Para o paciente: "Alguém já te disse que você ronca alto durante a noite?"

Fig. 19.1 – *B E A R S e suas questões.*

Capítulo 19 – Sonolência Excessiva Diurna

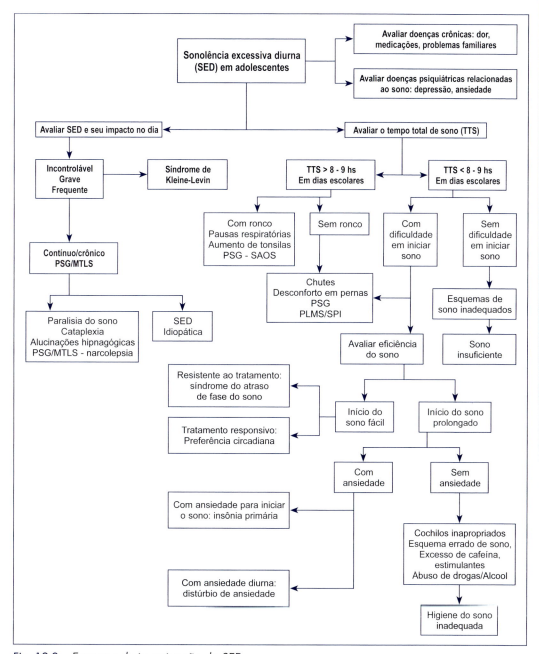

Fig. 19.2 – *Esquema de investigação da SED.*

BIBLIOGRAFIA

1. Ando K, Kripke DF, Ancoli-Israel S. Estimated prevalence of delayed and advanced sleep phase syndrome. Sleep Res 1995; 24:509.
2. Billiard M, Bassetti C, Dauvilliers Y, DOlenc--Grosselj L, Lammers GJ, Mayer G, Pollmacher T, Reading P, Sonka K. EFNS Guidelines on management of narcolepsy. European Journal of Neurology 2006; 13:1035-1048.
3. Birmaher B, Ryan ND, Williamson DE, Brent DA, Kaufman J. Childhood and adolescent depression: a review of the past 10 years. J Am Acad Adolesc Psychiatry 1996; 35:1575-1583.

4. Brown TE, McMullen WJ Jr. Attention deficit and sleep/arousal disturbance. Ann N Y Acad Sci 2001; 931:271-286.

5. Calhoun SL, Fernandez-Mendoza J, Vgontzas AN, Mayes SD, Tsaoussoglou M, Rodriguez-Muñoz A, Bixler EO. Learning, attention/hyperactivity, and conduct problems as sequelae of excessive daytime sleepiness in a general population study of Young children. Sleep 2012; 1;35(5):627-32.

6. Carroll JL, Loughlin GM. Obstructive sleep apnea syndrome in infants and children: clinical features and pathophysiology. In: Ferber R, Kryger M (Eds.) Principles and practice of sleep medicine in the child. Philadelphia: WB Saunders, 1995, 163-91.

7. Carskadon MA and Dement WC. Sleepiness in the normal adolescent. In Guilleminault C ed. Sleep and its disorders in children. Raven Press, New York 1987, p.53-66.

8. Carskadon MA, Vieira C, Acebo C. Association between puberty and delayed phase preference. Sleep 1993; 16:258-262.

9. Carskadon MA. Patterns of sleep and sleepiness in adolescents. Pediatrician, 1998; 69:875-887.

10. Carskadon MA, Wolfson AR, Acebo C, Tzischinsky O, Seifer R. Adolescent sleep patterns, circadian timing, and sleepiness at a transition to early school days. Sleep 1998; 21:871-881.

11. Carvalho LBC, Prado LBF, Silva L, Almeida MM, Silva TA, Vieira CMAM, Atallah AN, Prado GF. Cognitive dysfunction in children with sleep disorders. Arq Neuropsiquiatr 2004; 62(2-A):212-6.

12. Carvalho LBC, Prado LBF, Silva L, Almeida MM, Silva TA, Lora MI, Prado GF. Cognitive dysfunction in children with sleep-disordered breathing. J Child Neurol 2005; 20:400-4.

13. Chervin RD, Ruzicka DL, Giordani BJ et al. Sleep-disordered breathing, behavior, and cognition in children before and after adenotonsillectomy. Pediatrics 2006; 117(4):e769-778.

14. Corkun P, Moldofsky H, Hogg-Johnson S, Humphries T, Tannock R. Sleep problems in children with attention-deficit/hyperactivity disorders: impact of subtype, comorbidity, and stimulant medication. J Am Acad Child Adolesc Psychiatry 1999; 38:1285-1293.

15. Dauvilliers Y, Baumann CR, Carlander B, Bischof M, Blatter T, Lecendreux M, Maly F, Besset A, Touchon J, Billiard M, Tafti M, Bassetti CL. CSF hypocretin-1 levels in narcolepsy, Kleine-Levin syndrome, and other hypersomnia and neurological conditions. J Neurol Neurosurg Psychiatry 2003; 74: 1667-1673.

16. Dauvilliers Y, Mayer G, Lecendraux M, Neidhart E, Peraita-Adrados R, Sonka K, Billiard M, Tafti M. Kleine-Levin Syndrome An autoimmune hypothesis based on clinical and genetic analyses. Neurology 2002; 59: 1739-1745.

17. Dingers DF, Pack F, Williams K, et al. Cumulative sleepiness, mood disturbance, and psychomotor vigilance performance decrements during a week of sleep restricted 4-5 hours per night. Sleep 1997; 20:267

18. Epstein R, Chillag N, Lavie P. Starting times of school: effects on daytime functioning of fifth-grade children in Israel. Sleep 1998; 21:250-256.

19. Fallone G; Acebo C; Arnedt TA; Seifer R; Carskadon MA. Effects of acute sleep restriction on behavior, sustained attention, and response inhibition in children. Perceptual and Motor Skills 2001; 93:213-229.

20. Fallone G; Owens JA; and Deane J. Sleepiness in children and adolescents: clinical implications. Sleep Med Rev 2002; 6(4):287-306.

21. Ferber R. The sleepless child. In Guilleminault C ed. Sleep and its disorders in children. Raven Press, New York 1987, p.141-164.

22. Ferber R. Circadian and schedule disturbances. In Guilleminault C ed. Sleep and its disorders in children. Raven Press, New York 1987, p.165-180.

23. Guilleminault C, Pelayo R. Narcolepsy in prepubertal children. Ann Neurol 1998: 43: 135-142.

24. Guilleminault C, Pelayo R. Neuropsychological consequences of disordered breathing during sleep. In: Sleep and breathing in children - a developmental approach; GM Loughlin, JL Carroll and CL Marcus (eds). New York: Marcel Dekker, 2000, 651-60.

25. Herman JH. Chronobiology of sleep in children. In Sheldon SH, Ferber R and Kryger MH eds. Principles and Practice of Pediatric Sleep Medicine. Elsevier-Saunders, Philadelphia 2005. p. 85-110.

26. Herman JH. Circadian Rhythm Disorders: diagnosis and treatment.. In Sheldon SH, Ferber R and Kryger MH eds. Principles and Practice of Pediatric Sleep Medicine. Elsevier-Saunders, Philadelphia 2005. p. 101-112.

27. Herman JH and Sheldon SH. Pharmacology of sleep disorders in children. In Sheldon SH, Ferber R and Kryger MH eds. Principles and Practice of Pediatric Sleep Medicine. Elsevier-Saunders, Philadelphia 2005. p. 327-338.

28. Huang Y-S, Guilleminault C, Kao P-F, Liu7 F-Y. Spect findings in Kleine-Levin Syndrome. Sleep 2005; 28: 955-960.

29. Landtblom A-M, Dige N, Schwerdt K, Safstrom P, Granérus G. A case of Kleine-Levin syndrome examined with SPECT and neuropsychological testing. Acta Neurol Scand 2002; 105: 318-321.

30. Marcus CL, Omlin KJ, Baisnki DJ, Bailey SL, Rachal AB, von Pechmann WS, Keens TG, Ward SLD. Normal polysomnographic values for children and adolescents. Am Respir Dis 1992; 146:1235-9.

31. Malhotra S, Kushida CA. Primary hypersomnias of central origin. Continuum (Minneap Minn) 2013; 19(1 Sleep Disorders):67-85.

32. Maycock G. Sleepiness and driving: the experience of UK car drivers. J Sleep Res 1996; 5:229-237.

33. Medeiros M, Carvalho LBC, Silva TA, Prado LBF, Prado GF. Sleep disorders are associated with impulsivity in school children aged 8 to 10 years. Arq Neuropsiquiatr 2005; 63(3-B):761-5.

34. Mick E, Biederman J, Jetton J, Faraone SV. Sleep disturbances associated with attention deficit hyperactivity disorder: the impact of psychiatric comorbidity and pharmacotherapy. J Child Adolesc Psychopharmacol 2000:10:223-231.

35. Mignot E. Sleep, sleep disorders and hypocretin. Sleep Medicine Suppl1 2004: S2 – S8.

36. Mignot EJ. A practical guide to the therapy of narcolepsy and hypersomnia syndromes. Neurotherapeutics 2012;9(4):739-52.

37. Miller JD, Morin LP, Schwartz WJ, Moore RY. New insights into the mammalian circadian clock. Sleep 1996; 19:641-647.

38. Millman RP; Working Group on Sleepiness in Adolescents/Young Adults; and AAP Committee on Adolescence. Excessive sleepiness in adolescents and young adults: causes, consequences, and treatment strategies. Pediatrics 2005; 115(6):1774-1786.

39. Minvielle S. Le syndrome de Kleine-Levin: une affection neurologique à Morrison DN, McGee R, Stanton WR. Sleep problems in adolescence. J Am Acad Child Adolesc Psichiatr 1992; 31:94-99.

40. Nevsimalova S, Pisko J, Buskova J, Kemlink D, Prihodova I, Sonka K, Skibova J. Narcolepsy: clinical differences and association with other Sleep disorders in different age groups. J Neurol 2013; 260(3):767-75.

41. Owens JA, Dalzell V. Use of the BEARS sleep screening tool in a pediatric residents' continuity clinic: a pilot study. Sleep Med 2005, 6(1):63-99.

42. Pelayo RP, Thorpy MJ, Glovinsky P. Prevalence of delayed sleep phase syndrome among adolescents. Sleep Res 1998; 17:391.

43. Picchietti DL, Allen RP, Walters AS, Davidson JE, Myers A, Ferini-Strambi L. Restless legs syndrome: prevalence and impact in children and adolescents--the Peds REST study. Pediatrics 2007; 120(2):253-66.

44. Poppe M, Friebel D, Reuner U, Todt H, Koch R, Heubner G. The Kleine-Levin Syndrome – Effects of treatment with Lithium. Neuropediatrics 2003; 34: 113-9.

45. Silva TA, Carvalho LBC, Silva L, Almeida MM, Natale VB, Carvalho JEC, Prado LBF, and Prado GF. Sleep habits and starting time to school in Brazilian children. Arq Neuro-Psiq 2005; 63 (2):402-406.

46. Sullivan SS. Narcolepsy in adolescents. Adolesc Med State Art Rev 2010; 21(3):542-55.

47. Szymczak JT, Jasinska M, Pawlak E, Zwierzykowska M. Annual and weekly changes in the sleep-wake rhythm of school children. Sleep 1993; 16:433-435.

48. Thiedke Carolyn C. Sleep disorders and sleep problems in childhood. Am Fam Physician 2001; 63:277-84.

49. Wolfson AR; Carskadon MA. Sleep schedules and daytime functioning in adolescents. Child Dev 1998; 69:875-887.

50. Wolfson AR; Carskadon MA. Understanding of sleep patterns and school performance: a critical appraisal. Sleep Med Rev 2003; 7:491-506.

Distúrbios do Sono na Criança e no Adolescente – Uma Abordagem para Pediatras

Narcolepsia na Criança

Márcia Pradella Hallinan

Estar alerta ou seja, "bem acordado", é necessário para o bem-estar e para que possamos cumprir com as demandas sociais que desde a criança já são impostas. Além disso, dificuldade em permanecer alerta pode predispor a acidentes, quedas e, principalmente na criança, a situações ou apelidos que podem marcá-la e dificultar seu desenvolvimento[1-3].

A sonolência diurna é definida como uma dificuldade em permanecer acordado durante vários momentos do dia, estando com frequência associada a episódios de "cochilos, pescadas, bocejos" que variam em intensidade mas sem dúvida são piores nos períodos em que a criança fica parada, quieta e em situações monótonas ou com pouco estímulo. Algumas crianças literalmente "caem dormindo", antes mesmo de perceberem que estavam sonolentas[1,3].

Os distúrbios primários do sono, principalmente quando associados à fragmentação do sono, podem ser a causa da queixa de dificuldade em permanecer alerta ou sonolento, porém distúrbios específicos embora menos comuns, tem que ser investigados, para que a criança tenha o melhor e mais adequado tratamento[1].

A narcolepsia é uma doença crônica que, com frequência, não é reconhecida nem tão pouco diagnosticada na criança. Na literatura encontramos descrição de que entre 5% a 10% dos pacientes diagnosticados na idade adulta tinham sintomas da doença na infância, tendo o diagnóstico confirmada em torno de dez anos após o início dos sintomas[1,2].

A prevalência da narcolepsia é estimada em 0,05% entretanto não se conhece a prevalência na infância[3].

Segundo a Classificação Internacional dos Distúrbios do Sono (ICSD-3) a narcolepsia é dividida em tipo I e II conforme os critérios diagnósticos[1].

NARCOLEPSIA TIPO 1

Os critérios diagnósticos devem estar presentes:

- O paciente tem períodos de sonolência irresistíveis ou dorme sem perceber durante o dia, que ocorrem há pelo menos três meses.
- Presença de um ou ambos os critérios:
  - Cataplexia e uma média das latências para o sono diurno ≤ 8 minutos e dois ou mais períodos de sono REM no teste padrão das latências múltiplas para o

sono diurno. Um sono REM que ocorreu até 15 minutos do início do sono na polissonografia da noite precedente ao teste das latências múltiplas pode ser usado para substituir um período do referido teste;

- A concentração da hipocretina-1 medida por radioimunoensaio é ≤ 110 pg/mL ou um terço da média dos valores obtidos em indivíduos normais com o mesmo tipo de medida.

Em crianças pequenas a narcolepsia pode ser suspeitada por sono noturno excessivamente longo ou pelo retorno das sonecas diurnas quando a criança já não apresentava mais as mesmas.

NARCOLEPSIA TIPO 2

Os critérios diagnósticos devem estar presentes:

- O paciente tem períodos de sonolência irresistíveis ou dorme sem perceber durante o dia há pelo menos três meses;
- A média das latências no teste das latências múltiplas para o sono diurno é ≤ 8 minutos com dois ou mais episódios de sono REM no teste padrão das latências múltiplas para o sono diurno. Um sono REM que ocorreu até 15 minutos do início do sono na polissonografia da noite precedente ao teste das latências múltiplas pode ser usado para substituir um período do referido teste;
- Ausência de cataplexia;
- Se a hipocretina-1 não foi medida ou sua concentração medida por radioimunoensaio for > 110 pg/mL ou > 1/3 da média dos valores obtidos em indivíduos normais utilizando o mesmo método;
- A sonolência diurna e/ou o resultado do teste das latências múltiplas para o sono diurno não são compatíveis com outras causas de sonolência como sono insuficiente, apneia do sono obstrutiva, transtornos do ritmo circadiano, uso de medicações ou a retirada das mesmas.

Se a cataplexia ocorrer mais tardiamente o diagnóstico deve ser modificado para narcolepsia tipo 1 assim como se os níveis da hipocretina-1 forem retestados e se mostrarem ≤ 110 pg/mL ou < 1/3 da média dos valores obtidos em indivíduos normais utilizando o mesmo método.

DESCRIÇÃO CLÁSSICA

A narcolepsia foi até recentemente caracterizada por uma tétrade de sintomas, reconhecíveis mais facilmente no paciente adulto: sonolência excessiva diurna, cataplexia, paralisia do sono e alucinações principalmente hipnagógicas. A observação de que a maioria dos portadores de narcolepsia queixa-se de um sono noturno fragmentado tem colocado este sintoma igualmente como importante na caracterização da doença. Os sintomas descritos podem estar presentes na sua totalidade ou não e hoje, a doença é classificada como tipo 1 e 2 sendo que o tipo 1 representa com maior proximidade a descrição clássica da doença e o tipo 2 caracteriza-se principalmente pela sonolência excessiva diurna podendo ter outros sintomas associados, à exceção da cataplexia. Caracterização dos sintomas[4-7]:

- Sonolência excessiva diurna: esse pode ser o primeiro sintoma a ser notado. O sono noturno pode ter longa duração, com dificuldade para acordar a criança ou os episódios de sonolência ocorrerem em diferentes momentos do dia, causando dificuldades na sociabilização e no aprendizado. Por vezes a sonolência vem associada a alteração do humor ou comportamento, podendo ser confundida com um transtorno psiquiátrico[3].

A cataplexia definida no adulto como uma perda súbita e geralmente simétrica do tônus muscular de duração rápida (em torno de dois a três minutos) e sem alteração da consciência, nem sempre é fácil de ser identificada na criança, podendo acometer segmentos corporais e mesmo grupos musculares isolados[3,8].

Capítulo 20 – Narcolepsia na Criança

A paralisia do sono e as alucinações são de difícil caracterização nas crianças, principalmente nas pequenas e pode-se suspeitar destes sintomas pela referência de medos em determinados horários do sono, sonhos maus, visualização de animais, pessoas ou objetos no início do sono ou quando a criança sentir sono[3,8].

FISIOPATOLOGIA

Ainda não está estabelecido o mecanismo causal da narcolepsia. Nos pacientes portadores da narcolepsia tipo 1 tem sido descrito uma prevalência de até 95% do alelo do antígeno de histocompatibilidade HLA-DQB1*0602, variante do gene HLA-DQB1. Outro achado, também nos indivíduos com este tipo da doença, é a presença de níveis reduzidos do neuropeptídeo hipocretina, produzido no hipotálamo lateral e com função reguladora do sono e da homeostase energética. A literatura aponta ainda, achados recentes de possível alteração imunológica nestes indivíduos como diferenças no lócus do receptor de linfócito T (TCR) alfa, presença de anticorpos específicos *tribbles homolog 2* assim como baixos níveis do linfócito CD40 L e linfopenia relativa. O completo entendimento da inter-relação das alterações referidas, entretanto, ainda é incerto[4].

Na narcolepsia tipo 2 a doença tem provavelmente origem mais heterogênea podendo envolver alterações em diferentes sistemas associados à manutenção da vigília ou estar associada a doenças do sistema nervoso central, sendo chamada de narcolepsia secundária. As causas mais frequentes são os tumores cerebrais que acometem a região hipotalâmica como os craniofaringiomas e doenças congênitas como a doença de Niemenn-Pick tipo C e a síndrome de Prader-Willi[1,8].

CRITÉRIOS QUE AUXILIAM NO DIAGNÓSTICO DA NARCOLEPSIA

- Realização do teste de múltiplas latências do sono, indicado para crianças maiores de seis anos embora possa ser realizado em crianças menores a critério do médico que acompanha a mesma. Consiste da análise de cinco cochilos diurnos com duração de 20 até 30 minutos e realizados a cada duas horas. Esse teste deve ser precedido por um exame de polissonografia de noite inteira que tem a finalidade de descartar um distúrbio primário do sono. Uma média das latências para sono menor ou igual a oito minutos associado à ocorrência de dois ou mais episódios de sono REM são fortemente sugestivos da doença. Entretanto, este teste pode ser difícil de ser realizado em crianças pequenas além de ainda não existirem dados de normalidade para crianças menores de seis anos. Em caso de dúvidas recomenda-se a repetição do teste[1,4,8].

- Em casos duvidosos pode-se proceder à coleta do líquido cefalorraquidiano para medida da hipocretina-1. Níveis de hipocretina-1 medida por radioimunoensaio menores que 110 pg/mg tem alta especificidade e sensibilidade para narcolepsia-cataplexia. Em crianças pequenas devido às dificuldades observadas acima na realização do teste das latências múltiplas para o sono diurno, é fortemente recomendado a realização da medida da hipocretina-1 no líquor[1,4,8].

- Pesquisa do HLA-DQB1*0602 tem alta sensibilidade apenas para narcolepsia tipo 1[4,8].

TRATAMENTO[3,5-7]

Não farmacológico: principalmente atentar para os horários e quantidade de sono noturno e cochilos programados de curta duração durante o dia.

FARMACOLÓGICO

- Tratamento da sonolência excessiva: uso de drogas estimulantes do sistema nervoso central. Metilfenidato em doses baixas e em função da necessidade da criança, por exemplo 5 mg após o café da manhã e após o almoço; Modafinila, liberada para uso em crianças maiores de 12 anos nos países do hemisfério norte, nas doses de 100 mg após o café da manhã, são as opções existentes no nosso meio[5,8].

• Tratamento da cataplexia, paralisia do sono e alucinações: antidepressivos tricíclicos e inibidores da recaptação da serotonina ou duais (serotonina e nora-drenalina) em doses calculadas de acordo com o peso da criança e sempre com a menor dose que melhore os sintomas[3,8].

BIBLIOGRAFIA

1. American Academy of Sleep Medicine. International classification of sleep disorders, 3rd ed. Darien, IL: American Academy of Sleep Medicine, 2014.

2. Morrish E, Factors associated with a delay in the diagnosis of narcolepsy. Sleep Med, 2004:5,37-41.

3. Nevsimalova S. Narcolepsy in childhood.Sleep Med Reviews, 2009:13,169.

4. Coelho FMS, Pradella-Hallinan M. Narcolepsia: clínica e recomendações In: O sono e a Medicina do Sono. Paiva T. Andersen ML, Tufik S (ed). Barueri, SP: Minha Editora, 2014, 333-39.

5. Ivanenko A, Tauman R, Gozal D. Modafinil in the treatment of excessive daytaime sleepiness in children. Sleep Med, 2003:4,579-82.

6. Guilleminault C, Pelayo R. Narcolepsy in children. A practical guide to its diagnosis, treatment and follow-up. Paediatr Drug, 2000:2,1-9.

7. Guilleminault C, Fromherz S. Narcolepsy: diagnosis and management. In: Principles and practise of sleep medicine. Kryger MH, Roth T, Dement WC (ed). 4 ed. Philadelphia:Elsevier Sounders, 2005, 780-90.

8. Coelho FMS, Pradella-Hallinan. Características da narcolepsia em crianças e adolescents In: Narcolepsia. São Paulo:RTM comunicação e Serviços Editoriais Ltda, 2009,41-5.

Síndrome de Kleine-Levin e Hipersonia Idiopática

Alice Hatsue Masuko

Os distúrbios de sono na infância são frequentes, mas diferentes em relação aos do adulto, do ponto de vista de fisiologia, fisiopatologia e nos aspectos comportamentais, psicológicos e de desenvolvimento. A criança não se queixa de sonolência como o adulto e os sintomas são menos evidentes.

A sonolência na criança pode se apresentar de várias maneiras. Ela pode ser evidente, porque a criança dorme no momento e lugar inadequados, por exemplo, durante as aulas. Ela dorme mais que as crianças da mesma faixa etária, necessitando de cochilos.

Crianças com nove, dez anos de idade dormem aproximadamente em torno de dez horas, tanto no período escolar como nos fins de semana. Já os adolescentes, de modo geral, têm mais sono. Tem tendência a dormir menos durante a semana, estendendo o sono nos fins de semana, mas mantendo o débito de sono. Por isso, no adolescente, nos dias atuais a sonolência excessiva diurna é considerada epidêmica.

A sonolência excessiva diurna pode ser decorrente de sono insuficiente, sono fragmentado, de necessidade maior de sono ou de uma patologia de origem central. Segundo a Classificação Internacional dos Distúrbios do Sono de 2014, entre as patologias relacionadas a hipersonia diurna, podemos considerar a síndrome de Kleine-Levin e a hipersonia idiopática.

SÍNDROME DE KLEINE-LEVIN

A síndrome de Kleine-Levin é um distúrbio neurológico raro. É uma hipersonia recorrente rara, separada por períodos de comportamento normal. A sonolência é profunda e acompanhada por pelo menos um dos seguintes sintomas: alterações cognitivas ou de humor, hiperfagia compulsiva e hipersexualidade. O comportamento anormal se manifesta por irritabilidade, agressão e alterações de personalidade.

Os episódios duram alguns dias, podendo ocorrer em intervalos irregulares durante anos. No período intercrítico o paciente apresenta um comportamento normal e se mantém alerta.

A síndrome de Kleine-Levin foi descrita pela primeira vez por Kleine, em 1925 e desenvolvida por Levin, em 1936, sendo incluída na classificação internacional de distúrbios do sono (ICSD) de 2005, revisada em 2014.

Epidemiologia

A síndrome de Kleine-Levin é extremamente rara, sua prevalência é estimada em um a dois casos por um milhão de indivíduos. Há cerca de 500 casos descritos na literatura, em todos os países onde foi investigada a doença. Afeta principalmente adolescentes na segunda década, sendo que predomina no sexo masculino, na proporção de 2:1. Adultos e crianças podem raramente serem afetados.

Casos familiais da síndrome foram descritos em 5% dos pacientes, em gêmeos, irmãos e sobrinhos. Constatou-se que a prevalência é ligeiramente maior na população judaica Ashkenazi.

Quadro clínico e diagnóstico

A síndrome de Kleine-Levin se manifesta de modo intermitente e episódico, por uma sonolência grave, associada a distúrbios cognitivos, psiquiátricos e comportamentais. Um episódio dura em média de dois dias e meio até 80 dias e pode recorrer em média cada três meses, durante anos. O primeiro episódio pode ser desencadeado por uma infecção ou ingestão de álcool. Nos episódios o paciente pode dormir de 16 a 20 horas, só se levantando para comer ou para higiene. Ele pode comer compulsivamente. A sexualidade está exacerbada, principalmente nos homens. Quando o paciente desperta se torna confuso, apático, irritado e agressivo. Pode apresentar alucinações, dificuldade de comunicação, de percepção visuoespacial e déficit de memória.

Entre os episódios o paciente se encontra com sono normal, sem problemas cognitivos, de humor e alimentação. Geralmente a doença tem resolução em torno de 14 anos.

Evidências recentes mostram que alguns pacientes podem apresentar comprometimento visuoespacial e de memória por mais tempo.

Diagnóstico diferencial

Tumores do terceiro ventrículo, como cisto coloidal, astrocitoma ou craniofaringioma podem produzir obstrução intermitente do fluxo liquórico, com consequente alteração de estado de alerta e distúrbios sensoriais. Na síndrome de Kleine-Levin podem ocorrer sintomas de depressão, mas de instalação e resolução abruptas. A sonolência excessiva diurna relacionada a medicação, apneia obstrutiva do sono, narcolepsia, sono insuficiente, hipersonia idiopática: não é periódica e recorrente, costuma ser diária.

Uso de droga ou álcool, epilepsia do lobo temporal, síndrome de Klüver-Bucy, doença mitocondrial podem ser lembrados como outros diagnósticos diferenciais.

Etiologia

É desconhecida. Muitos pacientes relatam um processo infeccioso prévio de vias aéreas superiores. Os episódios de recorrência são desencadeados por infecção (65%), febre (20%), causas psicológicas e estresse (5%) e privação de sono (5%). Foi sugerido um mecanismo autoimune, com poucas evidências.

Haplotipo DQB1-0201 foi encontrado em uma proporção duas vezes maior em relação a 30 pacientes europeus controles, mas há necessidade de se estender o estudo para uma população maior.

Patologia e fisiopatologia

Há apenas quatro casos com autopsia e os resultados são inconclusivos. Em dois casos foram observados infiltrados inflamatórios no hipotálamo e em dois, no tálamo.

Imagem

A ressonância magnética funcional no período crítico mostra hipometabolismo no tálamo, hipotálamo, lobo temporal mesial e lobo frontal. Algumas dessas alterações podem persistir no período assintomático.

Polissonografia

No registro de uma noite, na primeira metade do período sintomático mostrou diminuição de ondas lentas. Na segunda metade do período sintomático, uma diminuição do sono REM. A eficiência do sono está diminuída. Entre os períodos sintomático e assintomático não há diferença na latência do sono e no número de episódios do sono REM.

O registro de vinte e quatro horas mostra um tempo total de sono aumentado, em média de 12 horas.

Eletrencefalograma

Mostra uma lentificação em torno de 70% dos casos no período sintomático.

Exame do soro e líquor. Marcadores sorológicos de processo inflamatório são normais. Dauvilliers e cols. demonstraram alterações nos níveis de hipocretina-1 no líquor.

A hipocretina-1 apresenta níveis mais baixos durante as crises, mas ainda dentro do nível normal, se compararmos ao período assintomático. Atualmente considera-se que o nível de hipocretina no líquor não tem nenhum valor no diagnóstico da síndrome de Kleine-Levin.

Avaliação neuropsicológica

A escala de memória de Wechsler demonstra um comprometimento na memória imediata e também na visual e verbal a longo prazo, que podem persistir mesmo no período assintomático.

Tratamento

Não existe medicamento eficaz. O lítio, em uma metanálise mostrou eficácia em 20% a 40% dos casos, reduzindo os episódios de recorrência. Modafinila pode aliviar a hipersonia em uma dose diária de 400 mg. No tratamento de suporte, o paciente deve ser mantido em casa, em ambiente tranquilo e as atividades escolares e de trabalho devem ser suspensas.

A síndrome de Kleine-Levin é rara, mas deve ser considerada em qualquer adolescente com hipersonia associada a alterações cognitivas ou desinibição.

HIPERSONIA IDIOPÁTICA

A hipersonia idiopática se caracteriza por períodos de necessidade de sono irresistível que são duradouros e não reparadores, podendo durar vários meses e, por definição, um diagnóstico de exclusão.

A prevalência e incidência são pouco conhecidas, parece ser menos comum que a narcolepsia.

Quadro clínico

O início dos sintomas se dá geralmente na adolescência, em torno dos 16 anos. Alguns estudos referem um predomínio no sexo feminino. A sonolência excessiva diurna não se acompanha por cataplexia. Há uma grande dificuldade para o paciente se manter desperto, ele se torna irritável, confuso, com comportamento automático e voltando a dormir frequentemente. Os cochilos são prolongados, durando mais que uma hora e são pouco reparadores. O sono noturno é prolongado e o paciente tem muita dificuldade em despertar, mesmo tendo dormido mais que dez horas. Há relatos referindo remissão em 14% dos casos.

As consequências da hipersonia Idiopática se refletem na vida social e profissional. Há um baixo rendimento no trabalho, com consequente desemprego e na escola, dificuldade de aprendizagem.

Diagnóstico

Uma anamnese cuidadosa deve ser feita e a polissonografia noturna pode excluir outras causas de sonolência excessiva diurna.

Polissonografia

Demonstra latência curta para o início do sono, com proporções esperadas de sono NREM e REM, com latência normal para o sono

REM. O tempo total de sono está aumentado. A eficiência do sono é elevada.

O teste de latências múltiplas do sono não apresenta mais que um episódio de sono REM, no início do sono.

Diagnóstico diferencial

A hipersonia idiopática é um diagnóstico de exclusão. Devem ser consideradas outras causas de sonolência excessiva diurna, como a síndrome do sono insuficiente, fase atrasada do ciclo vigília-sono, apneia obstrutiva do sono, depressão e uso de drogas ilícitas.

Etiologia e fisiopatologia

A causa da hipersonia idiopática é desconhecida. Hipóteses mais recentes atribuem uma etiologia viral ou autoimune. A concentração de hipocretina no líquor é normal. As dosagens de metabólitos de monoaminas no líquor são inconclusivas.

Tratamento

O tratamento da hipersonia idiopática está relacionado ao controle da sonolência excessiva diurna. Podem ser usadas drogas estimulantes como o metilfenidato e a modafinila, sendo que atualmente a droga de primeira escolha é a modafinila, na dose de 200 a 600 mg por dia. Medidas de higiene do sono devem ser adotadas, como cochilos durante o dia e períodos de sono regulares, de oito a dez horas por noite.

Ainda há uma falta de conhecimento muito grande em relação a hipersonia idiopática, havendo necessidade de uma caracterização clínica mais precisa, portanto é um diagnóstico de exclusão.

BIBLIOGRAFIA

1. Thiedke Carolyn C. Sleep disorders and sleep problems in chidhood. Am Fam Physician 2001; 63:277-84.
2. Heussler HS. Common causes of sleep disruption and daytime sleepiness: childhood sleep disorders II. MJA 2005; 182: 484-9.
3. Ferber R. Assessment of sleep disorders in the child. In Ferber R, Kryger MH. Principles and Practice of Sleep Medicine in the Child.W.B.Saunders Company 1995; 49-53.
4. Kryger MH. Differential diagnosis of pediatric sleep disorders. In Sheldon SH, Ferber R, Kryger MH. Principles and Practice of Pediatric Sleep Medicine. Elsevier Saunders 2005; 17-25
5. Millman R P. Excessive sleepiness in adolescents and young adults: causes, consequences and treatment strategies. Pediatrics 2005; 115: 1774-1786.
6. Mignot E. Sleep, sleep disorders and hypocretin. Sleep Medicine Suppl1 2004; S2 – S8.
7. Dauvilliers Y,Baumann CR, Carlander B, Bischof M, Blatter T, Lecendreux M, Maly F, Besset A, Touchon J, Billiard M, Tafti M, Bassetti CL. CSF hypocretin-1 levels in narcolepsy, Kleine-Levin syndrome, and other hypersomnias and neurological conditions. J Neurol Neurosurg Psychiatry 2003; 74: 1667-1673.
8. Minvielle S. Le syndrome de Kleine-Levin: une affection neurologique à symptomatologie psychiatrique. L'Encéphale 2000; XXVI:71-4.
9. Morgadinho SCF, Pradella HM. Diagnósticos diferenciais. In Narcolepsia RTM Comunicação e Serviços Editoriais 2009; 65-74.
10. Mignot EJM. A practical guide to the therapy of narcolepsy and hypersomnia syndromes. Neurotherapeutics: 2012; 9: 739-752
11. Dauvilliers Y, Lopez R, Ohayon M, Bayard S. Hypersomnia and depressive symptoms: methodological and clinical aspects. BMC Medicine 2013; 11:78.
12. Miglis G M, Guilleminault C. Kleine-Levin syndrome: a review. Nature and Science of Sleep 2014; 6 19-26.
13. The International Classification of Sleep Disorders of American Sleep Disorders Association 2005, 2014. Kleine-Levin Syndrome. Idiopathic Hypersomnia.
14. Sagalés T. Outras hipersonias. In O Sono e a Medicina do Sono. Editora Manole 2014; 340-345.

Distúrbios do Ritmo Circadiano do Sono

José Carlos Pereira Júnior
José Hugo de Lins Pessoa

INTRODUÇÃO

O sono é um processo fisiológico complexo influenciado por propriedades biológicas intrínsecas e por condições ambientais. Uma de suas propriedades é ele alternar com a vigília de maneira regular, temporalmente previsível ao longo do tempo de um dia geofísico, 24 horas. A essa periodicidade previsível do sono em torno de um dia denomina-se **ritmo circadiano do sono (RC)** (Figura 22.1). Circadiano provém do latim "acerca de um dia" (*circa diem*). Todos os fenômenos biológicos que se repetem sistematicamente ao longo de um dia são ditos ritmos circadianos. No adulto médio, o sono ocupa mais ou menos um terço do tempo de um dia todo, em geral ele se coloca no último terço do dia, e a esse tempo que a pessoa passa dormindo denomina-se **fase do sono**. Mais comumente a fase do sono de um adulto bem regrado inicia-se às 23 horas e termina às sete horas. O tempo que se passa do momento do acordar em um dia ao acordar do outro dia denomina-se **período, ou "tau"**, do ritmo vigília-sono. No caso de nosso exemplo, a fase da vigília inicia-se às sete horas e termina às 23 horas. Muitos outros parâmetros biológicos, como por ex.: os hormônios, oscilam sistematicamente entre níveis (valores sanguíneos) mais elevados e menos elevados ao longo de um dia. Essas oscilações são também ritmos circadianos, e ao valor sanguíneo mais elevado denomina-se **pico** do ritmo e ao menos elevado denomina-se **nadir**; e a diferença entre o valor do pico e o do nadir denomina-se **amplitude.** O período, tau, de um ritmo biológico é o tempo compreendido entre dois picos, ou, é o mesmo, entre dois nadires. Para o tempo de ascensão dos valores desde o nadir até o pico, denomina-se **acrofase** (termo usado por alguns autores como sinônimo de pico) e para valores descendentes do pico até o nadir denomina-se **batifase**; ao valor médio entre o pico e o nadir denomina-se **mesor.**

Pelo ciclo vigília sono apresentar periodicidade temporal, é ele tema de estudo da **Cronobiologia** – a cronobiologia considera os ritmos biológicos endógenos, eventos bioquímicos, fisiológicos, ou comportamentais, que oscilam *em torno* de 24 horas (por definição entre 20 e 28 horas) como sendo RCs, os quais são impelidos, e ajustados por condições extrínsecas ao organismo a ciclos ambientais de exatas 24 horas. Todos os ritmos circadianos são gerados endogenamente por estruturas neurais no sistema nervoso central (SNC) denominadas **marca-passos**. O marca-passo **"master"** é o

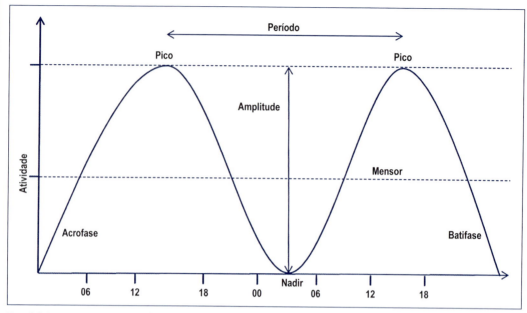

Fig. 22.1 – *Representação de um ritmo circadiano com período de 24 horas de um ritmo. A fase de ascensão do parâmetro estudado denomina-se acrofase, e o maior valor alcançado é o pico. A fase de descenso do parâmetro estudado denomina-se batifase, e o menor valor alcançado é o nadir. A distância entre dois picos ou dois nadires é o período do ritmo. Pico e nadir, bem como a média desses dois, mesor, são pontos de fase. Muitos autores usam acrofase como sinônimo de pico, e batifase como sinônimo de nadir. Amplitude é a diferença entre pico e nadir.*

núcleo supraquiasmático (NSQ). Em adição a governar o ciclo de 24 horas do sono e vigília, o NSQ também governa o RC de outras variáveis fisiológicas como por ex. a temperatura corpórea, o cortisol e os níveis de melatonina, além de muitas outras. O ritmo vigília-sono, endogenamente gerado (geneticamente determinado), tem na verdade um período de uns poucos minutos mais (cerca de nove a 12 minutos) do que 24 horas. Se uma pessoa é posta em um ambiente com constância total de bastante baixa luminosidade (o tempo todo), sem relógio e sem contato com o mundo exterior (privada de estímulos ambientais), a cada dia do calendário ela irá dormir um pouco mais tarde e consequentemente acordará um pouco mais tarde, de maneira que ao fim de vários dias sua fase de sono estará bastante defasada com a fase de sono que apresentava normalmente.

A fase do sono (espontânea) tende a se atrasar quotidianamente uns poucos minutos, contudo, alguns estímulos ambientais, como a luz por ex.:, constantemente ajustam (impelem) o ritmo vigília-sono e outros RCs para um período de exatas 24 horas. Figuradamente, poderíamos dizer que o marca passo regente do ciclo vigília-sono é um relógio que se atrasa alguns minutos diariamente, e, assim, a cada dia necessita ser reajustado ("acertar o relógio biológico"). Indicadores temporais, ou **zeitgebers** (termo alemão que significa "dá as horas"), são eventos extrínsecos à pessoa, estímulos, que balizam os ritmos RCs para que se mantenham temporizados com a duração de um dia, quer dizer, ajustam quotidianamente os RCs para uma duração de 24 horas. Entenda-se "ajustar o ritmo" por fazer o sono e a vigília se enquadrarem dentro de 24 horas, isto é, o tempo do sono (fase) coincidir sempre com o último terço do dia geofísico. O principal zeitgeber, o mais influente, é a luz. Principalmente para o recém-nascido (RN) e a criança pequena, a luz é muito importante para que se formem os RCs. Recebendo muita luz durante o dia e pouca à noite os lactentes, influenciados por ela, pouco a pouco vão estabilizando seus RCs, e apresentam suas oscilações rítmicas mais de acordo com o padrão adulto apenas a partir do sexto mês de vida ou um pouco mais. No início, o sono dos RNs é **polifásico,** quer dizer, durante as 24 horas do dia eles têm várias fases curtas de sono, porém, à medida que crescem, o número de fases vai diminuindo até que por volta do cinco anos, ou um pouco menos, o sono passa a ser **monofásico** e se estabiliza à noite.

Nas condições da vida moderna, entretanto, e principalmente para com as crianças postas desde cedo em creches, as fases de sono tendem a diminuir em número com mais precocidade. O quanto isso possa influenciar o bem-estar dessas crianças não está bem determinado. À medida que a criança cresce, outros zeitgebers também atuam balizando os RCs como, por ex.:, os horários em que a criança é posta para dormir, os períodos de exercícios físicos, o esquema horário pelo qual a criança é alimentada, os horários costumeiros de interação social, etc. E, na vida moderna, o relógio de pulso ou de parede tornou-se também um importante zeitgeber a coordenar nossos RCs.

Denomina-se **frequência** de um ritmo ao número de oscilações que ele apresenta na unidade de tempo. Ritmo **ultradiano** é quando cada oscilação dura menos de 24 horas; circadiano, aproximadamente 24 horas; **infradiano** é quando cada oscilação dura mais de 24 horas; **circanual** quando ocorre uma oscilação por ano. O sono, que ao ciclar com a vigília forma um RC, apresenta, ele próprio, uma alternância entre situações fisiológicas diferenciadas, sono **NREM** e sono **REM,** as quais compõem um ritmo ultradiano. O ritmo ultradiano do sono é, assim, um ciclar periodicamente previsível, entre o sono NREM e o sono REM. São muitos os exemplos que a cronobiologia oferece de ritmos ultradianos de altíssima frequência como, por exemplo, o ritmo de disparo de neurônios, da ordem de milissegundos, ou dos batimentos cardíacos que é da ordem de minutos. Um exemplo de ritmo infradiano é o ciclo menstrual, e como um exemplo de ritmo circanual pode ser citada a migração anual de certas aves.

VARIAÇÕES FISIOLÓGICAS DURANTE O SONO EM CRIANÇAS

Muitas funções fisiológicas estão acopladas de uma maneira previsível ao sono do indivíduo. A temperatura central corpórea, por exemplo, exibe uma estável ritmicidade circadiana e tem sido utilizada como marcadora de outros ritmos endógenos. À medida que a noite inicia e progride, a temperatura começa a declinar e atinge seu nadir cerca do período final do sono, próximo do acordar. De maneira mais científica o período, ou tau, do RC humano é igual ao tempo que leva desde um nadir da temperatura de um dia até o nadir do outro dia. Durante o sono REM, entretanto, a temperatura central aumenta em média $0,2°$ centígrados, contudo havendo uma diminuição da capacidade de autorregulação térmica. A liberação do hormônio do crescimento especialmente em crianças pré-púberes é nitidamente acoplada ao início do sono e tem sua acrofase (pico, zênite) no primeiro terço da noite, durante o sono NREM de ondas lentas. Como a temperatura corpórea central, a liberação do cortisol endógeno também segue um consistente RC. Ele tem sido igualmente utilizado como um ponto de referência de fase para outros ritmos endógenos. A máxima liberação noturna de cortisol ocorre ao fim do período de sono e seu nadir é localizado no período de início do sono. Inúmeras outras funções fisiológicas guardam, como o sono, uma ritmicidade circadiana, por exemplo, função gastrointestinal e renal, liberações hormonais, pressão arterial, nível de atenção, força muscular (mais intensa próxima das 15 horas), memória de curto prazo (mais eficiente próxima do meio dia), humor, etc.

A prática de exercícios vigorosos libera cortisol endógeno, e, assim, caso a temporização dos exercícios ocorra nas poucas horas que antecedem a fase de sono, esse cortisol irá prejudicar o início do sono, por ser necessário que ele seja acompanhado de uma redução dos níveis desse hormônio. Às situações comportamentais da pessoa, ou circunstâncias diurnas ou noturnas que influenciam a evolução circadiana dos ritmos endógenos diz-se "**mascaramento**", quase sempre sendo o termo entendido como um mascaramento negativo (diminui a expressão do ritmo) isto é, que influencia inconvenientemente o bom andamento das várias condições biológicas em seu ritmar ao longo do dia ambiental. Entenda-se *expressão do ritmo* como a normalidade da amplitude dos ritmos e o correto posicionamento das fases do ritmo, isto é, elas bem alinhadas (temporizadas) com o curso do dia. "Mascaramento positivo" é a denominação utilizada para as circunstâncias que aumentam a expressividade de um rimo biológico circadiano. Para o homem moderno, luzes intensas no começo da noite são um importante mascarador negativo do ritmo circadiano da liberação de melatonina (a luz inibe a liberação), o que pode influenciar negativamente a fase do sono, postergando-a.

RITMOS CIRCADIANOS: CONSIDERAÇÕES BÁSICAS

Os RCs gerados internamente pelos relógios biológicos - sendo o relógio master o núcleo NSQ localizado no hipotálamo (acima do quiasma ótico) - são reajustados diariamente pelos sincronizadores temporais, zeitgebers, de maneira que em condições de normalidade todos os ritmos fisiológicos do organismo evoluem quotidianamente em harmonia uns com os outros, e especificamente em uníssono com o ritmo vigília-sono. Como em uma orquestra bem sincronizada cada instrumento deve tocar de acordo com a pauta musical e em consonância uns com os outros, também os RCs devem oscilar em harmonia uns com os outros. E, figuradamente, o NSQ pode ser considerado o maestro da orquestra de RCs.

Quando, por condições doentias ou por estilo de vida o ritmo vigília-sono dessincroniza-se com os demais, isto é, a fase de sono da pessoa ou é antecipada ou é postergada, todos os ritmos internos dessincronizam-se com o vigília-sono e o bem-estar e o funcionamento do indivíduo experimentam um decréscimo e agravos à saúde podem surgir. É como se os instrumentos da orquestra não tocassem em consonância uns com os outros.

A amplitude do ciclo vigília-sono, isto é, a intensidade da mudança em um parâmetro fisiológico desde seu nadir até pico, é uma estimação de o parâmetro biológico "**nível de alerta**" oscilar desde o sono profundo até a maior condição de alerta durante a vigília. A amplitude do RC é mínima ao nascer e alcança parâmetros semelhantes aos do adulto durante o primeiro ano de vida, como medido pelos níveis de melatonina ou variações da temperatura corpórea central. Nas pessoas jovens e normais, a amplitude dos vários parâmetros costuma ser ampla. Diz-se que há um "**achatamento**" da amplitude de um parâmetro quando a diferença entre seu nadir e pico é pequena. As pessoas idosas, não raramente, durante o sono podem apresentar pequena amplitude da temperatura central, isto é, achatamento da amplitude da temperatura, o que não é condição conveniente para um sono de boa qualidade. **Flexibilidade** é a denominação que se dá à capacidade, maior ou menor, de a pessoa ajustar-se com rapidez às variações de seu "posicionamento" no dia ambiental, como por ex. viajar para locais de diferentes fusos horários (*jet lag*). Acredita-se que a maior flexibilidade de uma pessoa (por ex:. reagir mais facilmente ao *jet lag*) está relacionada com uma condição de maior amplitude de seus parâmetros circadianos como, por exemplo, oscilação da temperatura central corpórea. Pode-se concluir que um sono melhor é obtido quando se mantem altas as amplitudes dos vários RCs. Por ex.:, a prática de exercícios físicos durante o dia eleva a temperatura corporal central tornando o pico diurno desse parâmetro mais elevado o que contrastará mais intensamente com o nadir da temperatura que ocorre durante a madrugada, e isso contribui para um sono mais profundo, mais restaurador. Já a prática de exercícios à noite, poucas horas antes de deitar, libera mais cortisol que o normal para essa hora, o que mascara negativamente a fase do sono, posterga e diminui a intensidade da fase, contribuindo para que o indivíduo durma mal. Manter-se dentro de casa durante todo o dia e também com as venezianas fechadas, e ligar luzes intensas ao anoitecer, impede que o indivíduo seja exposto a uma grande luminosidade durante o dia e o expõe a muita luminosidade à noite, o que não contribui para um bom sono.

Várias maneiras de mascarar os RCs são mais possíveis ao humano moderno do que para o ancestral. Entre os adolescentes modernos uma grande disparidade entre os horários de dormir em dias de semana e em fins de semana é praticamente uma epidemia mundial. Muitos jovens semanalmente experimentam a cada semana dois *jet lag*; às sextas e aos sábados como que viajam para o oeste (vão dormir mais tarde), e aos domingos "retornam" (ou tentam) para o leste (vão para a cama mais cedo); obviamente o resultado para o ciclo vigília-sono não é bom, tanto a quantidade de sono quanto a qualidade são impactadas. Essa condição comportamental pode ser considerada um *jet lag* social. Esse estilo de vida é frequente causa de ida aos consultórios de pediatria e queixas de fadiga e sono durante as aulas; esse quadro é um lembrete aos profissionais de saúde para que no histórico do cliente seja incluída uma abrangente anamnese quanto ao sono.

A hora habitual que é a preferida para dormir varia entre as pessoas, dizendo-se que aquelas que dormem cedo são **matutinas** (também acordam mais cedo) e as que dormem mais tarde são **vespertinas**. À preferência para dormir mais tarde ou mais cedo se denominou "**cronotipo**". Acredita-se que o cronotipo das pessoas seja característica genética. Quando uma pessoa tem um horário preferido para iniciar o sono, este será melhor se esse horário for atendido, isto é, a pessoa vai para a cama no seu horário preferido. Entretanto, um horário preferido tardio para se deitar pode não ser compatível com os horários da escola ou do trabalho logo na manhã seguinte, o que redundará em **déficit** de sono; e caso a pessoa tente forçadamente dormir mais cedo poderá ocorrer **insônia inicial** (demora em pegar no sono), ou sono de má qualidade. Quer dizer que o melhor sono será obtido se a pessoa dormir em seu horário preferido, e que este não conflite com as atividades diurnas. A maioria dos jovens – mesmo que antes da adolescência a tendência para dormir seja a matutina – na adolescência ela passa aos poucos a vespertina. Mas como as escolas (ou trabalho) iniciam suas atividades bem cedo, o déficit de sono crônico entre os adolescentes, ou mesmo crianças menores, é praticamente uma pandemia. O paciente tipo cronotipo vespertino é quem está mais propenso a DRC visto que a temporização dos seus ritmos biológicos internos conflita com a temporização de suas necessidades sociais, por ex. trabalho ou escola. O distúrbio do ciclo vigília-sono que essa condição propicia tem sido denominada de *jet lag* **social**.

ZONA PROIBIDA PARA O SONO

Mesmo quando dormimos bem na noite anterior, tanto em qualidade quanto em quantidade de sono, nosso nível de alerta varia durante a evolução do dia seguinte. Logo ao acordar, o alerta não é muito elevado, mas vai se intensificando (*primeiro fôlego*) até assumir um *primeiro* pico cerca da hora do almoço; a seguir, aos poucos o alerta cai bastante e atinge seu nadir diurno em meados da tarde, e por isso é que estamos mais propensos a tirar uma soneca após o almoço. Também por isso é que a fadiga e a sonolência, resultado de uma noite anterior mal dormida, são mais intensas no meio da tarde. Ao anoitecer, o alerta começa a subir em intensidade (*segundo fôlego*) e atinge seu auge nas poucas horas antes de o sono se iniciar, a ponto, paradoxalmente, de ser mais difícil tirar um cochilo nesses momentos do que durante a tarde. O paradoxo está em que há mais horas estamos acordados nesses momentos do que durante todo o dia, e ainda assim nos é mais difícil iniciar o sono antes do horário habitual. É como se nesse espaço de uma a três horas que antecedem o sono fosse proibido dormir, e isso ocorre mesmo que durante a noite anterior tenhamos dormido pouco. Esse período de máximo alerta à noite é denominado **"zona proibida para o sono" (ZPS)** ou zona de manutenção da vigília. É o **"relógio master"**, o NSQ, quem governa essa evolução diurna da propensão ao sono.

O conhecimento da existência desse interessante fenômeno da biologia é de fundamental importância para os profissionais de saúde que investigam distúrbios do sono em seus pacientes. A ZPS pode ser uma "cilada" que a cronobiologia prega aos humanos que necessitam dormir um adequado número de horas. Muitos adolescentes alegam a seus pais que não sentem sono, e não conseguem dormir mesmo que o tentem entre 21 e 23 horas. Apenas conseguem dormir às 23 ou 23 e pouco, em que pese necessitarem acordar às seis horas para ir à escola. Os pais observando seus filhos animados, sem um mínimo de sonolência, não entendem que na verdade o comportamento do jovem de alerta intenso, possibilitado pela ZPS é um "ladrão de sono", é uma "cilada do RC". "É de noite que se dorme, e sendo agora noite: se o jovem não tem sono mais cedo é porque dormiu o suficiente na noite anterior". Contudo, na manhã seguinte, às seis horas, é bastante difícil por para fora da cama o adolescente, e ele passará todo o dia com déficit de sono e, portanto, com um "mau funcionamento diurno" (sonolência, fadiga, desatenção, irritabilidade, etc.). Tanto os pais quanto os próprios jovens acreditam que sejam preguiçosos e não que dormiram insuficientemente na noite anterior. Os adolescentes necessitam em média de **nove horas** de sono. Por sua vez, os professores ob-

servando a sonolência de seus alunos em sala de aula creem que eles são desinteressados para com os estudos. Não obstante, pouco depois do anoitecer, o estado de elevado alerta ressurge, acontece o "segundo fôlego" e o jovem como que demonstra, mais uma vez enganosamente, que na noite anterior dormiu suficientemente. Os pediatras, particularmente os que atendem adolescentes, clínicos e especialistas em sono devem conhecer esse tão curioso quanto ludibriante fenômeno da ZPS. O homem é um ser diurno, e, portanto, depende extremamente de seu sentido da visão para interagir com o ambiente mutante entre luz e escuridão. Muito provavelmente a ZPS surgiu como um imperativo da evolução para que o homem aumentasse suas chances de sobrevivência.

O ser humano tem um histórico evolucionário de predador e presa concomitantemente, e sua vulnerabilidade em épocas pré-históricas sempre foi maior à noite, quando a condição visual decaia; e, assim, a evolução tornou aguçado todos os nossos outros sentidos e também a capacidade de raciocinar durante o início da noite (para que melhor pudéssemos nos defender) até que encontrássemos nossos pares e a segurança de nossos abrigos. Assim que estivéssemos seguros, parávamos de utilizar intensamente nossa capacidade mental, a monotonia se iniciava e logo iríamos dormir. Porém, na atualidade, a tecnologia pôs à nossa disposição grande número de aparelhos e condições sociais para que tenhamos a mente ocupada logo após o anoitecer e, dessa maneira, nossos cérebros continuam ativos. Hoje em dia nossos cérebros ainda "mentalizando" bastante durante o anoitecer passam ao RC a noção de que ainda não estamos seguros e, portanto, devemos estar alertas: o sono não vem. Monotonia ambiental e cerebral cerca de duas horas que antecedem um horário apropriado para dormir são requisitos muito úteis para que o sono se instale mais facilmente. O conhecimento sobre a ZPS sempre deve ser passado tanto aos pacientes com problemas de sono quanto a seus cuidadores.

MECANISMOS CONTROLADORES DO SONO E DA VIGÍLIA

Dois componentes intrínsecos à pessoa, denominados: **1) regulador do RC, ou processo C (PC), e 2) homeostasia do sono, ou processo S (PS)** interagem para regular a temporização e a **consolidação** do sono e vigília (Modelo de Borbely). **Temporização** refere-se às fases do sono e da vigília estarem bem posicionadas em relação ao dia geofísico de acordo com o padrão da espécie; consolidação refere-se às fases estarem separadas, firmes em seus respectivos períodos, e não se imiscuírem entre si. No caso do sono, ser ele consolidado é ele ser contínuo, sem haver acordares entre seu início e seu fim. O PC é autônomo, regula a alternância entre o sono e a vigília, apresenta ritmicidade própria geneticamente predeterminada, porém sujeita à influência de zeitgebers, a luz principalmente. O NSQ no hipotálamo é o principal centro neural do PC. O PC promove a vigília durante o dia e determina dois picos no nível de alerta, o primeiro no fim da manhã e o segundo duas a três horas antes do horário habitual de dormir (ZPS). A propensão ao sono é menor nesses dois pequenos períodos. Também promove duas quedas do nível de alerta, quando então a propensão ao sono é maior, a primeira entre três e cinco horas da tarde e a segunda entre três e cinco horas da madrugada. Por isso é que é mais fácil cochilar à tarde, e também mais difícil acordar entre três e cinco horas da madrugada. O PS é independente da ritmicidade circadiana, é apenas indutor do sono e tanto mais intensamente quanto mais tempo se fica acordado. Desde o acordar pela manhã, o PS vai criando uma pressão para o sono cada vez maior à medida que as horas passadas em vigília se acumulam. Está maior à noite, inclusive durante a ZPS, mas nesses momentos é subjugado pelo PC e o sono não vem facilmente. No horário habitual de dormir o PC cessa sua indução para a vigília e o PS, então, propicia o início do sono. À medida que o sono decorre, o PS vai diminuindo sua **pressão homeostática** para o sono e já se torna mais fraco durante a segunda metade da noite, contudo o PC força a consolidação do sono durante a madrugada através de um impulso menor para o alerta. Quando o indivíduo dorme suficientemente, ao acordar espontaneamente, a pressão para o sono é quase zero, porém a seguir ela vai se **acumulando** lentamente à medida que as horas acordadas passam.

É possível passar algumas poucas noites sem dormir, acionando intensamente o PC, porém em algum momento o PS inevitavelmente manifestará sua força e sono inevitavelmente virá, mesmo sem o desejo do indivíduo. Acredita-se que à medida que aumentamos o número de horas acordadas, **hipnógenos** (substâncias indutoras do sono) naturais acumulam-se paulatinamente até um ponto em que sua pressão para o sono torna-se imperiosa: a pessoa adormece mesmo que não o queira. O hipnógeno mais amplamente aceito como tal (talvez sejam vários) é a **adenosina,** um subproduto do metabolismo do ATP que vai se acumulando à medida que estamos mais tempo acordados. A adenosina vai crescentemente se depositando no **prosencéfalo basal** onde ela inibe o disparo de neurônios de acetilcolina, a qual se dirige ao córtex e o induz à função vigília, isto é, a propriedade de captar estímulos e os processar.

Quando o acúmulo de adenosina é muito grande, o prosencéfalo basal deixa de ser capaz de manter o córtex em função de vigília. Tudo se comporta como a adenosina sendo um parâmetro fisiológico que não pode ser acumulado em demasia, isto é, a homeostasia (manutenção da normalidade) exige que seus valores retornem ciclicamente à normalidade, através do sono. Embora esses dois mencionados reguladores do sono sejam centrais para o RC, fatores extrínsecos a eles podem também influenciar a temporização do RC, como por ex:. uma atitude voluntária de se manter mais tempo acordado para lazer ou trabalho, etc. Igualmente, para que o sono seja iniciado é necessário que o sistema nervoso simpático diminua seu tônus e o parassimpático aumente o seu. Assim, situações estressantes ou excitantes, próximas do sono, podem adiar o início de sua fase e, inclusive, piorar sua qualidade: menor quantidade de sono profundo ou **fragmentação** do sono (pequenas ou grandes intrusões da vigília para dentro do sono). O hábito da ingestão de cafeína pode prejudicar a homeostasia do sono (PS), pois essa droga estimulante toma o lugar da adenosina nos receptores do prosencéfalo basal, mas não bloqueia o disparo de acetilcolina e, assim, retarda o início ao sono.

LUZ SOLAR, NÚCLEO SUPRAQUIASMÁTICO E MELATONINA

No olho de todos os mamíferos, na retina, existem células ganglionares (neurônios situados fora do SNC) capazes de captar tanto a luz solar quanto a artificial e transmitir a informação para o NSQ – formação pareada no hipotálamo anterior - que o ambiente encontra-se iluminado. Esses neurônios especializados, sensíveis à luz, não captam imagens, cores, movimentos etc. e, sim, apenas a luz. Produzem um pigmento sensível a ela, a **melanopsina**. Essas células emitem prolongamentos, denominados **trato retino-hipotalâmico** que alcançam o NSQ e o informam que é dia. Com menor importância fisiológica, outro trato, **geniculo hipotalâmico**, também transmite a informação luminosa desde a retina até o NSQ. O NSQ, por sua vez, emite projeções ainda para dentro do hipotálamo, principalmente para núcleo da zona **subparaventricular** que, a seguir, emite a informação para a medula espinhal que a direciona para o gânglio cervical superior. Do gânglio cervical superior, fibras simpáticas alcançam a glândula pineal, destino final da informação sobre ser luminoso ou escuro o meio ambiente.

Sendo escuro o meio ambiente, a pineal em cerca de meia hora alcança grande produção de um hormônio "clássico", **melatonina**, que é liberado no líquido cefalorraquidiano e na corrente sanguínea (Figura 22.2). A luminosidade intensa ainda mais rapidamente, menos de quatro minutos, faz cessar sua produção, e como a vida média da melatonina é de apenas meia hora, percebe-se que bem rapidamente a luz pode zerar os níveis circulantes de melatonina. O NSQ e vários outros órgãos, principalmente estruturas neurais, contêm receptores para a melatonina e, assim, são influenciados por ela. Fundamentalmente, a melatonina é um disseminador da mensagem que o ambiente externo está em sua fase não iluminada, que, então, as funções biológicas devem entrar em "módulo noite". Vê-se então que o NSQ tem para com a pineal uma comunicação de bilateralidade, influencia e é influenciado por ela.

Ao chegar o amanhecer a pineal praticamente paralisa sua produção de melatonina, pois os níveis desse hormônio são praticamente indetectáveis durante o dia, e o pico de sua liberação em geral ocorre cerca de três horas antes do horário habitual do acordar, quando é em geral mínima a temperatura corpórea central. A maioria dos autores considera a intensidade da iluminação igual ou a superior a **500 luxes** como luz "brilhante", isto é, tendo intensa capacidade de já bloquear a produção de melatonina. Em ambiente externo, a intensidade da iluminação de um dia ensolarado atinge cerca de 20.000 luxes ou então bem mais. Posicionando o olho em direção ao Sol, a luminosidade que atinge a retina pode ser cerca de 100.000 luxes ou mais. Um **lux** é uma unidade de iluminação que indica a iluminação que uma vela, situada a um metro de distância, causa em uma superfície situada em qualquer plano. As luzes que são utilizadas no interior das casas à noite em geral apresentam luminosidade em média de 155 luxes. Essa luminosidade não é considerada suficientemente grande para intensamente bloquear a produção de melatonina; as luzes interiores são consideradas zeitgebers fracos. A luminosidade do dia logo no início do amanhecer é de cerca de 150 luxes. Luminosidade de 100 luxes, ou

Capítulo 22 – Distúrbios do Ritmo Circadiano do Sono

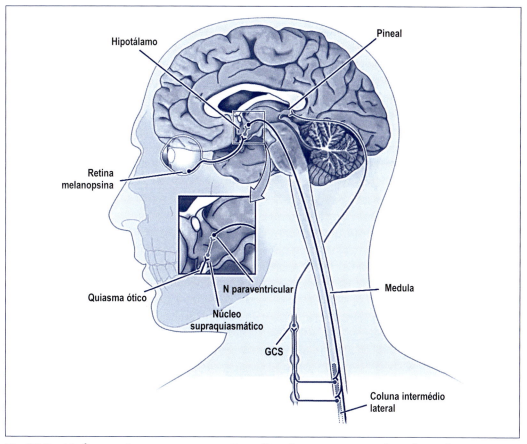

Fig. 22.2 – Na figura, vê-se uma representação gráfica da circuitaria neural que leva informação para a glândula pineal sobre a fase em que se encontra o dia ambiental, isto é, se está claro ou escuro. Células neurais produtoras de melanopsina presentes na retina captam a luz e a transformam em sinalização neuronal, inicialmente para o núcleo supraquiasmático. Este por sua vez projeta-se para o núcleo paraventricular ainda no próprio hipotálamo. O núcleo paraventricular lança axônios para a coluna intermédia lateral da medula torácica e esta então sinaliza para o gânglio cervical superior. Fibras simpáticas deste gânglio dirigem-se a seguir à glândula pineal sinalizando a esta se o ambiente externo é claro ou escuro. Quando o ambiente é escuro essa fibras simpáticas liberam noradrenalina à pineal o que leva a um aumento de enzimas indispensáveis à produção de melatonina. Luminosidade externa inibe a liberação de noradrenalina para a pineal: a pineal então cessa sua atividade endócrina. Ao ser estimulada pela noradrenalina a pineal produz melatonina que é liberada na corrente sanguínea e no líquido cefalorraquiano, a qual é distribuída para o corpo todo. O núcleo supraquiasmático que tem receptores para a melatonina diminui então sua sinalização circadiana.

menos, é considerada penumbra (*dim light*). Escuridão total é em geral considerada como sendo cinco ou menos luxes.

Muito pequena é a produção de melatonina antes dos três meses de idade. A seguir sua síntese aumenta gradualmente e atinge seu auge entre um e três anos de idade e depois declina lentamente, sendo que nos idosos sua produção pode ser mínima. A síntese de melatonina inicia-se ao anoitecer e alcança seu máximo durante a noite entre três e cinco horas, coincidindo com a menor temperatura corpórea central durante o RC. Se o indivíduo encontra-se no escuro, mesmo sem o sono esse padrão é mantido. Esse hormônio tem como efeito aumentar a propensão ao sono, porém como sua vida média é curta em geral ela é apenas utilizada para insônia inicial (dificuldade para iniciar o sono). Dependendo do horário no qual é utilizada, a melatonina tem como um efeito mudar a fase do sono (adiantá-lo ou atrasá-lo em relação ao decorrer do dia geofísico). Quando administrada durante a manhã ela tende a adiar a fase do sono, e quando dada no fim da tarde ou logo ao anoitecer tende a antecipar a fase do sono (comumente apenas se diz adiar ou antecipar fase). Embora não recomendado pelo FDA, esse hormônio tem sido bastante utilizado para distúrbios do sono devido a distúrbios do ritmo circadiano (como se lerá mais abaixo). A capacidade de mudar a fase que a melatonina tem, é, entretanto, bastante inferior à da luz. A luz muda a fase em maneira contrária à da melatonina: adia a fase do sono quando aplicada ao anoitecer e adianta quando aplicada pela manhã. A melatonina não enfraquece o efeito alterador de fase que a luz tem quando administrada concomitantemente.

PRINCIPAIS DISTÚRBIOS DO RITMO CIRCADIANO

Para um bom sono, é necessário que as horas que se têm disponíveis para dormir coincidam com as horas de maior propensão para o sono dentro do ritmo circadiano da pessoa. Também é fundamental que a fase de maior propensão para a pessoa dormir coincida, convenientemente, com o ambiente físico e com suas atividades sociais. Do contrário, um recorrente ou crônico distúrbio do sono pode surgir como uma consequência do não alinhamento da fase circadiana do sono da pessoa com as suas necessidades sociais. Tais distúrbios podem surgir quando o ambiente físico é alterado relativamente ao marca-passo circadiano da pessoa (por ex.: viajar através de vários fusos horários; inversão dos turnos de trabalho) ou quando o sistema de temporização circadiana da pessoa não poder ser in-

fluenciado pela luz (por ex.: pessoas totalmente cegas). Em adição aos fatores fisiológicos e ambientais, comportamentos de má adaptação à situação complicam e modificam a apresentação desses distúrbios. Os distúrbios do ritmo circadiano (DRC) podem ser entendidos como sono normal em quantidade e qualidade, mas que se traduzem em distúrbios devido a ocorrer em horas erradas, como indicado por necessidades sociais e/ou familiares. O marca-passo circadiano pode estar **atrasado ou antecipado** relativamente à hora desejada para dormir, ou o tempo ambiental e o ritmo circadiano estão desajustados mutuamente, por ex. a fase de sono não condizer com as necessidades sociais ou laborais da pessoa. Algumas vezes a genética pode estar envolvida, quando se diagnostica que um ou ambos os pais demonstram o mesmo problema. Os DRCs podem ser agravados por ser a criança muito exposta à luz em horas não corretas, ou não ser exposta à luz nas horas necessárias. A ocasião imprópria para a exposição à luz é logo antes ou durante as horas que são as desejáveis para o sono.

A ocasião mais apropriada para a exposição à luz são as horas que são as desejáveis para a vigília, em geral passar o dia em ambientes bem iluminados. Um estilo de vida inapropriado pode perturbar a ritmicidade do ciclo vigília-sono, especialmente quando não se mantém regularidade para com os horários de dormir e de acordar. Sonos **aleatórios**, praticados voluntariamente pela pessoa, podem pôr em risco muitos dos aspectos da ritmicidade circadiana. Hábitos horários para o sono muito diferenciados entre os dias de semana e os de fim de semana são um típico exemplo de inconveniência para com o ciclo vigília-sono. Os DRCs são frequentemente associados com sono de má qualidade e sonolência diurna. As porfias que as crianças assumem com os seus pais devido a não conseguirem dormir em horas apropriadas têm traços clínicos em comum com a insônia comportamental do tipo distúrbio associativo (ler capítulo sobre

Capítulo 22 – Distúrbios do Ritmo Circadiano do Sono

insônia comportamental), ou mesmo com fobia do sono. Os DRCs induzem com frequência as crianças à privação de sono, o que se traduz em **"mau funcionamento"** diurno; com frequência as crianças pequenas mais ficam agitadas durante o dia do que sonolentas. Uma consequência muito inconveniente dos DRCs é uma condição similar ao déficit de atenção com hiperatividade, a qual implicará em mau rendimento escolar. A classificação internacional dos distúrbios do sono considera que são nove os DRCs, expostos a seguir: **1)** DRC **padrão atraso de fase do sono; 2)** DRC **padrão antecipação da fase dono; 3)** DRC por **padrão irregular do sono e vigília; 4)** DRC por **padrão livre-curso; 5)** DRC **padrão** *jet lag;* **6)** DRC por **trabalho em turnos; 7)** DRC devido a **condições médicas; 8)** DRC **devidos a drogas; 9)** DRCs não especificados. Critérios gerais para os DRCS foram estabelecidos pela *American Academy of Sleep Medicine* em seu *The International Classification of Sleep Disorders* segunda edição, 2005, *(ICSD-2).* São os seguintes: A) Existe um persistente ou recorrente padrão de distúrbio do sono devido primariamente a uma das seguintes circunstâncias: I- Alterações do sistema de temporização circadiano; II- Não alinhamento (adequação) entre o ritmo circadiano endógeno e o ambiente (necessidades sociais), o que afeta a temporização ou a duração do sono. B) O DRC leva à insônia, excessiva sonolência durante o dia ou ambas as situações. C) O DRC induz desajuste social, ocupacional ou de outras áreas do "funcionamento diurno".

Epidemiologia Os DRCs são encontrados em pelo menos 10% das crianças. O DRC atraso da fase do sono (ATFS) é mais comum entre os adolescentes, mas pode surgir tão cedo quanto em crianças escolares. O DRC padrão irregular (PI) é incomum, porém é encontrado entre os adolescentes. Em clínicas de sono (crianças e adultos), nos Estados Unidos, é estimado que 25% dos pacientes que se apresentam com queixa de insônia (especialmente para iniciar o sono) sofram de DRCs como a causa de sua insônia. Sabe-se que tanto os DRCs quanto a Síndrome das pernas inquietas podem travestir-se de insônia primária.

DISTÚRBIO DO RITMO CIRCADIANO PADRÃO ANTECIPAÇÃO DA FASE DO SONO

O DRC padrão antecipação de fase (AnFS) ocorre quando a criança tem sonolência e inicia o sono muito cedo (considerando o que é apropriado para a idade) e isso conflita com necessidades sociais à noite. Também a criança, consequentemente, acorda bem cedo e dificulta a continuação do sono de seus familiares. Pode ser secundário a um padrão genético familiar. Bastante comum no idoso, o AnFS é, contudo, pouco frequente na faixa etária do pediatra. Caso o paciente tenha inadiáveis atividades ao anoitecer, e é forçado a não dormir cedo como queria, pode surgir privação de sono devido a ele não conseguir estender o sono pela manhã. Uma vez estabelecido o diagnóstico, e a condição prejudicando o dia a dia da criança, pode-se instituir terapêutica que consiste em luz brilhante, mais de 500 luxes (idealmente mais de 2.500 luxes) durante cerca de 30 a 45 minutos logo após o anoitecer. É conveniente que a disposição das luzes não esteja ao alcance direto do olho da criança. Nos Estados Unidos e na Europa são muito comuns caixas com luzes fluorescentes com filtro para raios ultravioletas denominadas **SAD** boxes *(de seasonal affective disorder)* e que são bastante utilizadas em distúrbio afetivo sazonal (depressão maior que se inicia no outono e remite na primavera), comum em altas latitudes. Infelizmente não são comercializadas no Brasil, mas podem ser compradas pela internet. Também é importante, que os familiares prolonguem o tempo que a moradia da criança permanece escura pela manhã. É importante esclarecermos, entretanto, que se a criança não tem prejudicadas atividades sociais do início da noite, e se ela não afeta o sono dos familiares, não existe necessidade de tratamento, pois a rigor não existe DRC. Outras causas de acordar muito cedo devem ser lembradas, tal como insônia primária ou secundária. Devido a que a depressão é uma proeminente característica das pessoas que perdem o sono muito cedo na manhã, esse diagnóstico diferencial deve ser considerado no AnFS, principalmente em adolescentes. Os indivíduos com AnFS costumam informar que seu sono é tranquilo e que acordam sentindo-se revigorados quando são possibilitados a dormir na sua fase favorita de propensão ao sono. Quando a um paciente é permitido que siga seus horários preferidos para dormir, e o sono apresenta duração e qualidade normais para a sua idade inexistem DRCs.

DISTÚRBIOS DO RITMO CIRCADIANO TIPO IRREGULAR DA FASE DE SONO

O DRC "padrão irregular vigília-sono" (PI) é caracterizado por não haver um ritmo circadiano discernível do vigília-sono. Não há um período "major" de sono, o qual é fragmentado em três ou mais períodos menores durante as 24 horas. A etiologia deste distúrbio acredita-se que se deva a alterações do hipotálamo e SNC, como por ex:. na doença de Alzheimer. Também é aventada a hipótese de que o PI resulte de uma diminuição significativa de exposição à luz ambiental e às atividades diárias, as quais deixam de ser indicadores temporais para o paciente. A diminuída atividade dos zeitgebers é acompanhada de baixa amplitude dos ritmos circadianos como, por exemplo, pequena diferença nos valores da temperatura corpórea central entre nadir e pico. Embora possa começar em qualquer idade, não é ainda conhecida a epidemiologia e a prevalência do PI. Originalmente descrita em pacientes cognitivamente normais, contudo é mais comum em pacientes afetados neurologicamente, com demência ou retardo mental. Os primeiros pacientes descritos passaram longo tempo acamados devido a enfermidades anteriores ao PI.

Os pacientes apresentam insônia ou excessiva sonolência, dependendo da hora do dia.

Embora o sono seja fragmentado, o período maior que o paciente costuma dormir é entre duas e seis horas da madrugada. Ao serem questionados, os pacientes ou seus cuidadores costumam informar frequentes cochilos durante o dia. Uma história clínica detalhada é, em geral, suficiente para elucidar o diagnóstico. Diário do sono ou actigrafia (**actígrafo**: dispositivo igual a um relógio que grava e registra movimentos), por pelo menos uma semana, ajudarão a constatar falta de ritmicidade circadiana do padrão vigília-sono. Uma história prévia de reclusão ou isolamento pode ser de auxílio no raciocínio clínico. Outros distúrbios do sono ou condições psiquiátricas devem ser excluídos. A polissonografia por pelo menos 24 horas costuma mostrar quantidade total de sono normal para a idade do paciente, porém ausência de padrão rítmico normal vigília-sono. O tratamento desses pacientes é voltado à consolidação e regularização do ciclo vigília-sono. Interações sociais diurnas, exposição à luz e evitação dos cochilos diurnos ajudam a fixar o sono no período noturno. O manejo comportamental dos pacientes é muito importante. Durante a noite é necessário minimizar as luzes e os sons ambientais. Vários estudos não muito extensos indicam que melatonina à noite facilita a consolidação do sono (ler capítulo sobre farmacologia e uso de medicamentos usados para criança com distúrbios do sono), com exceção, entretanto, dos pacientes com Alzheimer. A melatonina não é regulamentada para crianças e o uso em longo prazo é desaconselhável por vários autores.

DISTÚRBIO DO RITMO CIRCADIANO PADRÃO LIVRE CURSO DA FASE DO SONO

O DRC "padrão livre-curso" (LC) do vigília-sono também é conhecido como DRC tipo não ajustado do ciclo vigília-sono. Nesses pacientes, os horários para sono e acordar variam a

Capítulo 22 – Distúrbios do Ritmo Circadiano do Sono

cada dia porque seu ritmo circadiano não está ajustado com o dia ambiental. O ritmo endógeno circadiano é em geral um pouco mais longo do que 24 horas. Assim, o período de sono do paciente se atrasa a cada dia um pouco mais em relação ao dia ambiental, devido a que não está ajustado a ele, isto é, está em livre-curso: todo o dia o paciente dorme um pouco mais tarde e acorda mais tarde. À medida que a fase do sono do paciente se desloca em direção uniforme, no sentido horário, e a cada dia atrasa um pouco mais, vão ocorrer ocasiões em que o ritmo do paciente estará em fase com o dia ambiental por um curto período (dias ou semanas), para depois estar defasado novamente. Devido a ser a luz a mais forte sincronizadora externa, a maioria dos pacientes com LC são cegos. Em cegos, acredita-se que a causa do LC seja a ausência da luz como indicador temporal, porém a precisa etiologia do LC de pacientes que enxergam é desconhecida. Acredita-se que nos pacientes LC com visão normal haja uma diminuída exposição ou sensibilidade à luz, além de menor sensibilidade a outros sincronizadores circadianos como atividades físicas e sociais. Este conjunto de pouca atuação de indicadores de tempo resultaria em um ritmo circadiano não ajustado, isto é, não acertado com o dia ambiental. Os pacientes com LC tipicamente apresentarão períodos de insônia, excessiva sonolência ou ambas, as quais se alternam com breves períodos assintomáticos. Devido a que o período circadiano do paciente não é alinhado com o ambiente de 24 horas, os sintomas que o paciente relata estão na dependência de quando o indivíduo tenta dormir relativamente ao seu ritmo circadiano de propensão para o sono. Iniciando com um período assintomático, que é quando o ritmo circadiano do paciente está apropriadamente alinhado com o dia ambiental, a latência para o sono do paciente irá pouco a pouco se prolongar e o paciente então se queixará de insônia para com o início do sono. À medida que a fase de propensão para o sono do indivíduo avança em direção ao período diurno, o paciente terá problemas para se manter acordado, e a sonolência diurna estará presente até que a fase de sono do indivíduo esteja de novo alinhada com o dia ambiental.

Comorbidades como sintomas depressivos e alterações do humor são frequentes nos portadores de LC. Um diário do sono e/ou actigrafia que se estendam por várias semanas confirmará o padrão livre-curso do ritmo do paciente. A polissonografia não é necessária para o diagnóstico, porém é muito útil para exclusão de outros distúrbios do sono. Quando realizada concomitante com o período que o paciente quer para seu sono, a polissonografia é normal para a idade do paciente. A terapêutica inclui uma conveniente higiene do sono, bem como uma exposição estruturada a indicadores temporais como luz (aos não totalmente cegos), atividades físicas, interações sociais, e esquemas regulares de refeições, as quais ajustam a fase do sono mais convenientemente ao dia ambiental. Quando as abordagens comportamentais são insuficientes, a melatonina pode ser considerada e é frequentemente eficaz. Em pessoas que enxergam, a melatonina e terapia por luz brilhante têm mostrado resultados promissores. Se não tratado o DRCLC é uma condição crônica. Assim, seguimento e avaliação contínua são necessários. É importante mencionar que muitos pacientes cegos para formação de imagens têm, contudo, RC normal, pois ainda apresentam normal a parte da retina contendo as células ganglionares com melanopsina.

DISTÚRBIO DO RITMO CIRCADIANO TIPO *JET LAG*

O DRC tipo *jet lag* (JL) caracteriza-se por um não alinhamento do ciclo endógeno circadiano vigília-sono com o ambiente devido a uma rápida mudança de fusos horários, em geral dois ou mais fusos horários. Os sintomas mais comuns do JL (dificuldade para dormir à noite e sonolência durante o dia) são causados pela inabilidade do ritmo circadiano do indivíduo ajustar-se com rapidez aos indicadores temporais do local de chegada do paciente. Os sintomas são piores quando se viaja ao leste do que quando ao oeste, isso em viagens rápidas de avião. Devido a que o ritmo endógeno do ser humano é um pouco mais longo do que o tempo de uma rotação da terra em torno do seu eixo, o ajuste de uma viagem para o oeste (que requer um atraso de fase), é mais fácil do que o ajuste para o leste (que requer um avanço de fase). Outros sintomas costumam ocorrer como mal-estar geral e gastrointestinal, bem como mudanças no estado do humor. A variabilidade dos sintomas dentre as pessoas é dependência da idade, do cronotipo das pessoas (matutino ou vespertino) e da presença ou não de outros distúrbios do sono. Os vários ritmos endógenos circadianos da pessoa não têm a mesma rapidez adaptativa de ajustamento aos novos indicadores temporais, e o descompasso entre os vários ritmos induz a sintomas de mal-estar. Exacerbação de sintomas psiquiátricos também tem sido associada ao JL. Não há predisposição diferenciada para o JL com relação ao sexo, e as crianças toleram melhor as trocas rápidas de fuso horário do que os adultos.

Em adultos, o uso judicioso de melatonina, tomada uma hora antes da hora apropriada para dormir no local de destino, tem sido utilizado com sucesso. A melatonina ou hipnóticos não são em geral indicados para crianças, considerando que nelas o JL é passageiro. A boa higiene para com o sono é muito necessária para uma rápida adaptação aos novos indicadores horários do destino de viagem. Evitar cafeína e álcool durante o voo, hidratar-se bem e praticar exercícios estáticos são condutas efetivas. O JL é uma condição temporária. Tipicamente os sintomas começam um a dois dias após a chegada ao local de destino. A severidade e a duração dos sintomas são tanto maiores quanto mais numerosos forem os meridianos ultrapassados. Estima-se que demore um dia para o ajustamento correto do RC ao tempo do local de chegada para cada fuso horário ultrapassado. Para a criança que viaja na direção oeste recomenda-se manter a criança acordada, no que for possível, até a hora habitual para dormir do local destino da viagem. Para a criança que viaja na direção leste recomenda-se, no que for possível, acordar a criança no horário habitual de acordar do local destino da viagem. Para ambas as situações, quando os fusos horários ultrapassados são muitos (acima de três horas), recomenda-se fazer as mudanças horárias dos hábitos da criança de uma maneira paulatina. Os cochilos diurnos das crianças, que ainda os fazem, não devem ser superiores em tempo ao usual da criança em seu lugar de origem. Quando se viaja para o leste (o horário para dormir será mais cedo), é interessante expor-se a pouca luz logo que se desembarca do avião, e uso de óculos escuros é útil. Quando se viaja para o oeste é interessante manter-se exposto a bastante luz desde que se desembarca do avião, e o uso de óculos escuros é desaconselhável.

DISTÚRBIO DO RITMO CIRCADIANO PADRÃO TRABALHO EM TURNOS

O DRC padrão trabalho em turnos (TT) é caracterizado por queixas de sonolência e/ou insônia em pessoas que trabalham em horas em que normalmente deveriam estar dormindo. A insônia pode ser referida pelo paciente como sono não reparador e a sonolência manifestar-se nos horários de trabalho. Fadiga e sintomas de mal-estar geral são comuns. O trabalho em turnos rotativos parece ser o mais prejudicial aos ritmos circadianos e à qualidade de vida. Em adição à queda de desempenho funcional, o TT, por reduzir o nível de alerta e é causa importante de acidentes no trabalho ou fora dele. Há um conflito em torno dos horários para o trabalho e o das atividades sociais, o que pode redundar em irritabilidade e queda da qualidade de vida. Os ritmos circadianos da pessoa são prejudicados pela constante exposição à luz em horários impróprios. Podem surgir distúrbios gastrointestinais e cardiovasculares e também disfunções familiares são comuns. O TT pode ser diagnosticado através da história clínica e a polissonografia se faz necessária apenas quando outros distúrbios do sono devem ser excluídos. As mesmas assincronias entre ritmos circadianos podem surgir no TT como as que são encontradas no JL. Adolescentes que têm horários muito díspares para o seu sono dos dias da semana em relação ao dos fins de semana podem compartilhar sintomas assemelhados ao TT. O manejo do TT consiste principalmente em atender às boas regras da higiene do sono e maximizar as condições ambientais para que o sono nos horários permitidos seja de boa quantidade e qualidade. O uso judicioso de melatonina pode ser útil se o paciente não consegue dormir em horários que não são os normais das fases de sono da pessoa. O ambiente de trabalho noturno deve ser fartamente iluminado.

DISTÚRBIO DO RITMO CIRCADIANO PADRÃO ATRASO DA FASE DE SONO

O distúrbio do ritmo circadiano padrão atraso da fase de sono (ATFS) é o mais comum dos DRCs na faixa etária pediátrica e é também comum entre adultos jovens; foi descrito pela primeira vez em 1981. O ATFS é uma condição onde o paciente tem sua fase de sono postergada para mais tarde do que o habitual para as pessoas da mesma idade, e consequentemente o acordar é mais tardio do que o necessário para as atividades do dia seguinte, escolares, laborais ou sociais. Se dormir o quanto quer, nas horas que quer, o sono do paciente será bom tanto em quantidade quanto em qualidade. Contudo, as atividades normais diárias não permitem que o paciente tenha suficiente sono, pois ele precisa acordar cedo, o que implicará em débito crônico de sono a não ser que o absenteísmo prevaleça e o paciente falte às aulas ou ao trabalho, o que é não tão incomum. Nos fins de semana

os pacientes recuperam um pouco o déficit dormindo até mais tarde; e nas férias têm sua melhor época, pois podem dormir e acordar mais tarde, como gostam.

Acredita-se que nos casos mais extremos (três ou mais horas de atraso da fase) a prevalência do ATFS oscile entre 7% a 16% dos adolescentes, e a vasta maioria dos pacientes pertence ao cronotipo vespertino. Nestes existe uma persistente preferência para dormir após as 24 horas e acordar por volta das dez horas ou mais. Em nossa experiência, contudo, esses pacientes com atraso de fase de cerca de três horas ou mais para iniciar o sono são a ponta do iceberg, e acreditamos que 16% seja uma subestimação da real prevalência quando consideramos como ATFS casos que (apresentando todos os requisitos diagnósticos para ATFS) têm entre uma e duas horas de atraso do sono. Em média, crianças entre dez e 16 anos necessitam dormir cerca de nove horas diariamente, e nessa faixa etária é bem comum que a preferência para ir para a cama seja por volta das 23 horas. Como as escolas iniciam as aulas bem cedo, os jovens precisam acordar entre seis e sete horas (ou mais cedo ainda se o colégio é distante). Fazendo as contas, concluímos que a fase de sono do paciente está atrasada de cerca de duas horas em média, isto é, ele tem um déficit de sono quotidianamente, o que implica em pelo menos ter cinco dias de mau funcionamento diurno toda a semana. Nos sábados e domingos o paciente dorme bem mais do que nove horas, é um sono de recuperação. Sendo cerca de nove horas o que ele precisa todo dia, aos quais se somam mais umas poucas horas de sono de recuperação do déficit; dormir 12 horas ou mais nos fins de semana é comum. Nas férias, pode-se dizer que o jovem não apresenta qualquer DRC, pois ele dorme à hora que quer e acorda na hora que a sua necessidade de sono é satisfeita. Depois de uns poucos dias de início das férias (quando o débito de sono já está pago), e a criança dorme à hora da sua vontade e acorda espontaneamente, é quando podemos estimar quantas horas de sono aquele específico indivíduo realmente necessita por noite. Essa mensuração é muito interessante tanto para os pais quanto para o pediatra das crianças, pois a carga de sono que as pessoas necessitam apresentam bastante variações interindividuais, e o tanto que as crianças dormem durante os dias de aulas poderá então ser melhor avaliado.

Os pais e os próprios adolescentes julgam erroneamente que a necessidade média de horas de sono para eles é equivalente às dos adultos, mas apenas a partir dos 17 anos é que a necessidade de sono se aproxima às dos adultos. Um grande complicador do ATFS é o próprio ritmo circadiano do paciente que induz um estado de hiperalerta (segundo fôlego) cerca de duas a três horas antes do horário que a pessoa se deita, mesmo que seja quotidianamente tarde o horário preferido de se recolher (ler o subtítulo zona proibida para o sono). Em nossa prática diária de pediatra geral, onde sempre incluímos questionamento sobre o sono do paciente, constatamos que o ATFS é praticamente epidêmico nos dias atuais de modernidade. Raramente o cliente vem ao consultório com queixa de que precisa dormir mais cedo, mas tanto não quer quanto não consegue. Basta questionar sobre os hábitos de sono que nos deparamos com o problema. E se inquirimos sobre sonolência e fadiga durante o dia, quase sempre obteremos resposta positiva. Contudo, nem os familiares nem o próprio adolescente estão a par do distúrbio; comumente, pais e paciente acreditam que o problema de sonolência e fadiga é preguiça inerente a todos os jovens. Igualmente problemática é a tendência quer muitos jovens apresentam de disparidade para com os horários de dormir entre os dias de semana e os de fins de semana. Os jovens têm grande flexibilidade para adaptar-se a horários mais tardios de dormir; assim, indo dormir tarde nas sextas-feiras e nos sábados (podem dormir até mais tarde depois), acostumam-se, e apresentam então grande dificuldade para iniciar o sono cedo nas noites de domingos.

Muito jovens com ATFS apresentam dois *jet lag* símile a cada semana, nos fins de semana como que "voam" vários fusos horários para o "oeste", e nos domingos à noite, os mesmos fusos para o "leste". Esse comportamento e suas consequências danosas igualmente podem ser chamados de *jet lag* social.

DIAGNÓSTICO

Os critérios para o diagnóstico da síndrome do ATFS estabelecidos pelo *International Classification of Sleep Disorders* (2005) são:

- Está presente um atraso da fase do maior sono do indivíduo em relação aos desejados horários para adormecer e acordar.
- Se o paciente segue o seu típico padrão horário de sono, ele apresenta sono de duração e qualidade normais, bem como mantém uma relação estável (embora atrasada) da fase de sono com o dia ambiental.
- O diário do sono ou a actigrafia, por pelo menos sete dias, demonstra um retardo estável da temporização de seus hábitos de horário para adormecer e acordar (desde que se libere o paciente de obrigações sociais ou laborais).
- O distúrbio do sono não é mais bem explicado por quaisquer outras circunstâncias clínicas.

A polissonografia em geral não é necessária, a não ser que se suspeite de outros distúrbios do sono, como por ex:. apneia do sono ou distúrbio dos movimentos periódicos dos membros. Quando realizada nos horários de preferência do paciente, costuma ser normal em todos os aspectos, inclusive na arquitetura do sono. O diagnóstico de ATFS é, em geral, evidente pela anamnese circunstanciada do quadro clínico. À entrevista médica com o paciente se verifica: A) início do sono consistentemente mais tardio do que o apropriado; B) após dormir, facilidade de manutenção do sono, isto é, poucos acordares; C) significativa dificuldade para acordar na manhã seguinte;

D) persistente dificuldade para iniciar o sono mais cedo, mesmo quando isso é desejado; E) queixa de insônia inicial quando tenta dormir mais cedo, porém rápido adormecer quando se deita no horário preferido; F) sonolência diurna com fáceis cochilos durante o dia (por ex.: na sala de aula, ou no carro) ou sonecas à tarde; se **inquerido**, frequente informação de fadiga à tarde. G) excessiva duração do sono nos fins de semana. É citado na literatura médica pertinente grande proporção de fracasso escolar, fato que não verificamos em nossa prática: é muito rara a repetência escolar em nosso meio. Esse contraste em relação à nossa realidade e à que se verifica em países desenvolvidos talvez possa ser creditado à política educacional brasileira. Contudo, é comum que os pais informem que o paciente apresenta dificuldade para estudar, e demonstra pouco interesse. Se os familiares não são disciplinadores, absenteísmo escolar pode ocorrer nos casos mais severos. A criança pode ser irritadiça durante a semana, contudo mais tranquila nos fins de semana quando dorme o tanto que necessita. Queixas como cefaleia, dores vagas, sonolência e fadiga são bem menos comum nos fins de semana. Fatores complicadores podem ser o excessivo consumo de cafeína e, por vezes, drogas de uso ilícito. O exame físico do paciente é em geral normal.

Como diagnóstico diferencial, o ATFS "distúrbio" deve ser diferenciado do ATFS "normal", que é o hábito preferencial da pessoa para dormir tarde, mas que não interfere com as atividades que a pessoa exerce durante a vigília, isto é, não causa distúrbios pessoais, sociais ou ocupacionais. Assim, durante as férias escolares pode-se dizer que o paciente entra em remissão de sua doença em que pese manter os mesmos horários tardios para a fase de sono.

Nas férias, os familiares também informam que o jovem levanta facilmente todos os dias, e não apresenta sonolência diurna. Outras causas de insônia inicial, primárias ou secundárias, devem ser excluídas. Insônia não deve estar presente no quadro clínico de um portador da síndrome do ATFS se a ele for permitido seguir seus horários preferidos para dormir. Excessiva sonolência diurna pode ser causada por outros distúrbios do sono como apneia do sono, síndrome das pernas inquietas e movimentos periódicos dos membros, insônia primária, condições médicas, neurológicas ou psiquiátricas como (por ex.:, depressão), os quais podem, inclusive, coexistir como comorbidades do ATFS. Síndrome das pernas inquietas pode ser um fator causador de insônia inicial. A prática de exercícios vigorosos ao anoitecer pode mascarar negativamente a expressão do RC devido à liberação de cortisol que leva a atraso da fase do sono.

ETIOLOGIA E FATORES DE RISCO

Existem leves evidências de que o ATFS seja geneticamente determinado; sabe-se que em média 40% dos parentes de primeiro grau podem apresentar atraso da fase de sono e inclusive alguns genes foram incriminados. Contudo, o sucesso que alguns pacientes (disciplinados e interessados) apresentam quando se tenta antecipar sua fase de sono mais indica que o ATFS é secundário a estilo de vida, isto é, engajamento em atividades várias após o anoitecer. Um cronotipo vespertino é grande fator de risco para ATFS. Entretenimentos como televisão, jogos eletrônicos e participação em mídias sociais prolongam demasiadamente a vigília da pessoa. Contribui para a facilidade de esticar a vigília esse curioso período de hiperalerta de poucas horas antes do horário habitual (atrasado) de se deitar. Na vida moderna muitos genitores, por trabalharem distante, demoram em chegar ao lar ao anoitecer e, assim, como têm pouco contato com os filhos durante o dia, permitem que eles permaneçam acordados até mais tarde devido a que isso facilita interação familiar. Temos visto alguns escolares e até pré escolares onde pudemos identificar esse fator como a causa de ATFS em crianças pequenas. Excesso de luzes interiores ao anoitecer pode bloquear a produção de melatonina, ao mesmo tempo em que possibilitam a prática de várias atividades que seriam inviáveis no escuro. Foi inclusive aventado que os portadores de ATFS possam ser mais susceptíveis aos efeitos da luz à noite do que as pessoas normais. Por outro lado, hoje em dia as casas possuem eficiente contenção da entrada de luz do sol pela manhã, o que dificulta o reajuste do marca-passo interno, NSQ.

Fazendo pano de fundo está a errônea crença por parte de todos que os adolescentes se satisfazem com a mesma quota de sono que os adultos necessitam. O desconhecimento, por pais e filhos, da assim chamada ZPS dificulta ação disciplinar por parte dos genitores e conduta pró ativa por parte dos adolescentes. Todos eles acreditam que se os jovens não tem sono logo cedo à noite, sua dificuldade para acordar no dia seguinte é preguiça, e não porque foram deitar tarde na noite anterior. Também é comum que se apresentem ao pediatra com queixa de fadiga e sonolência, falta de atenção, cefaleia e outras dores vagas, "talvez devido a deficiência de vitaminas ou doenças subclínicas", sem que sequer imaginem débito de sono como a causa da sintomatologia do jovem.

TRATAMENTO

De par com ser o mais comum dos DRCs encontrados pelo pediatra, o ATFS é talvez o mais difícil de ser tratado. Para um paciente que nem acreditava que possuía um distúrbio do sono, este diagnóstico com frequência o surpreende, e também a seus familiares. Os adolescentes costumam ter paixão pelo seu estilo de vida após o por do sol, o qual prolonga demasiadamente sua fase de vigília. Informá-lo de que necessita abdicar de suas atividades noturnas em prol de mais tempo de sono soa aos ouvidos de alguns jovens como uma sentença de extradição da comunidade jovem. Um dos meus pacientes perguntou como é que ele pareceria aos olhos dos amigos se dissesse que agora estava dormindo às 21 horas. Dando respaldo às suas convicções "defensivas" quase

sempre estará presente a crença de que a eles basta a quantidade de sono que é a suficiente para adultos. E, também, comumente, toda a família tende a dormir tarde sendo que com frequência os pais do paciente são também cronicamente privados de sono, e também por ATFS. Junte-se a esses fatos a constatação de que todos eles não têm sono nessas horas tão cedo que o pediatra indica para ir para a cama. Temos visto que apenas jovens motivados e familiares solidários é que são fáceis de tratar. É absolutamente necessário informar aos pacientes e suas famílias sobre a tão paradoxal quão inexorável ZPS. Apenas assim é que temos condição de argumentar com os jovens que não é porque não sentem sono mais cedo que se conclui que dormem o suficiente; e porque são difíceis de acordar na manhã seguinte conclui-se que dormiram pouco. Quando os jovens são preocupados com o desempenho escolar, a informação de que o sono consolida a memória do que estudaram durante o dia é um incentivo útil para modificar hábitos que prejudicam o tempo de sono. Obediência disciplinada à boa higiene do sono é fundamental para o sucesso terapêutico. O péssimo hábito da disparidade entre horários para dormir nos dias de semana e nos fins de semana precisa ser eliminado. Ingestão de bebidas cafeinadas, como os hoje tão comuns energéticos, deve ser totalmente abolida. Uso de drogas ilícitas deve ser investigado e apropriadamente conduzido se diagnosticado. Prática de exercícios vigorosos (academias) próximos do horário apropriado de dormir deve ser evitada: deve-se parar os exercícios pelo menos quatro horas antes de dormir. As sonecas diurnas devem ser evitadas, e o uso da cama deve ser apenas para o sono noturno. O tratamento do ATFS implica quase sempre em um longo processo de convencimento dos pacientes.

O tratamento do ATFS implica em mudança da fase de sono do paciente, isto é, antecipa-la. Basicamente existem três abordagens: 1) Fototerapia (uso apropriado da luz); 2) Modificação paulatina dos hábitos horários do paciente (cronoterapia); e 3) Uso de melatonina.

A luz, tendo o poder de reajustar o relógio biológico deve ser bem utilizada, o que significa muita luz pela manhã e bem pouca à noite. Luz aplicada antes do nadir da temperatura central corpórea tem o condão de atrasar a fase do sono. O nadir da temperatura central de uma pessoa é de cerca de duas a três horas antes do horário preferido para acordar. Se um jovem que gosta de dormir entre uma e dez horas (em férias, por exemplo), o ideal é aplicar luz forte (mais de 2.500 luxes) apenas a partir das oito horas. No Brasil não encontramos caixas de luzes comerciais, SAD boxes (ler acima), à venda no comércio, assim, pedimos à família para instalar lâmpadas fortes no quarto do paciente e ligá-las cerca de duas horas antes de o jovem acordar em seu horário preferido, além de abrir a janela para deixar a luz natural entrar; isso nos fins de semana e nas férias. Durante os dias de semana, quando o jovem é forçado a acordar para ir à escola, pedimos para as luzes serem ligadas, e as janelas abertas tão pronto o jovem tenha acordado, ou ameaçado acordar. O jovem deve tomar o café matinal em ambiente bem iluminado e não deve usar óculos escuros durante todo o dia. Vice-versa, à noite, os ambientes todos da casa devem ser fracamente iluminados. Costumamos indicar lâmpadas de 60 watts para os vários cômodos da sala, o que, diga-se, em geral não é muito bem aceito. Apenas cozinha e escadas devem receber a luz habitual forte. É importante que uma hora antes de o horário **ideal** para dormir, o paciente não utilize aparelhos eletrônicos, quando os olhos estão a apenas 20 ou 30 centímetros de distância da fonte de luz. Televisão no quarto da criança é extremamente prejudicial e deve ser retirada. Luzes, quando apropriadamente utilizadas são parte central da terapêutica do ATFS. A *American Academy of Sleep Medicine* reconheceu, baseada em níveis de evidências II e III, que a terapia por luz brilhante pela manhã tem um potencial terapêutico na abordagem dos pacientes com síndrome do ATFS, embora a intensidade da luz e o tempo mínimo de sua exposição não estejam ainda estabelecidos. Também nessa terapia, a adesão dos pacientes é fundamental ao sucesso do método já que a exposição à luz tão exuberante (mais de 2.500 luxes) logo cedo de manhã mostrou-se desconfortável para alguns. Algumas crianças tornam-se muito irritáveis ou, até mesmo, apresentam sintomas semelhantes à hipomania. Nessas condições, ou o tratamento é suspenso ou a intensidade da luz e a sua distância devem ser diminuídas. Não é necessário que a luz incida diretamente nos olhos da criança.

Cronoterapia – refere-se à mudança paulatina dos horários preferidos do paciente para se deitar para horários mais adequados à sua vida escolar ou laboral. Programa-se, com ele e sua família, uma antecipação quotidiana de vários minutos em relação ao horário que vai dormir; por ex. todas as noites uma antecipação de dez a 20 minutos. Assim, para um jovem que se deita diariamente às 23 horas e por necessidade escolar deve acordar às seis horas (dorme apenas sete horas) programa-se que vá todos os dias 15 minutos mais cedo para a cama. Dessa maneira o paciente passa em oito dias a se deitar às 21 horas e, acordando às 06 horas, terá nove horas de sono contínuo. Um adiantamento de 15 minutos diariamente não implica em grande "confrontação" com a ZPS e tende a ser eficaz. Contudo, o paciente não pode se engajar em atividades instigantes naquela uma hora que antecede a ida para a cama, deve respeitar todos as normas da higiene do sono, e não estar à noite exposto a grande luminosidade: subentende-se paciente e familiares bastante motivados. Nos fins de semana os hábitos horários para deitar e levantar devem igualar os dos dias de semana, ou no máximo serem adiados não mais que uma hora. Para jovens e familiares motivados, o sucesso do método é comum, porém também são comuns as recaídas, quando então se reinicia toda a programação novamente: cronoterapia concomitante com fototerapia. Para os recalcitrantes sugere-se que mudem de período escolar, estudem à tarde. É muito importante para a vida do paciente não estar em débito crônico de sono, de maneira que se não houver solução do ATFS através de luzes e mudança de hábitos, toda dificuldade "logística" para mudar o período escolar do jovem deveria ser enfrentada. Uma cronoterapia por "atraso de fase", bastante drástica, descrita por primeira vez por Czeisler e colaboradores, em 1981, refere-se a um progressivo retardo para o início do sono (três horas a cada dois dias) até que, à frente, depois de alguns dias, encontre-se o desejado horário para adormecer e acordar e, então, ele seja mantido. Embora existam vários relatos de sucesso com esse tipo de cronoterapia, ela é muito incômoda para o paciente, exigindo grande disciplina e adesão dele e seus familiares; está sujeita a vários inconvenientes e encontra-se praticamente em desuso.

Melatonina – Dentre as opções farmacológicas para o DRC tipo ATFS, a melatonina é a mais promissora. Quando administrada logo ao anoitecer, em doses fisiológicas (0,3 a 0,5 mg) quatro a cinco horas antes do horário habitual para dormir (não o ideal) a melatonina antecipa a fase de sono. Com essa finalidade, vários estudos demonstraram eficácia, entretanto recaídas são comuns quando da suspensão do fármaco. Doses farmacológicas, dadas logo ao deitar (1 a 5 mg) tem efeito hipnótico e diminuem a latência ao sono. Contudo, tem mais inconvenientes para a criança e um deles é com o uso prolongado ocorrer uma diminuição da sensibilidade dos receptores da melatonina à droga. Não causa "ressaca" no dia seguinte, mas como hipnótico e como uso nessas doses, a melatonina é bastante controversa na faixa etária pediátrica. Em nossa prática apenas utilizamos doses fisiológicas logo após o jantar. Como com todos os medicamentos, é possível que no adolescente (nossa suposição) algum efeito placebo também ocorra. A adesão à terapêutica com melatonina é bem mais fácil do que com a cronoterapia e a fototerapia. Em geral, aplicamos a melatonina em doses fisiológicas

quando a cronoterapia e a fototerapia, concomitantes, fracassam. Contudo, devido à falta de estudos maiores e à variabilidade na dose e na temporização de seu uso pelos diferentes autores, não existem ainda critérios firmemente estabelecidos para esse fármaco na síndrome do ATFS. Efeitos adversos da melatonina incluem suas propriedades vasoconstritoras e seus efeitos endocrinológicos. (Ler capítulo sobre fármacos para o sono). A melatonina ainda não foi aprovada pelo órgão americano Food and Drug Administration (FDA) e também não foi liberada para uso no Brasil.

Manutenção do apropriado RC às necessidades escolares ou sociais é considerada por alguns talvez mais difícil do que conseguir a antecipação da fase no início do manejo da condição. Bastam alguns feriados prolongados, alguns fins de semana tardios para dormir e todo o ATFS recai. É necessária constante conscientização para que se mantenha pouca luz à noite e muita pela manhã. Quando em semanas de aulas o jovem dorme tarde aos sábados, ele deve, não obstante, ser acordado cedo nos domingos, à hora que habitualmente necessita ser acordado na segunda-feira (tópico que consideramos muito importante). Entreter-se até tarde com aparelhos eletrônicos vários ou com mídias sociais deve sempre ser evitado. Quando em período de férias, cerca de uma semana antes de as aulas se iniciarem deve-se recomeçar o manejo todo de antecipação da fase de sono. Durante todo o tratamento, a normalidade psíquica do jovem deve estar sempre sob observação.

O ATFS é, essencialmente, um distúrbio afeto à especialidade pediátrica, tanto para diagnóstico quanto para tratamento. É necessário algum grau de suspeição para se chegar ao diagnóstico, e a identificação do problema sempre se inicia por perguntar a que horas a criança se deita e a que horas ela tem que levantar no dia seguinte. Caso se conclua que a criança dorme menos do que sua idade necessita, a seguir então uma anamnese mais abrangente confirmará o diagnóstico. Havendo suspeita de algum outro distúrbio do sono,

Capítulo 22 - Distúrbios do Ritmo Circadiano do Sono

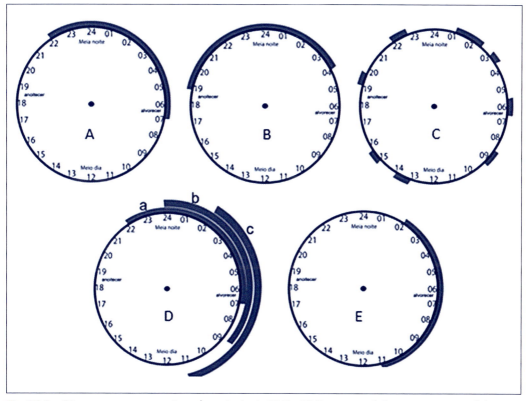

Fig. 22.3 – Diagramas representativos dos principais DRCs. **A)** Fase normal de sono para um adolescente que dorme idealmente nove horas por noite. **B)** DRC tipo AVFS. **C)** DRC padrão irregular (não ajustado). **D)** DRC tipo livre-curso: um hipotético paciente que atrasa sua fase de sono duas horas a cada semana (a,b,c). **E)** DRC tipo ATFS. As fases de sono são representadas pelas barras semicirculares em torno do relógio.

entretanto, talvez seja necessário referir o paciente a um especialista do sono. Alguns casos de insônia primária podem requerer essa orientação. A síndrome das pernas inquietas pode ser causa de atraso da fase do sono e sempre deve ser investigada, contudo esta também é inerente à pediatria. Algumas vezes, e quando é possível, o paciente deve ser estudado em laboratório confiável de sono através de polissonografia e, vindo laudo de normalidade, o pediatra terá mais confiança para conduzir o tratamento do paciente (Figura 22.3).

BIBLIOGRAFIA

1. American Academy of Sleep Medicine. International classification of sleep disorders, 2nd ed.: Diagnostic and coding manual. Westchester, Illinois: American Academy of Sleep Medicine, 2005.
2. Aschoff J, Fatranska M, Giedke H, et al. Human circadian rhythms in continuous darkness: Entrainment by social cues. Science. 1971; 171(967):213-215.
3. Cajochen C, Krauchi K, Wirz-Justice A, et al. Role of melatonin in the regulation of human circadian rhythms and sleep. J Neuroendocrinol. 2003;15(4):432-437.
4. Cardinali DP, Pandi-Perumal SR, and Niles, LP. Melatonin and its receptors: biological function in circadian sleep-wake regulation. In Monti JM, Pandi-Perumal, and CM Sinton; editors: Neurochemistry of Sleep and Wakefulness. Cambridge University Press. Cambridge, 2008; pgs 283-314.
5. Carskadon MA, Labyak SE, Acebo C, Seifer R. Intrinsic circadian period of adolescent humans measured in conditions of forced desynchrony. neurosci Lett 1999:260: 129-132.
6. Carskadon MA, Vieira C, Acebo C. Association between puberty and delayed phase preference. Sleep 1993; 16: 258-252.

7. Czeisler CA, Duffy JF, Shanahan TL et al. Stability, precision, and near-24-hour period of the human circadian pacemaker. Science 1999; 284: 2177-2181.

8. Czeisler CA, Richardson GS, Coleman RM, et al. Chronotherapy: Resetting the circadian clocks of patients with delayed sleep phase insomnia. Sleep, 1981;4(1):1-21.

9. Danilenko KV, Wirz-Justice A, Krauchi K, et al. The human circadian pacemaker can see by the dawn's early light. J Biol Rhythms 2000; 15:437-446.

10. Ferber R. Solve Your Child'S Sleep Problems. New York; 2006. Editora Simon & Schuster.

11. Folkard S, barton J. Does the "forbidden zone" for sleep onset influence morning shift sleep duration? Ergonomics 1993 ; 36:85-91.

12. Geraldes R, Paiva P. Mecanismos circadianos de regulação do sono. In Paiva T, Andersen ML, e Tufik S: O sono e a medicina do sono. Editora Manole e AFIP, 2014; Pgs 35-44.

13. Giannotti F, Cortesi F, Sebastiani T, Ottaviano S. Circadian preference, sleep and daytime behaviour in adolescence. J Sleep Res 2002;11:191-199.

14. Goldson E, Hagerman RJ, Reynolds A. Child Developmental& Behavior, in HAY WW, Hayward AR, Levin MJ, Sondheimer JM editors: Current Pediatric Diagnosis & Treatment. New York 2003. McGraw-Hill. Pgs 64-92.

15. Hauri P, Linde S. No More Sleepless Nights. New York, 1996. Editora John Wiley & Sons, Inc.

16. Herman JH. Chronobiology of Sleep In Children, in : Sheldon SH, Ferber R, Kryger MH editors. Principles and Practice of Pediatric Sleep Medicine. Philadelphia 2005. Elsevier Saunders. Pgs 85-99.

17. Herxheimer A, Waterhouse J. The prevention and treatment of jet lag. BMJ. 2003;326 (7384):296-297.

18. Horne JA, Ostberg O. A self-assessment questionnaire to determine morningness –eveningness in human circadian rhythms. Int J Chronobiol Int 1976; 4: 97-110.

19. Jewett ME, Rimmer DW, Duffy JF, et al.Human pacemaker is sensitive to light through-out subjective day without evidence of transients.Am J Physiol 1997;273: R1800-1809.

20. Jones CR, Campbell SS, Zone SE, et al. Familial advanced sleep-phase syndrome: A short-period circadian rhythm variant in humans. Nat Med. 1999; 5(9): 1062-1065.

21. Kamei Y, Hayakawa T, Urata J, et al. Melatonin treatment for circadian rhythm sleep disorders. Psychiatry Clin Neurosci. 2000; 54(3):381-382.

22. Kamgar-Parsi B, Wehr TA, Gillin JC. Successful treatment of human non-24-hour sleep-wake syndrome. Sleep. 1983;6(3):257-264.

23. Kolb B, Whishaw IQ. Neurociência do Comportamento. São Paulo 2001. Editora Manole. Pgs 444-486.

24. Lavie P. Ultrashort sleep-waking schedule: III. "Gates" and "forbidden zones" for sleep. Electroencephalogr Clin Neurophysiol 1986; 63: 414-425.

25. Lewy AJ, Bauer VK, Hasler BP, et al. Capturing the circadian rhythms of free-running blind people with 0,5 mg melatonin . Brain Res. 2001; 918(1-2):96-100.

26. Lewy AJ, Cutler NL, Sack RL. The endogenous melatonin profile as a marker for circadian phase position . J Biol Rhythms 1999;14: 227-236.

27. Lewy AJ, Sack RL, Singer CM. Immediate and delayed effects of bright light on human melatonin production: Shifting "dawn" and "dusk" shifts the dim light melatonin onset (DLMO). Ann N Y Acad Sci. 1985;453: 253-259.

28. Lu BS, Manthena P, Zee PC. Circadian Rhythm Sleep Disorders: in Avidan AY, Zee PC editors. Handbook of Sleep Medicine. Philadelphia 2005. Lippincott Williams & Wilkins. Pgs 137-164.

29. Mahowald MW, and Ettinger MG. Circadian Rhythm Disorders. In Chokroverty S, editor: Sleep Disorders Medicine, third edition. Saunders Elsevier. Philadelphia, 2009; pgs 581-89.

30. McArthur AJ, Lewy AJ, Sack RL. Non-24-hour sleep-wake syndrome in a sighted man: Circadian rhythms studies and efficacy of melatonin treatment. Sleep. 1996;19(7):544-553.

31. Middleton B, Arendt J, Stone BM. Human circadian rhythms in constant dim light (8 lux) with knowledge of clock time,. J Sleep Res 1996; 5: 69-76.

32. Mindell JA, and Owens JA. A Clinical Guide to Pediatric Sleep Medicine, second edition; Philadelphia 2010. Wolters Kluwer/ Lippincot Williams & Wilkins.

33. Minors DS, Waterhouse JM, Wirz-Justice A. A human phase-response curve to light. Neurosci Lett . 1991; 133(1):36-40.

34. Nagtegaal JE, Laurant MW, Kerkhof GA, et al. Effects of melatonin on the quality of life in patients with delayed sleep phase syndrome. J Psychosom Res. 2000; 48(1):45-50.

35. Ohta T, Iwata T, Kayukawa Y, et al. Daily activity and persistent sleep-wake schedule disorders. Prog Neuropsychopharmacol Biol Psychiatry. 1992; 16(4):529-537.

36. Oren DA, Wehr TA. Hypernyctohemeral syndrome after chronotherapy for delayed sleep phase syndrome. N England J Med. 1992; 327(24): 1762.

37. Paiva T, Pinto HE. Clínica e terapêutica das insônias. In Paiva T, Andersen ML, e Tufik S: O sono e

a medicina do sono. Editora Manole e AFIP, 2014; Pgs 230- 262.

38. Paiva T, Pinto HR. Clínica do sono da criança e do adolescente. In Paiva T, Andersen ML, e Tufik S: O sono e a medicina do sono. Editora Manole e AFIP, 2014; Pgs 599-624.

39. Palm L, Blenow G, Wetterberg L. Long-term melatonin treatment in blind children and young adults with circadian sleep-wake disturbances. Dev Med Child Neurol. 1997; 39(5): 319-325.

40. Pereira Jr. JC, Andersen ML. The role of thyroid hormone in sleep deprivation. Medical Hypotheses, 2014; 82: 350–355.

41. Pereira Jr JC, Alves RC. The "forbidden zone for sleep" might be caused by the evening thyrotropin surge and its biological purpose is to enhance survival: hypothesis. Sleep Sci 2011; 4:1–5.

42. Pereira Jr JC, e Pessoa, JHL. Distúrbios do Ritmo Circadiano do Sono. in Pessoa JHL, Pereira JR JC, e Alves RSC, editores: Distúrbios do Sono na criança e no Adolescente, uma Abordagem para Pediatras. São Paulo, 2008; Editora Atheneu, pgs 163-183.

43. Pillar G, Shahar E, Peled N, et al. Melatonin improves sleep-wake patterns in psychomor retarded children. Pediatr Neurol. 2000; 23 (3):225-228.

44. Pires MLN, Pradella-Hallinan. Alterações do Ritmo Circadiano do Sono e de Vigília em Crianças Cegas ou com Atraso no Desenvolvimento e o uso de Melatonina, in Tufik S, editor: Medicina e Biologia do Sono. São Paulo 2008. Editora Manole, pgs 139-146.

45. Raffray T, Van Reen E, Tarokh, and Carskadon MA. Circadian Rhythm Disorders. In Kothare SV, and Kotagal S, editors: Sleep in Childhood Neurological Disorders. DemosMedical , New York, 2011; pgs 219-33.

46. Reid KJ, Chang AM, Dubocovich ML, et al. Familial advanced sleep phase syndrome. Arch Neurol 2001; 58: 1089-1094.

47 Reid KJ, Chang AM, Zee PC. Circadian rhythm sleep disorders. Med Clin North Am. 2004; 88(3):631-651, viii.

48. Rosen G. Circadian Rhythm Disorders in Children. In Barkoukis, Matheson, Ferber, and Doghramji, editors: Therapy in Sleep Medicine. Elsevier Saunders, Philadelphia, 2012. Pgs 465-74.

49. Rosenthal NE, Joseph–Vanderpool JR, Levendosky AA, et al. Phase-shifting effects of bright morning light as treatment for delayed sleep phase syndrome. Sleep.1990;13(4):354-361.

50. Rufiange M, Dumont M, Lachapelle P. Correlating retinal function with melatonin secretion in subjects with an early or late circadian phase. Invest Ophtalmol Vis sci.2002;42(7): 2491-2499.

51. Sack RL, Lewy AJ, Blood ML, et al. Circadian rhythm abnormalities in totally blind people: Incidence and clinical significance. J Clin Endocrinol Metab . 1992; 75(1) :127-134.

52. Sack RL, Brandes RW, Kendall AR, et al. Entrainment of free running circadian rhythms by melatonin in blind people. N Engl J Med. 2000;343(15):1070-1077.

53. Sheldom HS. Physiologic Variations during Sleep in Children: in Sheldon ST, Ferber R, Kryger MH editors. Principles and practice of Pediatric Sleep Medicine. Philadelphia 2005. ElsevierSaunders. Pgs 73-84.

54. Shinkoda H, Matsumoto K, Park YM, Nagashima H. Sleep-wake habits of schoolchildren according to grade. Psychiatry Clin Neurosci 2000; 54: 287-289.

55. Uchiyama M, Shibui K, Hayakawa T, et al. Larger phase angle between sleep propensity and melatonin rhythms in sighted humans with non-24-hour sleep-wake syndrome. Sleep. 2002; 25(1):83-88.

56. Wagner DR. Disorders of the circadian sleep-wake cycle. Neurol Clin. 1996;14 (3):651-670.

57. Waterhouse J, Minors D, Folkard S, et al. Lack of evidence that feedback from lifestyle alters the amplitude of the circadian pacemaker in humans . Chronobiol Int 1999; 16:93-107.

58. Waterhouse J, Reilly T, Atkinson G. Jet-lag. Lancet.1997;350(9091):1611-1616.

59. Weitzman ED, Czeisler CA, Coleman RM, et al. Delayed sleep phase syndrome. A chronobiological disorder with sleep-onset insomnia. Arch Gen Psychiatry. 1981;38(7): 737-746.

60. Wyatt JK. Circadian Rhythm Sleep Disorders in Children and adolescents. In Jenni OK, and Carskadon MA, editors: Sleep in Children and Adolescents. Sleep Medicine Clinics, 2007; 2(3):387-96.

61. Wyatt JK, and Cvengros JA. Delayed and advanced Sleep Phase Disorders. In Barkoukis, Matheson, Ferber, and Doghramji; editors: Therapy in Sleep Medicine. Elsevier, Saunders. Philadelphia, 2012; pgs 402-10.

62. Yamadera H, Takahashi K, Hishikawa Y, et al. A multicenter study of sleep-wake rhythm disorders. Psychiatry Clin Neurosci. 1996;50(4):195-201.

Transtorno do Déficit de Atenção – Hiperatividade e Distúrbios do Sono em Crianças

Erasmo Barbante Casella

O Transtorno do Déficit de Atenção/Hiperatividade (TDAH) é o distúrbio neuropsiquiátrico mais frequente em crianças, sendo caracterizado por déficit atencional, hiperatividade e impulsividade, ocorrendo dificuldade em completar tarefas. Na escola, a criança tem dificuldade de permanecer sentada e esperar a sua vez; é menor a capacidade para inibir interferências visuais, auditivas ou mesmo pensamentos que possam interferir na manutenção da atenção, principalmente durante atividades mais rotineiras. A incidência em crianças varia de 4% a 6%, em vários países do mundo, independentemente de características culturais, o que leva a prejuízos no âmbito familiar, escolar e social, bem como na *performance* acadêmica e no desenvolvimento emocional e afetivo.

O diagnóstico do TDAH é fundamentalmente clínico, baseando-se em critérios operacionais claros e bem definidos, provenientes de sistemas classificatórios como o *Diagnostic and Statistical Manual of Mental Health Disorder, Fifth Edition*, 2013 (DSM 5). Ainda de acordo com o DSM 5, o TDAH pode ser dividido em três tipos: de apresentação desatenta, hiperativa, ou combinada.

Distúrbios do sono ocorrem em 10% a 11% das crianças de quatro a 12 anos de ida-

de, caracterizando-se como uma das queixas mais frequentes em consultórios de pediatria. Alterações do sono são ainda mais frequentes em pacientes com TDAH, com incidência variando de 25% a 50%.

A elevada frequência de distúrbios do sono em pacientes com TDAH deve estar associada ao fato de que as vias cerebrais que controlam a atenção estão muito próximas e inter-relacionadas àquelas que participam da regulação do sono e da vigília.

Nos últimos anos, tem havido um crescente interesse na associação do TDAH com o sono. Muitos têm questionado se os distúrbios do sono são secundários ao TDAH ou se seriam os responsáveis, muitas vezes, pelos sintomas de hiperatividade e déficit atencional.

A falta de uma quantidade adequada de horas de sono, ou uma fragmentação excessiva do mesmo, determina um maior grau de sonolência diurna na criança, ocorrendo uma interferência direta no comportamento. Estes pacientes apresentam desatenção, menor capacidade de memorização, raciocínio abstrato, flexibilidade mental e até da criatividade, sendo observada ainda uma tendência a menor controle das emoções, principalmente daquelas com caráter negativo, como as explosões de raiva, tristeza e agressividade.

Na verdade, as interferências entre distúrbios do sono e TDAH são bilaterais. A falta de um sono adequado por períodos prolongados pode implicar em sintomas que simulam o TDAH ou ainda intensificar os sintomas de hiperatividade, impulsividade e déficit atencional, quando as duas situações ocorrem no mesmo paciente. Por outro lado, as medicações utilizadas na terapêutica do TDAH e a presença de comorbidades, frequentes nestes pacientes, como ansiedade excessiva e depressão, entre outras, além das consequências psicológicas deste transtorno, também podem implicar distúrbios secundários do sono desses pacientes.

Várias são as alterações do sono nos pacientes com TDAH, mas as principais correspondem a dificuldades com o adormecimento e a continuidade do sono, com o despertar, e, além disso, falhas nos mecanismos de manutenção do alerta na intensidade suficiente para as atividades do dia a dia menos motivadoras.

Neste capítulo, abordaremos inicialmente essas três situações e também os principais distúrbios primários do sono em crianças, frequentemente relacionados a sintomas de agitação, impulsividade e déficit atencional, discutindo a possibilidade da ocorrência com maior incidência nos pacientes com TDAH. Igualmente comentaremos a possibilidade de os distúrbios do sono poderem simular o TDAH.

TDAH E INSÔNIA

A principal preocupação em relação ao paciente com TDAH relacionada ao sono consiste na dificuldade com o adormecer, e essa situação pode estar relacionada a diferentes fatores que precisam ser identificados para uma abordagem mais adequada do problema.

Na verdade, a maioria dos estudos que apontam a maior incidência de insônia em pacientes com TDAH apresenta um viés por estar baseada na aplicação exclusiva de questionários ou na história coletada dos pais. Outras pesquisas, com base em avaliações prospectivas pelos pais, avaliando início, latência ou duração do sono não revelaram diferenças entre pacientes com TDAH e controles. Estudos fundamentados em critérios mais objetivos, utilizando a polissonografia ou a actigrafia, também não demonstraram diferenças entre controles e pacientes com TDAH no tocante a esses parâmetros.

Desse modo, apontamos que, na verdade, a dificuldade com o adormecimento e/ou a manutenção do sono em pacientes com TDAH não parecem apresentar uma correlação direta, e que a presença de estudos apontando maior incidência dessa associação está fundamentada em interpretações pessoais, por parte dos pais, do padrão do sono de seus filhos, não representando a realidade.

Por outro lado, lembramos que outros fatores comumente associados, como a presença frequente de comorbidades do tipo ansiedade e depressão podem representar motivos para insônia. Estes distúrbios, de ordem internalizantes, frequentemente passam desapercebidos pelos pais e podem representar causas frequentes de distúrbio do sono nesses pacientes. Frequentemente recebemos relatos dos pais de que seus filhos, mesmo cansados e com sono, não conseguem adormecer, e isto pode estar associado a uma ansiedade excessiva e também às fobias que comumente a acompanham, ou a um padrão do tipo desafiante e opositor da criança, que evita adormecer como mais um tipo de desafio.

Destacamos ainda que a dificuldade para iniciar o sono nesses pacientes, muitas vezes, está associada a situações comportamentais da família ou da própria criança, não ocorrendo uma adequada diminuição no final do dia do padrão das atividades e estimulações.

Lembramos ainda, que muitos dos pacientes com queixas de problemas crônicos em relação ao ato do adormecer não apresentam um menor número de horas de sono e, na verdade, apresentam alterações dos mecanismos fisiológicos do ciclo vigília-sono, eventualmente Distúrbio do Ritmo Circadiano padrão Atraso de Fase do Sono.

As medicações mais utilizadas na terapêutica do TDAH, que são os estimulantes, em nosso meio o metilfenidato e a lisdexanfetamina, costumam determinar quadros de dificuldade com o início do sono em 40% a 60% dos pacientes e isto pode ocorrer como um efeito direto da medicação ou ainda relacionado a um efeito rebote, após término do efeito da medicação. Geralmente, este efeito colateral tende a desaparecer em alguns dias, na maioria dos casos, porém, de modo excepcional esta dificuldade permanece, sendo necessária uma terapêutica específica ou até mesmo a retirada do tratamento medicamentoso do TDAH. Muitas vezes, o paciente com TDAH já apresentava um quadro de insônia crônica, e tal fato não era percebido ou valorizado pela família da criança, que, informada sobre a possibilidade desse efeito colateral, passa a prestar mais atenção no sono do seu filho e relaciona as dificuldades como um efeito colateral da terapêutica. Efron e cols. referem a presença da queixa de insônia no início do uso de metilfenidato em 62% dos pacientes, todavia essa queixa já estava presente em questionário aplicado previamente ao início do tratamento em 51% dos casos, demonstrando a importância de já na anamnese inicial do paciente com TDAH, antes da introdução de qualquer medicação, destacar-se o padrão habitual de sono do paciente.

Apesar de vários estudos mostrarem resultados contraditórios em relação ao efeito dos estimulantes em relação à latência para início de sono e tempo de sono, de modo geral, a maioria dos estudos indicam um maior tempo para ocorrer o adormecimento e uma diminuição no número de horas de sono como efeitos colaterais dos estimulantes.

A explicação fisiopatológica está baseada no fato de que os estimulantes aumentam os níveis de dopamine e noradrenalina no cérebro, ao diminuírem a recaptura nas sinapses, também podendo aumentar a quantidade destes neurotransmissores ao provocarem uma maior eliminação nos neurônios pré--sinápticos. A diminuição de apetite durante o dia, determinada pelo uso destas medicações também pode implicar em aumento da fome no período noturno, com eventual prejuízo na qualidade do sono.

Destacamos ainda, que o uso de medicação no período noturno pode estar associado a um melhor padrão de sono, sendo associado a uma menor agitação nas horas que antecedem o momento de adormecimento.

Medicações como a imipramina, também utilizada no tratamento do TDAH podem diminuir o número de despertares noturnos e da latência para início do sono, mas também podem determinar maior sonolência diurnal. O mesmo padrão de influência sobre o sono também é relatado com a atomoxetina. Todavia, estas duas medicações, não estimulantes, possuem tamanho de efeito consideravelmente menor que os estimulantes em relação à melhora dos sintomas cardinais do TDAH.

TDAH E DIFICULDADE COM O DESPERTAR

A dificuldade crônica para o despertar matinal é uma situação cujo esclarecimento muitas vezes não é tão simples. Em muitos pacientes, problema com o despertar pela manhã está associado simplesmente à necessidade de completar uma quantidade mínima necessária de horas de sono, prejudicado que foi pela dificuldade para iniciar o sono, seja por um distúrbio do ritmo circadiano conforme apontado anteriormente, seja por atividades que se estendem pela noite como estudo, trabalho e festas. Todavia, existe um grupo de pacientes com TDAH (ou sem TDAH), que realmente têm muita dificuldade com o despertar matinal, mesmo tendo um número adequado ou, até mesmo, excessivo de horas de sono.

Outras etiologias também podem estar relacionadas à dificuldade no despertar, as quais também devem sempre ser consideradas como alterações na dinâmica familiar, distúrbios do humor ou ainda ganhos secundários que o paciente possa visar com este comportamento.

Independentemente do que origina um despertar problemático, esta situação acaba gerando um grande conflito familiar, determinando atraso nas atividades rotineiras de toda a família, além de aborrecimento e causa de estresse diário.

TDAH E DIFICULDADE NA MANUTENÇÃO DA VIGÍLIA ADEQUADA

Os pacientes com a forma de apresentação desatenta do TDAH frequentemente referem uma maior dificuldade em se manter alertas em situações rotineiras e pouco estimulantes como ler um livro, assistir a palestras ou até mesmo dirigir um carro. Mesmo não estando cansados, rapidamente começam a bocejar e desligam-se do assunto ou da atividade, eventualmente até adormecendo.

A fisiopatologia dos sinais e sintomas apresentado pelos pacientes com predomínio desatento tem sido associado a um déficit nas vias frontoparietais, resultando em menor motivação, diferentemente dos pacientes com a forma combinada, que parece estar mais associada a alterações no circuito frontoestriatal, resultando em maior dificuldade com a capacidade inibitória. Os pacientes do grupo desatento de modo geral apresentam-se mais lentos, com menor capacidade de organização, planejamento e manutenção do foco.

Por outro lado sabemos que a sonolência excessiva durante o dia em qualquer pessoa, com ou sem TDAH, de modo contínuo, por vários dias seguidos, pode estar associada a uma qualidade inadequada do sono, seja por privação crônica do sono, ou então a uma fragmentação excessiva do sono como ocorre durante os quadros de apneia do tipo obstrutiva, ou associada a uma movimentação corporal excessiva durante o sono (exemplo: pernas inquietas e movimentos periódicos dos membros).

A falta de sono implica uma deficiência na função-executiva ligada principalmente ao funcionamento das estruturas pré-frontais, explicando vários dos sintomas semelhantes aos do paciente com TDAH. Estudos com tomografia por emissão de pósitrons (PET) em pacientes com privação crônica do sono demonstram menor ativação das regiões pré-frontais.

A percepção de sonolência excessiva durante o dia pode ser relatada pelos pais, professores ou colegas que referem bocejos frequentes, esfregar de olhos e quedas da cabeça. Queixas do tipo maior grau de impulsividade, hiperatividade, agressividade, déficit atencional e instabilidade do humor também são comuns nesses pacientes, e testes neurofisiológicos, como o teste múltiplo da latência para o sono, que avalia a facilidade de o paciente adormecer durante o dia, podem confirmar o grau acentuado de sonolência.

Desse modo, os pacientes com TDAH podem apresentar-se mais sonolentos devido às situações acima, quer tenham um sono inadequado como efeito colateral de medicação, quer pela presença de alguma comorbidade que prejudique o sono adequado; seja do tipo psiquiátrico (depressão, fobia ou ansiedade), seja por um distúrbio primário do sono como apneia obstrutiva, pernas inquietas etc.

Todavia, estudos mais recentes utilizando o teste múltiplo da latência ao sono (TMLS) em pacientes com TDAH, não medicados, demonstraram uma maior tendência à sonolência diurna em relação aos controles, mesmo sem haver a presença simultânea de algum outro distúrbio que prejudicasse a qualidade do sono. Alguns autores postulam que essa sonolência excessiva diurna está associada a um distúrbio da vigília, enquanto outros a têm associado de modo direto à disfunção cognitiva. Vale ressaltar que a sonolência excessiva em pacientes com TDA é um fator de peso no sentido de indicar terapêutica com estimulantes.

DISTÚRBIOS DO SONO SÃO MAIS FREQUENTES EM PACIENTES COM TDAH?

Conforme já comentado anteriormente, distúrbios primários do sono, como apneia, narcolepsia, pernas inquietas e insônia, são frequentes na população pediátrica e podem resultar em sintomas diurnos de desatenção e até de agitação, podendo simular o quadro do TDAH.

Existem dúvidas se essas alterações do sono normal atuam exclusivamente como desencadeantes de sintomas que possam causar dúvida diagnóstica ou se na realidade correspondem a mais uma comorbidade do TDAH. Isso diante de algumas semelhanças entre os mecanismos neurofisiológicos do sono e do TDAH.

Vários estudos utilizando técnicas de polissonografia em pacientes com TDAH demonstram alterações, muitas não confirmadas, como um aumento da latência para o sono REM, uma diminuição na quantidade total do sono REM e ainda a presença de movimentos excessivos durante o sono (pernas inquietas, movimento do corpo todo, etc.).

A razão de algumas dessas constatações não se mostrarem consistentes está baseada nas pequenas amostras de pacientes estudados, além de dificuldades para simular uma noite normal de sono durante um ou dois dias de avaliação em um ambiente estranho e com toda a "parafernália" necessária para a polissonografia.

Diante disso, a seguir, discutiremos os principais distúrbios do sono, que são motivos de discussão no paciente com TDAH.

DISTÚRBIOS DO SONO RELACIONADOS À OBSTRUÇÃO DE VIAS AÉREAS

Correspondem a todo um espectro de distúrbios, que varia desde um simples ato de roncar durante o sono, sem haver qualquer anomalia ventilatória, e que ocorre em 10% das crianças normais, até mesmo uma síndrome de apneia obstrutiva do sono, que está presente em até 3% das crianças.

Essas alterações são mais frequentes em pacientes com determinadas características como: obesidade; alergias, principalmente as rinites; hipertrofia exagerada de adenoide ou de amídalas. Pistas clínicas podem sugerir a presença de distúrbios desse tipo como relato de roncos, movimentação exagerada, crises de tosse e esforço respiratório durante o sono.

Mais especificamente, em relação às crianças com baixo rendimento escolar, tem sido relatada a presença de sintomas relacionados à dificuldade respiratória em 18% dos casos, o mesmo ocorrendo em até 25% dos pacientes com TDAH. A presença de roncos também relata-se ocorrer mais comumente nos pacientes com TDAH, estando presente em 33% desses, diferentemente dos 10% da população em geral.

Todavia, nos últimos anos, estudos mais controlados, que não se baseiam exclusivamente em questionários aos pais e que fazem uso de critérios mais objetivos como polissonografia de noite inteira, indicam a presença de sintomas do tipo apneia de sono em apenas 5% dos pacientes com TDAH, semelhante aos do grupo controle. Pacientes com sintomas leves de hiperatividade e déficit atencional, mas que não preencheram os critérios diagnósticos para o TDAH, apresentaram presença de episódios significativos de apneia em 26% das vezes. Esses dados demonstram que a presença de sintomas respiratórios não ocorre de modo mais frequente durante o sono de pacientes com TDAH. Na verdade, sintomas de agitação e distração em intensidades insuficientes para o diagnóstico de um TDAH, que ocorrem em alguns pacientes, estão associados

a distúrbios respiratórios durante o sono, os quais precisam ser identificados e adequadamente tratados.

MOVIMENTOS EXCESSIVOS DURANTE O SONO E TDAH

Até o início dos anos 1980, os estudos relatavam a presença de movimentos excessivos durante o sono com maior frequência em pacientes com TDAH. Até o dicionário mais utilizado para a classificação das doenças mentais, na época o DSM-III incluía a atividade excessiva durante o sono como critério para o diagnóstico do TDAH, o que deixou de ocorrer a partir do DSM-IV.

Do mesmo modo que em relação aos distúrbios do sono relacionados aos fenômenos respiratórios obstrutivos do sono, esses estudos mais antigos eram obtidos a partir de informações coletadas dos pais e pesquisas mais recentes, utilizando polissonografia e actigrafia, não demonstraram haver uma presença de maior tempo de sono com movimentos excessivos durante o sono nos portadores do TDAH.

Sinais e sintomas de hiperatividade e desatenção têm sido observados em pacientes com movimentos excessivos durante o sono, provavelmente relacionados a despertares frequentes, que impediriam um sono adequado e reparador. O tratamento dessas alterações noturnas tem sido associado à melhora da capacidade de controle da atenção e da impulsividade.

A presença da síndrome das pernas inquietas (SPI) e movimentos de membros durante o sono têm sido relatados como mais frequentes em pacientes com TDAH. A presença da SPI, determina um considerável prejuízo no sono, que fica fragmentado, e pode simular um TDAH durante o dia ou ainda piorar os sintomas deste distúrbio ocorrem de modo associado. A maior frequência de SPI e TDAH tem sido associada por muitos autores como relacionada a uma possível deficiência de ferro nos dois distúrbios, já que o ferro atua como coenzima na síntese da dopamina, cuja atividade estaria alterada nestas situações.

ENURESE NOTURNA

A análise de vários estudos aponta a presença de enurese noturna como sendo mais frequente no grupo de pacientes com TDAH, e esse sinal deve ser pesquisado na história clínica, pois frequentemente trata-se de mais um fator de impacto sobre o aspecto psico-lógico do paciente, que pode estar também interferindo no rendimento global da criança. Considerando a terapêutica global do paciente, a enurese noturna deve sempre ser considerada na decisão final da terapêutica dessas crianças.

CONSIDERAÇÕES FINAIS

A discussão sobre os distúrbios do sono que se associam ao TDAH é fundamental diante da frequência dessas duas situações em crianças e da possibilidade de os dois distúrbios ocorrerem de modo concomitante.

O clínico deve estar atento para o diagnóstico de distúrbios do sono, principalmente em pacientes com sintomas mais leves, os quais possam estar simulando um quadro de TDAH. Também deve estar atento para a possibilidade de alterações que possam estar determinando fragmentação do sono e causando alguns sintomas de agitação, impulsividade e distração.

Destacamos que embora os estimulantes possam determinar uma piora do sono, eventualmente podem determina um efeito contrario, com o menor tempo para adormecimento e um sono mais calmo.

Ressaltamos ainda a importância do questionamento do paciente, com um possível quadro de TDAH, a respeito de dificuldade com o adormecer, sonolência diurna, roncos e apneias noturnas. Distúrbios primários do sono devem sempre ser lembrados, o que permitirá uma análise mais adequada, posteriormente ao início de tratamento, de queixas de alterações do sono que possam ser, ou não, secundárias ao uso de estimulantes no TDAH.

BIBLIOGRAFIA

1. Chervin RD, Archbold KH. Hyperactivity and polysomnographic findings in children evaluated for sleep-disordered breathing. Sleep 2001; 24:313-320.
2. Chervin RD, Archbold KH, Dillon JE, et al. Inattention, hyperactivity, and symptoms of sleep disordered breathing. Pediatrics.2002; 109:449-456.
3. Corkum P, Tannock R, Moldofsky H. Sleep disturbance in children with attention-deficit hyperacti-

vity disorder. J Am Acad Child Adolesc Psychiatry 1998; 37:637-646.

4. Corkum P, Tannock R, Moldofsky H, et al. T. Actigraphy and parental ratings of sleep in children with attention deficit/hyperactivity disorder (ADHD). Sleep.2001; 24:303:312.

5. Cortese S, Maffeis C, Konofal E, et al. Parent reports of sleep/alertness problems and ADHD symptoms in a sample of obese adolescents. Psychosom Res. 2007;63:587-90.

6. Domínguez-Ortega L, de Vicente-Colomina. A Attention deficit-hyperactivity disorder and sleep disorders Med Clin (Barc). 2006;126:500-6.

7. Efron D, Jarman F, Barker M. Side effects of methylphenidate and dexamphetamine in children with attention deficit hyperactivity disorder: a doubleblind, crossover trial. Pediatrics. 1997;100:662-6.

8. Galland BC, Tripp EG, Taylor BJ. The sleep of children with attention deficit hyperactivity disorder on and off methylphenidate: a matched case-control study. J Sleep Res 2010;19:366-373.

9. Ganelin-Cohen E, Ashkenasi A.Disordered sleep in pediatric patients with attention deficit hyperactivity disorder: an overview. Isr Med Assoc J. 2013 15:705-9.

10. Kirov R, Banaschewski T, Uebel H, Kinkelbur J, Rothenberger A. REM-sleep alterations in children with coexistence of tic disorders and attention-deficit/hyperactivity disorder: impact of hypermotor symptoms. Eur Child Adolesc Psychiatry. 2007;16 Suppl 1:45-50.

11. Lam LT, Yang L. Duration of sleep and ADHD tendency among adolescents in China. J Atten Disord. 2008;11(4):437-44.

12. Lecendreux M, Cortese Sleep problems associated with ADHD: a review of current therapeutic options and recommendations for the future. S Expert Rev Neurother. 2007;7(12):1799-806.

13. Lee HK, Jeong JH, Kim NY, Park MH, Kim TW, Seo HJ, Lim HK, Hong SC, Han JH. Sleep and cognitive problems in patients with attention-deficit hyperactivity disorder. Neuropsychiatr Dis Treat. 2014 17;10:1799-805.

14. Lee SH, Seo WS, Sung HM, Choi TY, Kim SY, Choi SJ, Koo BH, Lee JH.. Effect of Methylphenidate on Sleep Parameters in Children with ADHD. Psychiatry Investig 2012;9:384-90.

15. O'Brien LB, Holbrook, CR, Mervis, CB, et al. Sleep and Neurobehavioral Characteristics of 5- to 7-Year Old Children With Parentally Reported Symptoms of Attention-Deficit/Hyperactivity Disorder. Pediatrics 2003;3:554-563.

16. Owens, J, Maxim R, Nobile C, McGuinn M, Msall M. Parental and self-report of sleep in children with attention deficit/hyperactivity disorder. Arch Pediatr Adolesc Med. 2000;154:549-555.

Sono nas Doenças Neuropsiquiátricas

Maria Cecilia Lopes

INTRODUÇÃO

Os transtornos do sono têm acompanhado o desenvolvimento da sociedade moderna em todas as idades. Depois da revolução industrial e do desenvolvimento tecnológico, ocorreram a relação importantes mudanças comportamentais entre atividades no trabalho e em casa associadas particularmente com dificuldade de iniciar o sono e redução do tempo total de sono. Devido ao fenômeno de industrialização na nossa sociedade, o trabalho de turno tornou-se necessário em várias ocupações. A evolução da sociedade também resultou em significativas alterações na atividade noturna, independentemente da atividade profissional. O tempo noturno acordado é uma parte proeminente da nossa vida social nos dias de hoje. O horário de ir para cama tem se tornado cada vez mais tarde para vários indivíduos, e isto pode também explicar as queixas de sono insuficiente e também pode resultar em graves alterações de ritmos cronobiológicos, afetando a rotina dos pais e interferindo na qualidade de sono das crianças.

De acordo com a Classificação Internacional de Distúrbios do Sono-2nd edição (2005)[1]. Os transtornos do sono podem ser avaliados como situações primárias do organismo ou provocadas por condições externas ambientais.

Em relação à descrição dos distúrbios de sono na população pediátrica, tais transtornos estão classificados com os mesmos critérios como são descritos em adultos, com exceção dos transtornos respiratórios do sono[2]. Existe uma grande associação dos transtornos do sono com transtornos psiquiátricos, neurológicos, bem como, outras doenças médicas. Esta associação sempre foi clara em adultos, no entanto, nos últimos anos também podem ser encontrados vários estudos demonstrando crianças com alterações comportamentais consequentes aos transtornos de sono[3-6]. Além disso, Mulvaney e colaboradores em 2005[7] observaram que crianças com transtornos do sono tiveram pior desempenho escolar do que crianças sem diagnóstico de transtornos de sono. Nos dias de hoje, está claro que a grade horária obrigatória pela manhã para todos os adolescentes pode ser inadequada. O desenvolvimento dos adolescentes por sua vez é acompanhado por profundas alterações no tempo e quantidade de sono e vigília com redução do tempo total de sono, alteração da rotina vigília-sono, tempo tarde de ir para cama, má qualidade de sono que estão negativamente associados com desempenho acadêmico para adolescentes de ensino médio[8].

SONO E PSIQUIATRIA INFANTIL

A interação entre sono e comportamento é bidirecional[9]. Existe uma relação entre as alterações de sono e sintomatologia comportamental em todas as faixas etárias, sendo ambas consideradas como fatores desencadeantes de quadro patológicos entre si, e com a mesma proporção, a presença dos transtornos de sono afetam os transtornos psiquiátricos. Hipócrates (460 a.C. -377 a.C.), considerado pai da medicina, definiu que a maioria dos quadros patológicos poderiam ser tratados com uma boa alimentação, atividade física regular e uma ótima noite de sono[10] e este conceito pode ser também aplicado no tratamento de todos transtornos psiquiátricos em todas as idades. Tal interação fica evidente, por exemplo, no transtorno bipolar, onde a fragmentação do sono tem uma relação direta com a virada na mania e até evolução para ideações suicidas.

O sono é um estado neurofisiológico cíclico, podendo ser caracterizado por oscilações de estágios de sono caracterizados por eventos fásicos, que representam mudanças abruptas da atividade de base do eletroencefalograma (EEG)[11]. O sono ao longo da noite vai se modificando do sono leve ao sono profundo, que se diferenciando de acordo com o padrão do (EEG) e a presença ou ausência de movimentos oculares rápidos (*rapid eye movements*: REM), além de mudanças em diversas outras variáveis fisiológicas, como o tono muscular e o padrão cardiorrespiratório (Figura 24.1). O estudo do sono vem tomando grandes proporções a partir do séc. XX, consagrando a área de medicina do sono. Os estudos de sono podem ser realizados através de avaliações subjetivas do sono por questionários de transtornos de sono e avaliação objetiva através de estudos polissonográficos que consistem em registros de múltiplos sistemas orgânicos durante o sono. Ainda não existe um marcador polissonográfico satisfatório que ofereça uma informação consistente sobre a qualidade e fragmentação do sono em crianças, no entanto o padrão alternante cíclico durante o sono NREM (*CAP – Cyclic Alternating Pattern*) durante o sono NREM tem sido considerado um marcador de instabilidade de sono em crianças e adultos (Figura 24.1)[12-18].

Por sua vez, todas as doenças da infância, podem levar a alterações no neurodesenvolvi-

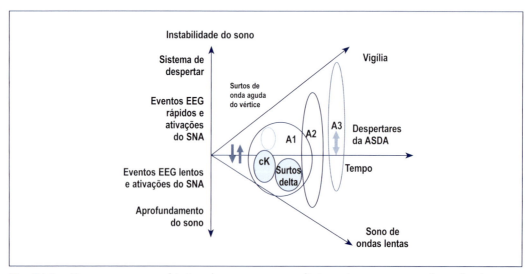

Fig. 24.1 – *Figura tem como objetivo descrever eventos fásicos durante o sono de ondas lentas, e oscilações entre o sistema de aprofundamento do sono e o sistema de despertar. Descritos eventos fásicos do CAP com componentes EEG rápidos e lentos. cK = complexo K; A1 = fase A1 do CAP; A2 = fase A2 do CAP; A3 = fase A3 do CAP. Mais detalhes destes eventos no Atlas do CAP (2002)*[14].

mento, deixando as crianças muito próximas da fronteira do diagnóstico de um transtorno psiquiátrico infantil. Já é reconhecido que as complicações no desenvolvimento neuropsicomotor são acumulativas e podem provocar comportamentos disruptivos, que por definição, são caracterizados por um padrão comportamental negativista, desafiador, impaciente, hostil e vingativo[19]. O desenvolvimento social, cognitivo, e psicológico, assim como, desenvolvimento e crescimento físico podem estar prejudicados nas mudanças que as crianças sofrem no dia a dia. Quadros como progressivo distúrbio de aprendizagem, fracasso escolar, baixa de autoestima, desmoralização, problemas de relacionamento entre membro da família e rejeição estão geralmente presentes nos transtornos psiquiátricos na infância e adolescência. Por isso, torna-se fundamental a intervenção precoce nesta faixa etária[19,20].

Interferências significativas na qualidade/intensidade do sono podem acarretar consequências comportamentais na infância que têm sido mapeadas. Entre os distúrbios do sono, o transtorno respiratório do sono tem sido associado a problemas comportamentais em crianças como hiperatividade, déficit de atenção e pobre socialização. Além disso, funções neurocognitivas (como memória, aprendizagem e resolução de problemas) apresentam-se reduzidas em crianças com transtornos de sono.

Torna-se importante reconhecer que muitos transtornos comportamentais em crianças e adolescentes estão associados ao sono, atingindo uma alta prevalência e várias morbidades associadas. O reconhecimento precoce de fatores de risco para estes transtornos, através de uma política de atuação intersetorial e multidisciplinar, pode favorecer medidas preventivas e garantir melhor qualidade de vida, com uma relação custo/benefício positiva para o indivíduo e sistema de saúde. Existe a necessidade de detecção precoce das alterações de sono para uma possível mudança do padrão de morbidade neuropsiquiátrica e

cardiovascular na fase adulta. Novos indicadores eletroencefalográficos de perturbações do sono em crianças e adolescentes têm sido explorados para os transtornos leves de sono. Não há dúvidas de que o diagnóstico precoce de transtornos do sono em crianças pode prevenir tantos prejuízos à função neurocognitiva e ao sistema cardiovascular na fase adulta.

Os fatores biológicos, cognitivos, psicodinâmicos, etiológicos, familiares, sociais, econômicos e culturais são críticos e determinantes no curso natural das doenças psiquiátricas na infância. Os efeitos dos déficits precoces no desenvolvimento podem ser compensados ou exacerbados pelas oportunidades ou barreiras futuras. A família e/ou ambiente social podem amplificar e agravar acometimentos nos transtornos na infância e adolescência, O seguimento adulto de patologias inicias na infância é um resultado da interação entre esforços terapêuticos e fatores de risco e protetores. O prognóstico pode depender da habilidade da criança e da família em lidar com os transtornos comportamentais[21].

É realmente difícil compreender a alta prevalência dos transtornos de sono na população pediátrica[22]. Um estudo concluiu que 25% dos pais norte-americanos têm queixas sobre o sono dos filhos, sendo 38% das crianças parassonias do tipo sonambulismo ou terror noturno, 14% com sonolência excessiva e 11% com transtorno respiratório de sono[23]. Há sempre a necessidade de verificar coexistência de uma doença física ou comportamental, e muitas vezes, os problemas de sono são multifatoriais.

A pergunta mais comum para os pediatras do sono: quanto tempo meu filho deve dormir? Quando uma criança tem problema com o sono, frequentemente os pais procuram livros de autoajuda e conselhos de amigos. Muitas vezes, há opiniões conflitantes. Acredita-se que o estudo do ritmo cronobiológico através de actigrafia, juntamente com a indicação de rotinas regulares pode trazer uma resposta clínica surpreendente sem necessariamente a interferência de medicações psicotrópicas. No entanto, se necessário podemos usar medicamentos de acordo a avaliação de cada caso, uma vez que, a psicofarmacologia associada às mudanças cognitivo-comportamentais têm curado transtornos de sono graves em adultos[24]. Já a resposta ao tratamento de transtornos do sono em transtornos neuropsiquiátricos tem sido surpreendentemente satisfatória.

A psiquiatria infantil tem subdividido os transtornos psiquiátricos na infância e adolescência como transtornos psiquiátricos característicos da infância; e em transtornos característicos da fase adulta com possível início precoce na infância e adolescência. Neste capítulo, o sono será descrito nos seguintes transtornos psiquiátricos na infância: nos transtornos afetivos, ansiosos e no transtorno de déficit de atenção e hiperatividade, assim como serão descritos transtornos do sono em diversas síndromes neuropsiquiátricas.

SONO NOS TRANSTORNOS AFETIVOS

A relação entre os temas: sono e transtornos psiquiátricos têm sido abordados em vários estudos desenvolvidos pela medicina do sono e pela psiquiatria, porém ainda persistem questões a serem elucidadas. Um estudo epidemiológico longitudinal demonstrou que pacientes com transtornos de sono apresentam maior risco para depressão maior unipolar, transtornos de ansiedade, abuso de drogas e dependência de nicotina, sendo maior a relação entre distúrbios de sono e depressão maior[25]. Existe a hipótese de que o reconhecimento e intervenção precoce do transtorno de sono pode prevenir quadros depressivos recorrentes. Tal hipótese foi formulada devido aos resultados como os obtidos em um estudo prospectivo epidemiológico que demonstrou que a população com sintomas de insônia com seguimento em um ano apresentou maior risco para o desenvolvimento de um quadro depressivo[25]. Além disso, episódios de depressão recorrente são geralmente precedidos de queixas subjetivas de alterações do sono, particularmente em crianças e adolescentes[26]. Tais observações favorecem a teoria de que o transtorno da fisiologia do sono pode preceder o desenvolvimento do transtorno afetivo[26], bem como a evidência da importância do sono, uma vez dentro dos critérios diagnósticos para depressão bipolar, torna-se imperativo o estudo da coexistência de transtorno afetivo e transtorno do sono.

Estima-se percentual de 90% dos pacientes adultos deprimidos com alterações neurofisiológicas no sono[27]. A depressão é uma condição patológica que se acredita estar presente em todas as faixas etárias com critérios diagnósticos específicos aplicados para crianças. A taxa de prevalência tem sido reportada nas pesquisas epidemiológicas em proporções bastante variadas, na proporção de menos de 1%[9] a mais de 60%[28]. Portanto, há indícios de que deste transtorno tem sido subdiagnosticado na infância e na adolescência. Existe a questão de que os critérios diagnósticos não são específicos para os transtornos afetivos em crianças e adolescentes e de que, portanto, os índices de prevalência são em geral diferentes dos encontrados em adultos; mantêm-se, assim, as especulações variadas a respeito dos impactos da idade e do grau de desenvolvimento sobre a fenomenologia das doenças afetivas. Apesar de alguns trabalhos mostrarem que não foi necessário desenvolvimento de critério diagnóstico específico para transtornos afetivos dos sete aos 16 anos, uma vez que os quadros clínicos podem ser compatíveis com critérios para adultos, tal fator não implica na afirmação de que as manifestações são idênticas para faixas etárias diferentes. Também os quadros podem ser diferentes de acordo com diferentes etapas de desenvolvimento da criança.

Segundo DSM-IV[27], depressão maior na infância pode ter características como: humor depressivo ou irritadiço, queixas somáticas sem causa detectável, agitação psicomotora, falhas em apresentar os ganhos de peso esperado para idade e é comum ter sintomas de ansiedade de separação, fobias e de evitamento. Apesar das alterações neurofisiológicas do sono dos adultos deprimidos serem bastante frequentes, os estudos desenvolvidos na faixa etária da infância têm sido controversos. Alguns autores têm descrito poucas alterações neurofisiológicas do sono em crianças em relação ao grupo controle[28]. Apesar de tais resultados, há descrição de redução da latência do sono REM (*Rapid Eye Movement*) em crianças deprimidas[29]. Embora consistentes, as alterações neurofisiológicas do sono do adulto deprimido não são patognomônicas da depressão maior unipolar em adultos. Na faixa etária pré-púbere são poucos os trabalhos, sendo estes ainda controversos, tal fato sendo justificado possivelmente pelas dificuldades diagnósticas discutidas acima. Além de escassos os trabalhos nesta faixa etária, não há dados de estudo do sono em crianças deprimidas na população brasileira, fato que fundamenta os estudos a serem realizados nesta população. Já em relação ao transtorno bipolar na infância, os dados neurofisiológicos sugerem maior fragmentação do sono, assim como tem sido descrito na população adulta.

O transtorno bipolar na infância tende a ser uma entidade de difícil acesso pelo polimorfismo clínico. A identificação precoce tende a mudar o curso natural da doença. Interessantemente, as queixas relacionadas ao sono não fazem geralmente parte dos sintomas mais evidentes entre um a seis anos[30]. Tal dado pode ser devido a uma mudança das características dos sintomas através da maturação cerebral. Tem sido abordado também como subtipos possíveis que podem ter características específicas. O diagnóstico diferencial é imprescindível com hiperatividade. Um dos diferenciais é a ausência de queixa de diminuição do sono no transtorno de déficit de atenção e hiperatividade (TDHA)[31]. A possibilidade de existir um marcador neurofisiológico para identificar o transtorno estimula pesquisas neurofisiológicas nesta área. Ainda não está claro para o transtorno afetivo bipolar (TAB) que alterações de sono podem ser preditoras

de recorrência de sintomas[32], bem como para tentativa de suicídio[33]. Questões hormonais têm sido também estudadas em adultos, como fatores desencadeantes de sintomas[34]. Existem evidências de que alterações hormonais da puberdade possam também influenciar nos sintomas de TAB na adolescência.

Há mudanças no padrão neurofisiológico durante o desenvolvimento na infância[35]. Este achado pode estar correlacionado com mudanças na rede neuronal, e reprogramação sináptica com alterações no metabolismo. Estas mudanças podem influenciar o padrão neurofisiológico dos transtornos afetivos de acordo com idade, gênero e estágio puberal. Existem alterações do ritmo circadiano nos transtornos afetivos. Particularmente, nas crianças e adolescentes com transtorno bipolar essa característica é mais exacerbada e semelhante aos adultos do que outros transtornos psiquiátricos na infância. Este dado pode sugerir o transtorno de sono como um possível marcador precoce de transtorno bipolar na infância. Mais estudos na área de sono e transtorno bipolar na infância são necessários para maiores esclarecimentos dos achados neurofisiológicos.

SONO NO TDAH

A síndrome da hiperatividade, impulsividade, e desatenção tem sido definida como transtorno de déficit de atenção e hiperatividade (TDAH). São definidos três subtipos: tipo combinado com desatenção e hiperatividade; tipo predominantemente desatento que são considerados sonhadores geralmente apresentam comorbidades com depressão e ansiedade; e tipo predominantemente hiperativo-impulsivo tem sido descrito mais em crianças mais novas. O diagnóstico clínico depende da presença de desenvolvimento normal e rigorosa aplicação de critérios diagnósticos é necessária porque desatenção, impulsividade, e atividade psicomotora exaltada são muito comuns em crianças, especialmente, em meninos. O mais evidente para diagnóstico é quando a criança apresenta altos níveis de atividade motora em vários lugares. Estas crianças apresentam dificuldades com motivação focada, organização, e para completar tarefas. Problemas escolares são frequentes, muitas vezes o fracasso escolar pode evoluir para comportamento disruptivos, uma vez que, são geralmente pouco tolerantes para aceitar seus próprios erros[27].

Estima-se uma prevalência de 3% - 7% das crianças na idade escolar, sendo frequente também a comorbidade com outras patologias psiquiátricas, tais como, transtorno de conduta e transtorno desafiante e de oposição. Sendo uma síndrome heterogênea, tem vários fatores contribuindo para o seu desenvolvimento. Tem sido relatada uma disfunção do córtex pré-frontal, local que controla funções executivas, tais como: planejamento, organização e controle de impulsos. Estudos neuroquímicos demonstraram que este um múltiplo envolvimento de neurotransmissores, incluindo noradrenalina e dopamina. Estudos anatômicos demonstraram diferenças nas funções executivas comparados com controles: volume de córtex frontal menos, diferenças na simetria do núcleo caudado, e menor tamanho do *vermis* cerebelar[21].

Estima-se em torno de 25% - 50% das crianças e adolescentes com TDAH apresentam problemas com o sono. Avaliação e tratamento adequado de tais problemas podem melhorar a qualidade de vida desses pacientes e reduzir tanto a gravidade da ADHD e o comprometimento associado. De acordo com Miano e cols., 2012[36], o sono dos pacientes com TDAH apresenta cinco fenótipos: (1) um fenótipo do sono caracteriza-se principalmente por um estado de hipoexcitação, assemelhando-se a narcolepsia, o que pode ser considerado uma forma de "primário" de ADHD (isto é, sem a interferência de outros transtornos do sono); (2) um fenótipo associado com atraso de latência do início do sono e com um maior risco de transtorno bipolar; (3) um fenótipo associado com distúrbios respiratórios do sono; (4) um outro fenótipo relacionado à síndrome das pernas inquietas (SPI) e/ou movimentos periódicos dos membros; (5) por último, um fenótipo relacionado à epilepsia/ou EEG descargas interictais. Cada fenótipo sono pode ser caracterizado por alterações do sono peculiares expressas por qualquer um nível de aumento ou diminuição da excitação durante o sono podendo apresentar implicações importantes do tratamento[36]. O tratamento com estimulantes pode ser recomendado para a forma principal de TDAH, enquanto o tratamento das principais perturbações do sono ou de comorbidades (isto é, transtornos bipolares e epilepsia) é preferido em outros fenótipos sono. Todos os fenótipos do sono, exceto a principal forma de TDAH e aqueles relacionados à epilepsia benigna focal ou descargas EEG focais, estão associados com um aumento do nível de excitação durante o sono. Existe um aumento e uma diminuição da excitação que são atribuíveis a disfunções executivas controladas por regiões corticais pré-frontais (as principais áreas corticais implicado na patogênese de TDAH), e que o sistema de excitação, que pode ser hiperatividade ou hipoativado, dependendo a forma de fenótipo ADHD/sono[36].

Estudos também demonstraram uma redução da instabilidade do sono, através da redução da expressão do CAP[37]. Tal achado pode estar integrado com o aumento da pressão do sono durante o dia, decorrência da agitação psicomotora dos pacientes. No entanto, tais pacientes, geralmente apresentam dificuldades para iniciar o sono, por provável componente de oposição, muitas vezes presentes nestes pacientes. Mais estudos sobre o sono na hiperatividade são necessários para definir o padrão do sono destas crianças na presença de transtornos de sono e outras comorbidades. Concluindo, é muito comum a associação de TDAH com síndrome das pernas inquietas e transtornos respiratórios do sono e sintomas de hiperatividade. Provavelmente, o tratamento eficaz do transtorno de sono, levará

SONO NAS DOENÇAS NEUROPSIQUIÁTRICAS

Capítulo 24 – Sono nas Doenças Neuropsiquiátricas

a consequente redução de sintomatologia de hiperatividade e ajudará no seguimento clínico destes pacientes.

SONO NOS TRANSTORNOS ANSIOSOS

A ansiedade pode ser descrita como um sentimento vago e desagradável de medo, apreensão, caracterizado por tensão ou desconforto derivado de antecipação de perigo, de algo desconhecido ou estranho, e nas crianças o desenvolvimento emocional influi sobre as causas e a maneira como se manifestam os medos e as preocupações tanto normais quanto patológicos. No entanto, diferentemente dos adultos, crianças podem não conseguem reconhecer seus medos como exagerados ou irracionais. Os transtornos de ansiedade e o medo podem ser patológicos quando exagerados, desproporcionais em relação ao estímulo, ou qualitativamente diversos do que se observa como normal naquela faixa etária e interferem com a qualidade de vida, o conforto emocional ou o desempenho diário do indivíduo. Existe uma forte relação com hereditariedade.

Os sintomas ansiosos são frequentemente associados com outros transtornos psiquiátricos. É uma ansiedade que se explica pelos sintomas do transtorno primário (exemplos: a ansiedade do início do surto esquizofrênico; o medo da separação dos pais em uma criança com depressão maior) e não constitui um conjunto de sintomas que determina um transtorno ansioso típico (descritos a seguir). Estima-se que em torno da metade das crianças com transtornos ansiosos tenham também outro transtorno ansioso como comorbidade[38].

Nas crianças e adolescentes, os transtornos ansiosos mais frequentes são o transtorno de ansiedade de separação, com prevalência em torno de 4%[39], o transtorno de ansiedade excessiva (2,7% a 4,6%)[40,41], e as fobias específicas (2,4% a 3,3%)[42]. A prevalência de fobia social fica em torno de 1%[43] e a do transtorno de pânico 0,6%[43]. De uma maneira geral, os transtornos ansiosos na infância e na adolescência apresentam um curso crônico, embora flutuante ou episódico, se não tratados[45].

O transtorno de ansiedade de separação é caracterizado por ansiedade excessiva em relação ao afastamento dos pais ou seus substitutos, não adequado ao nível de desenvolvimento, que persiste por, no mínimo, quatro semanas, causando sofrimento intenso e prejuízos significativos em diferentes áreas da vida da criança ou na vida do adolescente[40]. As intervenções familiares objetivam conscientizar a família sobre o transtorno, auxiliá-los a aumentar a autonomia e a competência da criança e reforçar suas conquistas[45].

Já as crianças com transtorno de ansiedade generalizada apresentam medo excessivo, preocupações ou sentimentos de pânico exagerados e irracionais a respeito de várias situações. Estão constantemente tensas e dão a impressão de que qualquer situação é ou pode ser provocadora de ansiedade. São crianças que estão sempre muito preocupadas com o julgamento de terceiros em relação a seu desempenho em diferentes áreas e necessitam exageradamente que lhes renovem a confiança. Apresentam dificuldade para relaxar, queixas somáticas sem causa aparente e sinais de hiperatividade autonômica (ex:. palidez, sudorese, taquipneia, tensão muscular e vigilância aumentada). Tendem a se apresentarem como crianças autoritárias quando se trata de fazer com que os demais atuem na função de tranquilizá-las[45].

As fobias específicas são definidas pela presença de medo excessivo e persistente relacionado a um determinado objeto ou situação, que não seja situação de exposição pública ou medo de ter um ataque de pânico. Diante do estímulo fóbico, a criança procura correr para perto de um dos pais ou de alguém que a faça se sentir protegida e pode apresentar reações de choro, desespero, imobilidade, agitação psicomotora ou até mesmo um ataque de pânico[43]. Os medos mais comuns na infância são de pequenos animais, injeções, escuridão, altura e ruídos intensos. Da mesma forma que se observa em adultos, a fobia social caracterizada pelo medo persistente e intenso de situações onde a pessoa julga estar exposta à avaliação de outros, ou se comportar de maneira humilhante ou vergonhosa, caracteriza o diagnóstico de fobia social em crianças e adolescentes. Em jovens, a ansiedade pode ser expressa por choro, "acessos de raiva" ou afastamento de situações sociais nas quais haja pessoas não familiares. A depressão é uma comorbidade frequente em crianças e adolescentes com fobia social[46].

O transtorno de estresse pós-traumático também ocorre nas crianças, que por sua vez, são particularmente vulneráveis a violência e abuso sexual e tem havido um reconhecimento crescente que experiências traumáticas podem ter um impacto grave e duradouro sobre as mesmas. Este transtorno tem sido evidenciado como um fator de risco para o desenvolvimento posterior de patologias psiquiátricas[47,48]. O paciente evita falar sobre o que aconteceu, pois isso lhe é muito doloroso, e essa atitude parece perpetuar os sintomas como em geral acontece com todos os transtornos ansiosos. Crianças apresentam uma dificuldade a mais, especialmente as mais jovens, que é a de compreender com clareza e relatar o evento traumático[47]. Em crianças menores, muitas vezes os temas relacionados ao trauma podem ser expressados em brincadeiras repetitivas[49].

A presença de transtornos de sono tem sido observada nos transtornos de ansiedade, existindo algumas teorias para explicar tal relação. Dentre elas, a explicação sobre o sono como fator restaurador associado à diminuição do despertar, justificando a necessidade de sono para nossa recuperação após a vigília. A ansiedade e estados de medo levam ao aumento do estado de alerta com reação através de despertares ao longo da noite e aumento da atividade autonômica periférica. Este aumento do estado de despertar levaria ao sono fragmentado e alteração no início do sono e tempo total de sono. Já poucos são os resultados obtidos através de polissonografia nestes transtornos. Nas crianças são comuns queixas de insônia e sono não reparador, que podem levar a irritabilidade, mau humor, assim como anedonia, que consiste na perda de vontade de realizar atividades prazerosas. Existe aumento de pesadelos recorrentes na ansiedade e particularmente são mais descritos quando associados aos transtornos de estresse postraumático em todas as idades[25]. A identificação precoce dos transtornos de ansiedade pode evitar repercussões negativas na vida da criança, tais como o absenteísmo e a evasão escolar, a utilização demasiada de serviços de pronto-atendimento pediátrico por queixas somáticas associadas à ansiedade e, possivelmente, a ocorrência de problemas psiquiátricos na vida adulta.

INTERFACE DOS TRANSTORNOS DE SONO NOS TRANSTORNOS PSIQUIÁTRICOS

Os transtornos respiratórios do sono podem incluir desde ronco crônico até síndrome de apneia e hipopneia obstrutiva do sono (SAHOS) acentuada, sendo comuns as queixas comportamentais na população pediátrica. As implicações clínicas dos quadros de roncopatia têm sido amplamente discutidas, e a presença de alterações do desenvolvimento neurocomportamental[50], e as alterações no desenvolvimento craniofacial[51] podem ter uma relação de causa e efeito, como observado em respiradores orais.

O transtorno respiratório do sono leve (TRSL) em crianças tem sido associado aos problemas comportamentais como hiperatividade, déficit de atenção e pobre socialização[52-55]. Além disso, funções neurocognitivas (como memória, aprendizagem e resolução de problemas) apresentam-se reduzidas em crianças com TRSL[56]. A qualidade de vida em crianças com alteração adenotonsilar associada ao TRSL ou infecções de garganta de repetição pode ser similar ou pior do que em crianças com asma ou artrite idiopática juvenil[57], e provavelmente isso decorre da síndrome neurocomportamental associada ao transtorno respiratório em crianças. Novos indicadores eletroencefalográficos de perturbações do sono em crianças e adolescentes têm sido explorados para os transtornos leves de sono. O diagnóstico precoce de transtornos do sono, em crianças, pode prevenir tanto prejuízos na função neurocognitiva quanto no sistema cardiovascular.

Medidas polissonográficas convencionais, como índice de apneia e hipopneia (frequência por hora de sono), mesmo quando adaptadas para crianças, podem subestimar o diagnóstico de TRSL em crianças com alterações comportamentais. Outras avaliações têm sido revistas, como o estagiamento especializado de despertares respiratórios ou não, bem como a quantificação de alterações eletroencefalográficas detectadas a cada evento respiratório anormal[59] e detecção de instabilidade do sono por meio do padrão alternante cíclico[4].

Existe uma possibilidade de que obstruções parciais de vias aéreas superiores possam produzir despertares sutis, que, apesar de não visualizados no EEG, podem gerar impacto na atividade cortical e na evolução neurocomportamental. Concluindo, mais estudos na população pediátrica com TRSL são necessários, uma vez que, os transtornos comportamentais em crianças e adolescentes têm implicações graves e necessitam de intervenções precoces dos profissionais de saúde e da sociedade. O reconhecimento precoce de fatores de risco para esses transtornos pode favorecer medidas preventivas e diminuir para a sociedade os custos desses indivíduos ao longo da vida.

SONO EM PATOLOGIAS NEUROPSIQUIÁTRICAS

Cerca de 35% a 45% das crianças com síndrome de Down apresentam alteração do sono, sendo comum o distúrbio de manutenção do sono[60]. Há aumento do tempo de vigília durante o sono, redução do sono REM e aumento de movimentos corporais. A densidade de sono REM é reduzida nos pacientes com síndrome de Down, assim como há relatos de atividade alfa pouco organizada, redução dos fusos de sono e complexos K atípicos[60]. Também é frequente o achado de apneia obstrutiva do sono, que pode decorrer de vários fatores: hipotonia, macroglossia, hipotireoidismo associado ou depósito de gordura. A prevalência de apneia obstrutiva do sono chega a 40% nessas crianças. Apneias centrais também são observadas[61].

Já a síndrome de Prader-Willi é uma desordem congênita caracterizada por obesidade hipotalâmica, deficiência mental, hipotonia e hipogonadismo. A grande maioria dos pacientes apresenta anormalidades no cromossomo 15. Apesar dos pacientes com Prader-Willi não apresentarem hipoventilação central clássica, eles podem apresentar anormalidades do controle ventilatório. Quando avaliados, é difícil separar os efeitos da obesidade dos efeitos da própria síndrome. Apneias obstrutivas do sono e dessaturações associadas ao sono REM são frequentemente vistas. Os pacientes tendem a apresentar doença pulmonar restritiva por causa da obesidade e da fraqueza muscular, o que pode explicar a tendência à dessaturação que apresentam. Sonolência excessiva diurna é comum e não está bem esclarecido se é decorrente do distúrbio respiratório ou de um componente central. Há incidência maior de narcolepsia nesse grupo de pacientes.

As crianças com encefalopatia crônica não progressiva por fatores pré, peri ou pós-natais apresentam prevalência de cerca de 23% de transtornos de sono, predominando os distúrbios de iniciar e manter o sono. Há maior fragmentação do sono e maior número de eventos respiratórios. Muitas vezes há ausência de padrões característicos do sono, com redução de fusos e de sono REM[62,63].

A prevalência de distúrbios do sono na síndrome de Angelman é muito alta (cerca de 90%), sendo mais comum a dificuldade para iniciar e manter o sono, com tempo total de sono reduzido[64]. Existem também alterações do sono na síndrome de Smith-Magenis. Nessa síndrome observa-se dificuldade para iniciar e manter o sono, com tempo total de sono reduzido. Algumas crianças com doenças neurológicas não apresentam sono REM[65]. A investigação sobre fenótipos comportamentais poderá identificar fatores ambientais e orgânicos que influenciam a agressividade em crianças e adultos com síndromes genéticas associadas à deficiência intelectual. O sono pode ser um marcador endofenótipo nestas síndromes. Várias outras síndromes malformativas podem cursar com alterações do sono e da respiração durante este. Por exemplo, as crianças com hidrocefalia, mielomeningocele e Arnold-Chiari frequentemente apresentam hipoventilação durante o sono ou síndrome da apneia obstrutiva do sono.

Já na mucopolissacaridose, as alterações respiratórias durante o sono ocorrem em razão do acúmulo de mucopolissacarídeos na orofaringe, e as crianças portadoras dessa patologia frequentemente apresentam síndrome da apneia obstrutiva do sono. Na síndrome de Sanfilippo, há dificuldade para iniciar o sono e despertares noturnos em cerca de 90% dos casos. Nas síndromes de Hunter e Hurler há predomínio da síndrome da apneia obstrutiva do sono[67-69].

SONO E AUTISMO, SÍNDROME DE ASPERGER E SÍNDROME DE RETT

Essas síndromes neurocomportamentais participam de uma família de transtornos de neurodesenvolvimento, em que há uma ruptura nos processos de socialização, comunicação e de aprendizado. Esses transtornos são também conhecidos como transtornos invasivos de desenvolvimento. Eles estão entre os transtornos de desenvolvimento com carga genética e com riscos de recorrência entre familiares. Seu início precoce, seu perfil sintomático e sua cronicidade envolvem mecanismos biológicos fundamentais relacionados particularmente à adaptação social. Esses processos podem levar à emergência de fenótipos altamente heterogêneos associados ao autismo (espectro autista), correspondendo ao transtorno invasivo de desenvolvimento e suas variantes.

Como são síndromes originadas de alterações precoces e fundamentais no processo de socialização, levam aos vários impactos no desenvolvimento de atividade e adaptação, comunicação e imaginação social, dentre outros comprometimentos. Muitas áreas do funcionamento cognitivo estão frequentemente preservadas e, por vezes, os indivíduos com essas condições exibem habilidades talentosas. O início precoce, o perfil de sintomas e a cronicidade dessas condições implicam mecanismos biológicos fundamentais na etiologia desses processos. Os avanços na genética, na neurobiologia e estudos de neuroimagem estão avançando e tendem a ampliar nossa compreensão sobre a natureza dessas condições.

O foco das pesquisas para tratamentos mais eficazes, assim como preventivos, é esperado. Os estudos do sono nesses pacientes revelam um cérebro por vezes hiperfuncionante durante o sono, medido por meio do padrão alternante cíclico, que é marcador de instabilidade do sono presente desde períodos precoces do desenvolvimento. Esse padrão pode auxiliar na diferenciação entre autismo e síndrome de Asperger[70-73]. É comum a queixa de insônia inicial ou de manutenção nesses indivíduos, sendo fundamental a higiene de sono nesses casos. Os pacientes com autismo parecem responder melhor ao tratamento do sono em relação aos pacientes com síndrome de Asperger.

Já cerca de 70% das meninas com síndrome de Rett, apresentam queixas de sono. Frequentemente se observa atraso de fase do início do sono, múltiplos despertares noturnos, redução do tempo de sono noturno, além do relato de acordar durante a noite rindo. Apresentam mais sonolência diurna e maior incidência de paroxismos (ondas agudas e espículas) na atividade elétrica cerebral[65].

CONCLUSÃO

Os transtornos de sono são muito comuns em crianças. Estes transtornos podem estar associados com problemas comportamentais. A maioria dos transtornos de sono pode melhorar quando corretamente tratados. A medicina do sono em crianças tem encorajado o reconhecimento da importância do horário de ir para cama das crianças e dos pais. Muitas vezes, a queixa comportamental diurna é uma consequência de transtornos do sono, assim como os transtornos de sono provavelmente exacerbam a sintomatologia psiquiátrica diurna. O estudo de sono pode ser determinante na busca de marcadores precoces de transtornos psiquiátricos em crianças e adolescentes. Mais estudos poderão comprovar a importância da intersecção sono e psiquiatria infantil.

BIBLIOGRAFIA

1. CSD - International classification of sleep disorders: Diagnostic and coding manual. Diagnostic Classification Steering Committee, Thorpy MJ, Chairman. Rochester, Minnesota: American Sleep Disorders Association, 2005.
2. American Academy of sleep medicine. International classification of sleep disorders. 3rd ed. Darien, IL: American Academy of Sleep Medicine, 2014.
3. Guilleminault C, Winkle R, Korobkin R, Simmons B. Children and nocturnal snoring: evaluation of the effects of sleep related respiratory resistive load and daytime functioning. Eur J Pediatr. 1982;139:165–171.
4. Lopes MC, Guilleminault C. Chronic Snoring and Sleep in Children: A Demonstration of Sleep Disruption. Pediatrics 2006: 118 (3):741-746.
5. O'Brien LM, Mervis CB, Holbrook CR, Bruner JL, Carrie J. Klaus CJ, Rutherford J, Raffield TJ, Gozal D. Neurobehavioral Implications of Habitual Snoring in Children Pediatrics 2004;114:44-49.
6. Chervin RC, Deborah L. Ruzicka DL, Archbold KH, RN, PhD2; Dillon JE. Snoring Predicts Hyperactivity Four Years Later. Sleep 2005b;28:885-890.
7. Mulvaney SA, Goodwin JL, Morgan WJ, Rosen GR, Quan SF, Kaemingk KL. Behavior problems associated with sleep disordered breathing in school-aged children--the Tucson children's assessment of sleep apnea study J Pediatr Psychol. 2005;31:322-30.

8. Carskadon MA. Sleep and circadian rhythms in children and adolescents: relevance for athletic performance of young people. Clin Sports Med. 2005;24:319-328.
9. Dahl RE, Spear LP. Adolescent Brain Development: Vulnerabilities and Opportunities. In: RE Dahl, LP Spears, eds: Ann New York Acad Sci 1021:1-22, 2004.
10. Moraes WA. Salutogênese ampliada dos elementos- Aproximando Hipócrates, a sabedoria médica ayurvédica e a medicina antroposófica. Arte Méd. Ampli. 2012; 32:110-9.
11. Rechtschaffen A, Kales A. Manual of standardized terminology: techniques and scoring system for sleep stages of human subjects. Los Angeles: UCLA Brain Information Service/Brain Research Institute, 1968.
12. Lopes MC, Marcus CL. The Significance of ASDA Arousals In Children. Sleep Med. 2008;9:3-8.
13. Terzano MG, Mancia D, Salati MR, Costani G, Decembrino, A, Parrino L. The cyclic alternating pattern as a physiologic component of normal NREM sleep. Sleep. 1985;8:137-45.
14. Terzano MG, Parrino L, Sherieri A, Chervin R, Chokroverty S, Guilleminault C, et al. Atlas, rules, and recording techniques for the scoring of cyclic alternating pattern (CAP) in human sleep. Sleep Medicine. 2002;3:187-99.
15. Terzano MG, Parrino L, Mennuni GF. Phasic events and microstructure of sleep. Consensus conference, 1997.
16. Terzano MG, Parrino L. Origin and significance of the cyclic alternating pattern (CAP). Sleep Med Rev. 2000;4:101-23.
17. Lopes MC, Guilleminault C, Rosa A, Passarelli C, Roizenblatt S, Tufik S. Delta sleep instability in children with chronic arthritis. Braz J Med Biol Res. 2008;41:938-43.
18. Chervin RC, Deborah L, Ruzicka DL, Archbold KH, Dillon JE. Snoring Predicts Hyperactivity Four Years Later. Sleep. 2005;28:885-90.
19. Pine, D, Cohen P, Brook J. Emotional Problems During Youth as Predictors of Stature During Early Adulthood: Results from a Prospective Epidemiological Study. Pediatrics 1996; 97:856–863.
20. Martinez P, Richters JE, The NIMH community violence project: II. Children's distress symptoms associated with violence exposure. Psychiatry 1993; 56: 22-35.
21. Dulcan, MK. Concise guide to child and adolescent psychiatry 3rd ed., 2003.
22. 22.Ferber R, Kryger M. Principles and practice of sleep medicine in the child. 3rd ed. Philadelphia: W B Saunders; 1995. p. 7-18.

23. Archbold KH, Pituch KJ, Panahi P, Chervin RD. Symptoms of sleep disturbances among children at two general pediatric clinics. J Pediatr. 2002;140:97-102.

24. Morin CM. Cognitive-behavioral approaches to the treatment of insomnia. J Clin Psychiatry. 2005;65:33-40.

25. Kryger, M.H.; Roth, T.; Dement W.C. (Eds.) Principles and Practice of Sleep Medicine. 5th ed., WB Saunders, Philadelphia, pp. 1297-1311, 2011.

26. Armitage R, Hoffmann R, Emslie G, Rintelmann J, Robert J. Sleep microarchitecture in childhood and adolescent depression: temporal coherence. Clin EEG Neurosci. 2006;37:1-9.

27. American Psychiatric association DSM IV. Manual Diagnóstico e Estatistico de transtornos Mentais. Porto Alegre: Artmed, 2002. 4a ed.

28. Dahl RE, Ryan ND, Birmaher B, al-Shabbout M, Williamson DE, Neidig M, Nelson B, Puig-Antich J. Electroencephalographic sleep measures in prepubertal depression. Psychiatry Res. 1991;38:201-14.

29. Brumback RA, Jackoway MK, Weinberg WA. Relation of intelligence to childhood depression in children referred to an educational diagnostic center. Percept Mot Skills. 1980;50:11-17.

30. Fergus EL, Miller RB, Luckenbaugh DA, Leverich GS, Findling RL, Speer AM, Post RM. Is there progression from irritability/dyscontrol to major depressive and manic symptoms? A retrospective community survey of parents of bipolar children. J Affect Disord. 2003;77:71-78.

31. Geller B, Zimerman B, Williams M, Delbello MP, Frazier J, Beringer L. Phenomenology of prepubertal and early adolescent bipolar disorder: examples of elated mood, grandiose behaviors, decreased need for sleep, racing thoughts and hypersexuality. J Child Adolesc Psychopharmacol. 2002;12:3-9.

32. Birmaher B, Axelson D. Course and outcome of bipolar spectrum disorder in children and adolescents: a review of the existing literature. Dev Psychopathol. 2006;18:1023-35.

33. Goldstein TR, Birmaher B, Axelson D, Ryan ND, Strober MA, Gill MK, Valeri S, Chiappetta L, Leonard H, Hunt J, Bridge JA, Brent DA, Keller M. History of suicide attempts in pediatric bipolar disorder: factors associated with increased risk. Bipolar Disord. 2005;7:525-35.

34. Rasgon NL, Reynolds MF, Elman S, Saad M, Frye MA, Bauer M, Altshuler LL. Longitudinal evaluation of reproductive function in women treated for bipolar disorder. J Affect Disord. 2005;89:217-25.

35. Feinberg I, Thode HCJr, Chugani HT, March JD. Gamma distribution model describes maturational curves for curve for delta wave amplitude, cortical, metabolic rate, and synaptic density. J Theory Biol 1990;142:149-161

36. Miano S[1], Parisi P, Villa MP. The sleep phenotypes of attention deficit hyperactivity disorder: the role of arousal during sleep and implications for treatment. Med Hypotheses. 2012;79:147- 53.

37. Miano S[1], Donfrancesco R, Bruni O, Ferri R, Galiffa S, Pagani J, Montemitro E, Kheirandish L, Gozal D, Pia Villa M.NREM sleep instability is reduced in children with attention-deficit/hyperactivity disorder. Sleep. 2006;29:797-803.

38. Castillo ARGL, Recondo R, Asbahr FR, Manfro GG. Transtornos de ansiedade Rev Bras Psiquiatr 2000;22(Supl II):20-3.

39. Whitaker A, Johnson J, Shaffer D, Rapoport JL, Kalikow K, Walsh BT, et al. Uncommon troubles in young people: prevalence estimates of selected psychiatric disorders in a nonreferred adolescent population. Arch Gen Psychiatry 1990;47:487-96.

40. Sylvester C. Separation anxiety disorder and other anxiety disorder. In: Sadock BJ, Sadock VA, editors. Kaplan and Sadock´s comprehensive textbook of psychiatry. 7th ed. Baltimore: Lippincott Williams & Wilkins; 2000. p. 2770-81.

41. Whitaker A, Johnson J, Shaffer D, Rapoport JL, Kalikow K, Walsh BT, et al. Uncommon troubles in young people: prevalence estimates of selected psychiatric disorders in a nonreferred adolescent population. Arch Gen Psychiatry 1990;47:487-96.

42. Silverman WK, Ginsburg GS. Specific phobia and generalized anxiety disorder. In: March JS, editor. Anxiety disorders in children and adolescents. New York: Guilford Press; 1995. p. 151-80.

43. Pollack MH, Otto MW, Sabatino S, Majcher D, Worthington JJ, McArdle E, et al. Relationship of childhood anxiety to adult panic disorder: correlates and influence on course. Am J Psychiatry 1996;153:376-81.

44. Last CG, Perrin S, Hersen M, Kazdin AE. A prospective study of childhood anxiety disorders. J Am Acad Child Adolesc Psychiatry 1996;35:1502-10.

45. Bernstein GA, Shaw K. Practice parameters for the assessment and treatment of children and adolescents with anxiety disorders. J Am Acad Child Adolesc Psychiatry 1997;36(10 Suppl):69S-84S.

46. Strauss CC, Last CG. Social and simple phobias in children. J Anxiety Disord 1993;1:141-52.

47. Amaya-Jackson L, March JS. Posttraumatic estresse disorder. In: March JS, editor. Anxiety disorders in children and adolescents. New York: Guilford Press; 1995. p. 276-300.

48. Koltek M, Wilkes TC, Atkinson M. The prevalence of posttraumatic estresse disorder in an adolescent inpatient unit. Can J Psychiatry 1998;43:64-8.

49. Organização Mundial da Saúde (OMS). CID-10 ⊠ Classificação Internacional de Doenças, décima versão. Genebra: Organização Mundial da Saúde; 1992

50. O'Brien LM, Mervis CB, Holbrook CR, Bruner JL, Carrie J, Klaus CJ, et al. Neurobehavioral implications of habitual snoring in children. Pediatrics 2004;114:44-9.

51. Arens R, Marcus CL. Pathophysiology of upper airway obstruction: a developmental perspective. Sleep. 2004;27:997-1019.

52. Guilleminault C, Eldridge F, Simmons FB. Sleep apnea in eight children. Pediatrics. 1976;58:23-30.

53. Guilleminault C, Korobkin R, Winkle R. A review of 50 children with obstructive sleep apnea syndrome. Lung. 1981;159:275-87.

54. Guilleminault C, Winkle R, Korobkin R, Simmons B. Children and nocturnal snoring: evaluation of the effects of sleep related respiratory resistive load and daytime functioning. Eur J Pediatr. 1982;139:165-71.

55. Gottlieb DJ, Vezina RM, Chase C, Lesko SM, Heeren TC, Weese-Mayer DE, et al. Symptoms of sleep-disordered breathing in 5-year-old children are associated with sleepiness and problem behaviors. Pediatrics. 2003;112:870-7.

56. Rosen, CL, Storfer-Isser A, Gerry Taylor G, Kirchner HL, Emancipator JL, Redline S. Increased behavioral morbidity in school-aged children with sleep-disordered breathing. Pediatrics. 2004;114;1640-8.

57. Stewart MG, Friedman EM, Sulek M, Hulka GF, Kuppersmith RB, Harril WC, Bautista MH. Quality of life and health status in pediatric tonsil and adenoid disease. Arch Otolaryngol Head Neck Surg. 2000;126:45-8.

58. Chervin RD, Ruzicka DL, Archbold KH, Dillon JE. Snoring Predicts hyperactivity four years later. Sleep. 2005;28:885-90.

59. Chervin RD, Burns JW, Subotic NS, Roussi C, Thelen B, Ruzicka DL. Correlates of respiratory cycle-related EEG changes in children with sleep-disordered breathing. Sleep. 2004;27:116-21.

60. Okawa M, Sasaki H. Sleep disorders in mentally retarded and brain-impaired children. In: Guilleminault C (Ed.). Sleep and its disorders in children. New York: Raven Press, 1987, p.269-90.

61. Mindell JA, Owens JA. A clinical guide to pediatric sleep. Philadelphia: Lippincott Williams &Wilkins, 2003, p.183-90.

62. Newman CJ, O'Regan M, Hensey O. Sleep disorders in children with cerebral palsy.Developmental Medicine & Child Neurology, 2006, p.564-8.

63. Kotagal S, Gibbons VP, Stith JA. Sleep abnormalities in patients with severe cerebral palsy. Developmental Medicine and Child Neurology. 1994;26:304-11.

64. Richdale AL, Cotton S, Hibbit K. Sleep and behaviour disturbance in Prader-Willi and Angelman syndromes. Journal of Intellectual Disability Research. 1999;43:380-392

65. Dorris L, Scott N, Zuberi S, Gibson N, Espie C. Sleep problems in children with neurological disorders. Developmental Neurorehabilitation. 2008;11(2):95-114.

66. Powis L, Oliver C.The prevalence of aggression in genetic syndromes: A review.Res Dev Disabil. 2014;35:1051-1071.

67. Bax MCO, Colville GA. Behaviour in muccopolysaccharide disorders.Archives of Disease in Childhood. 1995;73:77-81.

68. Chan D, Li AM, Yam MC, Li CK, Fok TF. Hurler's syndrome with corpulmonale secondary to obstructive sleep apnoea treated by continuous positive airway pressure.Journal of Paediatrics& Child Health. 2003;39:558-9.

69. Orliaguet O, Pepin JL, Veale D, Kelkel E, Pinel N, Levy P. Hunter's syndrome and associated sleep apnoea cured by CPAP and surgery. European Respiratory Journal. 1999;13:1195-7.

70. Klin A, Jones W, Schultz R, Volkmar F, Cohen D. Defining and quantifying the social phenotype in autism. Am J Psychiatry. 2002;159(6):895-908.

71. Bruni O, Ferri R, Vittori E, Novelli L, Vignati M, Porfirio MC, et al. Sleep architecture and NREM alterations in children and adolescents with Asperger syndrome. Sleep. 2007;30(11):1577-85.

72. Miano S, PiaVilla M, Blanco D, Zamora E, Rodriguez R, Ferri R, et al. Development of NREM sleep instability-continuity (cyclic alternating pattern) in healthy term infants aged 1 to 4 months. Sleep. 2009;32(1):83-90.

73. Polimeni MA, Richdale AL, Francis AJ. A survey of sleep problems in autism.Asperger's disorder and typically developing children. J Intellect Disabil Res. 2005;49:260-8.

25

Introdução à Farmacologia das Drogas que Influenciam o Sono

José Carlos Pereira Júnior
Rosana Souza Cardoso Alves
Márcia Pradella Hallinan

Vários núcleos encefálicos atuando de maneira concatenada são responsáveis pela alternância do sono com a vigília. E também são vários os neurotransmissores e neuro-hormônios envolvidos nestas funções. Assim, resulta prático estudar os fármacos que influenciam o sono ou a vigília através de seus efeitos sobre os neurotransmissores e/ou neuro-hormônios envolvidos nesse ritmo. Os compostos endógenos centrais ao ciclo sono/vigília são os neurotransmissores dopamina (DA), noradrenalina, histamina, orexinas, glutamato, GABA, o neuro-hormônio DA, e o composto adenosina. São igualmente vitais os neurotransmissores acetilcolina, e serotonina. Também os hormônios melatonina e os do eixo da tireoide tireotropina/tiroxina/triiodotironina atuam no ritmo circadiano. Xenobióticos que de alguma maneira influenciam as substâncias acima podem influenciar quer o sono quer a vigília.

Com relação à DA, quatro são os grandes sistemas dopaminérgicos encefálicos, três situados dentro da barreira hematoencefálica (BHE): nigroestriatal, mesolímbico, e mesocortical, onde a DA é um neurotransmissor. E um fora da BHE, o sistema dopaminérgico tuberoinfundibular, onde a DA é um neuro-hormônio. Acredita-se que a DA do interior

da BHE seja estimulante, porquanto sua falta nos pacientes com doença de Parkinson além de dificultar a normalidade de movimentos com frequência é causa de sonolência. Contudo, medicar com agonistas dopaminérgicos ocasionalmente leva a "ataques de sono", e isso porque drogas como o pramipexole, ropinerole, e pergolide não são seletivos já que também atuam sobre o sistema dopaminérgico tuberoinfundibular. Nesse sistema a estimulação da DA induz a uma inibição da liberação da tireotropina, com diminuição do estímulo à glândula tireoide e consequente liberação diminuída de tiroxina e triiodotironina, as quais são estimulantes. Lembra-se que o hipertireoidismo leva à insônia e hipotireoidismo leva à hipersonia. A DA nos neurônios noradrenérgicos, como os do lócus cerúleo, é precursora da síntese da noradrenalina. Assim todas as drogas que inibem a recaptação da DA ou da norepinefrina, como por ex.: as anfetaminas, e cocaína são estimulantes, já que a noradrenalina é um potente estimulante da vigília. Como a DA dos sistemas mesolímbico (principalmente) e mesocortical são indutores de recompensa e euforia, esses estimulantes têm potencial para causar vício. Como dito acima, no parkinsonismo é frequente a sonolência devido à grande diminuição de DA do sistema nigroestriatal, então fármacos que aumentam a disponibilidade sináptica tanto de DA e, portanto, também da norepinefrina, são estimulantes e contrários ao sono, como por ex.: o metilfenidato. Essa droga, usada em déficit de atenção com hiperatividade, se administrada próxima do horário de deitar pode causar insônia. Como os neurônios noradrenérgicos devem estar silentes durante o sono REM (ler fisiologia do sono), os estimulantes clássicos são supressores de sono REM; o lócus cerúleo é muito ativo na vigília, pouco ativo no sono NREM e quase silente no sono REM.

Como para dormir e manter o sono é necessário diminuição do tônus simpático, medicações estimulantes como a anfetamina e assemelhados aumentam tanto a latência para o sono quanto a latência para o primeiro sono REM. Precursores da DA, por ex.: a LDOPA, ou agonistas dopaminérgicos como o pramipexole, e ropinerole também são usados para tratar síndrome das pernas inquietas e movimentos periódicos dos membros. Uma bem montada teoria explica que eles agem no sistema tuberoinfundibular onde diminuem a liberação da tireotropina. Uma excessiva expressão do eixo da tireoide permite um rebaixamento do limiar da sensibilidade dos receptores somatossensoriais periféricos, situados profundamente nas pernas, com consequente maior disparo de seus impulsos para o córtex sensorial, onde são sentidos como parestesias próprias da doença. Agonistas dopaminérgicos diminuem a liberação da tireotropina e, assim, diminuindo a expressão do eixo da tireoide minoram os sintomas da doença. Contudo, como essas drogas não são seletivas elas também estimulam sistemas dopaminérgicos no interior da BHE, e no caso do sistema nigroestriatal diminuindo os sintomas da doença de Parkinson. Nos sistemas mesolímbico e mesocortical os agonistas dopaminérgicos podem induzir diminuição do controle de impulsos, causando por ex.: hipersexualidade, jogo patológico, e compras excessivas em lojas.

Os antagonistas dopaminérgicos, por ex.: a metoclopramida, podem causar sedação pois diminuem a expressão da DA presente nos sistemas dopaminérgicos no interior da BHE, mas como não são seletivos também inibem a DA do sistema tuberoinfundibular, causando assim sintomas de síndrome das pernas inquietas induzida por drogas. São ainda exemplos a clorpromazina, o haloperidol, e a tioridazina. Essas drogas induzem maior eficiência do sono, aumentam a intensidade de ondas lentas do sono NREM e diminuem o sono REM. Já os antipsicóticos atípicos têm variável efeito sobre o sono, sendo isso dependência de sua maior ou menor afinidade para com os receptores da serotonina ($5-HT_2$), e também da sua afinidade para com os receptores da histamina (H_1). Abaixo se lê sobre os papéis da histamina, e serotonina no sono. Os antidepressivos tricíclicos, como por ex.: imipramina, desipramina, amitriptilina, e outros são em geral sedantes devido a sua função anti-histaminérgica. A histamina é indutora de vigília, como se lerá adiante.

A histamina é um importante neurotransmissor excitatório do sistema nervoso central e os únicos neurônios que são produtores de histamina localizam-se no hipotálamo posterior, de onde estimulam vigília. Sua atividade é grande durante a vigília, menor durante o sono NREM e bem pequena durante o sono REM (mesmo padrão da noradrenalina). Antagonistas da histamina produzem, portanto, sedação e sonolência. Difenidramina é um exemplo típico desse grupo de drogas, os anti-histamínicos de primeira geração. O hipotálamo posterior localiza-se no interior da BHE e, portanto, apenas os anti-histamínicos de primeira geração que penetram essa barreira causam sonolência, os H_1 antagonistas. Os H_2 causam pouco efeito no sono pois não atravessam a BHE. Sedação causada por muitos medicamentos usados em pediatria tem origem em que como efeitos colaterais apresentam atividade anti-histaminérgica. Tal é o caso de vários antidepressivos tricíclicos como amitriptilina por ex.: Outros efeitos colaterais da ação anti-histamínica são ganho de peso, hipotensão, e potencialização de quaisquer outros fármacos sedantes. Embora ainda não completamente entendido, é possível que modafinil, um importante indutor de vigília aja através de estimulação do sistema histaminérgico tuberomamilar do hipotálamo posterior. É interessante apontar que os pacientes autopsiados por Von Economo durante a epidemia da encefalite denominada de Von Economo, em sua honra, no começo do século XX, apresentaram sonolência exagerada quando neles posteriormente se encontrou lesão do hipotálamo posterior, e não do anterior quando, aqui, a história clínica mostrou severa insônia.

A acetilcolina tem um papel crucial na produção de sono REM. Ela é especialmente produzida pelos neurônios gigantocelulares do sistema reticular. Esses neurônios são ativos durante a vigília, quando então tem importante papel na formação da memória. Durante a noite, eles são muito ativos durante o sono REM. Agonistas da acetilcolina intensificam o sono REM, como por ex.: a arecolina, carbacol, nicotina, e pilocarpina. Antagonistas incluem a escopolamina, atropina, e hioscina. Antagonistas da acetilcolina diminuem a atividade do sono REM e os agonistas aumentam. Acetilcolina é também importante neurotransmissor de neurônios colinérgicos do prosencéfalo basal. Durante a vigília eles estão muito ativos, enviando muitas projeções para o córtex e mantendo-o em função vigília. É interessante informar que junto com acetilcolina esses neurônios também liberam GABA, que é um neurotransmissor inibitório, mas que aqui tem função excitatória indireta, pois o GABA do prosencéfalo basal inibe neurônios inibitórios de comunicação interneuronal cortical. A inibição do disparo desses neurônios do prosencéfalo basal, principalmente pela adenosina, induz sonolência.

Em oposição à acetilcolina, a 5-HT atua como inibidor do sono REM. Presente em grande quantidade nos núcleos da rafe a 5-HT, como a noradrenalina, é supressora do sono REM. Enquanto acetilcolina é considerada o neurotransmissor "on" do sono REM, a 5-HT é considerada o neurotransmissor REM "off". A atividade dos núcleos da rafe é grande na vigília, menos ativa no sono NREM e quase silente no sono REM. Sua síntese inicia-se a partir do aminoácido triptofano, e sua atividade por vezes pode ser aumentada com a ingestão desse aminoácido. A 5-HT é envolvida com o sono, humor, apetite (diminui) e excitabilidade, além de outras funções biológicas. Aumento de sua atividade pode ser obtida através da inibição de sua recaptação pelo terminal pré-sináptico. Os primeiros inibidores da recaptação da 5-HT foram os antidepressivos tricíclicos. Esses, contudo, não são seletivos e como tem propriedades anticolinérgicas apresentam muitos efeitos indesejáveis, como boca seca, ataxia, diplopia, constipação, perda de memória, e confusão mental. Assim que surgiram os inibidores seletivos da recaptação da serotonina, como por ex.: a fluoxetina, estes se tornaram os preferidos, pois não tem ações anticolinérgicas. Contudo, causam com frequência disfunção sexual, e vários outros efeitos colaterais não tão graves. E também, assim como os antidepressivos tricíclicos, eles aumentam a atividade muscular e movimentos durante o sono. A buspirona é um agonista da 5-HTC que também apresenta atividade ansiolítica não relacionada com os benzodiazepínicos. Também não é sedante, mas a sua atividade ansiolítica é comparável ao diazepam. A 5-HT pode ter sua atividade antagonizada pela metisergida, e ciproeptadina (que, por isso, pode estimular o apetite). Antagonismo dos receptores 5-HTC$_2$ pode ser obtido através do uso do ácido lisérgico dietilamida (LSD), com consequente desenvolvimento de alucinações. Os agonistas da 5-HTC, além de diminuírem a intensidade do sono REM perturbam a normal evolução de funções que culminam com o sono REM. Um exemplo é eles ativarem movimentos rápidos dos olhos, também durante todas as fases do sono NREM (olhos de prozac). Igualmente são considerados desencadeadores, por vezes, de uma forma iatrogênica do distúrbio comportamental do sono REM. Acredita-se que isso seja por interferirem com a atonia dos músculos estriados característica do sono REM. Os agonistas da 5-HTC também diminuem a capacidade de se recordar dos sonhos tidos no sono.

O glutamato é o mais comum neurotransmissor excitatório do sistema nervoso. Seu receptor, o N-metil-D-aspartato (NMDA) é regulado por voltagem e pelo próprio glutamato. Além do glutamato o NMDA tem sítios ligantes para o magnésio, glicina, zinco e fenciclidina, também denominada pelos viciados de pó dos anjos. Essa droga causa alucinações e psicose. Na prática não há ainda maneira de manipular clinicamente o glutamato.

Orexinas ou hipocretinas são hormônios neuropeptídeos, descobertos em 1998, produzidos por um par de neurônios situados no hipotálamo. Esses neurônios enviam projeções para muitas áreas encefálicas, onde estimulam outros neurônios envolvidos na produção da vigília, aqui incluídos a DA, noradrenalina, histamina e acetilcolina. Cerca de 90% de pacientes com narcolepsia-cataplexia são carentes de orexinas. Muitos fármacos agonistas das orexinas (estimulantes), e antagonistas (sedantes) estão em estudo, porém ainda não disponíveis na prática clínica.

O ácido gama amino glutâmico, GABA, é o mais importante neurotransmissor inibitório do sistema nervoso central (SNC). Agonistas do GABA causam influxo de cloro pelos canais de cloro com inibição da transmissão sináptica. Barbituratos, benzodiazepínicos (BDZ), agonistas dos receptores benzodiazepínicos (BZRAs), álcool, hidrato de cloral, esteroides e psicotoxinas podem afetar a transmissão gabaérgica. Os agonistas do GABA mais usados em medicina para tratar insônia são os BDZs e os BZRAs. O hidrato de cloral foi a primeira "pílula para dormir" descoberta, em 1860. Ele diminui a latência para o sono e aumenta o tempo de sono. O ácido barbitúrico foi descoberto no início do século XX, por Adolf Von Bayer e se tornou durante muito tempo a mais comum "pílula para dormir". Vários derivados vieram a seguir e se demonstraram extremamente sedantes. Os barbitúricos diminuem a latência para o sono, aumentam o tempo de sono e sua eficiência, e diminuem o tempo acordado após o início do sono em pacientes com insônia. Eles tendem a diminuir a intensidade do sono REM e também diminuem um pouco a quantidade de sono de ondas lentas. Os barbitúricos entretanto, são extremamente tóxicos. A ingestão de apenas dez vezes a dose terapêutica já confere grande risco de morte.

A prescrição de um grande número de comprimidos para alguns pacientes depressivos encerra grande potencial para suicídio. Como um grande número de insones são também depressivos os barbitúricos podem causar, e já causaram muitas tragédias. No início dos anos 1960, os BDZs foram desenvolvidos; sendo que eles largamente tomaram o lugar dos barbitúricos devido à sua grande segurança e seu pequeno potencial de letalidade. Contudo, quando ingeridos concomitantemente com álcool tornam-se também muito perigosos. Os BDZs, além de sedantes, também se mostraram eficazes ansiolíticos, miorrelaxantes, e também anticonvulsivantes. Efeitos colaterais comuns são ataxia, amnésia anterógrada e potenciação dos efeitos do álcool. Eles não suprimem sono REM tanto quanto os barbitúricos, mas isso ocorre, e também diminuem a quantidade de sono de ondas lentas. Muitos BDZs têm longa meia-vida, o que é um grande inconveniente pois causam sedação após o acordar (ressaca). Triazolam foi o primeiro BDZ de curta duração, porém é o maior causador de amnésia dentre os BDZs. Os benzodiazepínicos de longa duração também são os que mais facilmente desenvolvem tolerância após uso prolongado. Nos anos que se seguiram a 1980, vários fármacos que não possuem o característico anel de benzeno dos benzodiazepínicos foram desenvolvidos. Eles também se ligam aos receptores gabaérgicos onde os benzodiazepínicos se acoplam, e assim foram denominados agonistas dos receptores benzodiazepínicos, BZRAs. Sua grande vantagem é serem bastante sedantes, contudo são de curta duração e não causam efeito residual. Os mais comuns são, zopiclone, eszopiclone, zolpidem, e zaleplom, que foram então denominados Z fármacos.

Glicina é também um neurotransmissor inibitório e é um aminoácido bem simples, produzido por hidrólise proteica. É importante por mediar a atonia presente durante o sono REM. A ativação de receptores da glicina produz potenciais pós-sinápticos que diminuem a atividade de neurônios espinhais alfa e gama e consequente paralisia típica do sono REM. A estricnina, um alcaloide, bloqueia receptores da glicina causando então dramática contratilidade muscular corpórea e convulsões.

Nathaniel Kleitman, decano dos estudos sobre sono, postulou que o ciclo sono/vigília era regulado por hipnotoxinas que durante a vigília iam se acumulando paulatinamente e cada vez mais estimulando o sono. Durante a noite essas hipnotoxinas assim que se iniciava o sono iam se dissipando, até que quando a pessoa acordasse sua presença seria nula ou mínima. Essa hipótese hoje se comprovou verdadeira, e vários são os candidatos a hipnotoxinas. Contudo, a adenosina, um derivado do ATP, se demonstrou ser uma hipnotoxina de fato. Assim que a pessoa acorda, a adenosina começa a se acumular em vários centros neurais encefálicos, e principalmente no prosencéfalo basal. Núcleos neuronais de acetilcolina no prosencéfalo basal têm conexão com todo o córtex cerebral e sinalizam a ele, usando a acetilcolina e o GABA como neurotransmissores, a função vigília. À medida que as horas acordadas passam, a adenosina vai se acumulando nesses neurônios de acetilcolina e pouco a pouco vai bloqueando o seu disparo. Cessando a sinalização neuronal de acetilcolina o córtex cessa sua função de vigília. Outros centros também estimuladores do sono concatenam-se com o cessar da função do prosencéfalo basal e o sono se inicia. Quando por muito tempo a pessoa se priva de sono,

a adenosina vai se acumulando em demasia até que o sono torna-se inevitável, devido ao bloqueio completo da sinalização neuronal de acetilcolina. A adenosina é indutora do sono NREM. A cafeína no café e em outras bebidas cafeinadas, e a teobromina no chocolate antagonizam os receptores de adenosina nos vários centros onde eles se encontram e assim permitem que a sinalização de acetilcolina persista e o estado de vigília se mantenha mais tempo, embora o acúmulo de adenosina continue aumentando. Tanto a cafeína, quanto a teobromina, prejudicam muito o sono. A latência para o sono pode não aumentar, mas os microdespertares e mesmo despertares podem aumentar dramaticamente fazendo o sono ser de má qualidade. Assim, é enganoso a pessoa acreditar que porque inicia o sono rápido ela seja imune aos efeitos deletérios do café sobre o sono.

Também conhecida como o hormônio da escuridão, a melatonina é um hormônio clássico produzido na glândula pineal. O composto inicial é a serotonina, que depois de três reações enzimáticas se transforma em melatonina. A melatonina é liberada no contexto de um ritmo circadiano próprio, à noite, e isso mesmo quando as condições ambientais sejam fixas (por ex.: quotidianamente em luz de penumbra). Porém, a temporização de sua produção é bastante influenciada pela luz, e ao iniciar o crepúsculo ela começa a ser produzida e liberada. Pode-se dizer, portanto, que a melatonina e que informa a todo o corpo que é noite, que o organismo deve entrar em função noite biológica. Receptores da melatonina MT1 e MT2, presentes no núcleo supraquiasmático captam a melatonina e induzem o núcleo supraquiasmático a lentificar sua sinalização, deixando que a adenosina que se acumulou durante o dia exerça sua função indutora do sono. Em doses fisiológicas, 0,3 a 0,5 mg apenas, a melatonina tem propriedades cronobióticas, isto é, tem capacidade antecipar ou retardar o início da fase de sono. A melatonina é o efetor do zeitgeber luz. Se dada antes do horário habitual para dormir ela ajuda a antecipar a fase, se dada após o acordar ela ajuda a atrasar a fase. Em doses maiores, ditas supra fisiológicas, ela é hipnótica, isto é, induz sono logo após ser ingerida.

Em caso de crianças cegas desde a nascença, que não distinguem qualquer mínima luminosidade, a liberação endógena da melatonina é totalmente caótica, e as crianças têm fases de sono que sofrem livre curso, isto é, seguem seu próprio ritmo endógeno (em geral superior a 24 horas) e estão assim sempre se dessincronizando com o dia ambiental. Pequena dose de melatonina à noite restabelece nessas crianças um ritmo sono/vigília compatível com o dia físico de 24 horas. O poder da luz de bloquear a liberação da melatonina é tanto mais intenso quanto mais próximo do momento do nadir da temperatura central estiver a exposição à luz, isto é duas a três horas antes do horário habitual de acordar. Por isso que não é apropriado acender luzes fortes ao se acordar de madrugada. A meia-vida da melatonina exógena é entretanto muito curta, fazendo-a possível de uso para diminuir a latência ao sono, porém não sua manutenção. É grande a pesquisa laboratorial em busca de compostos de melatonina, ou agonistas dos receptores melatonérgicos, que possam ser usados para insônia. Ramelteona é um agonista seletivo dos receptores MT1 e MT2, com meia-vida de 2,6 horas, já em uso nos Estados Unidos contra a insônia. Agomelatina é um potente agonista dos receptores de melatonina que se demonstrou ter propriedades ansiolíticas e antidepressivas, além de promoção do sono.

Sumarizando pode-se dizer que:

- Os agonistas das catecolaminas promovem a vigília e a maioria suprime o sono REM;
- Os anti-histamínicos com ação central são sedantes;
- Déficit de orexinas é subjacente à narcolepsia;
- Os agonistas GABA e os BZRAs são somnogênicos;
- Os antagonistas da adenosina prejudicam o sono;
- Os agentes que elevam a sinalização colinérgica promovem sono REM, enquanto os que diminuem suprimem o sono REM;
- Noradrenalina e agonistas da 5-HTC suprimem o sono REM;
- A melatonina é o hormônio que sinaliza ao cérebro que é noite ambiental.

Na Tabela 25.1 tem-se uma ideia das classes de drogas mais usadas para distúrbios do sono.

ALGUNS MEDICAMENTOS MAIS COMUMENTE USADOS EM INSÔNIA EM CRIANÇAS

Introdução

Quando se estuda uma criança com distúrbio do sono deve-se avaliar o quanto que esse distúrbio está prejudicando o dia a dia do paciente e de seus familiares. O "funcionamento" diurno da criança é particularmente importante de ser esmiuçado porquanto várias situações clínicas durante o sono podem ser a causa de dias ruins para a criança. Má escolaridade, deficiente memorização, distúrbios do humor como irritabilidade e crises de birra, ansiedade, mau relacionamento com seus pares, sintomas assemelhados à depressão, desatenção, fadiga inexplicável, sonolência diurna, e inclusive mau funcionamento de sistemas orgânicos podem ser secundários a mau sono ou pouco sono. Os familiares podem muitas vezes até desconhecer que a criança apresenta algum problema de sono, e assim, havendo necessidade de prescrever fármacos para o paciente, deve-se estar bem escudado pelo estudo clínico. Muitos pais resistem a dar medicamentos para o sono de seus filhos, às vezes, tornando-se o fato para o pediatra geral um problema que deve ser conduzido com paciência e argumentação científica, mas amigável. O profissional que usa fármacos para o sono deve estar familiarizado com a respectiva farmacologia e deve informar aos familiares os

Capítulo 25 – Introdução à Farmacologia das Drogas que Influenciam o Sono

Tabela 25.1
Fármacos mais usados na atualidade para vários distúrbios do sono

Distúrbios do sono	Classes de drogas	Exemplos
Insônia	BZRAs	Zolpidem, zaleplom, eszoplicone, zopiclone
	BZDs	Flurazepam, quazepam, estazolam, temazepam, triazolam
	Hipnóticos	Ramelteom
	Cronobióticos	Melatonina, agomelatina
	Antidepressivos sedantes	Trazodone, amitripitilina, doxepim
	Outros: Medicamentos para doenças que perturbam o sono	Xyrem, gabatril, mirtazapine, quatiapine
Narcolepsia	Redutores de sonolência	Modafinil, metilfenidato, anfetaminas
	Anticatapléticos	Supressores do sono REM: SSRIS ou TCAS
SPI e MPMS	Vários	Ferro, pramipexole, ropinirole, propoxifeno, codeina, oxicodona, clonazepam, e outros bzds
Parassonias várias	Pesadelos	Prazozim, quetiapina, nefazodone, mirtazapina, gabapentina
	Alucinação hipnagógica	Supressores do sono REM
	Distúrbio sono REM	Clonazepam, pramipexole, melatonina
	Ereções dolorosas	Propanolol, clozapina
	Cãibras no sono	Citrato de magnésio
	Bruxismo	Amitriptilina
	Enurese	Desmopressina
	Distonia paroxística	Anticonvulsivantes

Fonte: Retirado com modificação de Hirshkovitz et al.[6].

possíveis efeitos colaterais, e, sobretudo, deve estar disponível para acompanhar os resultados do tratamento e fazer eventuais correções. Deve-se orientar os familiares sobre os riscos de superdose, e sobre a necessidade de cuidadosa guarda do medicamento. É necessário que o pediatra geral entenda que a medicina do sono é especialidade que demanda longo tempo de entrevista médica. Sempre se deve ter em mente que os problemas de sono de seus pacientes possam (é comum) ser comportamentais, isto é, um estilo de vida com não observação das boas regras da higiene do sono. É possível que mais das vezes não sejam necessários fármacos para corrigir falhas no tempo e na qualidade do sono da criança (ler regras da higiene do sono). E mesmo que haja necessidade de se medicar a criança com distúrbio do sono, o pediatra precisará orientar condutas benéficas para o sono da criança concomitantemente com os remédios prescritos. Sempre se deve excluir causas médicas ou psiquiátricas como os possíveis responsáveis pelo mau sono do paciente.

Hidroxizine, difenidramina, e clorfeniramina são anti-histamínicos de primeira geração, que atravessam a barreira hematoencefálica e se ligam a receptores H_1 da histamina, assim antagonizando esse neurotransmissor o qual é indutor de vigília. Dessa maneira provocam sedação e sonolência. São medicamentos muito usados com o intuito de provocar sono. Os anti-histamínicos de segunda e terceira geração não ultrapassando a barreira não causam sedação. Os de primeira geração são rapidamente absorvidos por via oral. São em geral bem tolerados, contudo apresentam vários efeitos colaterais como boca seca, distúrbio visual, e retenção urinária devido a sua ação anticolinérgica. Sonolência residual pode ocorrer no dia seguinte. Tolerância é rapidamente desenvolvida e o uso prolongado é inconveniente, pois exige doses sempre crescentes. Diminuem a latência para o sono, porém podem prejudicar sua qualidade. São de boa aceitação pelos familiares devido a poderem ser comprados sem prescrição. A intoxicação por superdose é muito severa, tendo havido relatos de morte. São interessantes para usos ocasionais como por ex.: viagens longas à noite. Também por alguns poucos dias podem ser usados como indutores de sonolência na criança cujos familiares a estão reeducando para solucionar problemas de insônia comportamental. Ocasionalmente causam reação paradoxal de hiperalerta (agitação e insônia). O uso a longo prazo é contraindicado. Anti-histamínicos de primeira geração foram relacionados como causadores de sintomas de síndrome das pernas inquietas. Hidroxizine tem meia-vida bastante variável entre seis a 24 horas; difenidramina e clorfeniramine entre quatro e seis horas e sua metabolização é hepática.

Melatonina não é regulamentada nem autorizada para uso clínico no Brasil, contudo é encontrada em lojas de suplementos nutricionais para atletas com relativa facilidade e com altos preços. Mais comumente é trazida por pessoas que viajam ao exterior; é de venda livre nos Estados Unidos e a preços não elevados. A melatonina é um hormônio produzido pela pineal em resposta à escuridão da noite e o produto comercial é de origem sintética. Ela é muito prescrita por Psiquiatras e Pediatras, particularmente para crianças com TDAH e espectro autístico. Em adultos tem sido utilizada com êxito para insônia secundária a trabalho em turnos, *jet lag* e distúrbio do atraso de fase de sono. É uma droga cronobiótica, isto é, capaz de alterar a temporização da fase de sono dentro das 24 horas do dia. Atua de maneira inversa à da luz; se aplicada antes do anoitecer antecipa a fase do sono e se aplicada

ao amanhecer atrasa a fase do sono. Para ação cronobiótica, as doses podem ser fisiológicas e isso é entre 0,3 a 0,5 mg cada vez; como medicamento hipnótico, as doses eficazes são suprafisiológicas, isto é, em geral igual ou acima de 1 mg por vez. Diz-se suprafisiológicas porque nessas quantidades de 1 mg ou mais os níveis séricos alcançados são superiores ao parâmetro máximo de referência do hormônio endógeno. Dose de 0,3 mg ingerida por uma criança pode já alcançar o valor máximo de referência para níveis séricos do hormônio endógeno. Doses de 3 ou mais mg estabelecem às vezes valores de níveis séricos cerca de 100 vezes superiores à média normal. As doses mais apropriadas para induzir sono na criança estão ainda para ser estabelecidas. Alguns pesquisadores chegam a usar até 15 mg. Essas doses bem elevadas têm sido usadas para crianças com atraso de desenvolvimento e sua apreciação a longo prazo não tem demonstrado efeitos adversos significativos. Um estudo de 2010 relatou que como hipnótico uma dosagem apropriada seria a de 0,05 mg/kg cerca de meia hora antes de se deitar, e segundo os autores doses maiores deveriam ser evitadas. Como tem meia-vida bem curta, a melatonina é mais apropriada para insônia inicial (tempo longo para iniciar o sono) do que para dificuldades de manutenção do sono. Para antecipar a fase de sono a melatonina deve ser ingerida cerca de quatro a cinco horas antes do horário habitual para dormir, e assim que se vai ganhando algum tempo de antecipação também a administração da droga deve ser antecipada. Em geral são necessários meses de uso para estabilização da fase do sono. Entretanto, não raro recaídas do distúrbio ocorrem quando do cessar do medicamento. A melatonina é extremamente útil para crianças totalmente cegas (sem percepção inclusive da luz não formadora de imagens). Nelas o ritmo circadiano tende a ter livre curso, e como o ritmo endógeno é mais longo que 24 horas, a fase de sono tende sempre a se atrasar. Isso faz com que a criança sempre esteja fora de fase, e apresente muita sonolência quando deveria estar alerta e alerta quando deveria estar sonolenta. Nessas crianças, o descompasso entre os ritmos endógeno e exógeno é extraordinariamente prejudicador da sua qualidade de vida, fazendo com que o tratamento com melatonina nessas situações seja mandatório. Um potencial e teórico risco do uso de melatonina a longo prazo é a supressão da expressão do eixo hipotalâmico-gonadal, de maneira que puberdade precoce possa ser desencadeada quando da suspensão do fármaco. Vários outros efeitos colaterais do tratamento com melatonina têm ocorrido muito mais com doses elevadas em demasia. Doses elevadas de mais do que 3 mg podem causar hipotermia e sonolência no dia seguinte. Particularmente nas pessoas de idade, o uso a longo prazo de doses elevadas pode causar dessensibilização dos receptores da melatonina e consequente insônia paradoxal. Em nossa prática usamos 0,5 mg para uso como cronobiótico e como hipnótico 1 mg. A meia-vida da melatonina oscila entre 30 e 50 minutos.

Clonazepam é talvez o mais utilizado benzodiazepínico em medicina do sono em Pediatria. Há muito tempo em uso como anticonvulsivante, tem-se mostrado uma droga relativamente segura. Vários autores relataram sua eficácia em síndrome das pernas inquietas tanto em adultos, quanto em crianças. Os benzodiazepínicos atuam em sítios específicos dos receptores GABA tipo A e produzem efeitos ansiolíticos, miorrelaxantes, e hipnóticos, além de anticonvulsivantes. Não têm indicação de acordo com FDA como droga para tratamento da insônia em adultos ou crianças, mas com essa finalidade é muito utilizada no Brasil. Nós a utilizamos principalmente para distúrbio de sono de pacientes que são filhos de pessoas com síndrome das pernas inquietas, e também para muitos casos de parassonias de crianças. Para terror em sono é bastante eficaz. Seus efeitos na arquitetura do sono incluem aumento de fusos do sono no estágio N2 do sono, diminuição significativa do sono de ondas lentas (o que é um inconveniente),

e leve diminuição do sono REM; contudo, diminuem a frequência tanto de despertares quanto de microdespertares. A diminuição de despertares representa possível indicação para tratamento de casos rebeldes de insônia comportamental da infância, como um auxiliar para os familiares reforçarem condutas não permissivas para com a criança durante a noite. Apresenta potencial para abuso e por isso deve ser usada com cautela em adolescentes. Uma idiossincrasia relativamente comum é resposta de hiperalerta em vez de sedação, o que obviamente inviabiliza de pronto seu uso. Como efeitos colaterais, comuns aos benzodiazepínicos, citam-se sedação no dia seguinte, amnésia anterógrada, diminuição de habilidades cognitivas e motoras (de pouco significado para uso apenas para sono), e tolerância. Sedação no dia seguinte é rara em pacientes com síndrome das pernas inquietas, devido provavelmente ao estado de hiperalerta que esses pacientes apresentam constantemente. Quando ansiedade é uma comorbidade, os efeitos sedantes e miorrelaxantes do clonazepam fazem dele uma medicação interessante. As doses para crianças oscilam entre 0,250 mg inicialmente (2 gts da solução), até 0,750 mg (6 gts) por vez, e os incrementos devem ser paulatinos, por ex.: a cada três ou quatro dias. Costumamos prescrever para uma a duas horas antes de a hora recomendada para ir à cama, o que é melhor para crianças que costumam resistir a ir dormir. Com relação à sua farmacodinâmica, o início de ação é de 20 a 60 minutos, e a extensão da ação é de cerca de oito horas em crianças, embora sua meia-vida seja de 22 a 23 horas. Outros benzodiazepínicos (ver Tabela 25.1), utilizados em adultos com insônia não são ainda recomendados em pediatria, embora existam possibilidades de uso em adolescentes com idade igual ou superior a 15 anos. Todos os benzodiazepínicos e outros sedantes são de risco para pacientes com apneia do sono visto que relaxam a musculatura do anel faríngeo e outros músculos respiratórios.

A **gabapentina** foi introduzida inicialmente como medicação anticonvulsivante que se mostrou também útil para muitos casos de insônia, dor neuropática, transtornos de ansiedade como fobia social, e transtorno do pânico. Em medicina do sono é especialmente útil para casos severos de síndrome das pernas inquietas. É droga bem absorvida, circula livremente no sangue e é eliminada praticamente sem qualquer metabolização. Acredita-se que suas ações principalmente se devam a aumentar o GABA cerebral, inibir a síntese do glutamato, e modular os canais de cálcio para reduzir a liberação de monoaminas. Em psiquiatria é usada como agente hipnótico devido a seus efeitos sedativos. Parece melhorar a qualidade do sono devido a aumentar a quantidade de sono de ondas lentas. Sua principal indicação é estabilizar a manutenção do sono. Para convulsão em crianças é liberada pelo FDA dos estados Unidos a partir de três anos de idade. Começa-se com doses, para convulsão, de 10 a 15 mg/kg dia divididas em três tomadas diárias, e aumenta-se até cerca de 40 mg/kg ao dia. Para insônia se começa com 5 mg/kg à noite, meia a uma hora antes do deitar e se avança de acordo com a necessidade, a cada três a quatro dias, até em geral um máximo de 15 mg/kg. O grande efeito colateral é sonolência residual no dia seguinte, o que às vezes pode ser significativa; essa sedação residual é em geral o grande fator limitante da dosagem. A margem terapêutica é grande, sendo que adultos que ingeriram até 45 gramas de uma vez, apesar de muitos efeitos adversos se recuperaram totalmente. Apresenta um grande rol de efeitos colaterais que, entretanto, acometem poucos pacientes. Alterações neurocomportamentais contrárias ao padrão da criança indicam descontinuar com a terapêutica. Uma condição tão rara quanto perigosa é a reação multiórgão de hipersensibilidade (reação hipereosinofílica com comprometimento de múltiplos órgãos), possível com a gabapentina e com vários outros anticonvulsivantes.

Os agonistas não benzodiazepínicos dos receptores da benzodiazepina, classe relativa-mente nova de drogas para insônia já estão em uso para adultos, porém ainda não estão bem codificados para uso Pediátrico. Têm vantagem sobre os benzodiazepínicos em que são mais seletivos de afinidade com o complexo receptor GABA$_A$. Causam efeitos mínimos na arquitetura do sono embora pareçam aumentar a quantidade de sono de ondas lentas. **Zaleplom** tem meia-vida bastante curta, fazendo com que possa ser de utilidade em acordares no meio da noite desde que a algumas horas próximas do despertar. Recomendada para insônia de curta duração e apenas insônia inicial. Cerca de 30% dos pacientes têm dor de cabeça como efeito secundário, e menos de 1% dos usuários podem apresentar um rol muito grande de efeitos colaterais, sendo alguns poucos muito graves. **Zolpidem** tem meia-vida um pouco mais longa, duas a três horas, fazendo com esse fármaco tenha alguma indicação também para manutenção do sono. Embora tenha sido usado em crianças já a partir de dois anos de idade, vários *experts* em insônia em crianças ainda não recomendam o uso para idades inferiores a 17 anos. **Eszopiclone** também ainda não foi recomendado para crianças; em adultos tem meia-vida de cerca de seis horas fazendo a droga ser útil também para manutenção do sono. Em adultos já é liberada para uso em insônia de longo prazo, sendo que a tolerância mesmo após vários meses é incomum. Seus mais frequentes efeitos colaterais são cefaleia e distúrbios gastrointestinais.

Clonidina é droga prescrita com frequência nos Estados Unidos, com a finalidade de diminuir a latência para o sono. É um agonista alfa adrenérgico que Inicialmente foi desenvolvido para uso contra hipertensão, mas que se descobriu ser útil para pacientes com TDAH, principalmente com problemas de insônia inicial. Posteriormente também se verificou ser de alguma eficácia para síndrome das pernas inquietas, em especial crianças com a síndrome e insônia inicial. Tem extensão de ação curta o que a impede de servir para problemas de manutenção do sono. Estudos descritivos têm mostrado baixo perfil de efeitos colaterais, mas estudos com placebo e grupo controle são bastante escassos. Como é droga anti-hipertensiva, avaliações da PA devem ser frequentes, e picos hipertensivos foram registrados quando da suspensão abrupta da droga. Clonidina não deve ser usada concomitantemente com metilfenidato ou outros estimulantes porquanto graves efeitos adrenérgicos podem surgir. Doses elevadas têm potencial para hipotensão e bradicardia, efeitos anticolinérgicos, irritabilidade e disforia. Sua margem terapêutica é pequena e superdoses são de grande risco, por isso deve ser guardada longe do alcance da criança. É contraindicada em pacientes com história de doença cardiovascular ou depressão. Tem efeitos inibidores do sono de ondas lentas e do sono REM. Cerca de 5% das crianças desenvolvem pesadelos e sonhos muito vívidos. Deve ser tomada meia hora antes de se deitar. Para crianças de seis até 12 anos a dose inicial é de 0,05 mg, a qual pode ser aumentada a cada três ou cinco dias em 0,05 mg se necessário até o teto de 0,3 mg. Para crianças de 12 anos ou mais, inicia-se com 0,1 mg e se necessário pode-se aumentar 0,1 a cada três ou cinco dias até um teto de 0,4 mg. Embora sua meia-vida seja longa, de cerca de seis a 24 horas, sua extensão de ação é de menos de duas horas.

Drogas herbáceas são usadas com frequência para tratar insônia de adultos e crianças, porém muito poucos estudos sobre ervas para insônia em crianças foram publicados. **Valeriana** (*Valeriana officinalis*) foi descrita como útil para insônia em adultos e o mecanismo de ação é ligação aos receptores de benzodiazepínicos. Acredita-se que diminui a latência ao sono e melhora a continuidade do sono. Usa-se extrato da droga em dose de 1 a 3 gramas, preparada em chá em uma ou até três vezes ao dia. Os efeitos benéficos sobre o sono podem demorar semanas. São raros os efeitos colaterais. Embora com não com tanta ênfase, propaga-se que também a **camomila** (*Matricaria rutita*) acopla-se aos receptores de benzodiazepínicos

e auxilie o sono. **Kava-kava** (*Piper methyscum*) acredita-se que seja uma erva que deprime o SNC e assim melhora a qualidade do sono, além de ser ansiolítica; em adultos é prescrita na dose de 60 a 120 mg diariamente. Alguns casos de hepatotoxicidade foram relatados. Algumas crianças com síndrome das pernas inquietas, com insônia inicial e/ou acordares frequentes respondem favoravelmente com o uso de *hypericum perforatum* (erva de São João)

Vários antidepressivos são também sedantes e assim podem melhorar o sono. Contudo, o consenso entre a maioria de *experts*, é que eles envolvem riscos para as crianças. Estudos bem delineados ainda faltam e, assim, o uso Pediátrico dessas drogas é contraindicado. **Trazodona**, um antidepressivo atípico é bastante utilizado na prática psiquiátrica de crianças. Pode melhorar o sono de ondas lentas, porém diminui o sono REM. Evidências de sua eficácia são pequenas; causam com frequência sonolência no dia seguinte e alguns casos graves de priapismo foram relatados em adultos. Antidepressivos tricíclicos, principalmente **amitriptilina**, **doxepina**, e **trimipramina** são também sedantes e com essa finalidade são usados para melhorar o sono de pacientes com depressão ou sem depressão. Seu uso em crianças deve ser desestimulado para a finalidade exclusiva de tratar insônia, pois causam com frequência ansiedade e agitação bem como vários efeitos anticolinérgicos, como boca seca, visão embaçada, retenção urinária, e hipotensão postural. Vários óbitos por superdoses foram relatados. Como podem suprimir o sono de ondas lentas induzem sensação de o sono não ser restaurador. Esses antidepressivos têm potencial para piorar a síndrome das pernas inquietas.

BIBLIOGRAFIA

1. Buysse DJ. Clinical pharmacology of other drugs used as hypnotics. In: Kryger MH, Roth T, and Dement WC, editors: Principles and Practice of Sleep Medicine, fifth edition. Elsevier Sunders, Saint Louis Missouri, 2011; Pgs 492-509.

2. Hening WA, Allen RP, Walters AS, and Chokroverty S. Motor Functions and Dysfunctions of Sleep; in Chokroverty S, editor. Sleep Disorders Medicine, 2009; Saunders, Elsevier. Philadelphia. Pgs 397-435.

3. Hirshkowitz M, Rose MW, and Sharafkhaneh. Neurotransmitters, Neurochemistry, and the Clinical Pharmacology of Sleep. In Chokroverty S editor: Sleep Disorders Medicine, third edition. Saunders, Elsevier, Philadelphia, 2009; Pgs 67-79.

4. Lee-Chiong Jr. T. Medications and their effects on sleep. In Lee Chiong Jr. editor. Sleep Medicine, Essentials and Review. Oxford University Press. New York, 2008; Pgs 461-492.

5. Mendelson W. Hypnotic medications: mechanisms of action and pharmacologic Effects. In: Kryger MH, Roth T, and Dement WC, editors: Principles and Practice of Sleep Medicine, fifth edition. Elsevier Sunders, Saint Louis Missouri, 2011; Pgs 483-491.

6. Mindell JA, and Owens JA. A Clinical Guide to Pediatric Sleep, Diagnosis and Management of Sleep Problems, 2ed, 2010. Lippincott Williams & Wilkins; Pgs 126-30.

7. Paiva T, Pinto HR. Clínica do sono da criança e do adolescente. In Paiva T, Andersen ML, e Tufik S, editores: O sono e a medicina do sono. Editora Manole e AFIP, 2014; Pgs 599-624.

8. Paiva T, Pinto HE. Clínica e terapêutica das insônias. In Paiva T, Andersen ML, e Tufik S, editores: O sono e a medicina do sono. Editora Manole e AFIP, 2014; Pgs 230- 262.

9. Pelayo R, Yuen K. Pediatric Sleep Pharmacology. In: Khotare SV, Kotagal S, editors: Sleep in Childhood Neurological Disorders, Demos/Medical, New York, 2011; Pgs 345-365.

10. Pereira JC Jr, Pradella-Hallinan M, Lins Pessoa JH. Imbalance between thyroid hormones and the dopaminergic system might be central to the pathophysiology of restless legs syndrome: a hypothesis. Clinics (Sao Paulo), 2010; 65: 548-554.

11. Pereira Jr. JC, Andersen ML. The role of thyroid hormone in sleep deprivation. Medical Hypotheses, 2014; 82: 350–355.

12. Riemann D, Nissen C. Sleep and psychotropic drugs. In: Morin CM, and Espie CA, editors: The Oxford Handbook of Sleep and Sleep Disorders, Oxford University Press. New York, 2012. Pgs 190-222.

13. Rios Romenets S, Dauvilliers Y, Cochen De Cock V, Carlander B, Bayard S, et al. Restless legs syndrome outside the blood-brain barrier—exacerbation by domperidone in Parkinson's disease. Parkinsonism Relat Disord, 2013; 19: 92-94.

14. Sadock B, Sadock V, Sussman N. Manual de Farmacologia Psiquiátrica de Kaplan & Sadock. Artmed, Porto Alegre, 2013.

15. Super ER, Johnson KP. Sleep Pharmacotherapeutics for Pediatric Insomnia. In Barkoukis, Matheson, Ferber, and Doghramji, editors. Therapy in Sleep Medicine, Elsevier, Saunders, Philadelphia, 2012; Pgs 457-464.

Glossário de Alguns Termos de Uso Comum em Medicina do Sono

A

Abalo hípnico (tranco, sacudidela) – Sensação de queda repentina à qual imediatamente se segue um movimento abrupto involuntário que fugazmente retorna a pessoa ao estado de acordado. Usualmente ocorre no início do sono ao se entrar no estágio 1 do sono NREM. Vulgarmente chamado de "arranque do sono".

Acordar espontâneo – Despertar espontâneo, sem estímulos exógenos francos. Mais frequentemente ocorre quando se está em sono REM, embora possam também ocorrer em sono NREM. Ao acordar, o tônus muscular aumenta e a pessoa pode mover-se voluntariamente. No eletroencefalograma as ondas cerebrais são do padrão alfa ou beta.

Acrofase – Ângulo de fase correspondendo ao máximo valor de parâmetro rítmico estudado. Também entendido como a fase de um parâmetro em ascensão desde o nadir até o pico.

Actigrafia – Medição, através de instrumento (actígrafo ou acelerômetro), de ritmos de atividade e inatividade, a qual é gravada. Aplica-se a alguns estudos de sono porque os ritmos de atividade-inatividade são paralelos aos ritmos vigília-sono.

Adenosina – Nucleotídeo endógeno que se acumula praticamente em todas as sinapses e principalmente no prosencéfalo basal. É indutor do sono

Agentes dopaminérgicos – Classe de drogas com a função do neurotransmissor dopamina utilizadas para tratar parkinsonismo e, também, com frequência, útil para tratar a síndrome das pernas inquietas e síndrome dos movimentos periódicos dos membros. Os mais comumente utilizados são o pramipexole e o ropinerole.

Alucinação hipnagógica – Alucinações vívidas, parecendo reais e frequentemente amedrontadoras (imagens, sons) percebidas durante a passagem da vigília para o sono. Causam ansiedade e temor.

Alucinação hipnopômpica – Alucinações que ocorrem na transição do sono para a vigília.

Aminas biogênicas – Um grupo de aminas que no corpo têm efeitos fisiológicos e farmacológicos específicos a cada amina. São: acetilcolina, norepinefrina, epinefrina, dopamina, e serotonina. Têm importantes papéis na biologia do sono.

Ampliação, ou expansão, ou "aumentação" (Relativo à Síndrome das Pernas Inquietas) – Efeito colateral do uso de agentes dopaminérgicos (em geral depois de longo tempo de uso) que faz com que os sintomas da doença se ampliem, expandam, também para o dia (comecem mais cedo), para outras partes do corpo que não as pernas somente, e que sejam mais intensos. Às vezes tornando-se necessário também ministrar medicamentos durante o dia. O termo "aumentação" (inexistente na língua Portuguesa) tem sido usado pelos especialistas Brasileiros em sono como sinônimo de ampliação ou expansão. Trata-se de um falso cognato do idioma Inglês *augmentation* em relação ao idioma Português.

Apneia (no sono) – É o cessar completo, ou quase completo da respiração (mais que 70% de redução do fluxo de ar), por um mínimo de dez segundos, ou, na criança, por um tempo superior ao de duas respirações.

Apneia central do sono – Cessar da respiração por dez segundos ou mais, ou, na criança, mais do que o tempo que demora a ocorrer duas respirações, por falha do SNC em enviar para os músculos respiratórios o impulso para a respiração.

Arquitetura do sono – Na polissonografia, a sucessão previsível de ondas cerebrais de diferentes amplitudes e frequências, de movimentos oculares e mudanças de tono muscular – a sequência dos estágios e a precisa cronologia dos eventos – denominou-se de arquitetura do sono. Essa denominação deve-se a que o hipnograma (representação gráfica de um estudo polissonográfico) assemelha-se a uma paisagem urbana com edifícios.

Assimetria de ritmos – Com relação a uma onda vem a ser uma amplitude desigual para cada lado da linha basal. Com relação a um traçado eletroencefalográfico vem a ser uma significativa diferença de amplitude entre os dois hemisférios cranianos, quando as condições de gravação são idênticas.

Ataque íncubo (em posição deitada e em sono) – Episódio de um abrupto acordar do sono, com frequência com sensação de sufocação, intensa ansiedade e palpitações e por vezes com choro muito intenso. As imagens mentais são indistintas e em geral consistem de uma única cena aterrorizante. Não há lembrança de progressão temática que levou à cena amedrontadora (diferentemente de pesadelo do sono REM). Também é chamado de pesadelo NREM.

Atonia – Quando a musculatura perde o tônus. Tônus é a resistência que o músculo oferece passivamente a um alongamento ou estiramento; deve-se a uma sinalização sustentada de motoneurônios.

Avanço bimaxilar – Procedimento cirúrgico onde a maxila superior e a mandíbula são tracionadas para frente e fixadas com titânio, de maneira a haver maior espaço para a língua e ela não se posicionar muito adentro na orofaringe a fim de melhorar a amplidão da via aérea.

Avanço hioide – Cirurgia que visa a situar mais anteriormente o osso hioide a fim de que a base da língua deixe de se posicionar tanto na passagem aérea da orofaringe, facilitando assim a respiração durante a noite.

B

BiPAP (acrônimo do inglês *bilevel positive airway pressure*) – Dispositivo em que um compressor força o ar a uma pressão mais alta para a inspiração e menos alta para a expiração. Geralmente utilizado em medicina do sono para pacientes de apneia do sono que não toleram a pressão constantemente positiva do CPAP.

Bloqueio alfa – Relativo a ritmos do encefalograma: atenuação de um ritmo alfa (indivíduo com os olhos fechados, e calmo), por ex:. por abertura dos olhos, ou intensa atividade mental.

Bruxismo – Também denominada ranger dos dentes. É uma parassonia onde a pessoa quando dorme range fortemente os dentes ou os aperta uns contra os outros.

C

Cataplexia – Uma completa diminuição ou perda total do tônus muscular desencadeada por emoções repentinas. É mais frequentemente vista em narcolépticos. Causa fraqueza ou paralisia muscular e leva às vezes a pessoa a cair. É um dos sinais-sintomas da narcolepsia. A cataplexia pode ser localizada em alguns músculos apenas ou ser generalizada, acometendo todos os grupos musculares esqueléticos. A duração da cataplexia é curta, durando desde segundos a poucos minutos, e a recuperação é imediata e completa.

Circadiano (ritmo) – Ciclos que duram cerca de um dia. (Do latim "acerca de um dia"). Por definição entre 20 e 28 horas. Os ritmos circadianos são variações sequenciais de processos biológicos que variam ao longo de um dia, coordenados pelo núcleo supraquiasmático como, por exemplo, os ciclos de vigília-sono, secreções hormonais, temperatura corpórea e outras funções fisiológicas.

Complexo K – Atividade do EEG, de alta voltagem, durante o sono que se caracteriza por ser uma onda bifásica com um componente inicial agudo e para cima e um componente mais lento e para baixo, durando este mais que cinco segundos. Necessários para definir o sono como sendo estágio N2 NREM. Assemelhado à letra "K", donde o nome.

Comportamento automático – Episódios de comportamentos apropriados (com finalidade), ou inapropriados, quando a pessoa está muito sonolenta ou em torpor. Tão habituada está a pessoa com aquele comportamento quando acordada que ela o executa quando em sonolência excessiva (às vezes até dirigir por longos trajetos de carro). Existe apenas memória parcial dos fatos cometidos ou total ausência dessa memória.

CPAP (Acrônimo do inglês *continuous positive airway pressure*) – Tipo de terapia eficiente para apneia do sono que se utiliza de um compressor o qual força o ar através do nariz e para dentro da via aérea por uma máscara aplicada ao nariz durante o sono.

CPAP autoajustável (Smart CPAP) – Um tipo de máquina de CPAP que monitora as mudanças na respiração do usuário e faz a compensação automática das pressões para que melhor se ajustem à respiração do indivíduo.

Cronobiologia – Estudos científicos de ritmos biológicos que se relacionam ao tempo ambiental como, por exemplo, os ciclos da vigília-sono, frequência cardíaca, temperatura corpórea etc.

Cronoterapia – Sistemática mudança dos horários de uma pessoa dormir e acordar a fim de recondicionar os ritmos biológicos em distúrbios circadianos do sono

D

Débito de sono – Deficiência de sono por não serem atendidas, e por vezes cumulativamente, as necessidades individuais de sono.

Densidade REM. Número de movimentos oculares durante o sono REM.

Despertar parcial – (*partial arousal*) É a superficialização do sono como, por ex.:, a mudança abrupta das fases profundas do sono NREM 3, para as fases mais superficiais 1 e 2 do sono NREM. As ondas eletroencefalográficas típicas da fase 3 mudam abruptamente para as ondas típicas das fases 1 e 2. Durante um microdespertar, o tônus muscular da pessoa que dorme aumenta e podem ocorrer movimentos corpóreos, aceleração da frequência cardíaca e aumento da pressão arterial. Há um consenso que até nove despertares parciais por hora de sono ainda represente normalidade do sono, porém mais que nove indica sono de má qualidade, ou sono "fragmentado".

Dessincronização externa – Dessincronização de um ritmo biológico interno por um ciclo ambiental.

Dissonias – Distúrbios onde se manifestam insônia à noite, ou hipersonia diurna.

Distúrbio comportamental do sono REM – Períodos de sono REM, onde a atonia muscular está ausente e o indivíduo teatraliza seus sonhos. Os comportamentos podem ser chutar, bater no ou na companheira de cama, levantar-se, sair correndo da cama, etc.

Distúrbio dos despertares – Microdespertares que se acompanham de estado confusional (comportamento desconexo) da consciência, sonambulismo ou terror noturno. São distúrbios que surgem abruptamente durante o sono NREM.

Distúrbios respiratórios do sono – Quaisquer distúrbios da função da respiração que ocorram durante a noite fundamentalmente por obstrução das vias aéreas, diminuição ou falta do impulso ventilatório central, ou de doenças que afetam a musculatura envolvida na função respiratória.

Distúrbio de sono por falta de limites – Quando uma criança resiste ou recusa ir para a cama e devido isso obtém insuficiente quantidade de sono

E

Efeito da primeira noite – Alterações nos padrões do sono que podem ocorrer na pessoa que é estudada em laboratório do sono. Devem-se às mudanças do ambiente em que a pessoa dorme e aos vários dispositivos conectados à pessoa que se estuda.

Eficiência do sono – Razão entre o tempo que realmente se dorme e o tempo total de permanência no leito. Uma eficiência normal do sono é considerada aquela que é igual ou superior a 85%.

Eletromiograma – Abreviadamente EMG. Medição e gravação da atividade muscular, principalmente debaixo do queixo, ao longo da mandíbula e nos membros inferiores. Fundamental para a detecção da atonia muscular típica do sono REM.

Eletro-oculograma – Abreviadamente EOG. Detecção e gravação dos movimentos oculares rápidos, típicos do sono REM.

Episódio – Série de sequências consecutivas do mesmo estágio do sono ou estado (sono ou vigília), os quais podem ser interrompidos por um pequeno período de outro estágio ou estado.

Escala linear de sonolência – Escala semelhante a uma régua de 10 cm onde na ponta direita escreve-se "extremamente sonolento" e na esquerda "extremamente acordado". O paciente aponta para o local onde julga situar-se sua sonolência diurna.

Escala de sonolência de Epworth – Um índice de propensão ao sono durante o dia como é percebido pelo paciente, e derivada de oito questões respondidas pelo próprio paciente. Cada questão permite pontuação de zero a três. Para respostas que são superiores a dez pontos conclui-se que o paciente sofre de significativa sonolência diurna, a qual será tanto mais grave quanto mais elevado é o escore obtido.

Escala Stanford de sonolência – Uma autoanálise da intensidade da sonolência diurna. Através de sete afirmações às quais são apresentadas aos indivíduos estima-se o quanto o indivíduo experimenta de sonolência durante o dia.

Escotoperíodo – Em regimes de alternância de luz e escuridão, o tempo de duração do período escuro.

Época – Período de 20 a 60 segundos, definidos pelo tamanho do papel ou da tela computadorizada conforme a técnica do registro da polissonografia. São as épocas que estadiam o sono. Uma época recebe a denominação de acordo com o estágio que nela predominar.

Estímulo circadiano do sono – Vem a ser a tendência natural da pessoa em apresentar mais vontade de dormir à noite, principalmente por liberação noturna de melatonina e por codificações e práticas da sociedade. Nesses momentos o núcleo supraquiasmático diminui bastante sua atividade neuronal.

Evento aparentemente ameaçador à vida – Episódio em geral de abrupta dificuldade respiratória e/ou circulatória de um lactente surpreendido e acudido pelos familiares, sem cuja intervenção, eventualmente, poderia eventualmente ocorrer o óbito da criança.

Eventos crepusculares – Fenômenos que ocorrem duas vezes ao dia, ao alvorecer e ao anoitecer.

F

Fase do sono – Relacionamento do horário do ciclo do dormir com o dia ambiental.

Fototerapia – Uso de luzes brilhantes (mais de 1.000 luxes) por variados períodos de tempo para reajustar os ritmos biológicos da pessoa.

É também usada como terapêutica do distúrbio afetivo sazonal, que ocorre em algumas pessoas que habitam longe do equador, que se inicia no outono e remite na primavera.

Fragmentação do sono – Interrupção de quaisquer estágios do sono devido ao aparecimento abrupto de outros estágios (em geral mais superficiais). A fragmentação do sono vem a ser um demasiado número de microdespertares e/ou acordares. Atribui-se à fragmentação do sono grande potencial deletério para a saúde da pessoa.

Frequência de um ritmo – Número de oscilações na unidade de tempo; é a recíproca de período do ritmo.

Funcionamento-diurno – Qualidade do desempenho das funções diárias da pessoa, sua habilidade para o exercício das atividades do dia a dia, relativas à sua idade. O funcionamento diurno é prejudicado pela insuficiência ou má condição do sono. A cognição também está compreendida no contexto de funcionamento-diurno.

Funcionamento-executivo – Vem a ser a habilidade para desenvolver e manter de maneira organizada, e flexível perante as circunstâncias, a abordagem orientada para o futuro da resolução de problemas. O funcionamento-executivo é influenciado negativamente pela insuficiência ou má qualidade do sono. O principal sítio que rege as funções executivas é o córtex frontal.

Fusos do sono – Um padrão de ondas no EEG que se caracteriza por uma sequência de cinco a sete ondas de 11 a 15 hertz em forma de crescendo-decrescendo. Igualmente, como o complexo K, é um fenômeno fugaz. Também caracteriza o estágio N2 do sono NREM. Ao surgirem os fusos já é mais difícil acordar a pessoa. Em geral, considera-se a fase 2 do sono NREM como o verdadeiro início do sono.

G

GABA (ácido gama aminobutírico) – O mais importante dos neurotransmissores inibidores do encéfalo, o qual está envolvido no relaxamento muscular, sono, diminuída resposta a emoções, e sedação. GABA é mais intensamente liberada durante o sono de ondas lentas (NREM N3).

H

Higiene do sono – Conjunto de normas advindas da observação clínica que facilitam o adormecer e a melhor qualidade do sono. Um conjunto de comportamentos propiciadores de bom sono em quantidade e qualidade.

Hiperfagia compulsiva – Um distúrbio de compulsiva e excessiva alimentação, frequentemente associada a outros distúrbios como a hipersexualidade e hipersonia. Mais encontrada na síndrome de Kleine-Levin.

Hipersonia – Excessiva sonolência durante o dia. Inabilidade de a pessoa manter-se acordada em horas do dia em que é normal o estado de vigília. Ocorre principalmente quando a pessoa encontra-se sedentária.

Hipnograma – Representação gráfica da arquitetura do sono observada em uma polissonografia.

Hipnóticos – Medicamentos indutores do sono.

Hipocretina – Um neuropeptídeo envolvido no controle do sono. Baixos níveis de hipocretina são encontrados em 90% dos pacientes com narcolepsia e cataplexia. Em 10% a 20% dos pacientes com narcolepsia sem cataplexia a hipocretina está em baixos níveis.

Hipopneia – Uma redução de mais de 30% do fluxo aéreo relativamente ao basal normal da pessoa.

Homeostasia do sono – Homeostasia vem a ser a procura do equilíbrio das constantes biológicas À medida que avança o dia, e fica longe o último sono, a homeostasia do sono induz a procura do sono ou deixa a pessoa sonolenta, facilitando o iniciar de um novo período de sono. É tanto mais vigoroso o impulso homeostático para o sono quanto menos se tenha dormido na noite anterior. Algumas atitudes, comportamentos da pessoa, podem atuar contrariamente à força homeostática para o sono como, por exemplo, desenvolver ansiedade excessiva ou tomar estimulantes como cafeína e outras drogas.

I

Inércia do sono – Período que leva alguns minutos ou até mesmo horas quando o indivíduo ao ser acordado não apresenta comportamento de quem está inteiramente acordado, que não assumiu completamente seu estado de alerta próprio da vigília.

Insônia – Dificuldade para iniciar ou manter o sono, acordar muito cedo sem ter dormido o suficiente ou sensação crônica de sono não restaurador e de má qualidade. A insônia da criança é em geral relatada pelos familiares como dificuldade para adormecer ou inabilidade para manter-se dormindo sem a ajuda de seus familiares.

Insônia comportamental da infância – Dificuldade para adormecer ou se manter dormindo para a qual se encontra etiologia comportamental, isto é, atitudes errôneas dos familiares para com o sono da criança.

Insônia crônica – Dificuldade para dormir o suficiente ou o necessário, com duração maior que três semanas, e que pode ser persistente se não tratada.

Índice de apneia/hipopneia (IAH) – Número das apneias e hipopneias divididas pelo número de horas de sono.

Índice de distúrbios respiratórios (IDR) – Número de apneias e hipopneia somados ao número de microdespertares relacionados aos eventos respiratórios e divididos pelo número de horas de sono.

Intrusão de sono REM – Breves entradas extemporâneas de sono REM dentro de uma sequência de sono NREM.

Índice de microdespertares – Número de microdespertares (ou espertares) por hora de sono. Nas crianças, em geral, um índice normal de microdespertares espontâneos oscila em torno de 11 por hora.

Insônia primária – Insônia psicofisiológica, paradoxal ou idiopática. Não secundária a condições médicas orgânicas ou mentais. Por definição também devem inexistir uso de drogas ou estímulos ambientais inconvenientes ao sono.

J

Jet lag – Termo do idioma inglês que conceitua a condição que ocorre em viajantes de avião que ultrapassam vários fusos horários (mais comumente quando é ultrapassado mais de um fuso). Caracteriza-se por vários distúrbios fisiológicos e psíquicos como por ex.:, irritabilidade e fadiga, distúrbios gastrointestinais e problemas de sono. Ocorrem dessincronizações internas dos ritmos circadianos.

L

Latência ao sono – Tempo que leva desde o apagar das luzes até que o sono comece.

Latência REM. Tempo que leva desde o adormecer até o surgimento do primeiro sono REM.

Limiar para o despertar – Facilidade maior ou menor para acordar que uma pessoa tem para cada fase do sono.

M

Maldição de Ondina – Doença rara onde o paciente carece de impulsos para a respiração à noite. Como o termo é pejorativo denominou-se esse distúrbio de hipoventilação central congênita, que é inclusive mais descritivo.

Melatonina – Hormônio secretado pela pineal em resposta ao escuro. Está ligada à manutenção dos ritmos circadianos e à indução do sono.

Microdespertar do sono (*arousal from sleep*) – Microdespertar é um neologismo que se tornou já de uso comum no jargão da medicina do sono (não é arrolado na língua portuguesa pelos dicionaristas atuais). O sono é um estado fisiológico que se caracteriza por notável diminuição do alerta e vigilância. Durante o sono, o "microdespertar" é um aumento abrupto desse alerta e vigilância sem que a pessoa na verdade readquira a consciência completa de quem está desperto, acordado. O microdespertar é uma intrusão transitória da vigília para dentro do sono. "Espertar" (vocábulo presente no léxico português) do sono corresponderia melhor ao significado do termo inglês *arousal from sleep*. O espertar (microdespertar) e a sua "amplificação", o acordar, é que diferenciam o sono do coma; é que possibilitam que o sono seja um processo reversível. Credita-se aos microdespertares um papel "protetor", durante o sono, contra situações nocivas ao organismo.

Microdespertar espontâneo – Microdespertares que ocorrem normalmente durante o sono, espontaneamente, isto é, não desencadeados por condições nocivas. Em número não demasiado são considerados normais e não indutores de fragmentação do sono.

Microdespertar K-alfa – Um tipo de microdespertar que ocorre quando a um complexo K seguem-se vários segundos de ritmo alfa.

Microdespertar-movimento – O sono é um estado de notável quiescência muscular. A um movimento inesperado, para esse estado de quiescência, denomina-se microdespertar--movimento. Pode ou não ser acompanhado de espertares eletroencefalográficos. (em inglês, *movement arousal*).

Microdespertar relacionado a evento respiratório (MRER) – Microdespertar cortical que acompanha um evento de dificuldade respiratória. Aumentos abruptos da resistência ao fluxo aéreo pelas vias aéreas superiores, ou inferiores, são dos mais comuns eventos nocivos à normalidade do sono e podem desencadear microdespertares corticais ou subcorticais. Nas pessoas normais os MRERs são, em número, inferiores do que um evento/hora.

Microdespertar segundo a AASM (*American Academy of Sleep Medicine*) definiu "microdespertar" (*partial arousal*) como sendo uma mudança abrupta da frequência do EEG que pode incluir ondas alfas, tetas ou ondas com frequência superior a 16 hertz, mas não fusos do sono (ver adiante). Por definição, essa alteração eletroencefalográfica deve durar três ou mais segundos e menos que 15. Devem ser precedidas por pelo menos dez segundos de sono contínuo. Quando a alteração no EEG durar mais que 15 segundos ou quando a pessoa abre os olhos (choro na criança) a condição não é apenas um microdespertar e, sim, um acordar. Quando o microdespertar for registrado em sono REM deve por definição ser acompanhado de aumento da amplitude da eletromiografia submentoniana. Toda essa conceituação da AASM é simplificadamente denominada microdespertar cortical.

Microdespertar subcortical – Microdespertar no jargão da medicina do sono tem a semântica de "aumento do alerta e excitação" – Também o sistema nervoso autônomo (SNA) encontra-se menos ativo durante o sono. A uma ativação do SNA, simpático principalmente, com ou sem alterações no traçado eletroencefalográfico denomina--se microdespertar subcortical. (em inglês, *subcortical arousal*) Atribui-se ao espertar subcortical grande potencial deletério para a qualidade do sono e para a saúde da pessoa.

Microsono – Intrusões do sono, por breves momentos, para dentro da vigília.

Mioclonia – Uma breve e involuntária contração muscular (um ou mais músculos) que causa movimentação de um membro ou mesmo de todo o corpo.

N

Nictemeral – Evento que ocorre em uma base de 24 horas.

Núcleo supraquiasmático – Grupo pareado de pequeno número de neurônios situados acima do quiasma ótico que compõem o relógio biológico master. É influenciado pela luz (não formadora de imagens) captada pelas células da retina que contém melanopsina.

O

Onda Alfa – Atividade eletroencefalográfica que ocorre durante a vigília calma, tal como quando as pessoas estão calmas e com os olhos fechados. A frequência das ondas alfas oscila entre 8 e 12 hertz (ciclos por seg.)

Onda Beta – Onda de atividade cerebral, observada no EEG, que oscila entre 13 a 35 hertz (ciclos por seg.), que é observada em situação de vigília ativa.

Onda delta – Atividade eletroencefálica durante o sono com frequência igual ou inferior a 4 hertz e que é mais encontrada no estágios N3 do sono NREM.

Osso hioide – Osso em forma de "C" situado na região cervical alta e ao qual a base da língua está fixada e também fixada a parede inferior da faringe.

P

Paralisia do sono – Uma transitória impossibilidade de se mover ou falar durante a transição entre o sono e a vigília. O paciente recupera a força muscular em geral no decorrer de minutos. É uma experiência assustadora para as pessoas, principalmente em suas primeiras crises, pois costuma ser acompanhada de dificuldade para respirar.

Período (ou Tau) – O tempo que dura entre dois picos ou dois nadires de uma oscilação. Por vezes tau é mais empregado para o período de uma oscilação que evolui por si só, endogenamente, sem influência de estímulos externos.

Privação de sono – Estado mental e físico que surge quando as necessidades de sono não são atendidas, ou são inibidas. Incluem sensação de fadiga, inabilidade de concentração, diminuição da memória e até mesmo, raramente, alucinações e comportamento errático, inconsequente.

R

Rebote de sono REM – Um aumento compensador de sono REM na noite seguinte a ter havido antes uma diminuição do sono REM.

Refratariedade circadiana. Insensibilidade a um indicador temporal (zeitgeber).

Relógio biológico – Mecanismo interno de tempo que existe em muitos seres vivos e que em humanos se acredita estar localizado no núcleo supraquiasmático. Explicação para o fato de muitos comportamentos e eventos fisiológicos evoluírem ciclicamente no tempo mediante estímulos ambientais.

REM fásico – Instantes do sono REM quando estão ocorrendo os movimentos oculares rápidos. Durante o REM fásico são comuns abalos musculares sutis.

REM tônico – Instantes do sono REM quando não ocorrem os movimentos oculares e em que persistem apenas as atonias musculares.

Respiração periódica – Um padrão de respiração em crescendo e decrescendo observado em prematuros, em elevadas altitudes e na respiração de Cheyne Stokes.

Restrição de sono – Diminuição de horas deitado na cama em relação ao necessário para o indivíduo. Relaciona-se com privação de sono, que entretanto indica as consequências funcionais que resultam de dormir menos.

Ritmo alfa – Mais consistente e predominante na vigília calma, tal como quando se está no escuro e com os olhos fechados. Antes denominadas de ondas de Berger. Ciclam 18 vezes por segundo.

Ritmo beta – Associado com um estado mais alerta de vigília. É mais rápido que o ritmo alfa, ciclando 13 a 35 vezes por segundo.

Ritmo delta – Ocorre principalmente nas fases 3 e 4 do sono NREM, também chamado de Sono Lento. O ritmo delta cicla menos que quatro vezes por seg.

Ritmo endógeno – Oscilações capazes de se auto sustentar mesmo na ausência de sinalizadores (zeitgebers) externos.

Ritmo exógeno – Sistema oscilatório que não é capaz de se sustentar na ausência de balizadores externos; segue passivamente fatores externos.

Ritmo infradiano – Ritmo biológico mais longo que 24 horas, como por ex.: o ciclo menstrual de mulheres.

Ritmo de ondas cerebrais – São padrões de atividade elétrica do córtex cerebral. Incluem:

Ritmo livre do ciclo vigília-sono – Expressão endógena do ritmo circadiano vigília-sono da pessoa que não foi submetida aos estímulos ambientais (em alemão, *zeitgebers*), como por ex.: os cegos.

Ritmo teta – Ocorre nas fases mais superficiais, 1 e 2, do sono NREM. Cicla 4 a oito vezes por seg.

Ritmo ultradiano do sono – Denominação para o ciclar, durante a noite, dos períodos de sono NREM com os do sono REM.

Ronco – Ruído durante o sono derivado da vibração dos tecidos moles da faringe (palato mole e úvula) decorrente da respiração. Esses tecidos podem inclusive ficar continuadamente se chocando contra a parede posterior da orofaringe. O ronco é mais observável na inspiração.

S

Serotonina – Neurotransmissor encontrado principalmente nas células do tronco cerebral, nos núcleos da rafe, e poucas outras partes do SNC. Em estudos em animais, a inibição da produção da serotonina induz grave insônia.

Sincronização de ritmos – 1) Quando um ou mais ritmo biológico mantém-se sempre na mesma temporização de sua fase com a fase desse outro, ou outros ritmos. 2) Quando duas ou mais oscilações têm a mesma frequência devido a mútua influências ou influências unilaterais, com relação aos estímulos que ajustam ou que mascaram os ritmos.

Síndrome da apneia/hipopneia obstrutiva do sono (SAHOS) – Doença onde ocorrem dificuldades respiratórias durante o sono secundárias à oclusão total ou parcial da via aérea superior à inspiração. Na SAHOS existe o estímulo central para a respiração e, por isso, há movimentos dos músculos respiratórios durante as apneias ou hipopneias.

Síndrome da morte súbita no berço (SMSB) – Definição para a morte inexplicada de um lactente (em geral entre um e 12 meses) quase sempre durante o sono, e cuja autópsia, revisão do cenário do óbito e histórico clínico não demonstrem causa óbvia para a morte.

Síndrome das pernas inquietas – (SPI) Distúrbio do sono muito prevalente (cerca de 10% dos humanos) onde a pessoa tem sensações desconfortáveis nos membros inferiores, particularmente à noite. Para cessar o desconforto (descrito muito variadamente pelos pacientes de acordo com seu subjetivismo) a pessoa tem desejos de movimentar os membros. Como para adormecer a pessoa deve permanecer quieta, a condição dificulta o iniciar do sono e também induz à fragmentação do sono.

Síndrome da resistência aumentada das vias aéreas superiores (RAVAS) – Distúrbio da respiração durante o sono no qual não se verificam apneias nem hipopneia. Também não ocorrem hipoxemias nem hipercapnias, mas ocorre fragmentação do sono secundária a muitos microdespertares, corticais ou subcorticais relacionados aos esforços respiratórios por estar aumentada a resistência da via aérea ao fluxo do ar.

Síndrome de Kleine-Levin – Distúrbio que se caracteriza por recorrente hiperssonia, compulsiva hiperalimentação e hipersexualidade. Foi descrita por Kleine (1925) e Levin (1929).

Síndrome do atraso de fase do sono – Distúrbio do ritmo circadiano no qual a pessoa tem dificuldade para dormir à noite nos horários mais habituais para tal (tem tendência a dormir mais tarde) e tem dificuldade de acordar nas horas apropriadas da manhã seguinte. É um desejo de dormir fora de sincronia (tardiamente) com o horário habitual para o sono da maioria das pessoas.

Síndrome do avanço de fase do sono – Um distúrbio do ritmo circadiano no qual o início do sono ocorre cedo na noite e, como consequência, também o acordar é mais cedo no dia seguinte. Mais comum em idosos.

Síndrome dos movimentos periódicos dos membros (SMPM) – Distúrbio do sono onde ocorre total ou parcial flexão dos pés ao nível do tornozelo, extensão do dedo grande do pé e flexões parciais do joelho e quadril, as quais duram de 0,5 a 5 segundos. Ocorrem a cada 20 a 90 segundos, em um padrão estereotipado para a pessoa. Têm grande potencial para a fragmentação do sono. Com muita frequência coexistem com a síndrome das pernas inquietas.

Síndrome de Picwick – Obesidade, hipersonia, hipoventilação e fácies pletórica. Segundo uma personagem de um romance de Charles Dickens que provavelmente apresentava apneia do sono. Termo não muito utilizado hoje em dia.

Sono – Período quando o indivíduo repousa quietamente em posição recumbente, ausenta-se mentalmente do meio ambiente e se torna não responsivo a estímulos comuns.

Somnógeno (hipnogênio) – Substâncias endógenas que vão se acumulando desde o instante que se acorda e que depois, quando sua quantidade aumenta substancialmente, tornam o sono inevitável. O principal hipnógeno é a adenosina que pouco a pouco depois de o acordar vai se acumulando principalmente no prosencéfalo basal, inibindo o disparo neuronal desses núcleos indutores de vigília.

Som branco – Um som composto de grande variedade de amplitude de frequência de ondas sonoras, não muito alto e contínuo, que se usa para mascarar barulhos abruptos que atrapalham o sono. Por ex.: apenas o barulho de estática de um rádio, o som monótono do motor de algum aparelho elétrico, etc.

Sonambulismo – Levantar-se, andar ou agir em atos mais complexos sem estar acordado. É uma parassonia, um distúrbio do espertar do sono NREM.

Sonhos e pesadelos – Períodos de vívidas imagens mentais enquanto se dorme, mais frequentemente associadas à fase REM do sono. Os pesadelos costumam ser sonhos amedrontadores que frequentemente acordam o indivíduo. Os pesadelos quando em demasia se constituem em um importante distúrbio do sono.

Sonilóquio – Falar dormindo.

Sono alfa – Sono onde ondas alfas predominam.

Sono alfa-delta – Em raras ocasiões o sono profundo, delta, é invadido por ondas alfas. Ocorre em ocasiões não normais ou por doenças, e significa sono de má qualidade.

Sono ativo e sono quieto – No recém-nascido e no lactente jovem, o sono não está ainda eletroencefalograficamente estruturado. Por isso, não é possível a observação típica no EEG dos sonos NREM e REM. Ao sono do RN que mais se assemelha ao sono NREM da criança maior denomina-se sono quieto e, ao mais assemelhado ao sono REM denomina-se sono ativo.

Sonolência pós-prandial – Sonolência que surge após alimentação devido a abaixar a temperatura corpórea central, mais comumente após o almoço.

Sono dessincronizado – Sinonímia para sono REM, ou sono ativo.

Sono Non-REM (NREM) e seus estágios – O sono normalmente inicia-se pelo estágio N1 do sono NREM; o qual consiste de três fases sequenciais, separadas arbitrariamente por algumas características eletroencefalográficas em estágios N1, N2, e N3. As fronteiras entre esses estágios não são exatamente delimitadas.

Estágio N1 – É a fase compreendida entre a vigília e o sono. Os músculos ainda apresentam bastante tônus e os olhos rolam lentamente de um lado para outro e de quando em quando se entreabrem. Na eletroencefalografia é o período de transição de ondas não sincronizadas beta e gama, próprias da vigília, (frequências entre 12 - 30 hz, e 25 - 100 hz respectivamente) para ondas mais sincronizadas alfa (8 - 13 hz) e theta (4 - 7 hz). É muito difícil apontar para o exato instante que o sono começa de fato, já que essas ondas são em um *continuum* desde a vigília até o sono. É fácil despertar a pessoa quando está no estágio N1.

Estágio N2 – É o primeiro estágio do sono NREM onde inequivocamente a pessoa está dormindo e mais dificilmente é acordada. No eletroencefalograma caracteriza-se por haver predomínio de ondas theta, mas em adição a elas existem dois eventos próprios desse estágio: fusos do sono, e complexos K. Juntos, essas fenômenos do sono NREM servem para proteger a pessoa dos estímulos ambientais, além

Glossário de Alguns Termos de Uso Comum em Medicina do Sono

de contribuírem para consolidação da memória e processamento de informações. O estágio N2 NREM é o que ocupa o maior tempo durante o sono da pessoa.

Estágio N3 – Também conhecido como sono delta, sono profundo, ou sono de ondas lentas, quando o indivíduo é ainda menos responsivo aos estímulos ambientais. É mais difícil acordar a pessoa quando ela está no sono N3 NREM. Nas pessoas normais constitui entre 15% a 20% do tempo de sono de uma noite, e mais ocorre na primeira metade da noite. Caracteriza-se por ocorrerem ondas delta (0,5 - 4 hz), lentas, concomitantes com alguns fusos do sono.

Sono REM – Sono com características eletroencefalográficas de ondas de frequência teta com baixa voltagem, semelhantes às do estágio 1 NREM Pode surgir, dentre as ondas teta, uma característica bífida semelhante a "dentes de serra" que não são específicas do REM, mas que ajudam a defini-lo. Os fusos e os complexos K estão ausentes – A eletromiografia mentoniana atinge seu mínimo no sono REM, que se caracteriza por atonia muscular generalizada com exceção do diafragma, músculos oculomotores e ossículos do ouvido. Os músculos do queixo e do pescoço somente se relaxam totalmente no sono REM, sendo então esse fato um caracterizador do sono REM. Ocorrem surtos de movimentos oculares rápidos, em intervalos regulares e, nesses movimentos, em geral, a pessoa sonha. Cerca de 80% dos sonhos e pesadelos ocorrem no sono REM.

Sono polifásico – Quando não há um período único de sono durante as 24 horas. Normal em lactentes, é um distúrbio circadiano quando ocorre em adultos.

T

Temperatura corpórea central (medição) – Medição útil para diagnóstico de distúrbios do ritmo circadiano devido a não ser sujeita à volição da pessoa como o é o ritmo vigília-sono.

Tempestade de sono REM – Período não habitual de grande aumento dos movimentos dos olhos durante o sono REM ou durante alucinações.

Tempo total de sono – Tempo que a pessoa efetivamente dorme, e não o tempo total em que a pessoa permanece na cama.

Terapia por luz intensa (fototerapia ou luxterapia) – Terapia para distúrbios do ritmo circadiano e também utilizada para terapia do distúrbio afetivo sazonal. Em geral a intensidade da luz utilizada oscila entre 2.500 a 10.000 luxes.

Terror noturno – Também denominado *pavor nocturnus*, é uma parassonia que ocorre durante distúrbio do espertar do sono NREM. A pessoa grita alto e se debate, por vezes se levanta e anda, sem estar acordada. Adormece a seguir ao episódio e não tem recordação do fato.

Teste múltiplo de latência ao sono – Teste padronizado que se usa para quantificar objetivamente a tendência diurna ao sono. Em cerca de cinco testes, cochilos que se permite ao paciente tirar a cada duas horas de intervalo, mede-se o tempo que a pessoa leva para iniciar o sono em cada teste. Também serve para auxílio diagnóstico da narcolepsia. Nesta doença, os pacientes frequentemente entram rapidamente em sono REM. Aqui no Brasil, esse teste é frequentemente denominado teste das "latências múltiplas ao sono", o que é um erro semântico porquanto há somente uma latência ao sono.

Teste de adição de Wilkinson – Um dos testes que se usa para avaliar os efeitos da privação de sono em uma pessoa. Durante uma hora a pessoa exercita soma de números, ao fim da qual se avalia seu desempenho nessa tarefa e se a compara com os padrões médio obtido de pessoas não privadas de sono.

Torpor, ou entorpecimento – Situação onde a sonolência excessiva deixa a pessoa em um meio termo entre dormindo e acordado. (em inglês, *drowse* e *drowsiness*). Sinonímias em português: dormitar, cochilar.

Z

Zeitgeber – Termo emprestado do idioma alemão para várias condições ambientais que balizam o ciclo vigília-sono, isto é, mantém tanto o sono como a vigília bem temporizados com as 24 horas do dia de acordo com o normal para a espécie humana. Os zeitgebers ajustam a temporização correta dos ritmos internos, os quais não têm, por serem autônomos, um exato paralelismo com o dia ambiental. O mais importante zeitgeber é a luz solar. As luzes interiores são consideradas zeitgebers fracos. Sinonímias: sincronizadores, indicadores temporais.

Zona proibida para o sono – Curioso fenômeno da cronobiologia que leva o indivíduo a ter muita dificuldade para adormecer justamente nas poucas horas (uma a três horas) que antecedem o seu horário habitual de dormir, e, isso, mesmo que a pessoa tenha dormido menos na noite anterior e tido sonolência durante o dia.

Nota: grande número das definições deste glossário foi obtido de informações publicadas *online* pela Sociedade Europeia de Pesquisa do Sono. (acessado em Maio de 2014).

Índice Remissivo

A

Achados polissonográficos nos principais distúrbios do sono na criança, 35, 36

Anamnese e exame físico nos distúrbios do sono da criança, 87

anamnese, 87

agitação, movimentos noturnos e alucinações, 89

ambiente, 92

exame físico, 93

apneia, 91

avaliação, 93, 94, 95

cardiorrespiratória, 93

cardiovascular, 94

nutricional, 93

postural, 95

boca e orofaringe, 94

cabeça, 93

dificuldade respiratória, 91

fácies, 93

gânglios, 94

geral, 93

higiene do sono, 89

hiperatividade e déficit de atenção, 89

história familiar, 92

idade, 87

nariz, 93

obstrução nasal, 91

osteoarticular e neuromuscular, 95

período de sono, 88

posição durante o sono, 90

prurido, 92

regurgitação e/ou vômitos, 92

respiração, 92, 94

oral, 92

ruidosa, 94

ronco, 91

sexo e raça, 88

sonolência diurna excessiva, 89

tosse, 92

voz, 94

C

Classificação, 103, 139

da SAOS em crianças e adolescentes, 103

das parassonias, 139

Classificação Internacional dos Transtornos do Sono, 83

   distúrbios respiratórios do sono, 83

   hipersonias de origem central, 84

   insônia, 83

   outros transtornos do sono, 85

   parasonias, 84

   transtornos, 84, 85

     do movimento relacionados ao sono, 85

     do ritmo circadiano, 84

Cólicas do lactente e sono, 63

   choro entre RNS e lactentes jovens, 65

   cólica e sono, 66

   cólica e temperamento ou personalidade da criança, 67

   conduta em relação aos lactentes com cólicas, 68

   definindo cólica do lactente, 64

   etiologia, 65

   história natural da cólica do lactente, 64

   prevalência da cólica, 65

   sono após o período de cólicas, 67

   sono e temperamento ou personalidade da criança, 67

Componentes do modelo do triplo risco de SMSL, 54

Critérios de estagiamento dos eventos respiratórios para a faixa etária pediátrica (AASM, 2012), 33

Critérios diagnósticos gerais, 140, 143, 144

   para alucinações do sono, 144

   para os transtornos do despertar, 140

   para os transtornos do pesadelo, 143

D

Diferenciação entre epilepsias e parassonias, 160

Distúrbios do ritmo circadiano do sono, 211

   diagnóstico, 226

   distúrbios, 221, 222, 223, 224, 225

     do ritmo circadiano padrão antecipação da fase do sono, 221

     do ritmo circadiano padrão atraso da fase de sono, 225

     do ritmo circadiano padrão livre curso da fase do sono, 222

     do ritmo circadiano padrão trabalho em turnos, 224

     do ritmo circadiano tipo *jet lag*, 223

     do ritmo circadiano tipo irregular da fase de sono, 222

   etiologia e fatores de risco. 227

   luz solar, núcleo supraquiasmático, e melatonina, 218

   mecanismos controladores do sono e da vigília, 217

   principais distúrbios do ritmo circadiano. 220

   ritmos circadianos: considerações básicas, 214

   tratamento, 228

   variações fisiológicas durante o sono em crianças, 213

   zona proibida para o sono, 215

Distúrbios dos movimentos relacionados ao sono, 169

   distúrbio dos movimentos rítmicos e simples relacionados com o sono, 170

   mioclonia benigna do lactente relacionada ao sono, 169

     agonistas dopaminérgicos, 184

     clonazepam, 183

     clonidina, 184

     descrição, quadro clínico, e avaliação, 171

     diagnóstico diferencial, 171

   síndrome das pernas inquietas em crianças, 172

     Erva de São João (ESJ), 184

   terapêutica combinada, 185

     etiologia e fatores de risco, 170

     fisiopatologia, 173

Índice Remissivo

apresentação comum da síndrome das pernas inquietas em crianças. 178

diagnóstico, 175, 180

da síndrome das pernas inquietas é exclusivamente clínico, o, 175

diferencial, 180

estudos subsidiários, 179

tratamento farmacológico, 183

tratamento, 182

gabapentina, 183

Distúrbios respiratórios do sono em crianças e adolescentes, 97

complicações, 100

definição, 97

diagnóstico, 101

epidemiologia, 97

fatores de risco, 97

fisiopatologia, 99

quadro clínico, 99

tratamento, 104

E

Efeitos das drogas antiepilépticas na arquitetura do sono, 154

Epidemiologia das doenças do sono, 75

insônias, as, 76

distúrbios, 76

de associação no início do sono e nos acordares noturnos, 76

por limites insuficientes e resistência ao sono, 76

insônia nas crianças e nos adolescentes, 76

alterações circadianas, as, 79

distúrbios, 77, 79

do movimento relacionados com o sono, 79

respiratórios do sono, 77

hipersonias de origem central, 76

parasonias, 78

F

Fármacos mais usados na atualidade para vários distúrbios do sono, 263

Fatores ambientais associados ao risco aumentado para síndrome da morte súbita do lactente, 55

Fatores de risco, 98

H

Higiene do sono, 45

adolescente, 50

crianças, 46, 48, 50

de 0 a um ano, 46

de seis a 13 anos, 50

de um a cinco anos, 48

I

Insônia na infância, 133

insônia crônica, 134

critérios para o diagnóstico, 134

insônia, 134, 135

comportamental, 134

por dificuldade no estabelecimento de limites, 135

critérios para o diagnóstico da insônia comportamental, 135

quais condições clínicas podem se associar à insônia da criança?, 135

tratamento da insônia da criança, 136

Insônia nos adolescentes, 77

Introdução à farmacologia das drogas que influenciam o sono, 257

alguns medicamentos mais comumente usados em insônia em crianças, 262

M

Mecanismos do sono, 1

bases neurais do sono, 2

cortisol, 13
estrógenos, 13
hormônios, 11, 12
   de crescimento (GH), 11
   tireoestimulante (TSH), 12
   esteroides, 12
progesterona, 14
prolactina, 12
sistema, 2, 4, 5, 9-11, 16
   cardiovascular, 9
   endócrino, 11
   gastrointestinal, 10
   imunológico, 16
   neural da vigília, o, 2
   neural do sono NREM, o, 4
   neural do sono rem, o, 5
desenvolvimento dos estados de sono na infância, 5
fisiologia do sono, 6
   sistema, 6, 10, 15
      renal, 10
      reprodutor, 15
      respiratório, 6
   temperatura corporal, 16
   testosterona, 14
   transição, 3, 4
      NREM-REM, a, 4
      vigília-sono, a, 3
sistema neural do sono, o, 4

N

Narcolepsia na criança, 203
   critérios que auxiliam no diagnóstico da narcolepsia, 205
   descrição clássica, 204
   farmacológico, 205
   fisiopatologia, 205
   narcolepsia tipo 1, 203

narcolepsia tipo 2, 204
tratamento, 205

O

Ontogênese do sono e ritmos circadianos, 21
   no mundo dos osciladores..., 22
   o que são ritmos biológicos?, 21
   ritmos adolescentes, 26
   ritmos, sono e bebês, 23

P

Padronização da classificação dos estágios de sono a partir dos seis meses de idade, 32, 33
Parassonias, 139
   parasonias do sono NREM, 140
      sonambulismo, 140
         avaliação clínica, 141
         etiologia e fatores de risco, 141
         tratamento, 141
      terror noturno, 141
         avaliação, 141
         etiologia e fatores de risco, 141
         tratamento, 141
      despertar confusional, 142
         avaliação, 142
         etiologia e fatores de risco, 142
         tratamento, 142
   parasonias do sono rem, 142
      alucinações do sono, 144
         avaliação, 144
         critérios diagnósticos, 144
         diagnóstico diferencial, 144
         etiologia e fatores de risco, 144
         tratamento, 144
      enurese noturna, 144
         avaliação, 146
         critérios diagnósticos, 146
         diagnóstico diferencial, 146

Índice Remissivo

etiologia e fatores de risco, 145

tratamento, 146

pesadelos, 143

avaliação, 144

critérios diagnósticos, 143

diagnóstico diferencial, 144

etiologia e fatores de risco, 143

tratamento, 144

transtorno comportamental do sono REM, 142

avaliação, 142

diagnóstico diferencial, 143

etiologia e fatores de risco, 142

tratamento, 143

Passos para uma boa higiene, 47, 48, 51

do sono em bebês, 47

do sono para adolescentes, 51

do sono para pré-escolares e escolares, 48

Polissonografia normal, 31

diagnóstico polisonográfico, 35

estagiamento

de outros eventos, 33, 34

de sono no primeiro ano de vida, 34

dos eventos respiratórios, 33

teste de latências múltiplas de sono, 34

Prevalência, 77, 78

de ronco em crianças e adolescentes, 78

de ronco: bebês e crianças do pré-escolar, 77

de SAOS, 78

Prevenção da síndrome da morte súbita do lactente – SMSL, 53

fatores de risco para SMSL, 54

acessórios no berço, 56

ausência de aleitamento, 57

campanhas de prevenção, 58

coleito, 56

educação da população, 59

idade materna, 57

outros fatores de risco, 57

medidas de prevenção, 57

posição de dormir, 54

superaquecimento, 56

tabagismo, 56

Prevenção secundária dos distúrbios do sono, 71

informações, 72

questionários, 71

Puericultura do sono, 37

visão prática da puericultura do sono, 38

R

Recomendações da Academia Americana de Pediatria para prevenção de SMSL, 58

Respiração oral: um importante distúrbio da respiração, 109

Resumo das principais características fisiológicas das diferentes fases do sono, 7

Ritmos no feto, 26

S

Síndrome da apneia obstrutiva do sono na criança – abordagem odontológica, 119

cefalometria na SAOS, 120

crescimento e desenvolvimento craniofacial, 121

relação maxilomandibular, 122

respiração oral e apneia, 120

telerradiografia, 119

tratamentos ortopédico facial e ortodôntico na SAOS, 126

Síndrome de Kleine-Levin e hipersonia idiopática, 207

síndrome de Kleine-Levin, 207

avaliação neuropsicológica, 209

diagnóstico diferencial, 208

diagnóstico, 209

eletrencefalograma, 209

epidemiologia. 207

etiologia, 208

imagem, 208

patologia e fisiopatologia, 208

polissonografia, 208

quadro clínico e diagnóstico, 208

quadro clínico, 209

tratamento, 209

hipersonia idiopática, 209

polissonografia, 209

diagnóstico diferencial. 210

etiologia e fisiopatologia, 210

tratamento, 210

Sono e epilepsia, 149

avaliação diagnóstica, 163

diagnóstico diferencial, 157

efeito, 150, 153

das drogas antiepilépticas sobre o sono, 153

das epilepsias sobre o sono, 153

do sono sobre as epilepsias, 150

epilepsias relacionadas ao sono, 155

Sono e horários escolares, 27

Sono nas doenças neuropsiquiátricas, 243

interface dos transtornos de sono nos transtornos psiquiátricos, 250

sono, 244, 246, 247, 249, 251, 252

e autismo, síndrome de Asperger e síndrome de Rett, 252

e psiquiatria infantil, 244

em patologias neuropsiquiátricas, 251

no TDAH, 247

nos transtornos afetivos, 246

nos transtornos ansiosos, 249

Sonolência excessiva diurna, 189

consequências clínicas do sono inadequado, 191

distúrbios de humor, 192

problemas escolares, 191

sono e transtornos de déficit de atenção e hiperatividade (TDAH). 192

sonolência e direção de veículos, 192

sonolência excessiva diurna, 191

determinantes externos do padrão de sono, 191

atividades extracurriculares ou empregos, 191

horário escolar, 191

influência dos pais, 191

efeitos de medicamentos e substâncias, 197

fatores outros de SED, 193

distúrbio respiratório durante o sono (DRS), 193

insônia e distúrbios do ritmo circadiano, 193

implicações para a prática clínica, 198

narcolepsia, hipersonia idiopática, síndrome de Kleine-Levin. 194

narcolepsia, 194

diagnóstico, 195

fisiopatologia, 194

quadro clínico, 194

tratamento, 195

síndrome de Kleine-Levin, 195

diagnóstico, 195

fisiopatologia, 195

tratamento, 196

hipersonia idiopática, 196

diagnóstico da sonolência excessiva diurna, 196

exame físico, 196

exames complementares, 196

fisiopatologia, 196

quadro clínico, 196

síndrome das pernas inquietas (SPI) e movimentos periódicos de membros durante o sono (PLMS), 197

regulação vigília-sono, 190

Índice Remissivo

T

Transtorno do déficit de atenção – hiperatividade e distúrbios do sono em crianças, 235

    distúrbios, 239

        do sono relacionados à obstrução de vias aéreas, 239

        do sono são mais frequentes em pacientes com TDAH?, 239

enurese noturna, 240

movimentos excessivos durante o sono e TDAH, 239

TDAH, 236-238

    e dificuldade com o despertar, 237

    e dificuldade na manutenção da vigília adequada, 238

    e insônia, 236